U1020227

北京劳动保障职业学院国家骨干校建设资助项目

总主编 王建民

新编21世纪高等职业教育精品教材·智慧健康养老服务与管理系列

老年人辅助器具应用

第二版

主　编◎王文焕

副主编◎王红歌　赵　强　许弦歌

肖品圆　恽晓萍

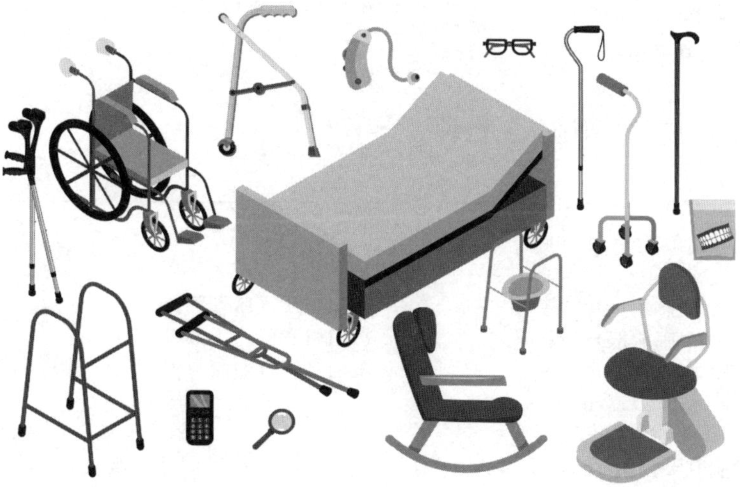

中国人民大学出版社

·北京·

图书在版编目（CIP）数据

老年人辅助器具应用/王文焕主编．--2版．北京：中国人民大学出版社，2024.7．--（新编21世纪高等职业教育精品教材）．--ISBN 978-7-300-32955-0

Ⅰ．R496

中国国家版本馆CIP数据核字第2024WJ8909号

北京劳动保障职业学院国家骨干校建设资助项目

总主编　王建民

新编21世纪高等职业教育精品教材·智慧健康养老服务与管理系列

老年人辅助器具应用（第二版）

主　编　王文焕

副主编　王红歌　赵　强　许弦歌　肖品圆　恽晓萍

Laonianren Fuzhu Qiju Yingyong

出版发行	中国人民大学出版社		
社　址	北京中关村大街31号	邮政编码	100080
电　话	010－62511242（总编室）		010－62511770（质管部）
	010－82501766（邮购部）		010－62514148（门市部）
	010－62515195（发行公司）		010－62515275（盗版举报）
网　址	http://www.crup.com.cn		
经　销	新华书店		
印　刷	北京密兴印刷有限公司	版　次	2016年10月第1版
开　本	787 mm×1092 mm　1/16		2024年7月第2版
印　张	18	印　次	2025年1月第2次印刷
字　数	486 000	定　价	48.00元

总 序

我国老龄化问题日趋严峻，养老服务人才严重短缺，为了加快养老服务人才培养步伐，北京劳动保障职业学院联合兄弟院校、行业企业专家，于2014年共同启动编写了国内首套“老年服务与管理”专业系列教材。

第一，本套教材推出是促进专业发展的“及时雨”。随着我国老龄社会的快速到来，老年服务业开始成为“夕阳事业中的朝阳产业”，老年服务人才已经成为老年服务企业竞相争抢的对象。面对老年服务人才短缺现状，不少具有战略眼光的职业院校纷纷开设老年服务类专业。然而，教材的短缺已经成为制约专业教学发展的重要瓶颈之一。推出本套教材，正可谓“好雨知时节”“久旱逢甘霖”，某种程度上可以说是填补了国内空白，很好地满足老年服务类专业教学的迫切需要，发挥了其应有的作用。

第二，本套教材是真正以能力为导向的项目化教材。项目化教材是“坚持能力为重”的最好体现。职业教育改革的实践证明，能力不是教师“讲”出来的，不是学生“听”出来的，能力是靠学生自己动手、动脑“练”出来的，而项目和任务是训练能力的最好载体。本套教材打破了传统的“知识体系”，确立了现代职业的“能力体系”；改变了惯常的“章、节”编写体例，创建了以项目和任务贯穿始终的新体例。每一个项目和任务都是根据具体的工作情境设计出来的，是一套真正意义上坚持能力导向的项目化教材。使用本套教材的学生，定会成为学习的真正主体，在教师的引导下，依靠项目和任务的驱动去学习知识、创新方法，在完成一系列项目和任务的过程中提高分析问题和解决问题的能力。

第三，本套教材是学校、企业、行业多方合作的结晶。在本套教材编写团队中，既有专业教师，又有企业一线的业务骨干和管理者，还有养老行业的知名专家。企业一线业务骨干和管理者贡献他们的实践经验，为教材提供真实的案例；行业专家发挥他们的战略思维优势，为教材开发指明方向。教材中涉及的学习项目和典型工作任务都是专业教师和行业、企业专家一起从实际工作中提取出来的，切合实际，便于教与学。

第四，本套教材是北京劳动保障职业学院国家骨干校建设结出的硕果。北京劳动保障职业学院2011年被评为国家骨干高职建设院校，其中项目化课程改革是骨干校建设的一项重要内容。经过多年努力，学院不仅在办学硬件方面提升了一个档次，而且在专业建设方面也打磨出了一批精品专业。其中“老年服务与管理”专业成为学院的品牌专业，在北京市乃至全国高职院校中都享有一定的知名度。该专业的所有核心课程都完成了项目化课程改革，并随之产生了相应的项目化校本教材。有观念的改变和课程改革经验的积累，才能编出优秀的教材，从这个意义上讲，本套教材的产生是学院国家骨干校建设结出的硕果。

本套教材共16本，涵盖了“老年服务与管理”专业所有专业基础课和专业核心课，这是一项浩大的工程。自2015年陆续出版以来，本套教材在推动专业教育教学改革、更新知识体系、提高人才培养质量等方面取得了较好成效，得到了广泛认可。2021年，教育部发布《职业教育专业目录(2021年)》，“老年服务与管理”专业更名为“智慧健康养老服务与管理”，我们同时正式启动了系列教材的修订再版工作，愿本套教材能够为全国有志于为老年事业服务和奉献的同行们提供教学和培训参考，为促进中国养老事业健康发展贡献自己绵薄的力量！

智慧健康养老服务与管理系列教材编委会

第二版前言

时光荏苒，转眼间本书出版已近八年，承蒙广大同人的信任，本书得以在全国开办养老相关专业的院校中被广泛使用，这是本人莫大的荣幸。随着我国人口老龄化形势的日益严峻，老年人辅助器具领域也在迅速发展，辅助器具的种类越来越丰富，且呈现智慧化、人性化、规范化、科学化等特点。2020 年，康复辅助技术咨询师成为《中华人民共和国职业分类大典》发布的第二批新职业之一，折射出社会对专业的辅助器具评估适配人才的巨大需求，也标志着老年人辅助器具人才的培养将进入更加专业化、规模发展的阶段。2021 年，高职“老年服务与管理专业”更名为“智慧健康养老服务与管理专业”，更加突出智慧科技在养老服务中的作用，很多学校也随之对人才培养方案和专业课程体系进行了修改。本人认为，在此修改过程中，要强调辅助器具相关课程内容的意义，要将智慧智能辅助器具融入为老服务中，增强老年人的自理能力，提高老年人的生活质量，同时，缓解因劳动人口不足造成的老人无人照护问题。

在本次修订过程中，我们以习近平新时代中国特色社会主义思想为指导，贯彻落实党的二十大精神，并结合行业发展现状，对部分内容进行了调整，更新了一些过时的内容和数据，补充了新的案例，重点对老年人使用最多的助行辅具方面的内容进行了修改，使之更加易于理解和操作。另外，我们拍摄了大量的视频资源嵌入教材中，形成了立体化教材，更加便于教学。

辅助器具的种类非常多，且处于不断发展中，一本教材不可能涵盖所有的内容，我们从教学的角度出发，注重传授一些方法和原则，教会学生举一反三、触类旁通，让学生能够在实践中理实结合，快速掌握相关技能。

感谢许弦歌老师的大力支持，他为本书的修订做了很多工作，很多视频也是他亲自主讲的。本系列教材的总主编王建民教授对教材的体例设计、内容编排等给了很多指导和帮助，在此一并表示感谢！

由于时间和编者水平所限，书中内容仍有不足、不妥之处，还望广大读者批评指正。在此，我们对所有关心、支持本书编写和出版的同人表示感谢！

王文焕

目　录

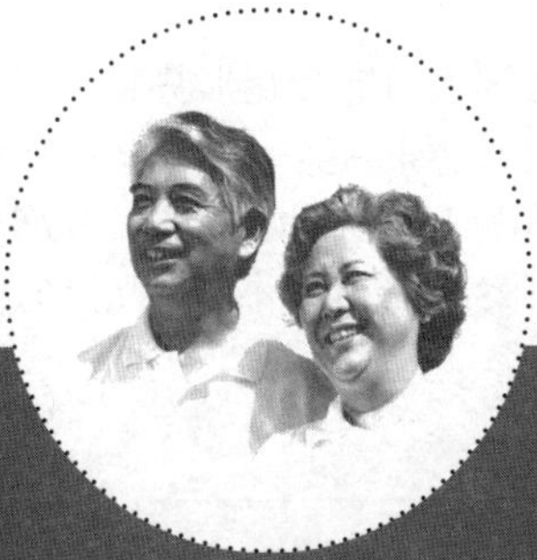

项目一

老年人辅助器具认知

学习目标

知识目标

1. 理解辅助器具的含义
2. 熟悉辅助器具的分类
3. 掌握辅助技术服务的内容

能力目标

1. 能够区分辅助器具、老年用品和医疗器械的差别
2. 能够明确辅助器具的作用

素养目标

1. 为老年人选配辅助器具时能够综合考虑各方面的因素
2. 能够与团队成员合作为老年人提供辅助技术服务

我国人口老龄化形势日趋严峻，高龄老人、独居老人的数量不断增加，这些老人的晚年生命安全和生活质量成为目前养老产业亟须解决的难题。在老年服务专业人才极度缺乏、人力成本越来越高的情况下，借助辅助器具及高科技产品提高老年人生活质量成为必然的趋势，相关老年人辅助器具的开发与应用逐渐成为市场热点。本项目将对辅助器具及辅助技术服务的相关内容进行详细阐述。

情境导入

2020年2月25日，人力资源和社会保障部与国家市场监管总局、国家统计局联合发布了16个新职业，其中包括康复辅助技术咨询师。康复辅助技术咨询师是指根据功能障碍者（老年人、残疾人、伤病人）的身体功能与结构、活动参与能力及使用环境等因素，综合运用康复辅助技术产品，为功能障碍者提供康复辅助技术咨询、转介、评估、方案设计、应用指导等服务的人员。这一新职业的出现，反映出快速的人口老龄化与大健康产业发展对社会提出的服务新需求，以及功能障碍者及其家庭对美好生活的向往。

那么什么是康复辅助技术？什么是康复辅助器具？对于为老服务人员而言了解这些知识又有什么意义呢？

任务一

辅助器具认知

任务描述

小张入职一个月，最近发了工资，他想为奶奶买个礼物。奶奶今年68岁了，身体还算硬朗，就是患有膝关节炎，有时候腿疼；牙齿有些松动，吃东西喜欢软烂的；在家没事时经常看电视，眼睛有时会发干、疼痛。根据以上情况，你建议小张给奶奶购买什么礼物呢？你曾经为家里的老人买过什么礼物呢？

相关知识

一、辅助器具的概念

我们平常在为老年人购买物品时，常常会选择食物、衣服、保健品、老花镜、拐杖、血压计等，其实它们都属于不同类别的物品。随着我国人口老龄化的加剧，一些专业的老年人辅助器具的需求量也在逐渐增加。本任务我们将了解辅助器具等不同概念，并对老年人辅助器具进行分析。

（一）辅助器具

辅助器具的名称不一，如“残疾人辅助器具”“康复辅助器具”“辅助器具技术”等。本教材统称辅助器具。辅助器具简称“辅具”，指能预防、代偿、监护、减轻或降低功能障碍的任何产品（包括器具、设备、工具、技术和软件），可以是特别生产的或通用的产品。换句话说，凡是能够有效地克服功能障碍的影响，提高功能障碍者的生活质量和参与社会能力的器具都是辅助器具，高级的如盲人专用计算机系统，普通的如树杈做成的拐杖等。

辅助器具的适用人群是残疾人和功能障碍者，包括老年人、伤病术后患者、孕妇、儿童等，但目前各方面关注更多的是残疾人辅助器具的应用，而对于老年人辅助器具的关注并不充分。确实有很多老年人因残疾而选择辅助器具，但功能障碍和残疾是有根本区别的。ICF（国际功能、残疾和健康分类）对功能障碍（Disability）的定义为：“是对损伤、活动受限和参与限制的一个总括性术语。它表示在个体（在某种健康条件下）和个体所处的情景性因素（环境和个人因素）之间发生交互作用的消极方面。”并指出：“功能障碍的特征是在个体健康状况及个人因素，以及个体生活所处环境的外部因素之间复杂关系的结果。”这说明功能障碍的原因是自身损伤和环境障碍两方面造成的。因此，功能障碍者不仅包括我国明确规定的六类四级残疾人，还包括那些不够残疾等级但又有某种轻度或过渡性功能障碍的人，甚至一些健全的人在某些环境下也可能成为功能障碍者，如一个不懂英语的人，去了以英语为母语的国家就会存在交流障碍。

（二）老年用品

老年用品，是指以老年人为主要消费人群的任何器械、器具、用具和物品，包括所需软件等，以满足老年人因残障、疾病、体弱或其他特殊的身体、心理特点而产生的对物品的特殊需求。老年用品通常分为老年日用品、老年服饰用品、老年文化体育用品、老年电子产品、老年保健用品、老年个人自理与护理辅具、老年行动辅具、老年居家生活辅具、老年沟通与信息辅具、老年康复器材、老年医药用品、老年丧葬用品十二大类。

（三）医疗器械

医疗器械，是指单独或者组合使用于人体的仪器、设备、器具、材料或者其他物品，包括所需要的软件；其用于人体体表及体内的作用不是用药理学、免疫学或者代谢的手段获得，但是可能有这些手段参与并起一定的辅助作用；其使用目的为：（1）对疾病的预防、诊断、治疗、监护、缓解；（2）对损伤或者残疾的诊断、治疗、监护、缓解、补偿；（3）对解剖或者生理过程的研究、替代、调节；（4）妊娠控制。

医疗器械可分为三类：第一类是通过常规管理足以保证其安全性、有效性的医疗器械；第二类是对其安全性、有效性应当加以控制的医疗器械；第三类是用于植入人体以支持、维持生命的医疗器械，或对人体具有潜在危险，对其安全性、有效性必须严格控制的医疗器械。

辅助器具、老年用品、医疗器械三者的区别如表 1-1-1 所示。

表 1-1-1 辅助器具、老年用品、医疗器械的区别

项目	辅助器具	老年用品	医疗器械
使用人群	残疾人或功能障碍的老人	老年人	病人
使用目的	失能补偿、代偿，降低护理风险和强度，提高生活质量	适应老年人的生活习惯	预防、治病、挽救生命
使用特点	需要指导或辅导使用，功能型辅具需要评估、适配	根据个人喜好和需要使用	医务人员使用或在专业人员指导下使用
所有权	个人拥有、机构所有	自己购买或子女、亲朋好友赠送	医疗机构
使用方式	个人专用、共用	个人使用	医患共用
使用时间	阶段或长期使用	随时使用	轮流、短期使用
使用地点	家庭、医疗机构	以家庭为主	以医疗机构为主

二、辅助器具的分类

（一）按国家标准规定分类

目前，国家标准《康复辅助器具　分类和术语》（GB/T 16432－2016）/ISO 9999：2011 将辅助器具根据功能进行分类，包括主类、次类和支类三个层次，其中主类分为 12 个，分别为：

（1）个人医疗辅助器具。

（2）技能训练辅助器具。

（3）矫形器和假肢。

（4）个人生活自理和防护辅助器具。

（5）个人移动辅助器具。

（6）家务辅助器具。

（7）家庭和其他场所的家具和适配件。

（8）沟通和信息辅助器具。

（9）操作物品和器具的辅助器具。

（10）环境改善和评估辅助器具。

（11）就业和职业培训辅助器具。

（12）休闲娱乐辅助器具。

该分类方法的优点是每一类辅助器具都有自己的 6 位数字代码（前两位是主类，中间两位是次类，后两位是支类），具有唯一性，并且通过代码能反映出各类辅助器具在功能上的联系和区别，有利于统计和管理。但是，对于使用者来说，该分类方法在选用时不太方便，故国内尚未广泛应用。

（二）按使用人群分类

根据使用人群的不同，辅助器具可分为：肢体障碍者辅助器具、听力障碍者辅助器具、言语障

碍者辅助器具、视力障碍者辅助器具、精神障碍者辅助器具、智力障碍者辅助器具。肢体障碍者需要拐杖、轮椅等辅具；听力障碍者需要助听器等辅具。这种分类方法的优点是，对于使用者来说比较方便，能很明确地选择适合自己的辅具；缺点是某些辅助器具适用于不止一类功能障碍者，如方便老年人就餐的防洒碗，肢体障碍者和智力障碍者都需要。

（三）按使用环境分类

不同的辅助器具适用于不同的环境。ICF 将辅助器具的使用环境分为生活用、移动用、交流用、教育用、就业用、文体用、宗教用、居家用和公共用 9 个环境。该分类方法的优点是使用方便、目的性强，便于康复医师写辅助产品建议和为康复工作者制订辅助产品方案，但该分类方法也不是唯一的。

三、辅助器具的作用

（一）功能代替作用

辅助器具对功能障碍或功能丧失起到代替作用，如轮椅代替下肢功能障碍者的行走能力、盲杖代替盲人的行走排障能力、电子耳蜗代替听神经传导障碍者的听神经传导能力，等等。

（二）功能补偿作用

功能障碍者有许多人保存着潜能，辅助器具补偿其功能损失部分，如拐杖补偿下肢行走障碍者的失稳定能力、助视器补偿视力障碍者的视觉减弱能力、助听器补偿听力障碍者的听觉减退能力，等等。

（三）支撑和稳定作用

辅助器具在人体失平衡、坐站行走失稳定、日常生活行动不方便、公共设施不完善等情况下，可起到辅助支撑和稳定作用。如：拐杖、助行器辅助站立支撑，坐姿椅辅助坐姿支撑稳定，洗浴椅辅助洗浴支撑稳定，等等。

（四）预防和矫正畸形作用

辅助器具针对老年人或残疾人的身体畸形、功能退化变形、肢体缺失等，有假肢安装、畸形矫正和预防变形等作用。如偏瘫老人应用肩肘手托预防及矫正肩关节脱位、足踝托改善足下垂等。

（五）辅助康复训练作用

辅助器具利用支撑、矫正、功能代偿或功能补偿等作用，辅助身体功能的康复训练。如日常生活能力、四肢肌力、关节活动度、姿势平衡、身体转移等方面。站立架辅助站立训练、手指板辅助手精细动作训练、平衡杠辅助站立行走训练，等等。

（六）提高生活自理及生活质量的作用

生活类辅助器具主要针对老年人生活质量问题。如电动护理床、洗澡机等可有效地改善卧床老年人的生活舒适度。成人尿不湿、防水床单、洗洁器等为老年人提供生活便利。轮椅帮助老年人参与社会活动。台式助视器、环境遥控器等智能型辅助器具帮助老年人进行休闲娱乐活动，等等。

（七）减轻护理者劳动强度，提高护理工作效率的作用

辅助器具在老年人生活护理方面，很大程度上减轻了护理者的劳动强度，促进和提高了护理工作效率。如电动护理床、电动移位机、电动褥疮垫、洗澡机等，可起到事半功倍的作用。

四、辅助器具的应用特点与服务形式

（一）辅助器具应用特点

（1）个性化。辅助器具的个性化体现在两个方面：一是对号入座，指选择市场上适合自己的产品；二是量身定制，指按照个人需求，由专门机构适配评估、量体定制的产品。

（2）广泛化。辅助器具可用于残疾人、老年人、伤病术后患者、孕妇、儿童等。

（3）多样化。目前，老年人辅助器具已经覆盖了生活自理、沟通交流、休闲娱乐、康复护理等各个方面，上万个种类，且还在不断增加中。

（4）时间化。辅助器具应用的时间越早越好，可防患于未然。如长期卧床的老年人应尽早应用预防压疮床垫。

（5）实用化。辅助器具并不是越贵越好，而是越适合越好。如轻度偏瘫者应尽快做肢体康复训练，而不是马上依赖轮椅。

（6）舒适化。辅助器具在解决生活便利或护理方便的基础上，要考虑到使用的舒适度，保持老年人生活的尊严。

（7）专业化。选择辅助器具之前，要由专业人员对个人功能状态进行适配评估，防止因辅助器具应用不当出现二次损伤。

（二）辅助器具服务形式

辅助器具服务以残疾人和老年人为主要群体。目前，市场上给予老年人提供的服务形式有：

（1）直接选购：即在市场上选购适合自己的辅助器具。如果辅具使用者对自身状况比较了解，对辅具有一定认识，那么有些辅具是可以直接购买使用的。

（2）调试改造：辅助器具应用中出现不适合状态，请专业人员进行局部的调整或改造（或进行环境的调试或改造）。

（3）量身定制：通过专业人员评估适配，由专业机构量体裁衣制作而成。比如需要专门技术人员制作的假肢、需要特别进行施工的无障碍设施、需要对操作方式进行学习的电子产品等。

（4）租赁应用：临时使用，如骨折及术后需要腋拐、轮椅、护理床垫等，到老年服务机构进行租赁。

（5）安装与维修：请老年服务机构人员对辅助器具进行安装、检修、维护等，确保辅助器具应用安全。

五、我国老年人辅助器具的现状及发展趋势

（一）我国老年人辅助器具现状

根据预测，2050 年全世界老年人口将达到 20.2 亿，其中，中国老年人口将达到 4.8 亿，几乎

占全球老年人口的1/4，是世界上老年人口最多的国家。2014年至2050年，中国老年人口的消费潜力将从4万亿元左右增长到106万亿元左右，占GDP的比例将从8%增长到33%左右。我国将成为全球老龄产业市场潜力最大的国家。老年人辅助器具是老龄产业市场中很重要的一部分，由于我国老年产业尚不发达，老年辅助器具的现状还远远不能满足老年人的需求。综观我国老年人辅助器具市场，目前存在以下几个特点：

（1）品种较少。国际上功能障碍者的辅助器具有上千种，而我国市场上可见的就一百多种。

（2）水平较低。目前多数辅助器具属于低技术产品，如拐杖、助行器、轮椅等。虽然近十年来有的企业也开发了一些高技术成果，但毕竟未形成批量生产的产品。

（3）质量较差。目前国内辅助器具市场比较混乱，特别是用于家庭康复治疗的磁疗和振动产品的质量问题尤为严重，假肢、拐杖、助行器、机动三轮车和助听器等也常有涉及质量问题的举报。

在我国，老年人辅助器具的开发、生产长期被忽视。老年人辅助器具市场长期被忽视的原因是：一些政府主管部门、厂家还没有看到人口年龄结构的变化，没有看到老年人需求的巨大市场，认为老年人辅助器具批量小、利润薄，不愿意生产和销售，虽然也有资金筹集、材料落实和政策限制等客观原因，但主要还是厂家的经营思想落后，没有看到老年人的需求在不断发生变化，没有看到老年人辅具市场的巨大潜力。这些厂家通常会认为开发老年人辅助器具产生的主要是社会效益，而很少有经济效益，因而生产和经营老年人辅助器具的积极性不高。

另外，各级政府部门缺乏宏观的对老年市场的指导，许多老年设施、老年用品、老年服务项目的开发带有盲目性，缺乏科学的指导，老年设施分布不合理，设计不科学，直接或间接地影响经济效益，在一定程度上影响了开发商的积极性。

面对老龄化社会，政府的责任是根据人口年龄结构的变化，规范老年消费市场，增加投资，调整产业结构。根据老年人的不同需求，有计划地发展老年福利事业、开发老年用品和老年人辅助器具，增设老年服务项目，满足老年人口的特殊需求。

（二）我国老年人辅助器具行业发展趋势

目前，我国正在加快发展养老服务业、健康服务业，多位业内人士表示，老年人辅助器具行业应该抓住机遇，推动行业发展。

首先，需要提高行业管理和资金保障水平。民政部相关人员表示，民政部门将依法加强产品注册、服务机构资质、制作师职业资格、价格指导目录、质量监督等重要事项的管理力度。同时，促进部门间协作，实现老年人辅助器具在制造业、服务业多个环节，在养老服务、残疾人服务、医疗康复服务、社会保险等多个领域的协调发展。也有业内人士建议，国家应鼓励引导商业保险参与康复辅助器具配置服务，为社会提供个性化、高端化的市场服务，促进康复辅助器具配置支付渠道的多元化。

其次，完善康复辅助器具配置服务体系。有业内人士建议，建立覆盖城乡、分层次的康复辅助器具配置服务网络，以专业机构为骨干，以实用、易行、受益广为重点，为功能障碍者提供就近就便、多样化、全方位的综合性康复服务。将康复工作前移，通过医疗康复终端，在治疗期间，康复工程师提前介入，对残障人士进行评估，使其与医疗康复终端更为紧密地结合，帮助医疗机构更多地了解康复辅助器具相关工作，量体裁衣地为功能障碍者制作辅助器具，让辅助器具和功能障碍者本身高度适配。

最后，应提升康复辅助器具行业人才队伍素质，包括大力推行专业学历教育，加强康复医学、康复工程等学科建设，培养专业师资队伍；依托中、高等院校培养假肢矫形、功能重建、康复护理、心理康复、产品研发等专业人才。

同步训练

就近参观考察一家辅助器具销售机构，记录下你所见到并印象深刻的辅助器具，向服务人员咨询其功能，写一篇考察记录，描述你的收获及思考。

任务二

辅助技术服务认知

任务描述

李奶奶，65 岁，患类风湿关节炎 10 余年，双手指关节活动障碍，不能做精细动作，如系纽扣、写字等，双腿膝关节活动受限，无法直立行走。因此，李奶奶的日常生活需要他人帮助，对此，李奶奶很苦恼，不知道如何才能生活自理，少麻烦他人。若要为李奶奶选择合适的辅助器具，需要由哪些人、经过哪些流程来完成？

相关知识

一、辅助技术服务的概念

近年来，人们对辅助器具的认识正在逐步普及，但是对于辅助技术服务的认识还处在一个初级阶段，缺乏全面的认识。美国《1998 年辅助技术法》中对辅助技术服务的定义较为全面，其定义为：直接帮助功能障碍者来选择、获得或应用辅助技术装置所提供的任何服务。辅助技术服务的核心是以人为本，它以人的现有障碍和现有环境为基础，以潜能为设计的考量点，利用辅具及工程技术手段，运用全面系统康复方法，补偿或代偿已失去的功能、重建生活能力等。

> 辅助技术是一个统称，涵盖与提供辅助器具和服务相关的系统与服务。辅助器具可以维持或改善个人的功能活动和独立性，并因此促进福祉。助听器、轮椅、沟通辅具、眼镜、假肢、药品收纳盒和记忆辅具都是辅助器具的例子。在全球，有 10 亿多人需要一种或多种辅助器具。随着全球人口老龄化和非传染性疾病的增多，到 2030 年将有 20 多亿人至少需要一种辅助器具。许多老年人将需要两种或更多的辅助器具。今天，每十个有需求者中仅有一人能够获得辅助器具。
>
> ——摘自世界卫生组织 2018 年《关于辅具技术的说明》

（一）辅助技术服务的主要内容

辅助技术服务分为两个层级。第一个层级的服务是面向功能障碍者（服务的接受者）开展的辅具个案服务。其内容包含但不限于：（1）为功能障碍者开展需求评估，包括在其习惯环境中的功能评估；（2）辅具的适配评估，包括环境评估；（3）辅具的配置服务，包括辅具的选用、设计、装配、定（改）制；（4）辅具的适应性训练服务及人-机-环境的检核服务；（5）辅具的维护、修理或更换的服务；（6）辅具的购买、租赁或其他提供购买的相关服务；（7）协调其他康复治疗、服务中使用辅具的服务。

第二个层级的服务是面向功能障碍者的照顾者而开展的支持性服务，其内容包括但不限于：（1）为功能障碍者的家庭成员或认可的代表提供辅具培训或技术支持服务；（2）为康复、教育服务等其他专业人士提供辅具培训和技术支持服务；（3）为功能障碍者就业地的雇主提供辅具培训或技术支持服务。

（二）开展辅助技术服务的基本要素

为了开展好辅助技术服务，需要具备五项基本要素：（1）对辅具需求的障碍者有充分的了解和精准的评估（服务的接受者）；（2）对辅具产品来源、性能、作用、特点有充分掌握（物）；（3）辅助技术服务的从业者应具有基本的专业素质（服务的提供者）；（4）有规范的适配服务流程及规范的辅具服务管理（技术、方法）；（5）行政支持及技术转换（政策、行政）。

二、辅助技术服务的现状

（一）对辅助技术服务的需求识别不足

我国的辅具使用到目前为止还处在发展阶段，很多功能障碍者面临生活自理、外出活动、就学、就业的诸多困难，他们中大多数人都不知道还有辅具能帮助他们。一方面，在为功能障碍者服务的医疗、教育、就业及残疾人工作者中，除对常用的轮椅、拐杖、假肢、助听器、盲杖等常规辅具有认知外，对一些沟通辅具、电脑辅具、个人医疗辅具及环境改善的辅具等都认知较少，使得需要这些辅具的功能障碍者得不到相应的服务。另一方面，辅具人员虽认识辅具，但却不清楚具体分解动作障碍下需要何种辅具。

（二）重辅具轻服务、重配发轻适配

一直以来，由于对辅助技术服务的理解简单化，在开展辅具服务时，人们常常只考虑辅具本身，认为辅具就是可以到商店买来就用的，如有的地方只管卖和送；有的地方虽有适配，但适配过程还处在表层，没有针对个案进行评估，不了解用在人身上的辅具一定要和人的障碍、活动困难及个人需求的目标相对接。如上肢假肢，虽然也经过定制适配，但认为装上假肢就完事了。好多上肢假肢使用者由于缺乏针对性的生活动作能力的适应性训练，导致了部分假肢的弃用。有的地方虽然辅具配送任务完成了，但发下去是否有用、用的效果如何，其后续跟踪服务尚未建立。究其原因，主要是重辅具产品、轻服务，重完成配送任务、轻适配有效性。

（三）辅助技术服务的服务链还未全面形成

我国虽然在“八五”期间就提出了残疾人的用品用具服务，但到目前为止，辅助技术的服务链从资源端（产品、服务商、技术专业人员）到服务端的各环节还没有全面形成。当前，大部分地区的辅助技术服务还是单点作业，有的只是卖辅具、发辅具，有的虽有适配，但大多是配置生产过程，前期的个案评估、环境评估，后期的使用训练及适配后的与环境融合、回访、后期维修、更换服务等没有形成完整的服务链。

（四）辅具运用未覆盖各类残障者

在六类残障者中，由于助听器验配技术的普及，使得听障者对助听器的需求与使用达到了70%以上。而肢障者除常规的辅具被运用外，一些重度肢障者所需辅具如气控电脑操作系统则较少应用。此外，一些认知障碍、交流障碍、视觉障碍者所需的辅具则更是少有，辅具与辅助技术服务没有面向所有的残障者。

（五）辅助技术系统化教育缺失，专业团队尚未全面建立

我国目前仅有少数高校设有康复工程专业及假肢、矫形器专业，且康复工程专业培养的学生主要从事产品研发，假肢矫形专业培养的学生也重在制作实施方面，缺乏既了解老年人功能障碍情况又懂得辅具使用的专业人才，因此无法形成能面向所有功能障碍者的可提供服务的专业团队，这使得面向老年人的辅助技术系统化服务较难实现。

三、开展辅助技术服务的基本对策

（一）提高辅具的需求识别能力

对辅具的需求识别要从早期的医疗救治开始。如肌萎缩患者早期用上姿势保持装置可减缓脊柱的变形、糖尿病足患者早期使用足部辅具可避免截肢的风险。因此，要加大宣传推广的力度，使更多的人（包括老年人及其家属、医疗人员等）了解辅具。

（二）提高辅具个案服务的适配性

1. 重视辅具需求评估

辅具需求评估包括功能障碍者自身机能障碍、活动能力、潜能、个人意愿、需求目标的可达到性等量化评估。正确选配辅具的前提是识别功能障碍者的障碍与生活困难，并针对其困难提出辅具的解决方案。

2. 重视辅具的适配评估

辅具的适配评估包括身体机能评估、辅具评估和环境评估。

（1）身体机能评估。它包括肌力、关节活动度、手功能、步态分析、脊柱运动范围、言语功能、感觉、认知、视功能、残余听力等评定。

（2）辅具评估。根据活动、参与等需求目标并结合身体机能，对预选的辅具进行评估，同时还

要评价辅具对使用者的要求，以及辅具产品性能范围与需求者之间的差异或对接，包括必要的试用，但最终需要获得残障者的认可。

（3）环境评估。需要对个案在常用环境下进行功能评估。如居家、交流、教育、就业、社区等环境，并为适应个案的障碍改造环境。

3. 重视辅具的人-机-环境适合性检验及辅具适配后的有效性

在过去，人们只重视辅具的购置、生产过程，而对辅具配置后是否与人和环境相互作用并增加活动能力则很少考虑，从而使相当部分的辅具遭弃用，因此需加强适合性训练及检验，对辅助技术服务的有效性进行评估。

（三）建立规范的辅具个案服务流程，完善辅具服务链

辅具需求因障碍不同而具有很强的个性化特征，在辅具多样性的条件下增加了辅助技术服务的复杂性。要想使各专业在服务上能有效衔接，需要建立规范的服务流程，具体如图 1-2-1 所示。

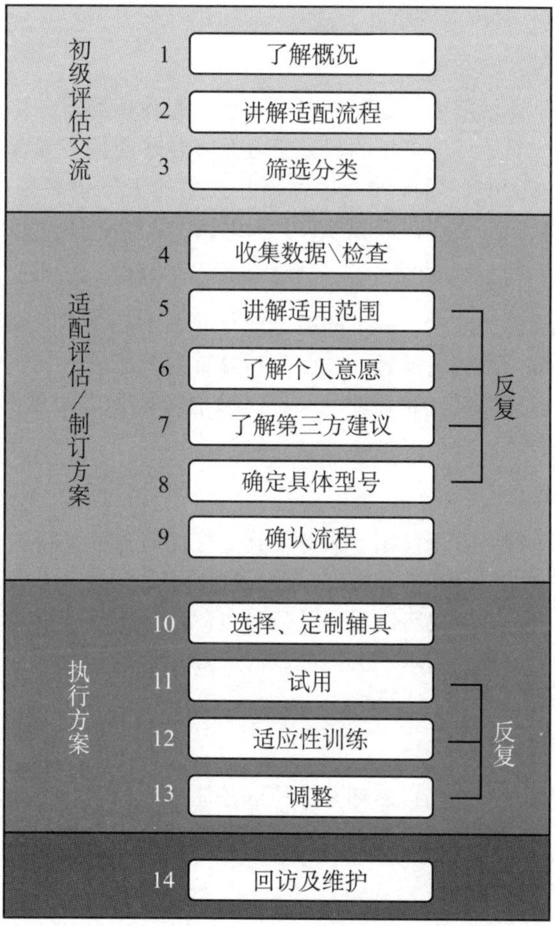

图 1-2-1　规范服务流程

在初级评估交流阶段，由经过专门培训的服务人员评估辅具使用对象的基本信息，如残障类别、保障方式、是否之前使用过辅具等，并讲解相关流程，如需要进行的步骤及时间、相关政策、

支付方式等情况，然后服务人员根据综合情况，将服务对象的相关情况传递给专业的辅具技术人员。

在适配评估/制订方案阶段，需要专门的辅具技术人员，也就是像假肢制作师、房屋改造工程师、助听器验配师等这种在辅具某一领域内专门学习并取得了资质的人员。同时还可能需要像医生、康复治疗师、社工、护理人员等对服务对象的其他方面更为了解的人。比如医生可能更了解服务对象的特殊要求，康复治疗师更了解不同阶段可能的需求、护理人员更了解服务对象的日常生活的习惯等，因此这一阶段有时通过团队协作的方式才能得到更好的评估结果并确认辅具方案。

在执行方案阶段，主要的工作将由专门的辅具技术人员完成，在交付阶段（试用、适应性训练、调整），可以由如康复治疗师或护理人员来评判辅具的效果。

最后的回访及维护阶段，可以由提供辅具技术的机构完成，也可以由社区人员等第三方来完成。

（四）建立完善辅助技术服务的资源支持系统

1. 建立分类团队资源

辅具技术所涉及的专业领域很多，如康复医学知识、假肢矫形器制作工艺、计算机应用、工程建筑等，其中很多专业人员都是经过多年的理论学习及实践才能拥有专业工作资质。由于一个人的精力与专业特长都是相对有限的，因此涉及辅助器具技术的工作很多时候是需要团队协作来完成的。团队成员通常包括医生、康复师、护理人员、辅助技术人员、社会工作者等。

2. 组织可用、易得的产品资源

目前，常规辅具的产品资源很多，但仅能满足部分需求，适合不同障碍的各类产品很少，国外产品虽种类齐全但价格高昂，无法满足需要。由于辅具有需求品种多、销售数量少的特点，企业一般无盈利可言，所以很多辅具都没有企业愿意生产。政府需要加大对辅具研发及前期生产的投入，以促进辅具供应充足。

3. 培育各类服务商资源

任何辅具都需要经过适配后方可使用，因此辅具适配的服务商显得尤为重要。目前除助听器验配服务商、假肢装配服务商以外，其他肢障定（改）制服务商、居家无障碍改造服务商均较少，而视障辅具适配服务商则几乎没有。要想满足各类残障者的辅具需求，没有就近的服务商，仅靠残联自建辅具中心是远远无法满足服务需求的。因此政府要加大力度扶持、培育服务商，建立规范化的服务规程，督导其提供有效服务。

4. 拓展行政支持资源

辅助技术服务是跨专业、跨部门、多环节、长链条的服务，因此行政支持显得尤为重要。行政支持包括发展规划的制定及经费预算。如制定辅具的补贴政策，无论残疾程度、地理位置或经济状况，都确保能使用辅助技术。

四、如何为老年人选配合适的辅助器具

在为老年人选配辅助器具时，需要考虑以下因素：

（1）考虑是否最适合老年人的实际需求。老年人选配辅助器具是否有效，不仅取决于价格的高低和产品科技含量的多少，更取决于这种辅助器具是否最适合老年人的需求。老年人的需求通常与其长久以来的生活习惯息息相关，因此在对服务对象进行功能及环境评估之前，应当充分了解使用者本人的意愿，以及家人或护理人员的意愿。即老年人希望自己完成哪些活动，家人或护理人员希望在哪些方面增加安全性、稳定性、便利性，如果一味地强调辅具能提供的支持，而不够重视服务对象的需求，即使选择的辅具非常对应功能障碍情况或家庭环境，也很容易造成弃用。诸如因长期不良姿势导致的骨关节变形或脊柱侧弯，如果服务对象本身并没有非常希望改善这一状况，即使选择了相应能提供支持的辅具，服务对象也很难坚持使用。有一部分老年人或子女会认为应该给予更多人力方面的支持，比较难接受让老年人使用自主完成衣食住行辅具的做法，那么在进行这部分辅具评估适配时也要多进行一些说明，这对辅具评估工作人员来说可能略有挑战性，需要其他专业人员的配合，所以建议辅具评估适配工作由一个团队来共同协作，这样才能取到比较好的使用效果。

（2）考虑残疾程度和功能缺失情况。选配辅助器具时，首先要考虑使用者的残疾情况，根据残疾的程度和功能障碍的情况选择产品。例如，虽然同样是脑卒中后遗症造成的下肢残疾者，但由于残疾程度不同，需要的辅助器具也不同。轻微残疾者不需要任何辅助器具就可以行走，可能只是步态不太好，程度稍重者，残疾的腿可能需要安装矫形器，或者要拄一根手杖。

（3）考虑患者的身体数据（体重、身高等）。

（4）考虑使用者的生活环境。例如，一个靠轮椅移动自己的残疾人要上厕所，前提条件是能够自己把轮椅摇进厕所，而且能够坐到便桶上。假如厕所的门太窄，轮椅就进不去；即使轮椅能进门，如果厕所的面积太小，轮椅在里面就不能转动，这时就要考虑给残疾人选配坐便椅或坐便凳。

（5）考虑使用者的支付能力。

知识链接

摆脱老年人辅具使用误区

老年人随着身体机能不断下降，需要借助一些辅助器具来完成某些功能的代偿和替代。如果老年人没有正确、合理地使用辅助器具，就有可能出现二次伤害。老年患者要走出辅助器具使用误区，就离不开专业指导、辅助器具训练和再评估，尤其需要相关部门、单位和个人的高度责任心和长期监督。

偏见：价位越高越好

在北京鹤逸慈老年便利店里，一位82岁的老人问店员：“您这里有电动轮椅吗?”店员反问道：“您是自己用还是给别人选购?”老人回答说：“自己用。”老人平时腿脚不灵便，想用电动轮椅作为代步工具出远门，但他双手操作能力较差，如果乘坐电动轮椅独自外出活动，必然存在一些安全隐患。

“老年人选择的辅助器具不是越贵越好，也不是技术含量越高越好。”北京鹤逸慈老年生活用品公司居家服务部经理张毅指出。老人在选购适合自己的辅助器具时，不仅要考虑自己的实际需要，还要保证辅助器具的操作技术容易掌握，安全系数高。

"与这位老人高价购买电动轮椅的做法不同，周奶奶自认为身体好，从不借助辅具。"张毅告诉记者，周奶奶退休后，喜欢书画文娱等活动，凭借着好身体，她一直拒绝使用辅助器具，但一次洗浴时的遭遇彻底颠覆了她的想法。那次老太太洗澡时，本打算使用香皂，但香皂遇水后一不小心滑溜到了地板上，老太太弯腰捡香皂时，一个踉跄摔在地上，把腿摔折了。"如果老太太借用辅助器具——洗澡椅，坐着洗浴时身体重心都在臀部，这样洗浴会更安全。辅助器具这时就会起到预防滑倒的作用。"

错位：生活质量受影响

"虽保证了辅具的功能定位，但使用错位会适得其反，潜在伤害就会产生，老人的生活质量肯定要受到很大影响。不幸的是，这种情况时有发生。"北京市昌平区回龙观镇康复医生申医生深有感触地说。昌平区一位60多岁的老人本打算利用腰围来预防腰椎间盘突出，结果在连续戴了一个多月后，老人身体出现了不适症状。申医生指出，老年人如果坚持长期使用腰围，会降低肌肉和关节活动能力，造成腰肌萎缩，使腰椎各关节不同程度地强直，导致活动度降低。这就要求老年人要根据病情掌握腰围佩戴的时间。在申医生看来，腋拐同样会被一些老年人错误地使用。老年人借助腋拐行走时，主要靠手来使劲，而不是腋窝。但实际上，不少老年人却习惯性地把腋拐夹于腋窝，使重心长期集中于腋下，这就容易导致臂丛神经损伤，手麻无力，有出现摔倒的潜在危险。"毕竟，腋拐置于腋窝下，老年患者也就是临时倚靠而已。"对此，申医生强调，应该像管理药品一样，将老年人辅具产品纳入医疗器械管理范畴，注明其负面作用，这样有利于老人趋利避害，更合理地使用老年人辅具产品。但是，许多辅具使用说明却极其简单。

康复：责任与监督并进

上述几个例子并不是彼此孤立的，老年患者在错误选购辅具或错误使用辅具后所发生的二次伤害事件，其背后却是系列负面因素叠加的结果，并不能将责任简单地归咎于某一方。

"老年患者之所以错误地使用辅具，和医生的宣传意识薄弱、专业指导不到位是有关系的。"申医生直言不讳地指出。有些医生因为工作繁忙，有时不会认真地对老年患者进行产品使用指导，甚至在自己都没有完全理解辅具功效的情况下，只是按照简单的辅具说明书，照本宣科地"指导"一下老年患者，实际上弱化了辅具的功效。

"除医生缺乏专业指导和必要的康复健康教育外，有些老年患者也没有积极配合医生的正确指导，很容易陷入辅具使用的误区。"申医生指出，老年患者应有意识地深入了解辅具的使用方法。与某些责任心不强的指导医生相比，北京鹤逸慈老年生活用品公司生活辅具开发部经理、辅具工程师李月琴则会认真对待老年患者，做好辅具跟踪和回访工作。"不像过去，不管辅具适用老人与否，一律毫无差别地发放，针对性不强。"李月琴采取跟踪和售后服务，保证评估到位，确保每个老年患者正确使用辅具。以轮椅为例，她会按照人体工程学原理，通过高度、宽度、深度、扶手高度、靠背高度、大小轮规格等多重因素来为老年患者适配轮椅。随后，轮椅适当的使用训练和再评估就会积极跟进，检视辅具的适合性、方便性、安全性，并依据老年患者的整体状况做出适当的调整，这样才不会造成二次伤害。

"事实上，老年人要想正确、合理地使用辅具，离不开专业人士的专业指导和辅具的使用训练、辅具评估系统的建立，但归根结底，真正需要的是医生的高度责任感和人性化服务，以及有关政府部门、专业人士、销售商和个人的持续监督。"申医生认为，只有通过"合力"作用，老年人才会正确使用辅具，有助于身体早日康复。

（资料来源：http：//blog. sina. com. cn/s/blog_4db3f5ee01018k9o. html，2012－08－15。）

同步训练

就近选择一家辅助器具销售机构参观考察，了解其所提供的辅助技术服务，写一篇考察记录，描述你的收获及感想。

项目小结

本项目对辅助器具及辅助技术服务进行了介绍，包括辅助器具的概念、分类，辅助器具的作用，辅助器具的应用与服务，辅助技术服务的概念及开展辅助技术服务的对策等，这些内容是进一步学习各种辅助器具应用的基础。我国辅助器具及辅助技术服务的现状不尽如人意，而对辅助器具及辅助技术服务的需求却非常旺盛，老年人辅助器具的应用和发展面临着巨大的机遇和挑战。

教学做一体化训练

一、填空题

1. 辅助器具的适用人群是____________________。
2. 按照2016年的国家标准，辅助器具可以分为____________个主类。
3. 对辅具的需求识别要从________________________开始。

二、不定项选择题

1. 下列属于辅助器具应用特点的是（　　）。
   A. 个性化　　B. 广泛化　　C. 多样化
   D. 舒适化　　E. 专业化
2. 辅助器具的服务形式包括（　　）。
   A. 直接选购　　B. 调试改造　　C. 量身定制
   D. 租赁应用　　E. 安装与维修
3. 正确选配辅具的前提是（　　）。
   A. 识别功能障碍者的障碍与生活困难
   B. 对预选的辅具进行评估
   C. 对个案在常用环境下进行功能评估
   D. 建立规范的辅具个案服务流程
   E. 建立分类团队资源

三、简答题

1. 简述什么是辅助器具。
2. 简述辅助器具、老年用品、医疗器械三者的区别。
3. 简述辅助器具的作用。
4. 简述辅助技术服务的主要内容。

四、论述题

很多有需求的老年人并不知道有哪些辅助器具能够帮助自己提高生活质量，更不知道如何能够购买到适合自己的辅助器具。对此，你有何对策?

项目二

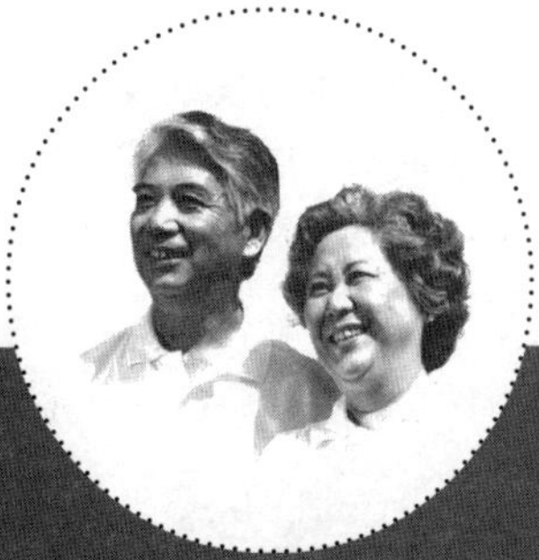

老年人辅助器具适配评估

学习目标

知识目标

1. 理解辅助器具适配评估的概念及意义
2. 阐述辅助器具适配评估的内容
3. 掌握辅助器具适配评估的流程

能力目标

1. 能够为老年人进行身体姿势评估
2. 能够为老年人进行关节活动度评估
3. 能够为老年人进行肌力和肌张力评估
4. 能够为老年人进行日常生活活动能力评估

素养目标

1. 能够在评估的基础上为老年人提供个性化的辅助器具
2. 能够在适配评估的过程中注意老年人的身心需求

随着科学技术的发展及人们生活观念的变化，辅助器具将由共性化、量产式服务逐步过渡到个性化、量体裁衣式服务。辅助器具个性化和人性化服务更多体现在设计精巧、使用舒适等方面。与此相适应，人们对辅助器具适配评估服务的要求也随之提升。辅助器具个性化使辅助器具的发展进入了新时代。

情境导入

张大爷，66 岁，两年前患脑中风后偏瘫，左侧肢体活动不便，左手不能持物，左下肢走路时画圈步态严重。他想选择合适的辅助器具协助其生活自理。

任务一

辅助器具适配评估简介

任务描述

如何为张大爷制定辅助器具处方？

相关知识

一、辅助器具适配评估的概念及意义

辅助器具适配评估，是指专业人员对辅助器具使用者的身体功能、辅助器具功能、使用环境、使用效果、合适与否的测评，通过评估量表完成。适配评估的意义，是防止因辅助器具应用不当出现二次损伤。辅助器具的评估适配是一个新的专业领域。辅助器具适配的发展显现出社会文明进步的程度和工业发展的整体水平。

辅助器具服务的三大目标可以概括为生活自理、回归社会、职业重建。辅助器具适配评估是保证辅助器具服务质量的基础性服务，是辅助器具服务中的技术性服务。辅助器具适配评估的内容广泛，涉及人体结构功能障碍、辅助器具种类结构性能、辅助器具使用环境、辅助器具使用效果，内容包括一定的医学基础、工学基础和建筑学基础以及社会学、心理学等多学科基础内容，是跨学科

的团队合作性的服务。辅助器具使用中更强调使用者的生活环境和社会环境，环境评估是辅助器具适配中的重要内容，目的是为辅助器具使用者减少障碍、提供方便、确保安全、提高生活质量。

对辅助器具需求者而言，选配辅助器具绝不是技术越高越好、功能越全越好、价格越贵越好，而是要适合自身需求，有益于残余功能的利用和状况的改善。因此，辅助器具没有最好的，只有最适合的，它不是单纯的一买一卖，而是要因人适配。使用不合适的辅助器具，不仅是经济上的浪费，严重的还会造成对身体的二次伤害。如今，残疾人辅助器具配送服务已经从“我们给什么”发展到“残疾人需求什么，我们适配什么”的新阶段。辅助器具评估适配是一项技术性非常强的专业服务，它根据残疾人的不同需求，形成“评估—改制—适配—使用训练—跟踪回访”一套完善的辅助器具服务流程。

二、辅助器具适配评估的内容

（一）了解使用者及其需求

功能障碍者的功能障碍分类和障碍程度均有不同，个人对辅助器具的需求也有所不同。为保证辅助器具使用满意度，需要了解功能障碍者的以下信息：

（1）个人基本情况（姓名、年龄、病史等）。

（2）与辅助器具相关的身体功能状态。在参照医疗机构诊断报告的基础上，重点检查与辅助器具有关的功能障碍，如肌肉力量、肌张力、关节活动度、姿势的控制、移动能力、感觉功能、认知功能、语言功能、心理精神状态、日常生活能力等方面的内容。

（二）辅助器具的评估

辅助器具的评估主要是指对辅助器具的构造、功能、形态、重量、规格、安全性、方便性、耐用性及舒适性等方面进行了解，同时了解辅助器具的附属件、零件的配备和辅助器具使用前的操作训练。

（三）辅助器具适用性的评估

辅助器具适用性评估的重点是评估个人与辅助器具接触部位的规格尺寸是否合适、功能障碍的不良体位是否有特殊需求、使用是否安全便捷、可操作性和耐用性如何、是否需要添加附属件或零件、后期维修保养的注意事项等。另外，还要评估辅助器具的使用环境是否具备。

（四）辅助器具使用前的评估

辅助器具在使用前，要评估使用者的预期要求，考虑辅助器具的结构状态、功能性、安全性、操作性是否符合使用预期，是否有副作用等。

（五）辅助器具使用后的评估

辅助器具使用后的评估是指在除去辅助器具后对使用者的评估，包括有无副作用、与预期比较效果是否良好、若不好是否需要继续使用、是否需要进行修改调整等。同时，了解使用者对再次适配辅助器具的态度。

三、辅助器具需求的四个阶段

辅助器具服务需求已从初级逐渐向高级发展，辅助器具技术也在从低级走向高级，并向高精技术的方向发展。

（一）初级阶段——生理方面的需求

辅助器具需求，初始是为弥补个人身体结构的不足，代偿缺失的功能，解决生活自理问题，使其走出家庭从事学习、工作，满足功能障碍者进入社会等方面的基本要求。

（二）中级阶段——心理方面的需求

在这一阶段，辅助器具给予个人外观的改善，特别是形态美观的改善，对身体缺失或功能障碍部分进行形态上的雕琢，满足功能障碍者希望和健全人一样的心理状态，减少自卑，树立自信，促使功能障碍者多参与社会活动，更好地树立功能障碍者在求职及婚姻等方面的信心。

（三）高级阶段——参与社会的需求

在这一阶段，辅助器具服务技术给予需求者的社会活动和社会交流以很大支持，尤其表现在辅助器具的性能、工艺、技巧、材质及精细功能等方面，如残奥会运动员参加比赛，不光是赛技能，辅助器具在其中的作用也不可小视。

（四）高精阶段——人文关怀的需求

在这一阶段，辅助器具给予个人的帮助进入对使用者的护理、预防、保护等层面。在完成前三种需求的基础之上，人们对辅助器具的人体基本保护、特别护理及休闲娱乐等功能，就有了更高一个层次的技术要求。

随着社会的进步和人们生活水平的提高，高科技辅助器具技术和高精辅助器具技术，特别是对人文关怀方面的技术，将不断得到提升。随着人们社会观念和文化观念的变化，对辅助器具适配评估服务的要求也会越来越高，适配评估工作将成为辅助器具服务质量的基本保证。

四、对辅助器具适配评估专业人员的基本要求

辅助器具适配评估流程复杂，需要多方人员的参与，包括专业医师、康复治疗师、康复工程技师、辅助器具技术研发人员、辅助器具训练指导师、辅助器具制作商等，还需要辅助器具使用者、家属及社工与专业评估人员一起完成。对于专业评估人员有以下六个基本要求：

（1）进行专业培训，持证上岗，要求有康复工程师岗位培训证书资格。

（2）有团队合作精神，能够做好辅助器具服务工作的衔接。

（3）工作负责，使用专业技术最大限度地为使用者提供服务。

（4）保证评估服务的真实性和评估内容的完整性。

（5）保持诚信，尊重并保护辅助器具使用者的个人权利和隐私。

（6）严守职业道德，遵守法律法规。

五、辅助器具适配评估的流程

辅助器具适配评估的流程如下：

（1）接诊。了解功能障碍者的基本情况，诊断疾病，了解其日常生活障碍和急需解决的问题，以及辅具使用情况和效果。

（2）功能评估。评估整体功能，包括姿势控制、运动控制、感觉（视觉、听觉、触觉）功能、认知功能、ADL 能力、交流能力和心理状态（能否配合辅具适配及训练）。

（3）工作技能评估。了解功能障碍者从事工作应具备的功能。

（4）环境评估。评估工作环境和家居环境。

（5）辅助方案。根据上述功能和环境评估结果，参照《国际功能、残疾和健康分类》中的标准，由辅具适配团队（功能障碍者及其家属、医生、治疗师、工程人员）讨论决定辅助方案。

（6）辅具评估。针对采用的辅助方案进行辅具评估。目前我们仅有一部分辅具评估表，如坐姿椅、轮椅、移位和家居。尚需建立的辅助评估表涉及：视力辅具、听力辅具、言语辅具、智力辅具、日常生活辅具、通信辅具、就业辅具、文体辅具等。

（7）辅具选用。辅具评估后，先在现有辅具中选用能满足需求并能实现康复目标的辅具。

（8）改制设计。如果没有合适的辅具，则由工程技术人员进行适配改制或重新设计。

（9）适应性训练。功能障碍者在治疗师的指导下进行适应性训练，力求达到“人机一体化”。应用辅具都需要有适应性训练这个重要环节，而且还要在正确的指导下刻苦训练。训练时间的长短要因人而异。

（10）辅具交付使用。

六、辅助器具适配效果评估

辅具适配效果如何，可从以下六个方面进行评估。

（一）功能状态

辅具适配使用后，如果功能状态提升、功能障碍改善、功能代偿性好、潜能开发达到预期，提示辅具适配符合需求。如果功能改善不良、功能下降、代偿性能不好，则提示不符合。

（二）临床预期

辅具适配使用后，如果临床症状缓解、不良反应减轻、并发症降低，提示辅具适配符合需求。如果症状无缓解、功能改善不良或出现其他损伤，则提示不符合。

（三）生活质量

生活质量表现在个体的饮食起居、生活环境适应、参与社会活动及休闲娱乐等方面。生活状态改善、生活质量提高达到预期，提示辅具适配符合需求；反之，则提示不符合。

（四）预期效果

辅具的种类很多，均有各自的使用功能，适配使用均有预期效果。辅具适配使用后，功能状态提升、功能障碍改善、功能代偿性好、潜能开发充分、生活质量提高、使用安全便捷耐用，达到预期，提示辅具适配符合需求；反之，则提示不符合。

（五）经费预期

个人和家庭经济承受能力及社会支持可以支付辅具适配使用的费用，提示辅具适配符合需求；反之，则提示不符合。

（六）舒适度

辅具适配使用后，身心轻松，尤其是功能障碍部位没有不良反应，长时间使用没有副作用，能达到个人预期，提示辅具适配符合需求；反之，则提示不符合。

七、辅助器具处方

辅具器具处方是指专业人员对辅具适配评估后做出的相应处理。开具处方时需要注意的要点包括以下几个：

（1）辅具适配评估报告的结论（详见表 2-1-1 所示的辅助器具适配评估表）。

（2）功能缺失、障碍程度，特殊体位、姿势异常的表现。

（3）辅具功能补偿特点、尺寸及附件测量数据。

（4）室内外环境测量数据。

（5）辅具试用与操作训练方法。

（6）移动转换方式方法。

（7）维修养护年限。

（8）经费保障落实。

（9）跟踪服务时间。

（10）建议辅具选择。

表 2-1-1 辅助器具适配评估表

姓名：________________ 编号：________________ 社区：________________

性别：□男 □女 电话：________________

年龄：__________ 联系人：__________ 住址：________________

一、评估诊断信息

（1）医疗病史：手术史□无 □有____ 老年疾病：________________

（2）功能障碍原因（多选）：

□先天 □疾病 □术后 □外伤 □药物 □意外 □其他____________

（3）功能障碍分级：□一级 □二级 □三级 □四级

二、曾用辅助器具状态

（1）已使用辅助器具类别（____________________）

（2）使用时间（年）：□<1 □1 □2 □3 □4 □>5

（3）未曾使用原因：□1 不需要 □2 不知道 □3 无经济力 □4 其他____________

三、辅助器具需求评估（未使用辅助器具）

（1）日常生活活动能力：□完全自理 □大部分自理 □大部分依赖 □完全依赖

---

(2) 辅助器具需求目标：□日常生活　□学习　□运动　□其他____________________

(3) 辅助器具使用环境（可多选）：

居住环境：□楼房　□平房

生活照料：□家人　□护工　□其他____________________

行动环境：□室内　□浴室　□楼梯　□坡道　□电梯　□室外　□其他____________________

四、肢体障碍专科检查

身高：________米　体重：________千克

(1) 障碍原因：□脊髓损伤：　○四肢瘫　○截瘫（胸段）　○截瘫（腰骶段）

□脑血管意外　□偏瘫　□脑瘫　□骨关节病　□儿麻

□截肢或缺失　□脊柱损伤　□其他____________________

(2) 肢体障碍部位及程度（脊柱-颈椎 C、胸椎 T、腰椎 L、骶椎 S）

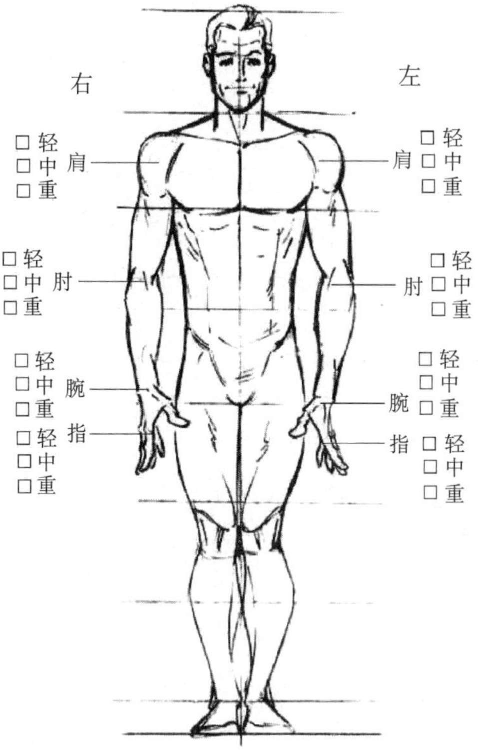

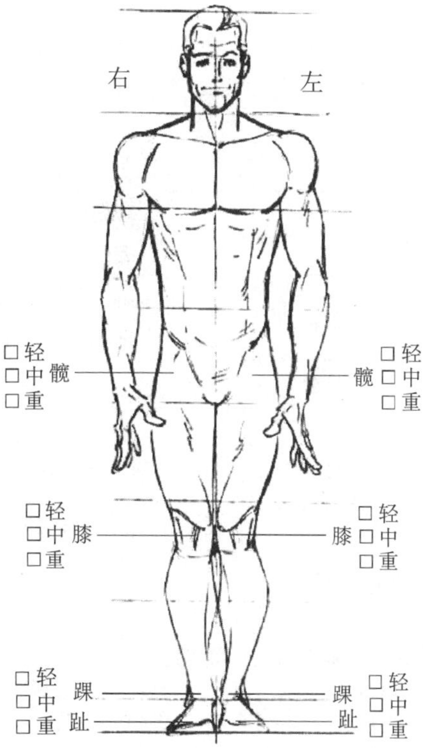

异常描述：缺如、肌力、张力、关节活动、姿势

□轻度：无功能受限、姿势异常、无须用辅助器具（上肢有独立作业能力，可独立行走）

□中度：轻度功能障碍、姿势异常、自助型辅助器具（上肢有部分作业能力，辅助行走）

□重度：重度功能障碍、姿势困难、护理型辅助器具（上肢无作业能力，不能行走）

(3) ADL 能力（1 分—完全依赖　2 分—部分完成　3 分—独立完成）

日常生活活动能力	评估项目	得分	已使用辅助器具名称
自理活动	进食		
	梳洗修饰		
	洗澡		
	穿上身服装		
	穿下身服装		
	如厕		
大小便控制	排尿管理		
	排便管理		
行动转移	床椅间转移		
	转移至厕所		
	转移至浴盆或淋浴室		
步行活动	站立		
	下蹲		
	行走		
	跑、跳		
	上下楼梯		
语言交流	理解		
	表达		
社会认知	解决问题能力		
	记忆		
总分			
生活自理能力评估结论	20 分以下　完全依赖 20～39 分　大部分依赖 40～59 分　大部分自理 60 分及以上　完全自理		

五、使用辅助器具能力

□完全自理　□大部分自理　□大部分依赖　□完全依赖

六、建议选择辅助器具（可多选）

□（1）轮椅类：□护理型　□自推型　□高靠背型　□电动轮椅　□多功能型　□儿童轮椅

□（2）拐杖类：□手拐　□三脚拐　□四脚拐　□肘拐　□腋拐　□带座拐　□助站拐

□（3）助行器类：□框式　□两轮式　□四轮式　□助起式　□带座式　□台式

□（4）步行车：□带座式　□无座式　□三轮式　□四轮式　□购物箱式

□（5）移乘类：□移乘板　□升降架　□移位机

□（6）护理类：□坐便器　□坐便椅　□洗浴椅　□多功能护理床　□电动护理床

□（7）防压疮类：□体位调节垫　□防压疮垫　□充气垫　□翻身床垫　□电动床垫

□（8）生活自助类：□进食类　□穿衣类　□洗浴类　□如厕类　□照明类

□（9）康复训练类：□上肢康复训练（○精细动作　○粗大动作）□下肢康复训练

□（10）姿势矫正：□楔形垫　□坐姿椅　□站立架　□梯背椅　□姿势镜

□（11）阅读书写类：□翻书器　□握笔器　□键盘敲击器　□特殊鼠标　□沟通板

☐（12）环境控制类：☐声控操作器　☐头棒　☐控制器　☐各种按钮
☐（13）假肢类：☐上肢前臂　☐腕手指　☐下肢大小腿　☐踝足趾
☐（14）矫形器类：☐颈椎　☐腰椎　☐脊柱　☐上肢肩肘腕手　☐下肢髋膝踝足
☐（15）其他：____________

七、评估小结
（1）适配评估结论：选择辅助器具____________☐适合　☐不适合
（2）服务形式：☐配发　☐转介（假肢类）　☐定制　☐改造　☐维修　☐环境调试
（3）注意事项：☐特殊照料　☐使用年限　☐安全检修或更换　☐其他____________

评估师：
单　位：
时间：　　年　　月　　日

辅助器具处方的形式可能会因各个机构的具体情况、当地的福利保障体系等的不同而不同。例如，有些地区的辅具补贴内容可能包含假肢，有些地区可能包含助听器，有些地区则两种都没有。下面列举一份辅助器具处方的示意表格，该案例的特点在于，说明了评估适配的情况以及考虑选择某种辅具的原因、之后的进展效果等，其目的是让保险体系或政府购买服务方等付费体系了解为什么针对这一个案例选择了这些具体的辅具产品。无论是保险体系还是政府购买服务，通常都会采用将一部分辅具纳入补贴比例较高的目录，一部分辅具纳入补贴比例较低的目录，同时根据辅具的用途，可选的价格区间也可能非常大。例如，单脚手杖和具备复杂功能的电动轮椅都属于完成自主移动的类别，为什么你或你的机构为一个服务对象选择了昂贵的电动轮椅而不是廉价的单脚手杖，就要进行较为充分的说明。

在表 2－1－2 所示的辅助器具处方中，并没有包括完整的针对专门辅具评估部分的内容，这是因为不同的辅具需要更加专门的表格，如助听器、假肢矫形器、轮椅等大多数人熟知的辅具都有其专门的验配表，如果辅具处方中包括了这些辅具，验配表就应当作为附加表的形式一并存档。

表 2－1－2　辅助器具处方

案例档案　　　　编号：CC20240401

基础信息

姓名：小羽　性别：女　年龄：8　证件号：11010＊＊＊＊＊＊＊
残疾证等级及类型：肢体一级
户籍所在地：北京市××××
现住址：×××××××××××
致残时间：先天　致残原因：脑性麻痹
现是否患有其他疾病：无
联系人：×××　关系：母女　联系电话：×××××××××××
首访时间：2024 年 4 月

肢体功能障碍基础表

行走能力：独立行走　辅助行走　无法行走

站位能力：独立站立　辅助站立　无法站立
移位能力：独立转移　辅助转移　无法转移
坐起能力：独立站起　辅助站起　无法站起
翻身能力：独立翻身　辅助翻身　完全依靠他人
卫浴能力：独立卫浴　辅助卫浴　完全依靠他人
沟通能力：较好　尚可　较差

功能情况补充：

基于康复补贴政策的影响，长时间进行康复训练。可以使用自购进口老年购物车式助行器辅助行走，但由于最初的康复机构不建议使用助行器，使用频率不高。

踝足关节角度轻微异常，已制作动踝踝足矫形器，但使用时长欠佳。

初访时已入院准备进行脑性麻痹特有的肌肉松弛手术，用于改善辅助行走时足跟不能着地的状况。

上肢功能差，但可完成自主进食及书写等动作。

脊柱及四肢关节无明显异常。

评估情况

使用方初始需求
C01
初始需求：用于外出时转移
申请辅具：轮椅
申请原因：外出需求
使用目的：外出时临时转移
使用环境：室外
使用时间：临时

C02
初始需求：使用轮椅时遮阳避雨
申请辅具：轮椅遮阳伞
申请原因：外出需求
使用目的：外出时临时转移
使用环境：室外
使用时间：临时

C03
初始需求：日常生活时的上肢活动
申请辅具：轮椅小桌板
申请原因：认为或许需要
使用目的：写作业、吃饭
使用环境：室内
使用时间：中等时间

现有辅具：

X01：轮椅（他人推动式儿童轮椅、基金会发放的蓝色推车式轮椅）
现有辅具的使用情况 01：尺寸过大、角度不适合平时使用

X02：助行器（进口老年购物车式）
现有辅具的使用情况 02：可以使用、尺寸欠佳、步态欠佳

X03：踝足矫形器（康复医院取型制作、动踝）
现有辅具的使用情况 03：可以使用、使用时长不够

轮椅使用者功能基础评判表

使用时长：2 小时以下　2～4 小时　4 小时以上
使用环境：居家　临时户外　长时户外
坐位平衡能力：独坐　4 分　3 分　2 分　1 分
抓握能力：左侧好　左侧中　左侧差　右侧好　右侧中　右侧差
上肢肌力：左侧好　左侧中　左侧差　右侧好　右侧中　右侧差
上肢关节活动度：左侧好　左侧中　左侧差　右侧好　右侧中　右侧差
认知能力：小于 26 分　大于 26 分
四肢长度是否需要定制尺寸：是　尚可　否
骨关节是否存在较明显变形：是　尚可　否
基础尺寸（cm）：坐宽 22　坐深 24　脚踏高度 24　扶手高度 12　靠背高度 26

初始评估建议：

方案 A01
考虑产品：佛山脑瘫儿童轮椅（型号）
考虑原因：尺寸适合，适用于外出
实施方式：租借

方案 A02
考虑产品：轮椅改制伞架
考虑原因：外出遮阳
实施方式：改制、购买

方案 A03
考虑产品：轮椅桌板
考虑原因：日常活动
实施方式：定制、购买

方案 A04：儿童轮椅（松永 MAX-jr）
考虑原因：利于使用者自主驱动
实施方式：定制、租借

方案 A05：助行器（松永 型号）
考虑原因：辅助行走
实施方式：购买

方案 A06：肘拐（松永 型号）
考虑原因：辅助行走
实施方式：购买

评估过程说明：

服务对象从未使用过自驱式轮椅。对康复及医疗措施抱有较高期望。原有轮椅是购买的他人二手轮椅。未咨询过专业综合辅具机构。

使用助行器为家长自行参考国外网站进行的海外采购。

购置踝足矫形器是由于手术实施医院的建议。

考虑到原有轮椅的尺寸不合适、使用时的姿势不够理想，无法有效完成书写及进食动作，认为存在进一步骨关节变形的趋势。

考虑方案 A04 的原因是了解到使用者本身可以自行利用上肢完成进食及书写动作，从而认为可以尝试使用自行驱动的轮椅类型。使用者上肢的能力较弱，使用市面上的常规儿童轮椅（2 000 元以下）的驱动效率欠佳（尺寸及驱动轮位置不利于驱动），从而考虑该型号（市场价 7 500 元左右），该型号属于半定制化轮椅，可定制安全带，有利于家长推行的加长后推手、更利于驱动的室内轮胎。基于经费原因，未考虑定制式儿童轮椅（30 000 元以上）。采取租借方式是考虑到家长对于经费的顾虑及由此产生的尺寸选择不当（尤其对于儿童轮椅使用者而言，良好的驱动效果是接受使用轮椅的重要影响因素，从而更容易形成自主活动的习惯。）。

考虑 A05 方案是由于使用者原有助行器不够理想，同时前推助行器对于儿童来说更容易造成驼背的情况。方案中选择的助行器是儿童后拉式助行器，原因是后拉的方式对于此类功能障碍状况更为理想，可以限制骨盆非自主性的不良摆动，同时可以更好地保持躯干的姿势，该型号也更加适合使用者的身形尺寸。

考虑 A06 方案是由于对于使用者这样年龄的儿童来说，通常能够使用前推式助行器的情况，也意味着可以使用一副肘拐辅助行走。（基于儿童体重等方面的实际经验）

方案实施情况

最终采用的辅具
方案 A04：儿童轮椅（松永 MAX - jr）
采用的原因：通过使用及指导，护理人员与使用者认为定制尺寸的自驱轮椅，既有利于使用者的身心发展，也对身体功能的锻炼有好处。
交付情况：已交付。

增项采取方案：
无
未采用的方案
方案 A01：佛山脑瘫儿童轮椅（型号）
未采取的原因：没有自主驱动功能。
交付情况：产品试用后放弃使用（现有产品改制）、租借 3 个月。
时间：2024 年 2 月。

方案 A02：轮椅改制伞架
未采取的原因：遮罩区域不够理想、对使用便利性不满。

交付情况：产品试用后放弃使用（定制完成）。
时间：2024年2月。

方案A03：轮椅桌板
未采取的原因：更换选择的轮椅后认为可以暂不考虑。
交付情况：产品试用后放弃使用（定制完成）、租借3个月。
时间：

方案A04：助行器（松永 型号）
未采取的原因：家长希望观察术后效果再考虑是否购买。
交付情况：产品试用后放弃使用（订购）。
时间：

方案A05：肘拐（松永 型号）
未采取的原因：试用效果不够稳定，专业人员建议首选助行器。家长希望观察术后效果再考虑是否购买。
交付情况：产品试用后放弃使用（订购）。
时间：

实施过程说明

使用者家属对于A01佛山脑瘫儿童轮椅的价格及样式十分满意，希望使用伞架主要是基于通常婴儿轮椅推车具备此功能，因此也希望有此功能，但普通轮椅的遮阳伞备件非标配，定制轮椅的伞架配件与普通轮椅的价格接近，基于实施难度及价格因素，因此放弃了此项选择。（选择自驱轮椅是更为主要的原因）。希望使用轮椅桌板是因为婴儿轮椅车具备此功能，同时考虑到使用者已接近上学年龄，对书写的要求会更高。决定不使用轮椅桌板的原因为：驱动轮更加靠前的（更利于驱动，对于上肢功能较差的使用者来说更为重要）轮椅类型，安装小桌板的方式并不十分便利（利于驱动的轮椅，通常对于保持姿势的部件及桌板等配件的接口比较少），同时采纳了专业人员的建议，即尽量使用常规儿童学习桌/餐桌完成日常所需的活动。

未采用助行器具的原因（助行架及肘拐）：一方面，家长认为手术康复后可能对此产品的依赖性不高（这是对医疗康复期望过高的常见表现）；另一方面，一位使用者占用朝阳区仅有的个性化定制项目资源不太合适，希望在观察术后康复效果后再决定是否自行购买（使用北京市辅具平台申请项目）。

由于方案A04需要定制周期（进行有针对性的定制，试用时使用的是试用品规格。受物流受阻等多方面影响，订货时间较长），在交付前一直在以租借方式使用方案A01的轮椅（未使用A02遮阳伞配件，但使用了A03轮椅桌板配件）。

综合说明

最终选择A04而非A01的原因是家长从未想到过使用者可以有自行驱动轮椅的可能，在试用过程中家长、使用者本人及其他护理人员都很激动。由此可见，有专门人员对辅具的使用指导的重要性。

方案A04轮椅租借的主要考量方面为使用者采用购买的方式支付压力较大，而且儿童轮椅使用者的家长经常会考虑儿童成长的因素，因而倾向于选择尺寸更大的轮椅，但这样会导致儿童轮椅使用者驱动轮椅的效率大幅下降，容易导致弃用。尺寸不适合的轮椅也容易因姿势不良导致骨关节变形，这对脑性麻痹患者的影响尤为明显。

本案例最初为家长到访辅具中心咨询后选择了方案 A01 轮椅，并不是十分理想的选择，我方工作人员基于使用者的考虑，专程使用无障碍车辆赴使用者所在点（清华长庚医院所在地，单程 1.5 小时），携带家长自选的 A01 轮椅及加装配件和建议选择的 A04 轮椅，经过说明指导后，使用者、家长及护理人员都很认可 A04 方案。

本案例中我方参与人员、时长（天）
个案专管/项目负责人：3
专门适配人员：2
定改制工程师：2
综合评估人员：0.5+0.5
归档人员：0.5
专职司机：0.5
项目审批人员：0.5
采购人员：0.5
总计：10

交付表
J01
交付辅具：
交付时间：
交付人签字：

回访表
H01（一个月）
使用情况：
记录人：

H02（三个月）
使用情况：
记录人：

H03（半年）
使用情况：
记录人：

其他定制表格、相关影音资料及纸质资料见档（附表）：
纸档编号：
影音电子资料编号：
产品订购编号：
采购审批编号：
参与人员明细表：

同步训练

选择一位有辅助器具需求的老人，利用辅助器具适配评估表对其进行评估，记录评估结果，并总结在评估过程中遇到的问题。

任务二

人体形态评估

任务描述

为张大爷进行上下肢的长度和围度测量，从而提供合适的辅助器具。

相关知识

一、身体姿势评估

（一）定义

身体姿势是指身体各部位在空间的相对位置，它反映人体骨骼、肌肉、内脏器官、神经系统等各组织间的力学关系，正确的身体姿势应具备如下条件：具有能使机体处于稳定状态的力学条件，肌肉为维持正常姿势所承受的负荷不大，不妨碍内脏器官功能，并表现出人体的美感和良好的精神面貌。

身体姿势评估是指观察或测量受检者在静止或运动中身体所处空间位置的过程。

（二）适应证与禁忌证

（1）适应证：影响正常姿势的疾患，包括先天性异常（如先天性髋关节脱位、先天性肢体残缺或发育不全等）和后天性异常（如强直性脊柱炎、腰椎间盘突出症、脊柱压缩性骨折后等）。

（2）禁忌证：意识障碍，不能独立坐或站。

（三）设备与用具

目测法无需设备，也可以使用摄像机；脊柱测量使用铅垂线；放射学评定需要 X 射线检查设备。

（四）操作方法与步骤

1. 目测法

运用目测法时，可从前面、后面和侧面进行目测。

（1）前面观。

双眼应平视前方，两侧耳屏上缘和眼眶下缘中点应处在同一水平面上，左、右髂前上棘处应处在同一水平面上。

（2）后面观。

头后枕部、脊柱和两足跟夹缝线都应处于同一条垂直线上；与脊柱相邻的两肩和两侧髂嵴对称地处在垂直于脊柱的水平线上，具体见图 2－2－1。

（3）侧面观。

从侧向看，耳屏、肩峰、股骨大转子、膝、踝应五点一线，位于一条垂直线上，同时可见脊柱的四个正常生理弯曲，即向前曲凸的颈曲、向后曲凸的胸曲、向前曲凸的腰曲和向后曲凸的骶曲。颈曲和腰曲最大，胸曲次之，骶曲最小，具体见图 2－2－2。

左、右侧面观察有无足弓消失、膝关节屈曲挛缩或过伸、髋关节屈曲挛缩、胸腰椎局部后凸（圆背或驼背），前、后面观察有无脊柱侧屈、双肩是否对称。

重点观察躯干及上下肢。躯干部分观察头部是否前倾、旋转或侧屈，胸廓呼吸是否对称，一侧胸锁关节或肩锁关节是否高于另一侧，胸部有无陷凹、隆凸或桶状胸，有无塌肩凸臀（一侧肩关节低于对侧，对侧髋关节向外侧凸出），脊椎的侧凸和旋转，两侧肩胛骨与脊柱不等距、不等高，翼状肩胛，躯干肌萎缩等。正常背与异常背见图 2－2－3。

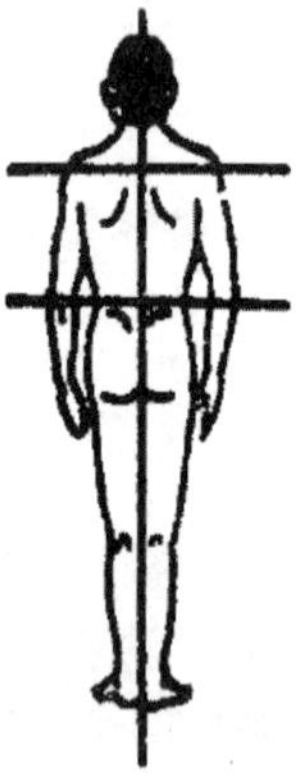

后面观

图 2－2－1　后面观

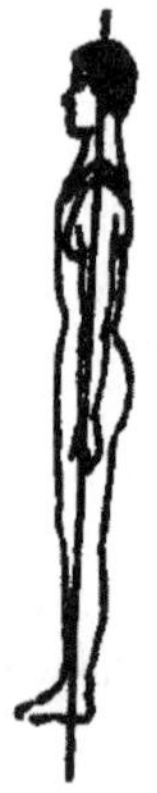

侧面观

图 2－2－2　侧面观

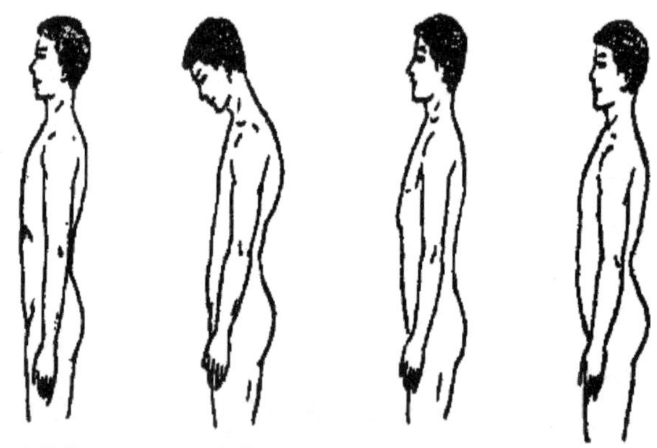

正常背　驼背　平背　鞍背

图 2－2－3　正常背与异常背

上肢部分观察两上肢体位是否一样，一侧上肢是否远离躯干或过度内、外旋，两侧上肢是否等长，有无上肢畸形及肌肉萎缩等。下肢部分观察有无扁平足，马蹄足，足内、外翻，膝关节内、外翻，髋过度内、外旋，下肢肌肉萎缩等。正常足与异常足见图 2－2－4，下肢姿势见图 2－2－5。

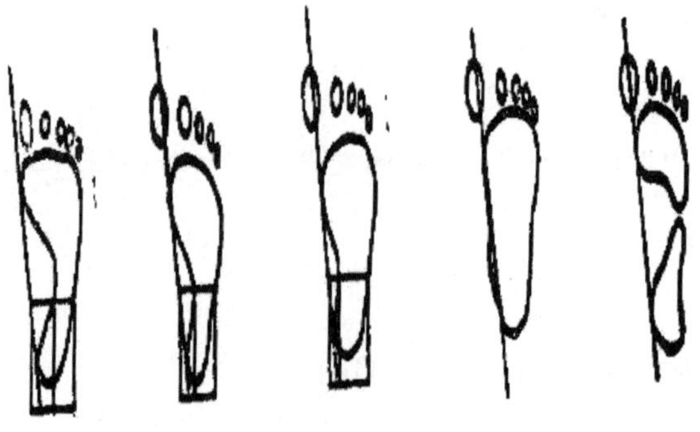

正常足　轻度扁平足　中度扁平足　重度扁平足　高足弓

图 2－2－4　正常足与异常足

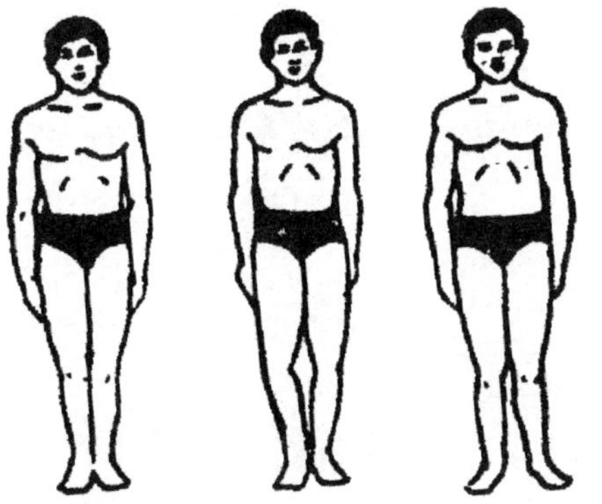

图 2－2－5　下肢姿势

2. 铅垂线测量法

目测法发现姿势异常后可以采取铅垂线测量法，具体操作是：受检者站立位，铅垂线从枕骨隆突的中点下垂，如果铅垂线不经过臀中沟表示有脊柱侧凸，姿势异常但铅垂线经过臀中沟，则表示脊柱侧凸的代偿完全。铅垂线测量法见图 2－2－6。

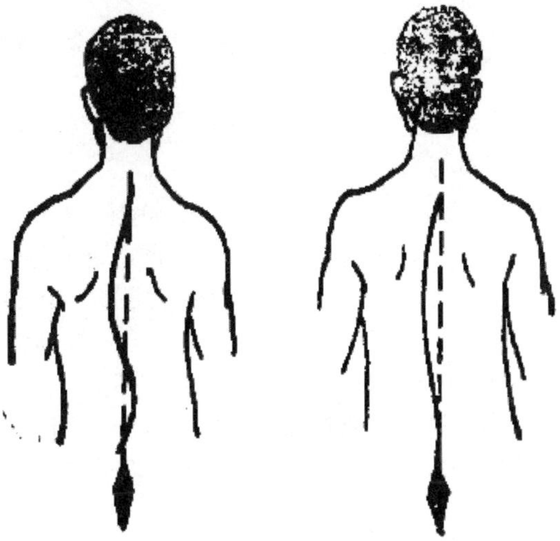

图 2－2－6　铅垂线测量法

3. 放射学评定

对疑有脊柱侧凸的受检者（孕妇除外）可以进行放射学检查。拍摄直立位第 1 胸椎到第 1 骶椎的正、侧位片，在 X 光片上测量脊柱侧凸的角度，具体测量方法可参考有关放射影像学专著。

（五）注意事项

进行身体姿势评估时，须注意如下事项：

（1）熟悉人体脊柱和肢体的标准姿势。

（2）评估时在征得受检者同意后，尽量让受检者裸露身体，脱去鞋袜，采取自然姿态或动作。

（3）评估女性受检者时须有女医护人员在场或有家属陪同。

二、身高与体重的测量

（一）定义

身高与体重的测量是指利用客观的测量器具评定身高和体重。

（二）适应证与禁忌证

（1）适应证：所有受检者。

（2）禁忌证：不能站立者（如意识障碍、脊柱或下肢骨折）、不配合者（如有认知障碍）。

（三）设备与用具

皮尺、测高仪、测重仪。

（四）操作方法与步骤

（1）身高：受检者不穿鞋站立，用皮尺或身高测量仪测量头顶到足跟的垂直距离，以厘米（cm）表示。

（2）体重：受检者不穿鞋，尽量去除大部分衣物，站立在体重秤上，读出体重数，以千克（kg）表示。成年人与儿童的标准体重计算公式如下：

按照 WHO 推荐的计算方法，成年男性：[身高（cm）－80]×70%；成年女性：[身高（cm）－70]×60%；标准体重正负 10%为正常；正负 10%～20%为体重过重或过轻；正负 20%以上为肥胖或体重不足，其中 21%～30%为轻度肥胖，31%～50%为中度肥胖，50%以上为重度肥胖。儿童可参考以下公式推断：如果超过标准体重 20%为肥胖。7 岁～12 岁：标准体重（kg）＝年龄×2＋8；13 岁～16 岁：标准体重（kg）＝[身高(cm)－100]×0.9。

体质指数（BMI）：通过公式计算，体质指数＝体重（kg）÷[身高（m）]^2。WHO 推荐的 BMI 标准为：BMI＜18.5 为体重过轻；18.5≤BMI＜25 为正常；25≤BMI＜30 为轻度肥胖；30≤BMI＜35 为中度肥胖；BMI≥35 为重度肥胖。

（五）注意事项

测量身高和体重时不宜穿鞋，重复测量 3 次，取平均值。

三、肢体长度和围度测量

（一）定义

肢体长度和围度测量是指利用客观的测量器具评定肢体长度和围度的方法。

（二）适应证与禁忌证

（1）适应证：所有受检者。
（2）禁忌证：肢体骨折未固定者不宜进行长度测量，肢体开放性损伤者局部不宜进行围度测量。

（三）设备与用具

皮尺。

（四）操作方法与步骤

1. 肢体长度

（1）上肢长度。受检者坐位或站位，上肢自然垂于身体一侧。上肢相对长度为第7颈椎至中指尖的距离，绝对长度为肩峰至中指尖的距离；上臂相对长度为肩峰到尺骨鹰嘴的距离，绝对长度为肩峰到肱骨外上髁的距离；前臂相对长度为肱骨内上髁到尺骨茎突的距离，绝对长度为尺骨鹰嘴到尺骨茎突或桡骨小头到桡骨茎突的距离。手长度为从桡骨茎突与尺骨茎突连线的中点到中指尖的距离。具体见图2－2－7至图2－2－10。

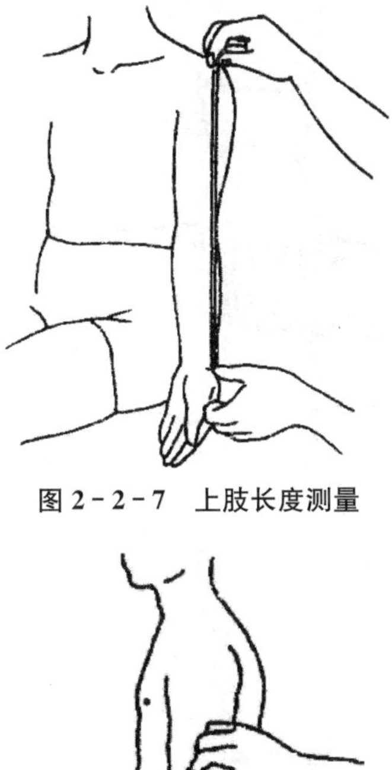

图2－2－7　上肢长度测量

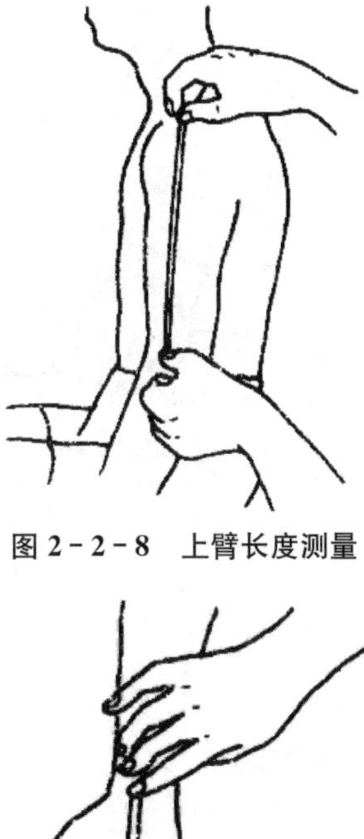

图2－2－8　上臂长度测量

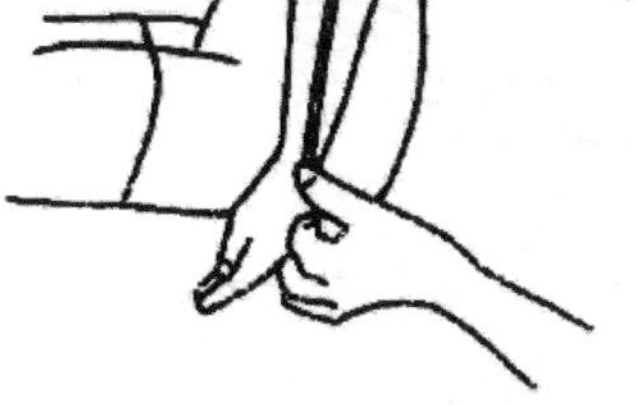

图2－2－9　前臂长度测量

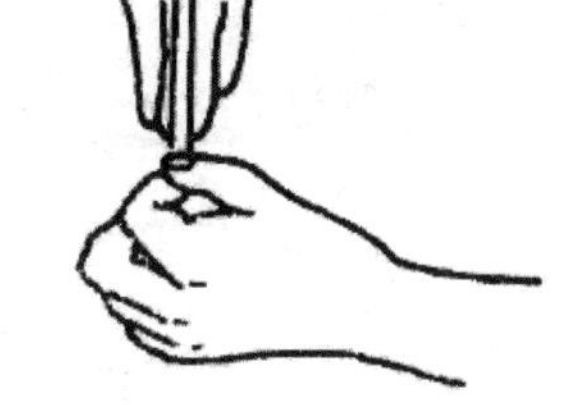

图2－2－10　手长度测量

（2）下肢长度。受检者仰卧位，骨盆摆正。下肢相对长度为脐至内踝尖的距离，绝对长度为髂前上棘到内踝尖的距离；大腿相对长度为髂前上棘到股骨外侧髁的距离，绝对长度为股骨大转子顶点到膝关节外侧平面的距离；小腿绝对长度为胫骨平台内侧上缘到内踝尖的距离，或腓骨小头到外踝下缘的距离。足长度为脚的最后端到最前端的距离。具体见图 2－2－11 至图 2－2－14。

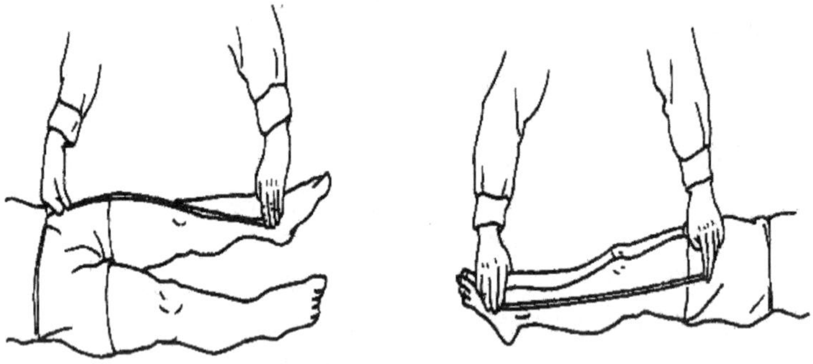

图 2－2－11　下肢长度测量

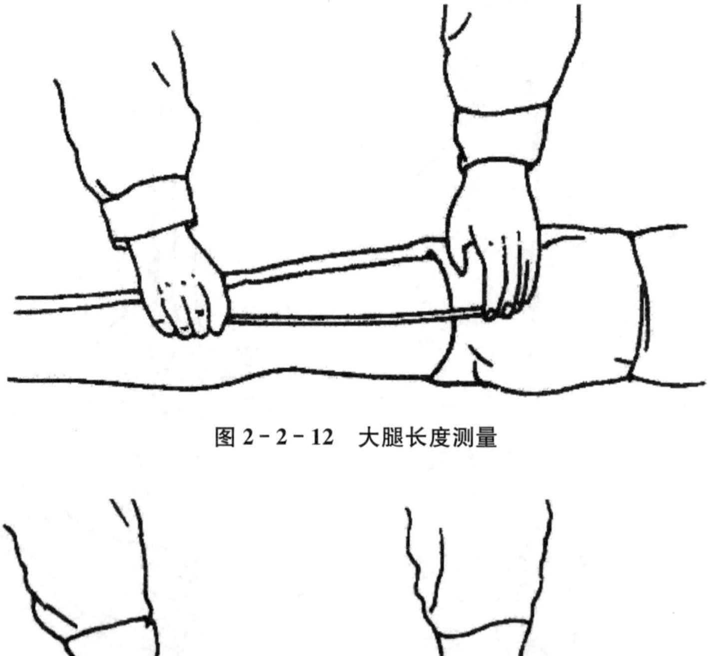

图 2－2－12　大腿长度测量

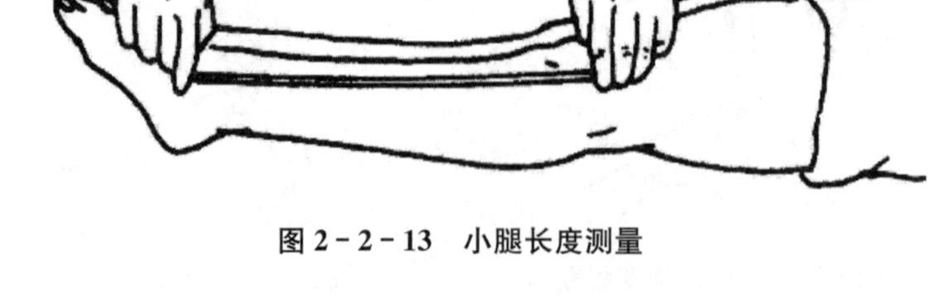

图 2－2－13　小腿长度测量

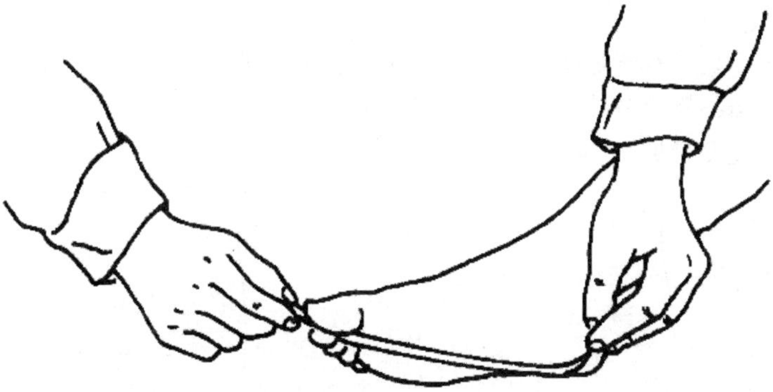

图 2－2－14　足长度测量

（3）截肢残端长度的测量。

1）上臂残端的长度。

测量体位：坐位或站位，上臂残肢自然下垂。

测量点：从腋窝前缘到残肢末端的距离。

2）前臂残端的长度。

测量体位：坐位或站位，上臂残肢自然下垂。

测量点：从尺骨鹰嘴沿尺骨到残肢末端的距离。

上肢残肢断端长度测量见图 2－2－15。

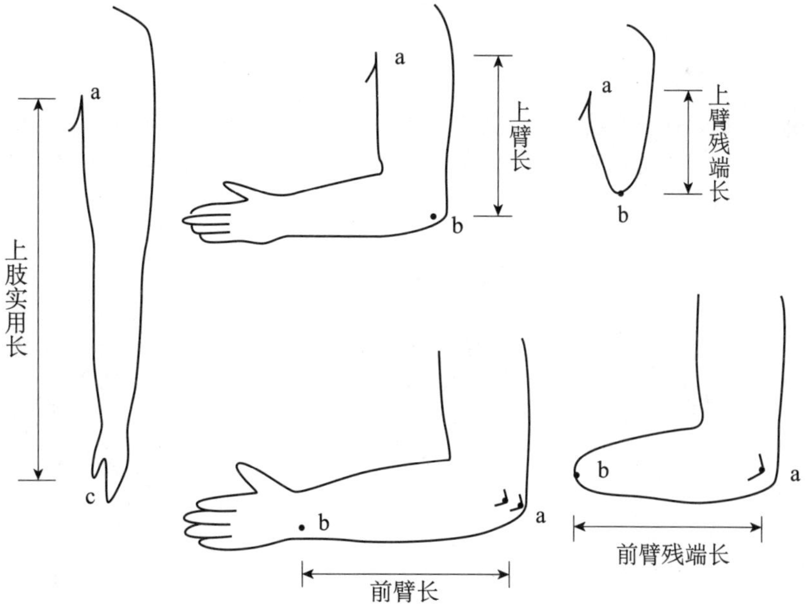

图 2－2－15　上肢残肢断端长度测量

3）大腿残端长度。

测量体位：仰卧位或用双侧腋杖支撑站立，健侧下肢伸展。

测量点：从坐骨结节沿大腿后面到残肢末端的距离。

4）小腿残端长度。

测量体位：仰卧位或用双侧腋杖支撑站立，健侧下肢伸展。

测量点：从膝关节外侧关节间隙到残肢末端的距离。

下肢残肢断端长度测量见图 2－2－16。

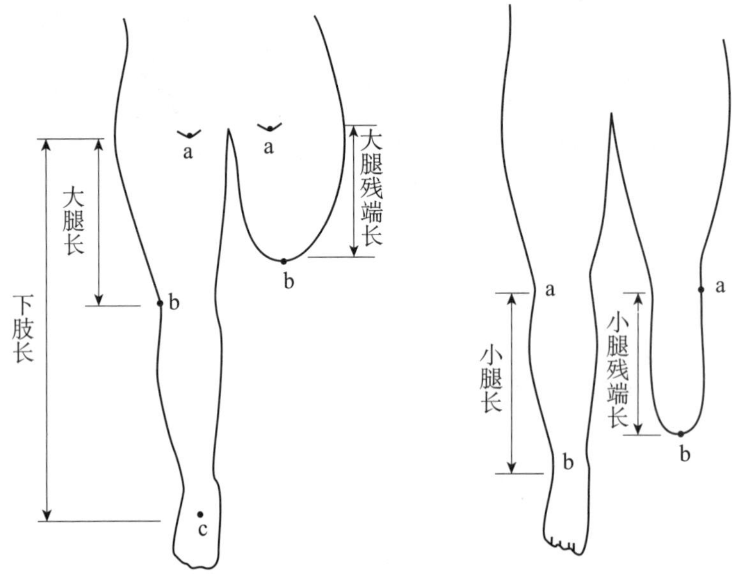

图 2－2－16　下肢残肢断端长度测量

2. 肢体围度（周径）

（1）上肢围度：受检者坐位或站位，上肢自然垂于体侧。上臂围度测量部位在肱二头肌肌腹或上臂最隆起处，一般在用力屈肘和上肢下垂放松时各测量 1 次。前臂围度测量部位在前臂最粗处。具体见图 2－2－17 至图 2－2－19。

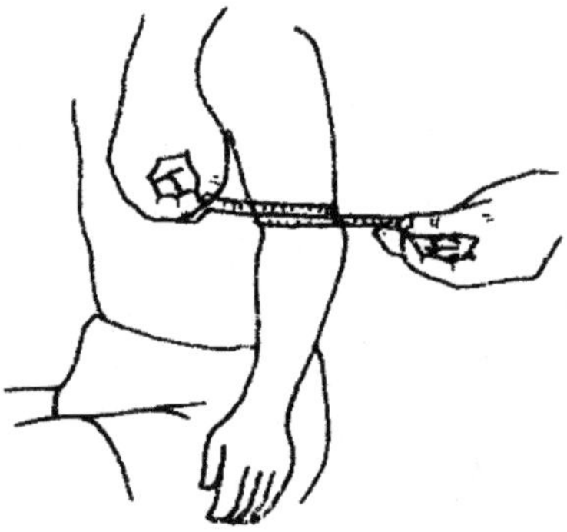

图 2－2－17　肘伸展位上肢围度测量

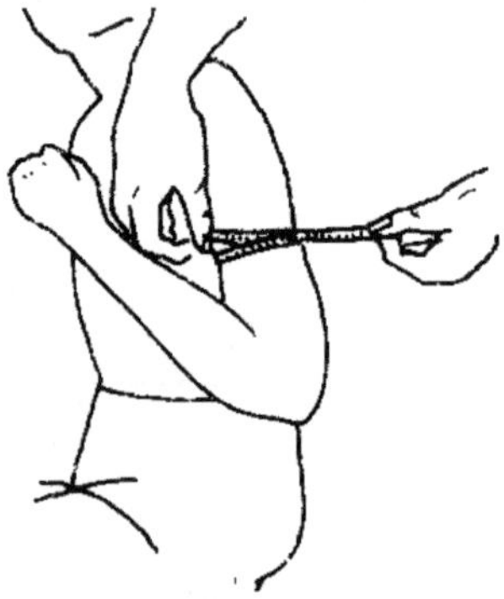

图 2－2－18　肘屈曲位上肢围度测量

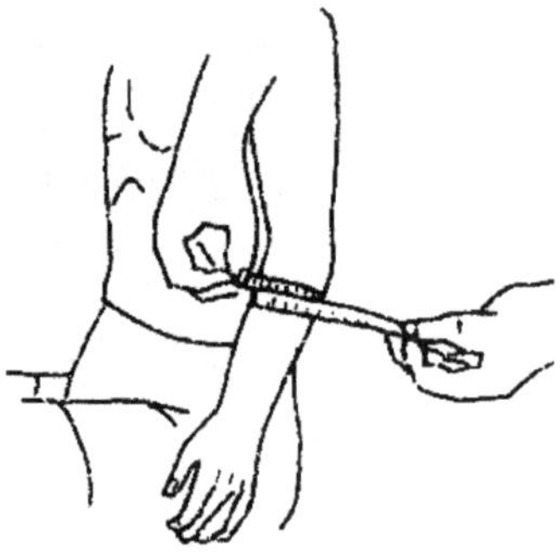

图 2－2－19　前臂最大围度测量

（2）下肢围度：受检者仰卧位，放松肌肉，分别测量大腿围度和小腿围度。大腿围度测量部位是从髌骨上缘向大腿中段每隔 6cm、8cm、10cm、12cm 处测量围度，在记录测量结果时应注明测量的部位。小腿围度测量部位在小腿最粗处。具体见图 2－2－20 和图 2－2－21。

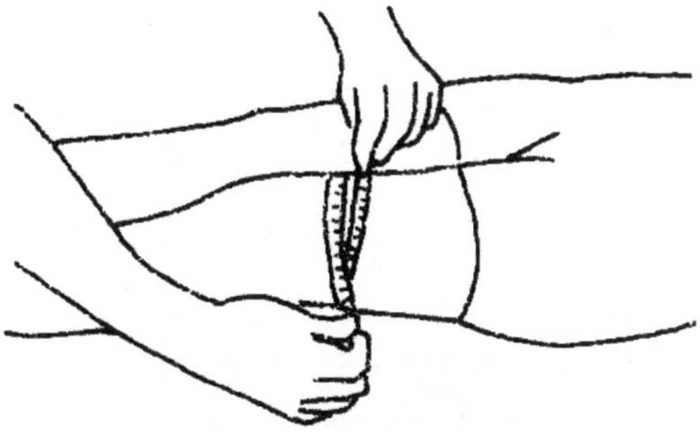

图 2-2-20　大腿围度测量

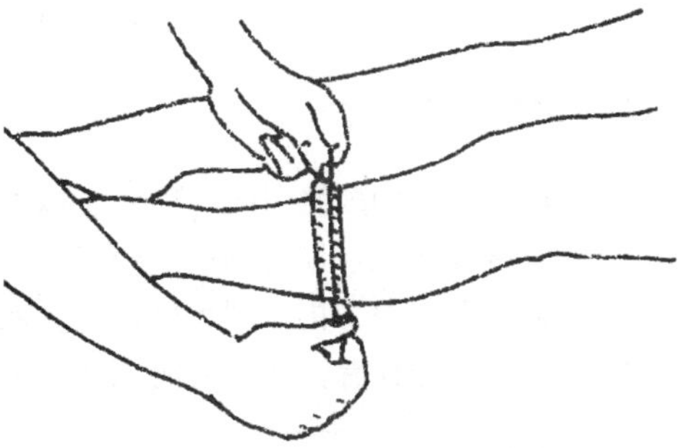

图 2-2-21　小腿围度测量

(3) 截肢残端围度的测量。

1) 上臂残端围度：从腋窝直到残端末端，每隔 2.5cm 测量一次围度。

2) 前臂残端围度：从尺骨鹰嘴直到残端末端，每隔 2.5cm 测量一次围度。

3) 大腿残端围度：从坐骨结节直到残端末端，每隔 5cm 测量一次围度。

4) 小腿残端围度：从膝关节外侧间隙起直到残端末端，每隔 5cm 测量一次围度。

具体见图 2-2-22 和图 2-2-23。

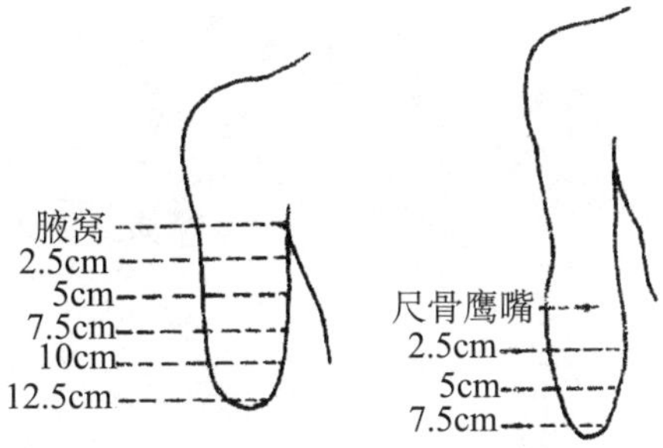

图 2-2-22　上肢残端围度测量

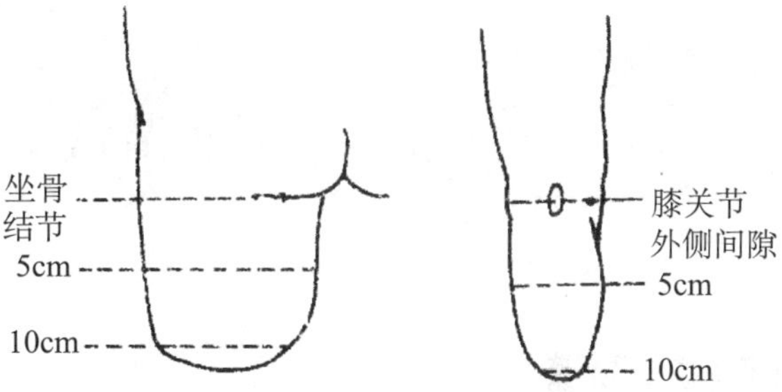

图 2-2-23　下肢残端围度测量

3. 躯体围度

(1) 胸围测量：通过乳头上方和肩胛骨下角下方绕胸部一周，分别在平静呼气末和吸气末测量（见图 2-2-24）。

(2) 腹围测量：通过脐部绕腹部一周（见图 2-2-25）。

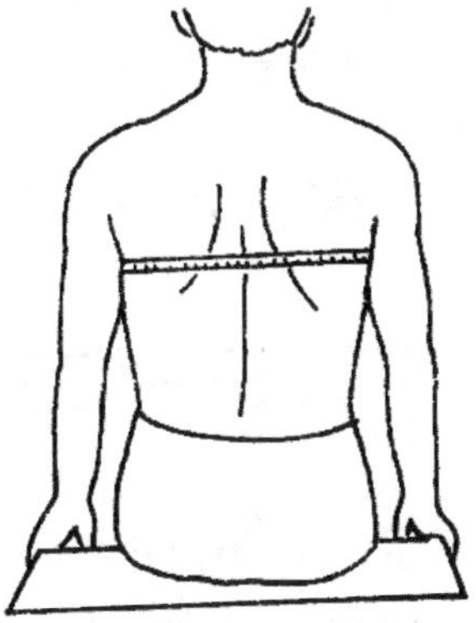

图 2-2-24　胸围测量

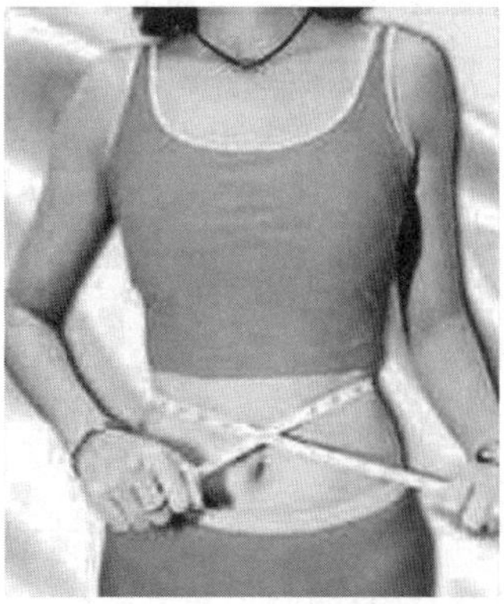

图 2-2-25　腹围测量

(3) 臀围：通过大转子和髂前上棘连线中间臀部最粗处。

（五）注意事项

进行肢体长度和围度测量时，应注意以下事项：
(1) 熟悉体表标志，找准测量参照点。
(2) 评估时在征得受检者同意后，尽量裸露检查局部。
(3) 评估女性受检者躯体围度时须有女医护人员在场或有家属陪同。

同步训练

每两人一组，进行身体姿势评估及身高、体重、肢体长度和围度的测量，并记录评估过程中遇到的问题。

任务三

关节活动度评估

任务描述

为张大爷进行关节活动度评估，从而为他提供合适的辅助器具。

相关知识

关节活动度（Range of Motion，ROM）又称关节活动范围，是指关节活动时可达到的最大运动弧度。它可分为主动关节活动度和被动关节活动度。主动关节活动度是指作用于关节的肌肉随意收缩使关节运动时所通过的运动弧；被动关节活动度是指由外力使关节运动时所通过的运动弧。在正常情况下，被动关节活动度稍大于主动关节活动度。

许多病理因素可使关节活动度发生改变，因此关节活动度检查是肢体运动功能检查中最常用、最基本的项目之一。

一、引起关节活动度异常的原因

关节活动度异常可分为活动度减少和活动度过度两种，主要引起原因有以下几个方面：

(1) 关节及周围软组织疼痛。由于疼痛导致了主动活动和被动活动均减少，如骨折、关节炎症等。

（2）肌肉痉挛。中枢神经系统病变引起的痉挛，常见主动活动减少，被动活动基本正常，或被动活动大于主动活动，如脑损伤引起的肌痉挛。

（3）软组织挛缩。关节周围的肌肉、韧带、关节囊等软组织挛缩时，主动活动和被动活动均减少，如烧伤、肌腱移植术后、长期制动等。

（4）肌肉无力。通常主动活动减少，被动活动正常，或被动活动大于主动活动。

（5）关节内异常。关节内渗出或有游离体时，主动活动和被动活动均减少。

（6）关节僵硬。主动活动和被动活动均丧失，如关节骨性强直、关节融合术后。

二、关节活动度测量工具与测量方式

（一）测量工具

1. 通用量角器

通用量角器（见图 2-3-1）由一半圆规或全圆规加一条固定臂及一条移动臂构成。此量角器主要用来测量四肢各大关节的活动度。

2. 方盘量角器

方盘量角器（见图 2-3-2）结构为一正方形、正面有圆形刻度的木盘，其中心有一可旋转的指针，后方再加把手构成，指针由于重心在下而始终指向正上方。方盘量角器检查法的优点有：不用确定骨性标志，操作较方便、迅速，精确度也较高。

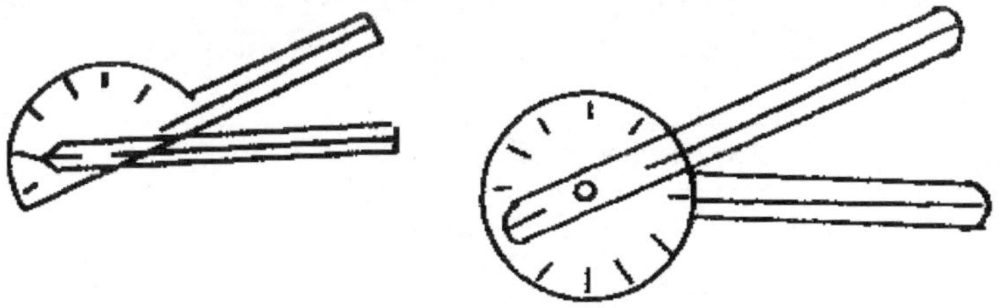

图 2-3-1　通用量角器

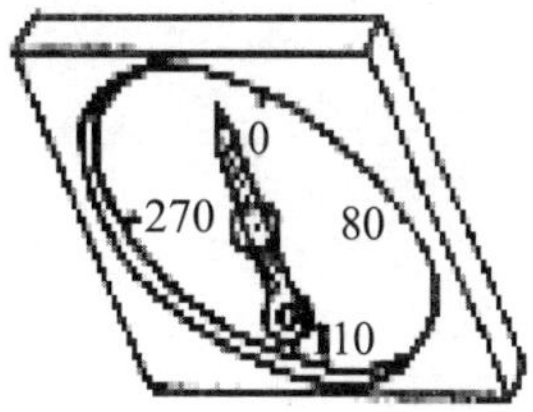

图 2-3-2　方盘量角器

3. 其他工具

（1）尺子或带子，用来测量两骨点之间的距离。

（2）可展性金属线，用来测量肢体、手指的形状等。

（二）测量方法

关节活动度测量最常用的测量方法是中立位 0°法。在人体基本姿势中，关节所处的位置即为人体关节的中立位。中立位 0°法是以中立位为 0°，测量关节各活动的最大角度。180°是重叠在发生活动的人体一个平面上的半圆。关节的活动轴心就是这个半圆周或运动弧的轴心，所有关节均是在 0°开始并向 180°方向增加。测量步骤如下：

（1）调整好体位。确定测量体位，保证体位舒适，充分暴露被检查部位，测量时关节活动不受限。

（2）介绍情况。让受试者了解测量过程、测量原因，以取得受试者的配合。

（3）放置量角器。先确定量角器放置的关节活动面，然后确定其轴心（通常是骨性标志点），最后确定量角器的固定臂及移动臂。

（4）活动关节。在关节可能的活动范围之内，轻柔地移动关节，以确定完全的被动关节活动度，并注意观察受试者有无疼痛或不适感。

注意：关节被动活动时，检查者应能掌握施加外力的大小，判断被检查关节的运动是否受到了限制，如出现了运动抵抗，应能判断这种抵抗是生理性（正常的）运动终末感还是病理性（异常的）运动终末感。生理性运动终末感可分为软组织性抵抗、结缔组织性抵抗和骨性抵抗三种（见表 2-3-1）。病理性运动终末感可分为软组织性抵抗、结缔组织性抵抗、骨性抵抗和虚性抵抗四种（见表 2-3-2）。

表 2-3-1　生理性运动终末感

运动终末感	原因	举例
软组织性抵抗	软组织间的接触	膝关节屈曲（大腿与小腿屈肌群的接触）
	肌肉的伸张	膝关节伸展、髋关节屈曲（股二头肌牵拉的紧张）
结缔组织性抵抗	关节囊的伸张	手指掌指关节伸展（关节囊前部的紧张）
	韧带的伸张	前臂旋后（掌侧桡尺韧带、骨间膜的紧张）
骨性抵抗	骨与骨的接触	肘关节伸展（尺骨鹰嘴与肱骨鹰嘴窝的接触）

表 2-3-2　病理性运动终末感

运动终末感	原因
软组织性抵抗	软组织水肿、滑膜炎
结缔组织性抵抗	肌紧张增加，关节囊、肌肉、韧带缩短
骨性抵抗	骨软化症、骨性关节炎、关节内游离体、骨化性肌炎、骨折
虚性抵抗	疼痛、防御性收缩、脓肿、骨折、心理反应

（5）记录。摆放量角器并记录主动关节活动终末位的角度及被动关节活动终末位的角度。读取量角器刻度盘上的刻度时，刻度应与视线等高。

（三）测量结果的记录

记录关节活动度的结果应包括以下几个项目：关节的名称与左右；关节强硬、强直或挛缩的位置；主动关节活动度及被动关节活动度；测量时的体位；测量过程中运动的方向及有无误差。

在记录关节活动度的起始位和运动终末位的度数时，一般从 0°开始逐渐增加至 180°，如果起始位不是 0°，说明存在某种受限的因素。1992 年，美国骨科医师协会推荐应用中立位零度法记录关节活动度，即将关节的中立位设置为 0°，以此记录各个关节的各个方向的活动度数。例如肩关节屈伸 90°—0°—45°。当被测者某关节出现非正常过伸展情况时，可采用“－”表示。如膝关节“－20°”表示膝关节 20°过伸。

记录关节活动度的方法有多种，表 2-3-3 和表 2-3-4 为常用关节活动度测量结果的记录表。

表 2-3-3　上肢、手指关节活动度检查记录表

左侧						部位	检查项目	正常值（°）	右侧					
月	日	月	日	月	日				月	日	月	日	月	日
A	P	A	P	A	P				A	P	A	P	A	P
						肩关节	屈曲	0°～180°						
							伸展	0°～50°						
							外展	0°～180°						
							水平外展	0°～90°						
							水平内收	0°～135°						
							外旋	0°～90°						
							内旋	0°～70°						
						肘关节	屈曲	0°～150°						
							旋前	0°～80°						
							旋后	0°～80°						
						腕关节	掌屈	0°～80°						
							背伸	0°～70°						
							尺偏	0°～30°						
							桡偏	0°～20°						
						拇指	CM 屈曲	0°～15°						
							CM 伸展	0°～20°						
							MP 屈伸	0°～50°						
							IP 屈伸	0°～80°						
							外展	0°～70°						
							对掌（cm）							
						食指	CM 屈曲	0°～90°						
							MP 伸展	0°～45°						
							PIP 屈曲	0°～100°						
							DIP 屈曲	0°～90°						
							外展	0°～20°						
							内收	0°～20°						
						中指	CM 屈曲	0°～90°						
							MP 伸展	0°～45°						

续表

左侧						部位	检查项目	正常值（°）	右侧					
月	日	月	日	月	日				月	日	月	日	月	日
A	P	A	P	A	P				A	P	A	P	A	P
						中指	PIP 屈曲	0°～100°						
							DIP 屈曲	0°～90°						
							外展	0°～20°						
							内收	0°～20°						
						无名指	CM 屈曲	0°～90°						
							MP 伸展	0°～45°						
							PIP 屈曲	0°～100°						
							DIP 屈曲	0°～90°						
							外展	0°～20°						
							内收	0°～20°						
						小指	CM 屈曲	0°～90°						
							MP 伸展	0°～45°						
							PIP 屈曲	0°～100°						
							DIP 屈曲	0°～90°						
							外展	0°～20°						
							内收	0°～20°						

表 2-3-4　下肢、颈、躯干关节活动度检查记录表

左侧						部位	检查项目	正常值（°）	右侧					
月	日	月	日	月	日				月	日	月	日	月	日
A	P	A	P	A	P				A	P	A	P	A	P
						髋关节	屈曲	0°～120°						
							伸展	0°～30°						
							外展	0°～45°						
							内收	0°～30°						
							外旋	0°～45°						
							内旋	0°～45°						
						膝	屈曲	0°～135°						
							伸展	0°						

续表

左侧						部位	检查项目	正常值（°）	右侧					
月	日	月	日	月	日				月	日	月	日	月	日
A	P	A	P	A	P				A	P	A	P	A	P
						踝关节	背屈	0°～20°						
							跖屈	0°～50°						
							内翻	0°～35°						
							外翻	0°～15°						
						中趾	MP 背屈	0°～40°						
							MP 伸展	0°～40°						
							PIP 屈伸	0°～35°						
							DIP 屈伸	0°～60°						
						颈	前屈	0°～45°						
							后伸	0°～45°						
							旋转	0°～60°						
							侧屈	0°～45°						
						躯干	屈伸	0°～85°						
							伸展	0°～30°						
							旋转	0°～45°						
							侧屈	0°～35°						

三、主要关节的活动度测量方法

（一）肩关节

1. 屈曲

（1）体位：坐位、站位或仰卧位，膝关节屈曲（防止腰椎屈曲）。肩关节无外展、内收、旋转，前臂中立位，手掌朝向体侧。

（2）固定臂：与胸廓的腋中线一致。

（3）移动臂：与肱骨纵轴平行。

（4）轴心：肩峰。

（5）运动终末感：因喙肱韧带后束、关节囊后部、小圆肌、大圆肌以及冈下肌的紧张而产生的结缔组织性抵抗。

（6）运动方式：在矢状面上以冠状轴为轴，上肢向前上方运动。检查时应固定肩胛骨，防止出现代偿运动（复合运动时固定胸廓以防止脊柱伸展）。

（7）正常值：0°～180°。

具体测量方法见图 2－3－3。

2. 伸展

（1）体位：坐位、站位或俯卧位，颜面部转向被测关节的对侧。卧位时头部不得使用枕头，坐位时肩关节无外展及旋转。为防止肱二头肌紧张的限制，肘关节轻度屈曲，手掌朝向体侧，前臂呈中立位。

（2）固定臂：与胸廓的腋中线一致。

（3）移动臂：与肱骨纵轴平行。

（4）轴心：肩峰。

（5）运动终末感：喙肱韧带的前部，关节囊前部紧张而产生的结缔组织抵抗（如完成肩的复合运动时，则是胸大肌锁骨部纤维、前锯肌紧张出现的结缔组织性抵抗）。

（6）运动方式：在矢状面上以冠状轴为轴，上肢向后上方运动。检查时应固定肩胛骨，防止出现代偿运动（复合运动时固定胸廓防止脊柱前屈）。

（7）正常值：0°～50°。

伸展活动度具体测量方法见图 2－3－4。

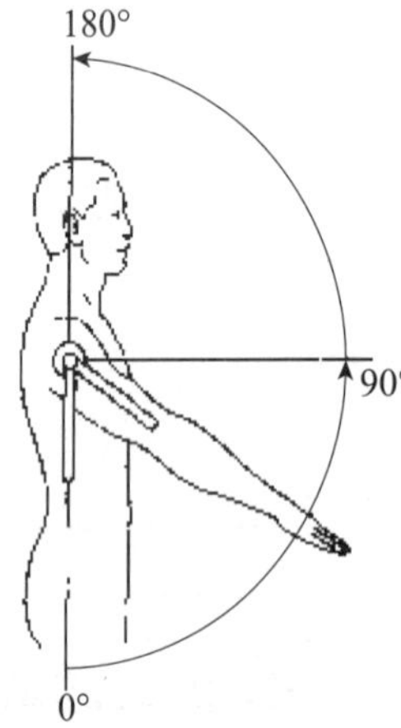

图 2－3－3　肩关节屈曲活动度测量方法

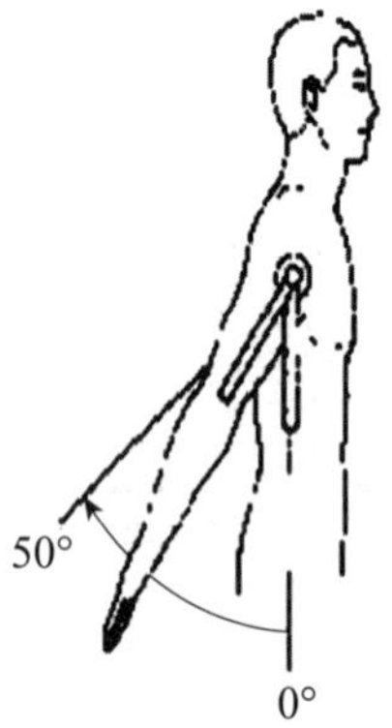

图 2－3－4　肩关节伸展活动度测量方法

3. 外展

（1）体位：坐位、站位或仰卧位，肩关节屈曲、伸展均呈 0°位，前臂旋后，手掌向前方，使肱骨充分外旋，防止因肱三头肌紧张限制运动的完成。

（2）固定臂：与胸廓的腋中线一致。

（3）移动臂：与肱骨纵轴平行。

（4）轴心：肩峰的前侧。

（5）运动终末感：检查者左手固定肩胛骨，右手将上肢外展，当肩胛骨出现向外侧移动时，即为肩关节外展的运动终末。肱韧带的中部与下部纤维、关节囊的下部、背阔肌、胸大肌紧张而出现的结缔组织性抵抗（复合运动时为大菱形肌、小菱形肌、斜方肌的中部及下部纤维的紧张）。

（6）运动方式：在冠状面上以矢状轴为轴完成的运动。检查时应固定肩胛骨，防止出现代偿运动（复合运动时固定胸廓防止脊柱侧屈）。

（7）正常值：0°～180°。

具体测量方法见图 2－3－5。

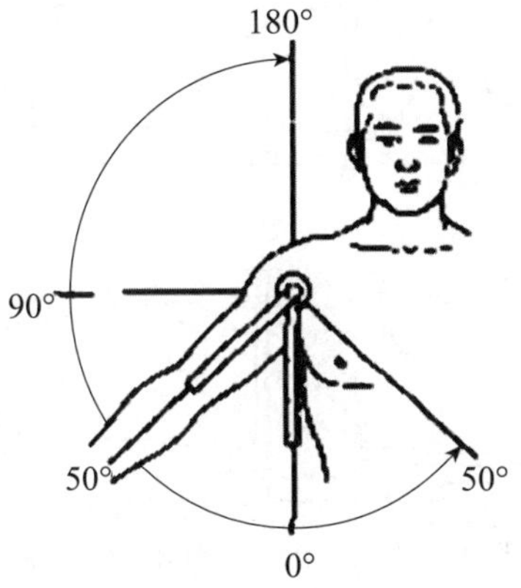

图 2－3－5　肩关节外展活动度测量方法

4. 内收

在冠状面上，以矢状轴为轴完成的运动，测量的体位、量角器的使用方法均与外展相同。

（1）运动方式：如肩关节处于 20°～45°屈曲位时，上肢从身体前方向内运动。

（2）正常值：0°～45°。

5. 内旋

（1）体位：仰卧位、俯卧位均可；肩关节外展 90°，肘关节屈曲 90°。

（2）固定臂：与地面垂直。

（3）移动臂：与前臂纵轴平行。

（4）轴心：尺骨鹰嘴。

（5）运动终末感：关节囊的后部、冈下肌、小圆肌紧张出现的结缔组织性抵抗（复合运动时大小菱形肌、斜方肌中部、下部肌束紧张出现的结缔组织性抵抗）。

（6）运动方式：前臂在矢状面上，以冠状轴为轴，向下肢方向的运动。固定肱骨远端，防止肩胛骨向上和前方倾斜（复合运动时固定胸廓防止脊柱屈曲）。

（7）正常值：0°～70°。

6. 外旋

肩关节外旋活动度测量的体位、量角器的固定臂、移动臂、轴心与内旋相同。

（1）运动终末感：肱韧带的三条束、喙肱韧带、关节囊的前部、肩胛下肌、胸大肌、背阔肌、大圆肌紧张出现的结缔组织性抵抗（复合运动时因前锯肌和小圆肌的紧张而出现的结缔组织性抵抗）。

（2）运动方式：前臂在矢状面上以冠状轴为轴，向头部方向运动。测量时应固定肩胛骨，防止肩胛下角向后方倾斜（复合运动时固定胸廓，防止运动终末时脊柱伸展）。

（3）正常值：0°～90°。

肩关节内旋、外旋活动度具体测量方法见图 2－3－6。

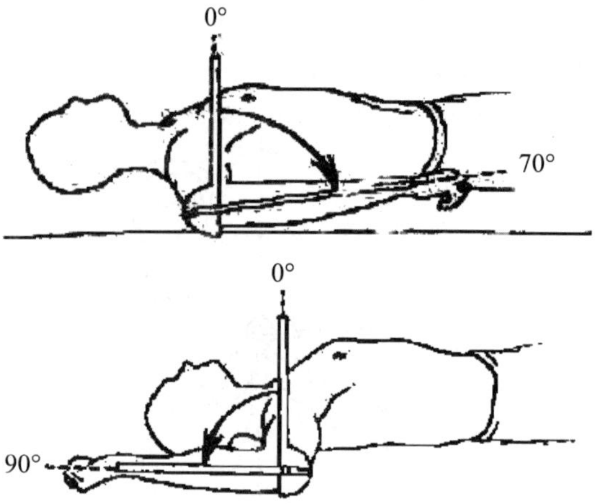

图 2-3-6 肩关节内旋、外旋活动度测量方法

（二）肘关节

1. 屈曲

（1）体位：坐位、立位或仰卧位，上肢紧靠躯干，肩关节无伸展、屈曲及外展，前臂旋后，手掌朝向上方。

（2）固定臂：肱骨纵轴。

（3）移动臂：桡骨纵轴。

（4）轴心：肱骨外上髁。

（5）运动终末感：前臂前面肌腹与肱骨前面肌腹接触而出现的软组织性抵抗，或关节囊后部和肱三头肌紧张出现的结缔组织性抵抗，或尺骨的冠突与肱骨的冠突窝以及桡骨头与肱骨的桡骨窝间的接触而出现的骨性抵抗。

（6）运动方式：在矢状面上以冠状轴为轴，前臂从前方做接近肱骨方向的运动。

（7）正常值：0°～150°。

具体测量方法见图 2-3-7。

2. 伸展

肘关节伸展活动度测量的体位、固定臂、移动臂、轴心与屈曲相同。

（1）运动终末感：尺骨鹰嘴与肱骨的鹰嘴窝接触而出现的骨性抵抗，或关节囊的前部、侧副韧带、肱二头肌、肱肌紧张而出现的结缔组织性抵抗。

（2）正常值：0°～10°。

具体测量方法见图 2-3-8。

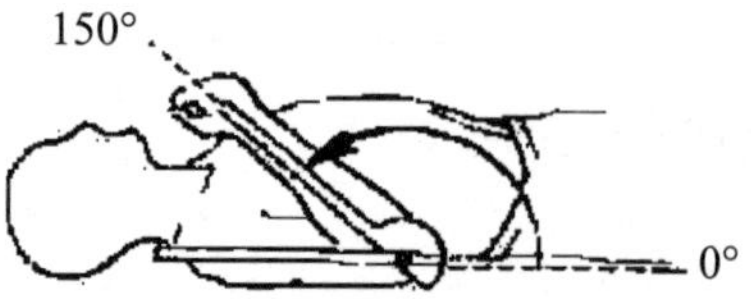

图 2-3-7 肘关节屈曲活动度测量方法

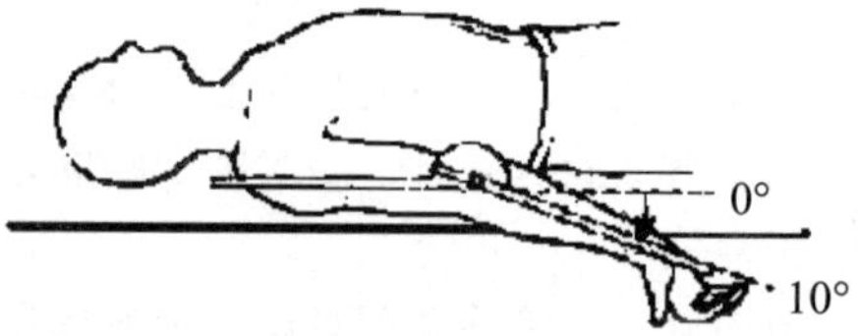

图 2-3-8 肘关节伸展活动度测量方法

（三）前臂

1. 旋前

（1）体位：坐位，上臂紧靠躯干，肩关节无屈曲、伸展、外展、内收、旋转，肘关节屈曲 90°，前臂呈中立位。

（2）固定臂：与肱骨中线平行。

（3）移动臂：桡骨茎突与尺骨茎突的连线。

（4）轴心：尺骨茎突的外侧。

（5）运动终末感：由于桡骨与尺骨的接触而出现的骨性抵抗；另外下尺桡关节背侧的尺桡韧带、骨间膜、旋后肌、肱二头肌紧张而出现的结缔组织性抵抗。

（6）运动方式：在水平面上，以垂直轴为轴进行拇指向内侧、手掌向下的运动，上臂紧靠躯干，防止肩关节代偿。

（7）正常值：0°～80°/90°。

具体测量方法见图 2－3－9。

2. 旋后

（1）体位：同旋前。

（2）固定臂：与肱骨中线平行。

（3）移动臂：与腕关节掌侧横纹平行。

（4）轴心：下尺桡关节前臂的内侧。

（5）运动终末感：下尺桡关节掌侧的尺桡韧带、斜索、骨间膜、旋前圆肌、旋前方肌紧张而出现的结缔组织性抵抗。

（6）运动方式：拇指向外侧、手掌向上的运动。

（7）正常值：0°～80°/90°

具体测量方法见图 2－3－10。

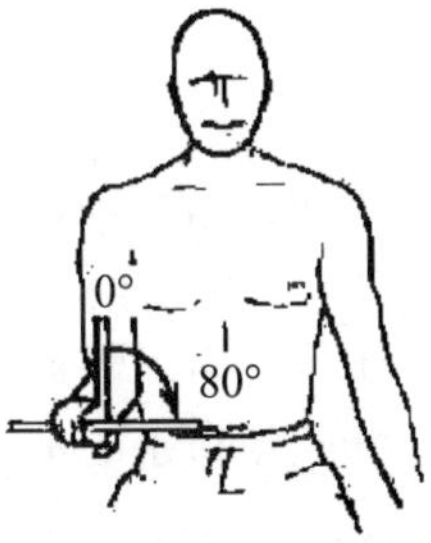

图 2－3－9　前臂旋前活动度测量方法

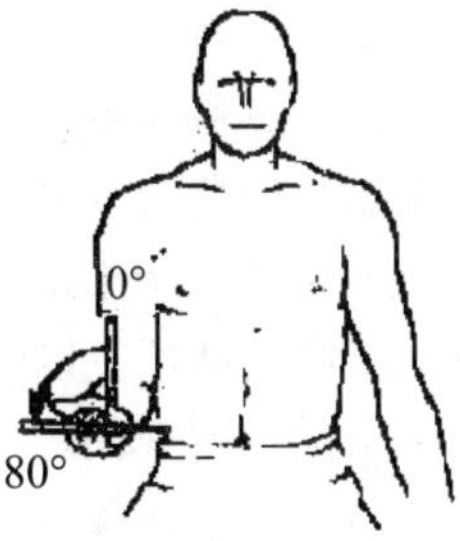

图 2－3－10　前臂旋后活动度测量方法

（四）腕关节

1. 掌屈

（1）体位：坐位，肩关节外展 90°，肘关节屈曲 90°，前臂置于桌上，手掌与地面平行，腕关节不得出现桡、尺偏及手指屈曲，以免影响腕关节活动。

（2）固定臂：与尺骨中线平行。

（3）移动臂：第五掌骨外侧中线。

（4）轴心：尺骨茎突稍向远端，腕关节的尺侧。

（5）运动终末感：因背侧、桡侧腕韧带和背侧关节囊紧张而产生的结缔组织性抵抗。

（6）运动方式：在矢状面上以冠状轴为轴，向手掌靠近前臂屈侧运动，检查时固定尺、桡骨，防止前臂的旋前、旋后。

（7）正常值：0°～80°。

具体测量方法见图 2－3－11。

2. 背伸

腕关节背伸活动度测量的体位、固定臂、移动臂、轴心同掌屈。

（1）运动终末感：桡腕掌侧韧带和掌侧关节囊紧张而产生的结缔组织性抵抗。

（2）运动方式：在矢状面上以冠状轴为轴的运动。手掌向靠近前臂伸侧运动，检查时除固定前臂外，还应防止手指伸展，以免因指浅屈肌和指深屈肌的紧张限制腕关节的运动。

（3）正常值：0°～70°。

具体测量方法见图 2－3－12。

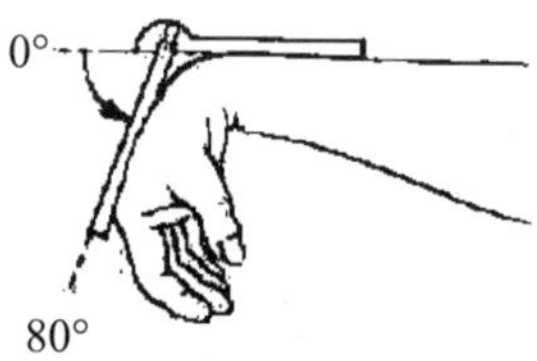

图 2－3－11　腕关节掌屈活动度测量方法

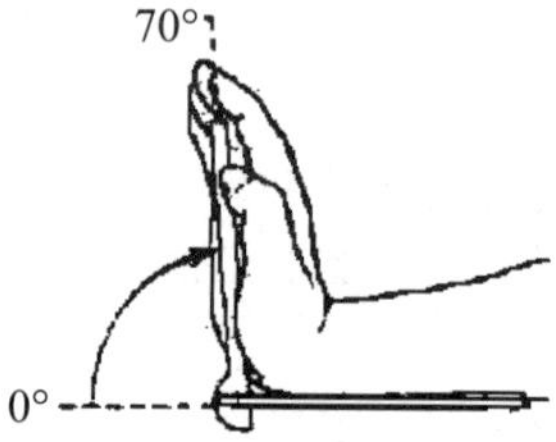

图 2－3－12　腕关节背伸活动度测量方法

3. 桡偏

（1）体位：与腕关节掌屈检查相同。

（2）固定臂：前臂背侧中线。

（3）移动臂：第三掌骨背侧纵轴线。

（4）轴心：腕关节背侧中点。

（5）运动终末感：因桡骨茎突与舟状骨接触而产生的骨性抵抗，也可能出现因腕尺侧副韧带、关节囊尺侧紧张而产生的结缔组织性抵抗。

（6）运动方式：在冠状面上以矢状轴为轴的运动。检查时应固定桡骨、尺骨远端，防止前臂的旋前、旋后及肘关节的过度屈曲。检查者一手固定固定臂，另一手托住被检手的掌骨，防止腕关节掌屈或背伸。

（7）正常值：0°～20°。

具体测量方法见图 2－3－13。

4. 尺偏

腕关节尺偏活动度测量的体位、固定臂、移动臂、轴心、正常值与桡偏相同。

（1）运动终末感：桡侧副韧带与关节囊的桡侧紧张而产生的结缔组织性抵抗。

（2）运动方式：在冠状面上以矢状轴为轴的运动。检查者一手固定前臂维持肘关节 90°屈曲，另一手握被检者的第二、三掌骨，防止腕关节掌屈或背伸。

（3）正常值：0°～30°。

具体测量方法见图 2－3－14。

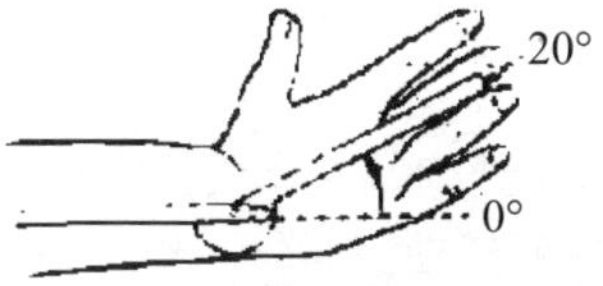

图 2－3－13 腕关节桡偏活动度测量方法

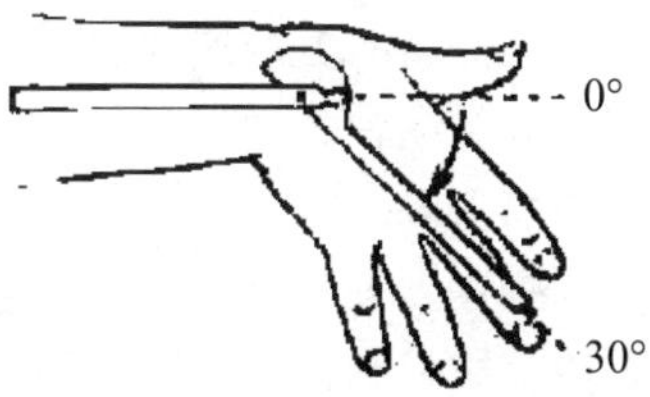

图 2－3－14 腕关节尺偏活动度测量方法

（五）髋关节

1. 屈曲

（1）体位：仰卧位，髋关节无内收、外展、内旋、外旋。

（2）固定臂：通过大转子、躯干的纵轴。

（3）移动臂：股骨纵轴。

（4）轴心：大转子。

（5）运动终末感：大腿前群肌肉与下腹部接触产生的软组织性抵抗。

（6）运动方式：在矢状面上以冠状轴为轴，完成膝关节伸展的抬腿动作，然后做膝关节屈曲抬腿动作。检查时注意固定骨盆，防止躯干的代偿运动。检查者一手放在骨盆上，一手扶持屈曲的膝关节做被动的屈曲（但不得向下压），髋关节屈曲时，出现骨盆后倾即为运动终末。

（7）正常值：0°～120°。

具体测量方法见图 2－3－15。

2. 伸展

（1）体位：俯卧位，髋关节无内收、外展、内旋、外旋，膝关节伸展位，固定臂、移动臂、轴心与屈曲检查相同。

（2）运动终末感：关节囊前部、髂股韧带、耻股韧带的紧张产生的结缔组织性抵抗，也会因髂腰肌、缝匠肌、股肌、阔筋膜张肌、长收肌等髋关节屈肌的紧张而产生结缔组织性抵抗。

（3）运动方式：在矢状面上以冠状轴为轴运动。检查者一手托被检股骨远端，另一手置于同侧的髂前上棘，将下肢向后上方抬起，当骨盆出现前倾时即为运动终末。检查时应固定骨盆，防止出现前倾和旋转。

（4）正常值：0°～30°。

具体测量方法见图 2－3－16。

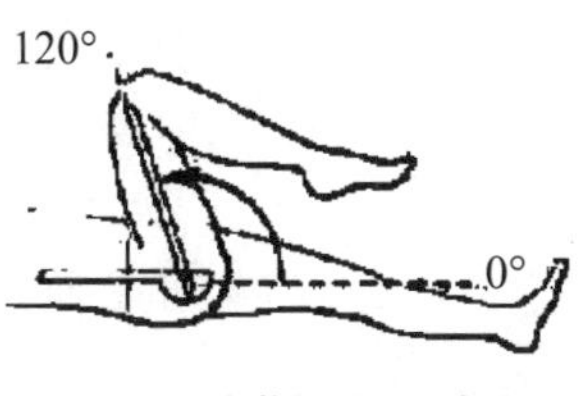

图 2－3－15 髋关节屈曲活动度测量方法

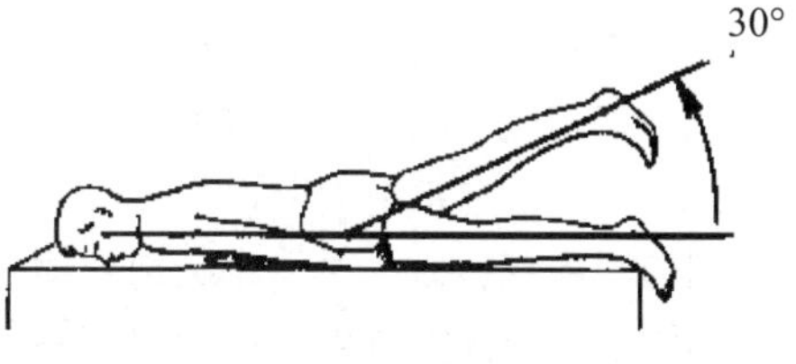

图 2－3－16 髋关节伸展活动度测量方法

3. 外展

(1) 体位：仰卧位，髋关节无屈曲、伸展、旋转，膝关节伸展位。

(2) 固定臂：两侧髂前上棘连线。

(3) 移动臂：股骨纵轴。

(4) 轴心：髂前上棘。

(5) 运动终末感：因关节囊内侧、耻股韧带、髂股韧带下束紧张而产生的结缔组织性抵抗。大收肌、长收肌、短收肌、耻骨肌、股薄肌的紧张也会限制关节的活动。

(6) 运动方式：在冠状面上以矢状轴为轴进行运动。检查者一手握住被检侧踝关节，向外展方向牵引，同时防止髋关节外旋，另一手置于髂前上棘上方，当下肢向侧方移动，骨盆出现向侧方倾斜和脊柱侧屈时，即为运动终末。

(7) 正常值：0°～45°。

具体测量方法见图 2-3-17。

4. 内收

髋关节内收活动度测量的体位、固定臂、移动臂、轴心与外展检查相同。

(1) 运动终末感：因关节囊外侧和髂股韧带上束紧张而产生的结缔组织性抵抗。臀中肌、臀小肌及阔筋膜张肌紧张也是限制髋关节内收的因素。

(2) 运动方式：在冠状面上以矢状轴为轴进行运动。检查者一手固定骨盆，另一手使下肢保持内收位，当骨盆出现侧方倾斜时即为运动终末。

(3) 正常值：0°～30°。

具体测量方法见图 2-3-18。

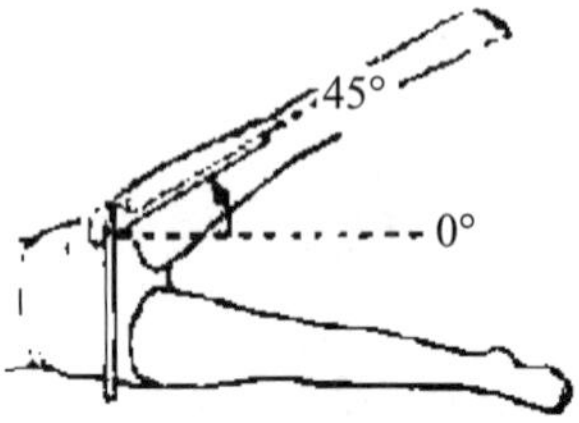

图 2-3-17　髋关节外展活动度测量方法

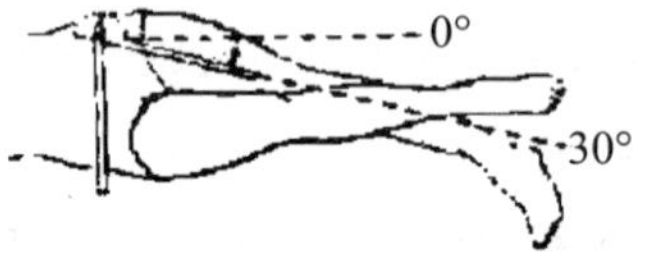

图 2-3-18　髋关节内收活动度测量方法

5. 内旋

(1) 体位：端坐位，膝关节、髋关节屈曲 90°，无髋关节外展及内收（也可取仰卧位、俯卧位）。

(2) 固定臂：通过髌骨中心的垂线。

(3) 移动臂：胫骨纵轴。

(4) 轴心：髌骨中心。

(5) 运动终末感：因关节囊后部和坐股韧带紧张而产生的结缔组织性抵抗。闭孔外肌、闭孔内肌、上孖肌、下孖肌、股方肌、臀中肌后部纤维、臀大肌紧张也会限制髋关节的内旋。

(6) 运动方式：在水平面上以垂直轴为轴进行运动。检查者一手置于被检下肢的股骨远端，防止髋关节屈曲和内收，另一手使小腿向外侧摆动。被检者双手置于检查台面上，重心移至被检测臀部，以协助固定。当髋关节内旋出现脊柱侧屈时即达到运动终末。

(7) 正常值：0°～45°。

具体测量方法见图 2－3－19。

6. 外旋

髋关节外旋活动度测量的体位、固定臂、移动臂、轴心与内旋检查相同。

（1）运动终末感：因关节囊前部、髂股韧带紧张而产生的结缔组织性抵抗。臀中肌前部纤维、臀小肌、大收肌、长收肌、耻骨肌紧张也会限制髋关节的外旋。

（2）运动方式：在水平面上以垂直轴为轴进行运动。检查者一手置于被检下肢的股骨远端，防止髋关节屈曲和外展，另一手置于踝关节上方，将小腿向内侧摆动，被检者双手置于检查台面上，重心移至被检测臀部，另一侧下肢膝关节屈曲以免妨碍被检侧下肢向内侧摆动。

（3）正常值：0°～45°。

具体测量方法见图 2－3－20。

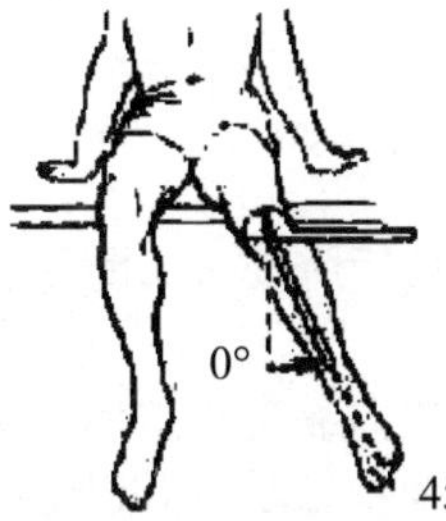

图 2－3－19　髋关节内旋活动度测量方法

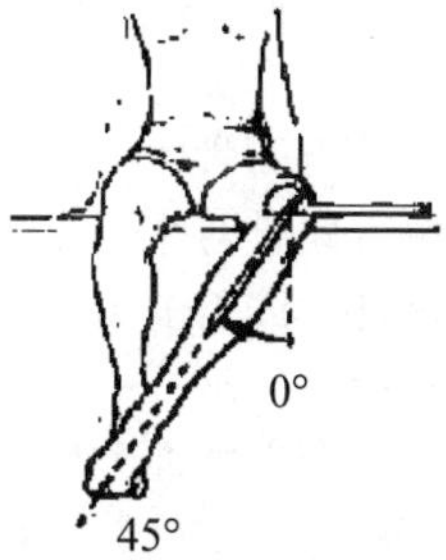

图 2－3－20　髋关节外旋活动度测量方法

（六）膝关节

1. 屈曲

（1）体位：仰卧位，髋关节无内收、外展、屈曲、伸展及旋转。

（2）固定臂：股骨纵轴。

（3）移动臂：股骨小头与外踝连线。

（4）轴心：股骨外侧髁。

（5）运动终末感：小腿、大腿后群肌肉或是足跟与臀部的接触而产生的软组织性抵抗。股直肌紧张也会限制膝关节屈曲的活动度。

（6）运动方式：在矢状面上以冠状轴为轴进行运动。检查者一手固定被检大腿，防止髋关节的旋转、屈曲、外展，另一手扶持踝关节上方，完成足跟靠近臀部的运动。

（7）正常值：0°～135°。

2. 伸展

膝关节伸展活动度测量的体位、固定臂、移动臂、轴心与屈曲检查相同。

（1）运动终末感：因关节囊后部、腘斜韧带、侧副韧带、前交叉韧带和后交叉韧带紧张而产生的结缔组织性抵抗。

（2）运动方式：在矢状面上以冠状轴为轴进行运动，完成足跟向远离臀部方向的运动。检查时应固定大腿，防止髋关节出现旋转、屈曲、外展的代偿动作。

（3）正常值：0°。

膝关节屈曲伸展活动度具体测量方法见图 2－3－21。

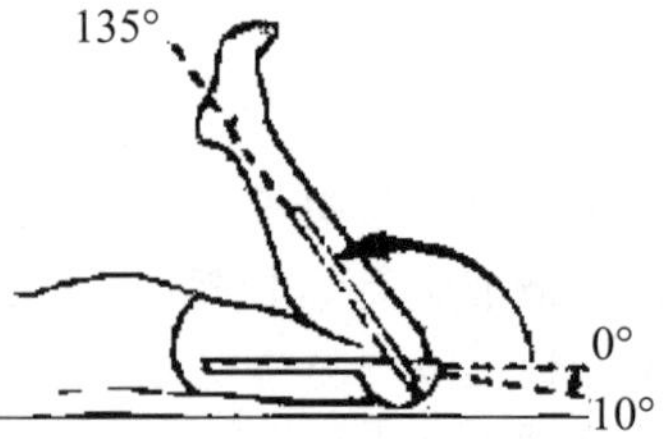

图 2-3-21　膝关节屈曲伸展活动度测量方法

（七）踝关节

1. 背屈

（1）体位：坐位或仰卧位，膝关节屈曲大于 30°，踝关节无内翻及外翻。

（2）固定臂：腓骨小头与外踝的连线（腓骨外侧中线）。

（3）移动臂：第五跖骨。

（4）轴心：第五跖骨与小腿纵轴延长线在足底的交点。

（5）运动终末感：因关节囊后部、跟腱、三角韧带胫跟部、后距腓韧带、距跟骨间韧带紧张而产生的结缔组织性抵抗。

（6）运动方式：在矢状面上以冠状轴为轴，完成足尖从中立位向靠近小腿的方向的运动。检查者左手固定小腿远端，右手托住足底向上推，施被动手法时应避免推按足趾，以免造成腓肠肌和比目鱼肌的抵抗，同时注意不得出现膝关节和髋关节的代偿动作。

（7）正常值：0°～20°。

具体测量方法见图 2-3-22。

2. 跖屈

踝关节跖屈活动度测量的体位、固定臂、移动臂、轴心与背屈检查方法相同。

（1）运动终末感：因关节囊前面、三角韧带前部、前距腓韧带、胫骨前肌、拇长伸肌紧张产生的结缔组织性抵抗或因距骨后结节与胫骨后缘的接触而产生的骨性抵抗。

（2）运动方式：在矢状面上以冠状轴为轴进行运动。完成足向足底方向的运动。检查者一手固定小腿远端，防止膝关节、髋关节出现代偿动作，另一手向下方正直按压被检侧的足背，使其跖屈，但不得对足趾产生压力和出现内翻、外翻。

（3）正常值：0°～50°。

具体测量方法见图 2-3-23。

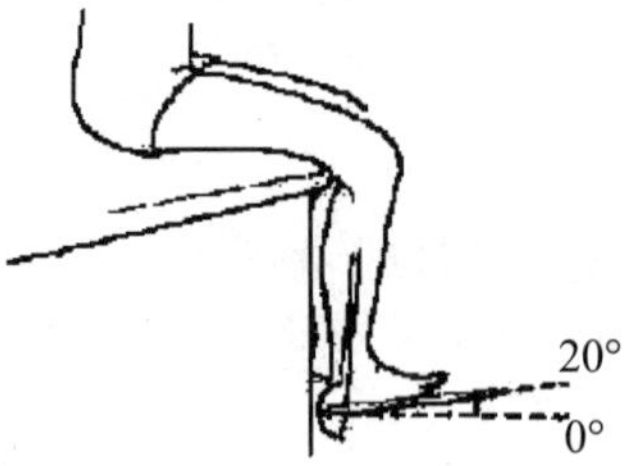

图 2-3-22　踝关节背屈活动度测量方法

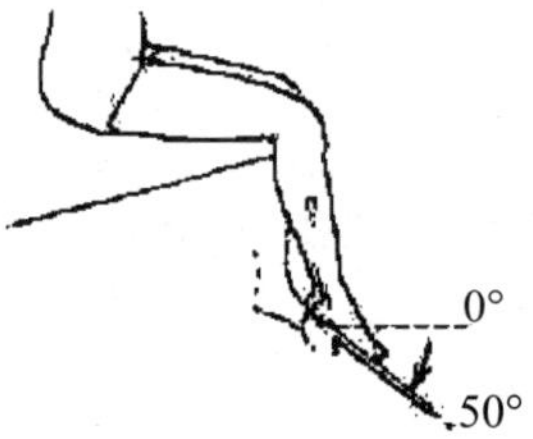

图 2-3-23　踝关节跖屈活动度测量方法

3. 内翻

（1）体位：坐位或仰卧位，膝关节 90°屈曲，髋关节无内收、外展及旋转。

（2）固定臂：与小腿纵轴一致。

（3）移动臂：与足的跖面平行（左右）。

（4）轴心：两臂交点。

（5）运动终末感：因关节囊，前、后距腓韧带，跟腓韧带，前、后、外侧的距跟韧带，跟骰背侧韧带，背侧距舟韧带，分歧韧带，骰舟背侧韧带和楔舟、楔间、楔骰、跟骰、跗跖关节的背侧，底侧骨间的各种韧带，腓骨长肌，腓骨短肌紧张产生的结缔组织性抵抗。

（6）运动方式：在冠状面上以矢状轴为轴进行运动。检查者一手固定被检者小腿远端，防止膝关节、髋关节的运动，另一手做踝关节的外旋、内收、跖屈的复合运动。

（7）正常值：0°～35°。

4. 外翻

踝关节外翻活动度测量的体位、固定臂、移动臂、轴心均与内翻相同。

（1）运动终末感：跟骨与距骨之间的接触产生的骨性抵抗，或因关节囊、三角韧带、内侧距跟韧带、底侧跟舟韧带、跟骰韧带、背侧跟舟韧带、分歧韧带内侧束，以及骰舟、楔间、楔骰各关节背侧、底侧、骨间各韧带及后胫骨肌紧张产生的结缔组织性抵抗。

（2）运动方式：组成踝关节的诸关节共同完成的内旋、外展、背屈的组合运动，检查时应固定患者小腿远端，防止出现膝关节的屈曲与外旋。

（3）正常值：0°～15°。

踝关节内翻和外翻活动度具体测量方法见图 2－3－24。

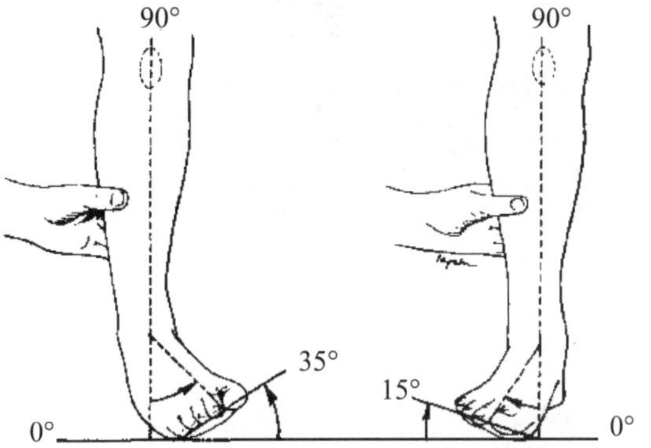

图 2－3－24　踝关节内翻和外翻活动度测量方法

四、关节活动度测量注意事项

进行关节活动度测量时，应注意如下事项：

（1）充分暴露受检关节。

（2）采取正确的测试姿势或体位，防止邻近关节的替代作用，以提高检查结果的可靠性。

（3）固定好量角器，其轴心应对准关节中心或规定的标志点，关节活动时要防止量角器固定臂移动。

（4）关节测量尺与身体的接触要适度，不得影响关节的运动。

（5）通常先测量关节的主动活动范围，后查被动活动范围。

（6）被动运动关节时手法要柔和，速度要缓慢、均匀，尤其对伴有疼痛和痉挛的患者不能做快速运动。

（7）同一受试者应由专人测量，每次测量位置以及所用测量工具应保持一致，量角器起始位置及放置方法均应相同，注意肢体两侧均需对比。

（8）对测定时所观察到的内容要记录在备注中，如关节变形、水肿、疼痛、痉挛、挛缩以及测定时患者的反应等。

（9）避免在按摩、运动及其他康复治疗后立即进行检查。

（10）用不同器械、不同方法测得的结果存有差异，不宜盲目比较。

（11）关节脱位、关节损伤未愈、关节邻近骨折未允许受力、关节周围的软组织术后早期等情况应禁止或慎用测量。

同步训练

两人一组，对双侧各主要关节的活动度进行测量，包括主动关节活动度与被动关节活动度，对测量结果进行记录，并总结测量过程中遇到的问题。

任务四

肌力评估

任务描述

为张大爷进行肌力评估，从而为他提供合适的辅助器具。

相关知识

肌力检查是物理疗法与作业疗法评定的重要内容，主要用来判断有无肌力低下及其损伤范围与程度，为指导康复护理计划、康复治疗、检验治疗效果提供依据。徒手肌力评定是一项具有国际公认标准的，操作简单、实用，在临床中应用最广泛的评定方法。随着电子技术的广泛应用，仪器测定肌力也广泛应用于临床工作中，进而获得具有计量单位的数据结果。

一、徒手肌力检查方法与步骤

（一）评定目的

物理疗法与作业疗法在肌力评定方面具有一定的共性，但基于各自专业特点，又有各自的特殊性。

1. 物理疗法评定目的

(1) 确定肌力减弱部位与程度。
(2) 软组织损伤的鉴别诊断。
(3) 协助某些神经肌肉疾病的损伤定位诊断。
(4) 诊断肌力失衡引起的损伤和畸形。
(5) 评价肌力增强训练的效果。

2. 作业疗法评定目的

(1) 判断肌力减弱是否限制了日常生活活动及其他作业活动。
(2) 从远期目标判定肌力减弱是否需要采用代偿措施或使用辅助器具与设备。
(3) 判定主动肌和拮抗肌是否失衡，制订肌力增强训练计划或使用矫形器以预防畸形。
(4) 工伤、运动损伤、事故所致的残疾鉴定，丧失劳动及程度的鉴定。

(二) 适应证与禁忌证

1. 适应证

(1) 下运动神经元损伤：周围神经损伤、脊髓损伤、多发性神经炎。
(2) 原发性肌病：肌萎缩、重症肌无力。
(3) 骨关节疾病：截肢、骨折、关节炎。

2. 禁忌证

(1) 局部炎症、关节腔积液、关节不稳、急性扭伤。
(2) 局部严重疼痛。
(3) 严重心脏病或高血压。

(三) 徒手肌力检查的一般原则

徒手肌力检查遵循以下一般原则：

(1) 大脑所支配的是运动而不是一块或一组肌肉的收缩。徒手肌力检查是有关的主要动作肌和辅助肌共同完成的。

(2) 学习徒手肌力检查方法，必须具备一定的解剖、生理知识，包括每一块肌肉的起止点、肌纤维的走向、肌肉的作用、引起关节运动的方向和角度，及当某一肌肉的力量减弱或消失时可能出现的代偿运动。

(3) 徒手肌力检查是检查一块肌肉或一组肌群的随意收缩。中枢神经系统疾病如脑卒中、脑外伤所致的偏瘫及脑瘫，由于受到原始反射影响导致痉挛和出现异常运动模式，不能完成分离运动。因此，本法不适用于中枢神经系统损伤的患者。

(四) 检查方法

1. 被检者体位

检查每一块肌肉都有其规定体位，其目的在于将被检肌肉的功能独立分离出来。被检者的体位摆放原则为肢体运动方向与重力方向相反或采用去除重力的体位，体位要舒适、稳定、运动无障碍。此外，被检肌肉应处于关节全伸展位，肌肉初长度在牵拉至轻度张力状态。

2. 固定

固定被检查肌肉的起点以防止出现代偿运动和假象运动。代偿运动或假象运动是指当一种运动的主动肌肌力下降时，由其他肌群取代或由重力协助完成该动作。固定方法包括：

（1）被检者自身体重：以自身体重帮助固定肩胛带或骨盆带。

（2）正常肌群：检查屈髋动作时，被检者双手扶住诊查床。

（3）体位：检查髋关节外展肌时侧卧位，被检查者抱住非检查侧下肢，使髋、膝关节达到最大屈曲，从而使骨盆后倾，骨盆和腰椎固定。

（4）由检查者或器具（如沙袋等）提供外力。

3. 评级方法

（1）肌力评级的依据。

肌力评级以下列三项因素作为依据：

1）外加阻力的大小。根据不同的运动模式和解剖部位，检查者用手施加不同阻力。将“较大”和“轻度”阻力分别定为五级或四级。施力原则为：阻力方向与肢体运动方向（被检肌收缩方向）相反；阻力施加部位为：运动肢体的远端；施加阻力的时机为：在运动范围中点和内侧范围之间施加阻力；阻力的大小为：逐渐递增，以不阻止关节活动为度。

2）重力作用。肢体重力是一种自然阻力形式。能克服重力的影响完成全关节活动范围的运动者定为三级。接触肢体重力影响，能完成全关节活动范围的运动，或克服肢体重力的影响，仅能完成部分活动范围的运动者定为二级。

重力和手法抵抗都是判断肌力等级的关键因素。

3）有无肌肉或肌腱收缩。可触及收缩但无关节活动者定为一级，无收缩者为零级。

（2）肌力的评级标准。

徒手肌力检查法由罗伯特·洛维特（Robert Lovett）于1916年创立，也称Lovett分级法。Lovett分级法将肌肉力量分为正常（Normal）、良好（Good）、尚可（Fair）、差（Poor）、微弱（Trace）、无收缩（Zero）6个等级。正常代表在抗重力并施予最大阻力情况下，能够完成全关节活动范围的运动；良好是指在抗重力并施加部分阻力时，能够完成全关节活动范围的运动；尚可是指在抗重力情况下，不施加任何阻力，能够完成全关节活动范围的运动；差则是在去除重力情况下，能完成全关节活动范围的运动；微弱表示在去除重力情况下，仅有肌肉收缩现象，没有产生关节的运动。Lovett分级法评定标准具体见表2-4-1。

表2-4-1 Lovett分级法评定标准

级别	名称	标准	相当于正常的百分比（%）
0	零（Zero，Z）	无肌肉收缩	0
1	微弱（Trace，T）	有轻微收缩，但不能引起关节运动	10
2	差（Poor，P）	在减重状态下能完成关节全范围运动	25
3	尚可（Fair，F）	能抗重力完成关节全范围运动，但不能抗阻力	50
4	良好（Good，G）	能抗重力以及一定阻力完成关节全范围运动	75
5	正常（Normal，N）	能抗重力以及充分阻力完成关节全范围运动	100

（3）检查步骤。

1）向患者简明扼要地说明检查目的和步骤。

2）确定被检肌相关的 PROM。在检查肌力之前检查者应测量关节 PROM，以了解该关节运动范围特征，该运动范围被视为全关节活动范围，用于检查或衡量肌力大小。

3）确定被检查者体位，固定被检肢体远端。

4）讲解检查动作，在正式检查前让患者至少实际操练、体会一次。

5）肌力检查与评级。被检查者按要求进行运动，肌力检查首先从抗重力位开始，检查者观察运动质量和运动范围的大小。如果被检者在抗重力位成功地完成 AROM 即 3 级以上肌力，则施加阻力，根据阻力大小和 AROM 完成情况判断 4 级与 5 级，否则为 3 级。如果不能完成抗重力为全 AROM 的运动，则观察在去除重力体位下肌肉收缩的情况。检查 0～1 级肌力时，要用食指和中指触摸主动肌肌腹以了解该肌的收缩质量。

6）记录检查结果。

二、应用仪器测定肌力

相对于徒手肌力评定方法，这类测定需要应用不同的仪器，可获得具有计量单位的数据结果。

（一）等速运动

1. 定义

等速运动又称可调节抗阻运动或恒定角速度运动，在预定角速度达到前提下，利用专门的仪器，根据关节活动范围中的肌力大小变化相应地调节所施加的阻力，使瞬时施加的阻力与肌力相对等，整个关节活动只能按照预先设定的角速度运动，关节活动范围内肌肉的用力使肌力增高，力矩输出增加，而不改变角速度的大小。

2. 原理

等速运动测定仪是实现上述等速运动的专门仪器，其核心部分是肌力感应系统和阻力反馈调节系统。在等速运动过程中，为了保持预定角速度不发生改变，首先需要应用专门的感应系统感受关节活动范围内每一点肌力大小的改变，同时要通过反馈调节系统即每一点的阻力使之与相应的肌力改变相匹配，从而使预定的角速度在整个关节活动范围内保持恒定。在等速运动过程中，一方面，可通过肌力感应系统很快地获得有关肌力变化的各种力学参数，从而客观地量化完成肌力测定；另一方面，由于关节活动范围内每一点的阻力负荷与相应的肌力能够形成最佳匹配，从而较好地完成增加肌力的训练。

3. 与生理肌肉收缩运动的比较

传统的肌肉生理收缩运动分为等长收缩运动和等张收缩运动两类。利用等长收缩进行肌力评定时，由于肌肉的收缩处在某一固定的位置，只能反映关节活动范围内某一点的肌力，而不能测定整个关节活动范围内肌力的大小和动态改变，利用其急性肌力训练时无助于肌肉耐力的强化。等速运动具有恒定速度和阻力可调节的特点，关节活动中任何一点的肌力均可达到最佳效果，因此在肌力评定和训练上明显优于传统的肌肉收缩运动。

（二）评定目的

（1）提供更为客观、准确、可重复的肌力量化测定，并具有较高的敏感性。等速测定仪所测试的肌力结果明显较徒手肌力评定更为准确，等速肌力测试的精确性和敏感性均较高。

（2）提供肩、肘、腕、髋、膝、踝和腰背等多个部位、多个功能动作的肌力测试。

（3）提供等速向心收缩、等速离心收缩、等速持续被动运动、模拟闭链运动链等多种形式下的肌力测试。

（4）提供力矩、功、功率、爆发力和局部肌肉耐力等多种数据，并能完整、精确地同时完成拮抗肌交互收缩或向心收缩-离心收缩交互测试，从而成为目前评定肌肉功能、研究肌肉理学特征的最佳方法。

（5）提供临床上对各种疾患的肌力量化测定。等速运动测定仪的改进为临床更广泛地开展各种疾患的肌力量化测定创造了条件。

（6）提供更多肌肉功能测试。可通过设定角速度，在关节活动过程中量化测定某一点的等长肌力大小。

（三）等速肌力测定的缺陷

（1）不能进行手、足等部位小关节的肌力测试。

（2）若不采用等速被动持续运动的形式，就不能进行≤3 级的徒手肌力的测试。

（3）不同类型等速运动装置所测结果有显著差异，不能进行比较。

（4）仪器价格偏高，操作耗时。

（四）适应证与禁忌证

1. 适应证

所测肌群的徒手肌力为 3 级以上（若采用等速被动持续运动的形式，可测定≤3 级徒手肌力的肌群）。

2. 禁忌证

（1）绝对禁忌证：失稳、骨折、局部严重骨质疏松、骨关节恶性肿瘤、手术后早期、关节互动严重受限、软组织瘢痕挛缩、急性扭伤、严重疼痛。

（2）相对禁忌证：疼痛、关节活动受限、亚急性或慢性扭伤。

（五）测定方法

1. 开机前准备

（1）开机，校准。

（2）根据测试要求，摆放受试者体位，并对受试者进行良好固定。

（3）为去除重力因素影响，必要时应称肢体重量。

2. 测定参数选择

（1）测试部位：目前等速装置所能测定的主要为肩、肘、腕、膝、踝等四肢大关节的相应功能运动肌群及腰背肌屈伸、旋转运动肌群力量，可根据需要进行选择。

（2）确定动力臂（力臂）距离：等速测试以力矩值表达结果，应根据测试需要和所测功能活动肌群决定动力臂（力臂）的距离。

（3）确定测试互动范围：根据测试需要，通过对起始角度、回返角度的设定，确定测试活动范围。测试活动范围可以是全关节的，也可以是关节可动阈范围。

（4）确定测试角速度：各等速装置的测试角速度范围从 10°/*s* 到数百度/*s* 不等，一般 60°/*s* 以下属于慢速测试，主要用于测定慢肌纤维力量；180°/s 以上为快速测试，主要用于测定快肌纤维力量或测试耐力。

(5) 测试模式：可采用原动肌-拮抗肌交互收缩形式，或同-肌群向心收缩-离心收缩交互形式。徒手肌力 3 级以下者，可采用等速持续被动运动模式。

(6) 重复次数：力量测试一般可采用 4～6 次；耐力测试可采用 2～30 次。

3. 注意事项

(1) 注意仪器的正确操作：测试前必须进行校准，操作应按各类等速运动测定仪的随机说明书进行，应对仪器进行定期维修和保养。

(2) 测试时的注意事项：测试前应正确摆放患者体位，近端肢体应良好固定，防止产生替代动作。测试前应告知患者正确地按照测试要求进行肌肉收缩，必要时可给予预测试，使患者熟悉测试方法。进行双侧同名肌群肌力比较时，应先测健侧，后测患侧。测试中可适当给予鼓励性指令，以提高患者兴奋度，从而获得最大肌力。进行含离心收缩的测试时，应注意重复次数，避免次数过多产生疲劳现象。

(3) 加强对患者的指导：指导患者，避免在运动后、疲劳时及饱餐后进行等速肌力测试；有心血管疾病的，应避免闭气使劲。

(六) 其他仪器测定等长收缩肌力

(1) 握力计测定握力：测试时上肢在体侧下垂，握力计表面向外，将把手调节到适宜的宽度。测试 2～3 次，取最大值。以握力指数评定。握力指数＝握力 (kg)/体重 (kg)×100，正常值应高于 50。

(2) 用捏力计测定捏力：用拇指和其他手指的指腹捏住捏力计可测得捏力，其正常值约为握力的 30%。

(3) 用背力计测定背肌力：测试时两膝伸直，将把手调节到膝盖高度，两手抓住把手，用力伸直躯干上拉把手。以拉力指数评定。拉力指数＝拉力 (kg)/体重 (kg)×100，正常值为：男性 105～200，女性 100～150。在进行背肌测试时，腰痛患者和老年人一般不使用。

同步训练

每两人一组，进行肌力评估，并记录评估过程中遇到的问题。

任务五

肌张力评估

任务描述

为张大爷进行肌张力评估，从而为其提供合适的辅助器具。

相关知识

肌张力是指在肌肉放松的状态下，被动活动肢体或按压肌肉时所感觉到的阻力。正常人无论是在睡眠中还是进行各种活动时，肌肉都会处于不同程度的紧张状态（按压有弹力或抵抗），肌肉的这种紧张度称为肌张力。

肌张力是维持身体各种姿势以及正常活动的基础。肌张力异常是中枢神经系统或外周神经系统损伤的重要特征。

一、肌张力的分类

（一）正常肌张力分类

根据身体所处的不同状态，正常肌张力可分为静止性肌张力、姿势性肌张力和运动性肌张力。

（1）静止性肌张力指肌肉处于不活动状态下所具有的紧张度。

（2）姿势性肌张力指人体在维持一种姿势时肌肉所产生的张力，如翻身。

（3）运动性肌张力指肌肉在运动过程中的张力。

正常肌张力具有以下特征：

（1）主动肌和拮抗肌可进行有效的同时收缩使关节固定。

（2）可维持主动肌和拮抗肌间的平衡。

（3）具有完全抗重力及外界阻力的运动能力。

（4）将肢体被动地放在空间某一位置上，突然松手时，肢体有保持不变的能力。

（5）具有随意使肢体由固定到运动和在运动中变为固有姿势的能力。

（6）可以完成某肌群的协同动作，也可以完成某块肌肉独立的运动功能的能力。

（7）被动运动时具有一定的弹性和轻度的抵抗。

（二）异常肌张力分类

根据受试者肌张力与正常肌张力水平的比较，异常肌张力可分为以下三种情况：

（1）肌张力减低：指肌张力低于正常静息水平。

（2）肌张力增高：指肌张力高于正常静息水平，有痉挛和僵硬两种状态。

1）痉挛是指牵张反射高兴奋性所致的、以速度依赖的紧张性牵张反射增强伴腱反射亢进为特征的运动障碍。常由锥体系病变所致，上肢主要是屈肌，下肢主要是伸肌。特殊表现有以下几种：

● 巴宾斯基反射：为痉挛性张力过强的特征性伴随表现。

● 折刀样反射：当被动牵伸痉挛肌时，初始产生较高阻力，随之被突然的抑制发动而中断，造成痉挛肢体的阻力突然下降，产生类似折刀样的现象。

● 阵挛：在持续牵伸痉挛肌时可发生，特点为以固定频率发生的拮抗肌周期性痉挛亢进，常见于踝部。

● 去脑强直和去皮质强直：去脑强直表现为持续收缩，躯干和四肢处于完全伸展的姿势；去皮质强直表现为持续收缩，躯干和下肢处于伸展姿势，上肢处于屈曲姿势（见图 2-5-1）。

2）僵硬是指无论做哪个方向的关节被动运动，对同一肌肉，运动的起始和终末的抵抗感不变，即主动肌和拮抗肌张力同时增加（见图 2-5-2）。其常见表现有以下几种：

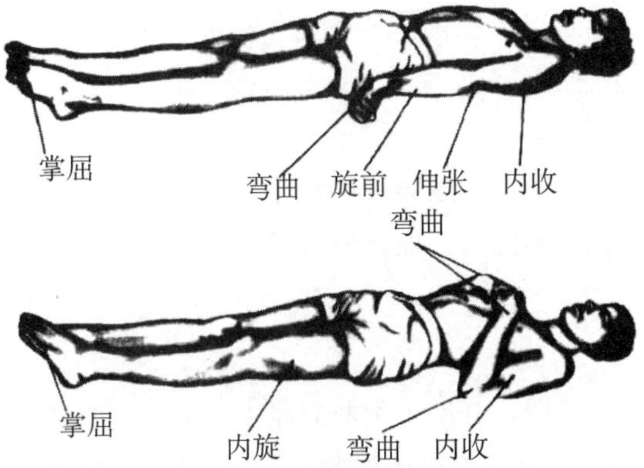

图 2-5-1　去脑强直和去皮质强直

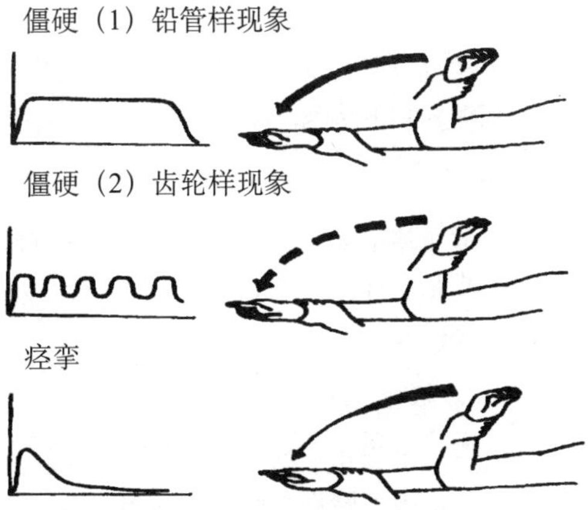

图 2-5-2　僵硬和痉挛

● 齿轮样僵硬：是一种对被动运动的反应，特征是运动时阻力交替地释放和增加而产生均匀的顿挫感。

● 铅管样僵硬：是一种持续的僵硬。

（3）肌张力障碍：肌张力损害或障碍，如齿轮样强直和铅管样强直。

二、影响肌张力的因素

影响肌张力的因素有如下几个：

（1）体位因素：不良的姿势和肢体放置位置可使肌张力增高。

（2）精神因素：紧张和焦虑情绪以及不良的心理状态都可以使肌张力增高。

（3）并发症：有感染、便秘、疼痛、关节挛缩等并发症时，肌张力可增高。

（4）神经状态：中枢抑制系统和中枢易化系统失衡，可使肌张力发生变化。

（5）其他：如局部肢体受压、骨折等外伤或疾病、烟碱等药物、气温剧烈变化、受试者对运动的主观控制作用均可导致肌张力发生变化。

三、肌张力检查的目的和方法

（一）目的

肌张力检查的目的如下：

（1）依据评定结果确定病变部位，预测康复疗效。

（2）根据肌张力的表现特点制订康复计划。

（3）及时治疗，避免并发症的发生。

（二）方法

肌张力检查的方法主要包括以下几种：

1. 病史采集

了解异常肌张力对受试者功能的影响，包括：受累肌肉及数目、引发痉挛的原因及注意受试者肢体或躯体异常的姿势等。

2. 视诊检查

作为最初的临床检查项目，评定者应特别注意患者肢体或躯体异常的姿态。刻板样运动模式常表明存在肌张力异常；不自主的波动化运动变化表明肌张力障碍；而自发性运动的完全缺失则表明肌张力迟缓。

3. 触诊检查

在患者完全静止、放松相关肢体的情况下触摸受检肌群，有助于判断肌张力的情况。肌张力增高时，肌腹丰满、弹性增高、触之较硬或坚硬；肌张力低下时，肌肉松弛、肌腹塌陷、弹性减弱、触之较软。

4. 反射检查

检查受试者是否存在腱反射亢进等现象。

5. 被动运动检查

由检查者进行关节的被动关节活动范围检查。根据检查者感受到的感觉来判断，体会其活动度和抵抗时的肌张力的变化。要求患者尽量放松，由评定者支持和移动肢体。所有的运动均应予以评定，且特别要注意在初始视诊时被确定为有问题的部位。评定者应保持固定形式和持续的徒手接触，并以恒定的速度移动患者肢体。若欲与挛缩鉴别，可加用拮抗肌的肌电图检查。在评定过程中，评定者应熟悉正常反应的范围，以便建立评估异常反应的恰当参考。在局部或单侧功能障碍（如偏瘫）时，注意不宜将非受累侧作为“正常”肢体进行比较。

6. 摆动检查

以关节为中心，主动肌和拮抗肌交互快速收缩。快速摆动，观察其摆动振幅的大小。肌张力低下时，摆动振幅增大，肌张力增高时，摆动振幅减小。

7. 肌肉僵硬的检查

（1）体位：仰卧，取出枕头，检查者一手支撑头部，另一手放置在下方。

（2）方法：支撑头部的手突然撤走，头部落下。正常人落下速度快，检查者下方的手有冲击的感觉；僵硬时，头落下缓慢，手的冲击感轻，重度僵硬时，头不能落下。

8. 伸展性检查

检查肢体双侧肌肉的伸展度，如果患侧肢体伸展与健侧相同部位肢体伸展相比出现过伸展，提示肌张力下降。反之，提示肌张力升高。

9. 姿势性肌张力的检查

（1）正常姿势张力：反应迅速，姿势调整立即完成。

（2）痉挛或肌僵硬：过度抵抗，姿势调整迟缓。

（3）手足徐动：过度抵抗或抵抗消失交替出现。

（4）迟缓型：无肌张力变化，关节过伸展。

10. 其他检查方法

（1）钟摆试验：受试者仰卧，尽量放松肌肉，患侧小腿在床外下垂，当小腿自伸直位自由落下时，通过电子量角器记录摆动情况。正常摆动所产生的角度运动呈典型的正弦曲线模式，而痉挛的肢体则摆动运动受限，并很快地回到起始位。

（2）屈曲维持试验：受试者坐位，患肩屈20°～30°，外展60°～70°，肘关节置于支架上，前臂旋前固定，用一被动活动装置使肘关节在水平面上活动，用电位计、转速计记录肘关节位置、角度和速度，用力矩计记录力矩。

（3）电生理评定方法：可用于评定痉挛和张力过强。一般认为，上运动神经元损伤后，脊髓因失去上位中枢的控制而导致阶段内运动神经元和中间神经元的活性改变，以致相应电生理改变。临床上常用肌电图通过检查H反射等电生理指标来反映脊髓节段内运动神经元及其他中间神经元的活性。

（4）等速装置评定方法：肌肉在被动牵张时所表现的阻力增高，可用等速装置做精确的测定。测试主要有等速摆动试验和等速被动测试两种方法。前者是在等速装置上模拟摆动试验的评定方法，可诱发肌肉的牵张反射，测得的阻力包括反射与非反射成分；后者是在等速装置上完成类似Ashworth评定的量化评定方法，不诱发牵张反射，测得的阻力主要是非反射成分。

（三）结果判定

（1）肌张力增强。表现为肌肉坚硬，被动活动时阻力加大，甚至难以进行。常见于椎体受损害和椎体外系统损伤。

（2）肌张力减低。表现为肌肉松软，被动活动时阻力减小或消失，关节松弛、活动范围扩大。常见于周围神经损伤或小脑损伤。

（四）记录方式

记录为肌张力增强、正常或减低。

（五）注意事项

肌张力检查须注意如下事项：

（1）选择恰当的评定时间，在温暖的环境和舒适的体位下进行，让受试者尽量放松。

（2）取得受试者的充分配合。

（3）实施正确的检查方法，检查者活动受试者肢体时，应以不同速度和幅度来回运动，并将两侧进行对比。

（4）进行全面的结果分析。

四、肌张力的评定标准

（一）临床分级

临床分级为定量评定的方法，检查者根据被动活动肢体时所感觉到的肢体反应或阻力强弱将其分为6级（0～5级），具体见表2-5-1。

表 2-5-1 肌张力分级

等级	肌张力	主要表现
0	中重度肌张力	被动活动肢体无反应
1	轻度肌张力	被动活动肢体反应减弱
2	正常肌张力	被动活动肢体反应正常
3	轻度增高（轻度痉挛）	被动活动肢体有轻度阻力反应
4	中度增高（中度痉挛）	被动活动肢体有中度阻力反应
5	重度增高（重度痉挛）	被动活动肢体有持续性阻力反应

（二）痉挛快速评估方法

痉挛的快速 PROM 评定法见表 2-5-2。

表 2-5-2 痉挛的快速 PROM 评定法

分级	标准
轻度	在肌肉在最短位置上开始作 ROM，到 ROM 后 1/4 即肌肉位置接近最长附近，才出现抵抗和阻力
中度	同上，但在 ROM 的 1/2 处即出现抵抗和阻力
重度	同上，从 ROM 开始的 1/4 处就出现明显的阻力

（三）Ashworth 痉挛量表法

目前人们大多应用修订的 Ashworth 痉挛评定量表，具体见表 2-5-3。

表 2-5-3 修订的 Ashworth 痉挛评定量表

等级	肌张力	评判标准
0	无痉挛	无肌张力增加
Ⅰ	肌张力轻微增加	进行被动关节活动范围（Passive Range of Motion，PROM）检查时，在 ROM 之末，出现突然卡住，然后释放或出现最小的阻力
Ⅰ⁺	肌张力轻度增加	进行 PROM 检查时，在 ROM 的后 50%时突然卡住，当持续要把 PROM 检查进行到底时，始终有小的阻力
Ⅱ	肌张力增加较明显	在 PROM 检查的大部分范围内均觉肌张力增加，但受累部分的活动仍较容易
Ⅲ	肌张力严重增加	进行 PROM 检查有困难
Ⅳ	僵直	僵直于屈或伸的某一位置上，不能活动

（四）肌肉硬度的评价

肌肉硬度增高是肌张力亢进的表现，肌肉硬度降低是肌张力低下的表现，具体见表 2-5-4。

表 2-5-4　肌肉硬度评价标准

肌肉硬度	评价标准
+3	非常硬，呈板状
+2	明显变硬
+1	稍硬
0	正常硬度
−1	较软
−2	明显变软
−3	软塌状态，弹性几乎消失

同步训练

每两人为一组进行肌张力评估，并记录评估过程中遇到的问题。

任务六

日常生活活动能力评估

任务描述

为张大爷进行日常生活活动能力评估，从而为他提供合适的辅助器具。

相关知识

日常生活活动（Activities of Daily Living，ADL）是指人们为独立生活而每天必须反复进行的、最基本的、具有共同性的身体动作群，即进行衣、食、住、行、个人卫生等的基本动作和技巧。日常生活活动能力对每个人都是至关重要的，对于一般人来说，这种能力是极为普通的，而对于残疾者来说，往往是难以进行的高超技能。残损的程度愈大，对日常生活活动能力的影响就愈严重。康复训练的基本目的就是要改善残疾者的日常生活活动能力，为此，必须首先了解患者的功能状况，即进行日常生活活动能力的测定。日常生活活动能力的测定就是用科学的方法，尽可能准确地了解并概括残疾者日常生活的各项基本功能状况，即明确他们是怎样进行日常生活的、能做多少日常活动、难以完成的是哪些项目、功能障碍的程度如何。因此，日常生活活动能力的测定是功能评估的重要组成部分，是确立康复目标、制订康复计划、评估康复疗效的依据，是康复医疗中必不可少的重要步骤。

一、定义

日常生活活动能力的概念由斯德尼·卡特兹（Sidney Katz）于1963年提出。它是指一个人为满足正常生活需要每天进行的必要活动。日常生活活动分为基础性日常生活活动（Basic Activities of Daily Living，BADL）和工具性日常生活活动（Instrumental Activities of Daily Living，IADL）。

（一）基础性日常生活活动能力

基础性日常生活活动能力是指维持人最基本的生存、生活所必需的每日反复进行的活动，包括自理性活动和功能性活动两类。自理性活动包括进食、梳妆、洗漱、洗澡、如厕、穿衣；功能性活动包括翻身、从床上坐起、转移、行走、驱动轮椅、上下楼梯。基础性日常生活活动能力的评定对象为住院患者。

基础性日常生活活动能力测定的内容较多，根据多数学者的意见，主要测定以下几个大的方面：

1. 床上活动

床上活动包括在床上的体位变换、身体移动和坐姿平衡。

（1）体位变换。

1）躺卧←→坐起。

2）向左、右翻身。

3）仰卧←→俯卧。

（2）身体移动。

1）向上、下移动。

2）向左、右移动。

（3）坐姿平衡。

1）躯干向前、后、左、右各方向活动及转身时的平衡与保持坐稳。

2）手臂伸向任何一方时的坐姿平衡与保持坐稳。

2. 轮椅活动

轮椅活动包括乘坐轮椅及对轮椅的掌握。

（1）轮椅←→床。

（2）轮椅←→厕所。

（3）轮椅←→浴室（包括淋浴和盆浴）。

（4）对轮椅的掌握。

1）对轮椅的各部件的掌握。

2）推动或驾驶轮椅的方法。

3. 自理活动

自理活动包括盥洗、修饰、穿衣、进食。

(1) 盥洗(个人卫生)。

1) 开关水龙头。

2) 洗漱,包括洗脸、洗手、洗头和刷牙。

3) 洗澡,淋浴或盆浴。

4) 对大、小便的处理,包括对尿壶、便盆及厕所的使用。

(2) 修饰(个人仪表)。

1) 梳头。

2) 刮脸。

3) 对化妆品的使用。

4) 修剪指甲。

(3) 穿衣。

1) 穿、脱内衣、内裤。

2) 穿、脱套头衫。

3) 穿、脱对襟衫。

4) 扣扣子。

5) 系腰带、领带。

6) 穿鞋、袜,系鞋带。

(4) 进食。

进食包括对餐具的使用及进食能力。

1) 持筷夹取食物。

2) 用调羹舀取食物。

3) 用刀切开食物,用筷子或刀叉等取食物。

4) 用吸管、杯或碗饮水、喝汤。

5) 对碗、碟的把持,包括端碗、扶盘。

(二) 工具性日常生活活动能力

工具性日常生活活动能力是指维持人独立生活所进行的活动,包括使用电话、购物、做饭、洗衣、服药、理财、使用交通工具、处理突发事件,以及在社区内的休闲活动。这些活动常常需要一些工具,是在社区环境中进行的日常活动。工具性日常生活活动是在基础性日常生活活动基础上实现的人的社会属性活动,是维持残疾人自我照顾并获得社会支持的基础,多用于社区中的伤残者及老人。

工具性日常生活活动能力测定的内容一般包括以下几个大的方面:

(1) 阅读和书写。

1) 阅读书、报。

2) 书写姓名、住址。

(2) 使用电灯、电话。

1) 开、关电灯。

2) 打电话,包括拨电话和接电话。

(3) 使用钱币。

1) 对钱包(钱夹)的使用。

2）对硬币、纸币的使用。

（4）行走。

行走包括辅助器具的使用及室外内、外行走。

1）辅助器具的使用，包括使用手杖、拐杖，穿戴支架、支具或假肢。

2）室内行走，包括在水泥或泥土路面上行走和在地毯上行走。

3）室外行走，包括在水泥或泥土路面上行走，在碎石路面上行走和上、下路边台阶。

（5）上、下楼梯。

1）上楼梯（有扶手或无扶手）。

2）下楼梯（有扶手或无扶手）。

（6）乘公共汽车或小汽车。

1）上汽车。

2）下汽车。

二、日常生活活动能力的评定方法

日常生活活动能力的评定方法包括提问法、观察法和量表检查法。

（一）提问法

提问法是指通过提问的方式收集资料进行评定。提问有口头提问和问卷提问两种。为方便收集，口头提问可以在电话中进行，问卷提问可以采用邮寄的方式，不一定要面对面接触。就某一项活动进行提问时，提问内容应从宏观到微观。应该尽量让患者本人来回答问题。检查者在听取患者描述时，应注意甄别患者所述是否客观，回答是否真实、准确。患者身体过于虚弱、情绪低落或认知功能障碍时，可由患者家属或陪护者回答。提问法适用于对患者的残疾状况进行筛查，在评定总体情况时，这种方法节约时间、节约人力、节约空间，因而较为常用。但当评定日常生活活动能力是为了帮助或指导诊疗计划时，不宜使用提问法。

（二）观察法

观察法是指检查者通过直接观察患者日常生活活动实际的完成情况进行测定。测定时，由测定者向患者发出动作指令，让患者实际去做。譬如对患者说“请你坐起来”“请你洗洗脸”“让我看看你是怎样梳头的”，等等，要逐项观察患者进行各项活动的能力，并进行评估及记录。观察场所可以是实际环境，也可以是实验室。必须指出的是，不同的环境会对被检查者日常生活活动能力表现的质量产生很大影响。所以，日常生活活动能力测定室的设置，必须尽量接近实际生活的环境条件，具有卧室、盥洗室、浴室、厕所、厨房等必要的设备及相应的日常生活用品。例如：床、椅、水龙头、电灯、辅助器具等，而且要使一切设备、用具安置得像家里的实际情况那样，放在合适的位置上，以便患者操作。在康复中心或综合医院的康复部、康复病房内，应设日常生活活动能力测试室。中国康复研究中心设有一个先进的日常生活活动能力测试室，内有卧室、浴室（淋浴和盆浴）、盥洗室、厕所、厨房几个部分，包括床、椅、各式水龙头、各种门橱把手、按钮、扣手、各式电灯开关、厨房灶具、手杖、拐、轮椅及其他日常生活必需用品。室内的一些设置配备有电动开关，可根据需要调整高低及左右位置。这种测试室设备先进，使用方便，有利于日常生活活动能力的测定和功能训练，高层次的康复医疗机构可以参考，一般的康复医疗单位可以根据各自的具体情况，设立一个符合基本要求的日常生活活动能力测试室。

采用观察法使治疗师在现场仔细审视患者活动的每一个细节，看到患者的实际表现，这一点是无法从提问中获得的。观察法能克服或弥补提问法中存在的主观性强、与实际表现不符的缺陷。通过实际观察，检查者还可以从中分析影响各项作业活动完成的因素。

（三）量表检查法

量表检查法是指采用经过标准化设计、具有统一内容、统一评定标准的检查表评定日常生活活动能力。检查表中设计了日常生活活动能力的检查项目，并进行分类，每一项活动的完成情况被量化并以分数的形式表示。量表经过信度、效度和灵敏度检验，其统一和标准化的检查与评分方法使评定结果可以针对不同患者、不同疗法甚至不同医疗机构进行对比。量表检查法是临床及科研中观察治疗前后的康复进展、研究新疗法、判断疗效的常用手段。

三、日常生活活动能力评定注意事项

评定前应与病人交谈，讲明评定的目的，以取得病人的理解与合作。

评定前应了解病人的基本情况，如肌力、肌张力、关节活动范围、平衡性、协调性、感觉等，以确定其残存的功能和缺陷，以及是否需要专门的设备。

给予的指令应详细、具体，不要让病人无所适从。除非评定表中有说明，否则使用支具或采取替代的方法，均认为是独立完成活动，但应注明。

如不能顺利完成某一项活动，可给予一定的帮助，然后继续评定下一个项目。评定期间不要让病人失败，也不要提供太多的帮助。如果某项活动显然是挣扎着进行的，则可暂停，或换下一项活动。

评定可分期进行。先选日常生活活动能力评定表中较简单和安全的项目进行，然后是较困难和复杂的项目。

评定可在实际生活环境中进行，也可在日常生活活动能力专项评定中进行。不便和不易完成的动作，可通过询问病人或家属的方式取得结果。

四、日常生活活动能力评定结果记录和分析

特定功能活动受限程度通过观察和记录所需要的帮助方式和帮助量来确定。在评定独立程度时，最低分值表示最低功能活动水平，最高分值表示最高功能活动水平。在评定残疾程度时，分值越高，表示功能活动水平越低。对不能完成的活动，治疗师需要进一步检查和分析影响这些活动完成的限制因素。这些因素主要有内因和外因。内因包括关节活动度、肌力、平衡、协调能力、感知觉、认知、精神、心理和自身损害等。外因包括建筑结构、社会、竞技、文化和各种环境对残疾人活动造成的限制。

五、常用评定工具和使用方法

日常生活活动能力的分级就是对患者的独立生活能力及功能残损状况定出的度量标准，它是评

估患者日常生活基本功能的定量及定性的指标。不同的级别能够表明不同的功能水平及残损程度，而级别的变化又可以敏感地反映功能的改善或恶化。

日常生活活动能力分级的组织和设计方式有许多种，现介绍四种分级法：五级分级法、Barthel 指数分级法、五级 20 项日常生活活动能力分级法和功能独立性测量法。

（一）五级分级法

这是根据纽约大学医学中心康复医学研究所制定的分法归纳整理的，即按日常生活的独立程序分成五级。

1. 分级及其代表符号

（1）Ⅰ级：能独立活动，无须帮助或指导，用“√”表示。

（2）Ⅱ级：能活动，但需要指导，用“S”（Supervision）表示。

（3）Ⅲ级：需要具体帮助方能完成活动，用“A”（Assistance）表示。

（4）Ⅳ级：无活动能力，必须依靠他人抬动或操持代劳，用“L”（Lifting）表示。

（5）Ⅴ级：即指该项活动不适于患者，用“×”表示。

在上述各级中，如果患者是在有辅助装置（轮椅、拐杖等）的条件下进行的，则必须注明辅助装置的名称。

2. 记录方式

通过表格记录日常生活活动能力测定结果及功能进展情况。

（1）日常生活活动能力测定报告单见表 2－6－1。

表 2－6－1　日常生活活动能力测定报告单

姓名		性别		年龄		病室		病历号	
职业		住址							
入院日期		主管医师		初测日期					
发病日期		损害类型	迟缓性						
			痉挛性						
残疾情况									
发病原因									
褥疮情况									
手术情况									

（2）日常生活活动能力的测定及进展情况记录表见表 2－6－2。

表 2－6－2　日常生活活动能力测定及进展情况记录表

床上活动		G/1	G/2	日期	测定人
躺卧与坐起					
翻身	向左				
	向右				

续表

床上活动	G/1	G/2	日期	测定人
仰卧与俯卧				
料理床铺				
使用床头柜				
使用信号灯				

在表中依次列出日常生活活动能力的测定项目，逐项记录测得的等级（填写等级符号）、测定日期及测定者姓名。

初次测定的记录用蓝笔记载，在G/1栏内填写等级符号，划"√"表示患者能够独立完成该项活动；划"×"表示患者不适宜做该项活动，如果患者不能完成，则在该项活动栏内留空白，不作任何标记。

进展情况的记录用红笔记载，在G/2栏内填写等级符号。

表2-6-2是床上活动的记录部分，轮椅活动、自理活动、阅读和书写、电灯电话及钱币的使用、行走、上下楼梯及乘车等项目的记录情况依此类推。

五级分级法及其记录方式简单、明确，对患者有无独立活动能力、需要哪类帮助等情况可一目了然，因此便于临床应用。

（二）Barthel指数分级法

该法产生于20世纪50年代中期，具有评定简单、可信度和灵敏度高等特点，不仅可以评定患者治疗前后的功能状况，也可以预测治疗效果、住院时间及预后，是应用最广泛的一种量表。

1. 评定内容

Barthel指数分级是通过对进食、洗澡、修饰、穿衣、控制大便、控制小便、如厕、床椅转移、平地行走及上楼梯10项日常活动的独立程度打分的方法来区分等级的。根据是否需要帮助及帮助程度分为0分、5分、10分、15分四个等级，总分为100分。得分越高，表示独立性越强，依赖性越小。100分表示患者基本的日常生活活动功能良好，不需要他人帮助，能够控制大、小便，能自己进食、穿衣、床椅转移、洗澡、行走至少一个街区，可以上、下楼。0分表示功能很差，没有独立能力，全部日常生活皆需要帮助。

Barthel指数评定等级见表2-6-3。

表2-6-3　Barthel指数评定等级

日常活动项目	独立	部分独立，需部分帮助	需极大帮助	完全不能独立
进食	10	5	0	
洗澡	5	0		
修饰（洗脸、刷牙、刮脸、梳头）	5	0		
穿衣（包括系鞋带等）	10	5	0	
控制大便	10	5偶尔失控	0（失控）	
控制小便	10	5偶尔失控	0（失控）	

续表

日常活动项目	独立	部分独立，需部分帮助	需极大帮助	完全不能独立
如厕（包括拭净、整理衣裤、冲水）	10	5	0	
床椅转移	15	10	5	0
平地行走（45 米）	15	10	5（需轮椅）	0
上下楼梯	10	5	0	

2. 评分标准

评分标准详见表 2－6－4。根据 Barthel 指数评分，将日常生活活动能力分成良、中、差三级。

（1）＞60 分为良，有轻度功能障碍，能独立完成部分日常活动，需要部分帮助。

（2）41～60 分为中，有中度功能障碍，需要极大的帮助方能完成日常生活活动。

（3）≤40 分为差，有重度功能障碍，大部分日常生活活动不能完成或需要他人服侍。

Barthel 指数分级是进行日常生活活动能力测定的有效方法，其内容比较全面，记分简便、明确，可以敏感地反映出病情的变化或功能的进展，适于疗效观察及预后判断。

表 2－6－4　Barthel 指数评分标准

项目	分类和评分标准	
大便	0 分	失禁，或无失禁，但有昏迷
	5 分	偶尔失禁（每周≤1 次），或需要在帮助下使用灌肠剂或栓剂，或需要器具帮助
	10 分	能控制；如果需要，能使用灌肠剂或栓剂
小便	0 分	失禁，或需由他人导尿，或无失禁，但有昏迷
	5 分	偶尔失禁（每 24 小时≤1 次，每周＞1 次），或需要由器具帮助
	10 分	能控制；如果需要，能使用集尿器或其他用具并清洗。如无须帮助，可自行导尿，并清洗导尿管，视为能控制
如厕	0 分	依赖
	5 分	需部分帮助：指在穿脱衣裤，使用卫生纸擦净会阴，保持平衡或便后清洁时需要帮助
	10 分	自理：指能独立进出厕所，使用厕所或便盆，并能穿脱衣裤、使用卫生纸，擦净会阴和冲洗排泄物，或倒掉并清洗便盆
修饰（个人卫生）	0 分	依赖或需要帮助
	5 分	自理：在提供器具的情况下，可独立完成洗脸、刷牙、梳头、剃须（如需用电则应会用插头）
进食	0 分	依赖
	5 分	需部分帮助：指能吃任何正常食物，但在切割、搅拌食物或夹菜、盛饭时需要帮助，或较长时间才能完成
	10 分	自理：指能使用任何必要的装置，在适当的时间内独立地完成包括夹菜、盛饭在内的进食过程

续表

项目	分类和评分标准	
转移	0分	依赖：不能坐起，需两人以上帮助，或用提升机
	5分	需大量帮助：能坐，需两个人或一个强壮且动作娴熟的人帮助
	10分	需少量帮助：为确保安全，需一人搀扶或语言指导、监督
	15分	自理：只能独立地从床上转移到椅子上并返回；独立地从轮椅到床，再从床回到轮椅，包括从床上坐起，刹住轮椅，抬起脚踏板
平地步行	0分	依赖：不能步行
	5分	需大量帮助：如果不能行走，能使用轮椅行走45米，并能向各方向移动以及进出厕所
	10分	需少量帮助：指在一人帮助下行走45米以上，帮助可以是体力或语言指导、监督。如坐轮椅，必须是无须帮助，能使用轮椅行走45米以上，并能拐弯。任何帮助都应由未经训练者提供
	15分	自理：指能在家中或病房周围水平路面上独自行走45米以上，可以使用辅助装置，但不包括带轮的助行器
穿着	0分	依赖
	5分	需要帮助：指在适当的时间内至少做完一半的工作
	10分	自理：指在无人指导的情况下能独立穿脱适合自己身体的各类衣裤，包括穿鞋、系鞋带、扣解纽扣、开关拉链、穿脱矫形器和各类护具等
上楼梯	0分	依赖：不能上、下楼
	5分	需要帮助：在体力帮助或语言指导、监督下上、下一层楼
	10分	自理（包括使用辅助器具）：只能独立上、下一层楼，可以使用扶手或用手杖、腋杖等辅助器具
洗澡（池浴、盆浴或淋浴）	0分	依赖或需要帮助
	5分	自理：指无须指导和他人帮助能安全进出浴池，并完成洗澡全过程

（三）五级20项日常生活活动能力分级法

这是我国的《现代康复医学》（大学试用教材）中介绍的分级方法。

Ⅰ级：不能完成，完全依赖别人代劳。

Ⅱ级：自己能做一部分，但要在别人的具体帮助下才能完成。

Ⅲ级：在别人从旁指导下可以完成。

Ⅳ级：能独立完成，但较慢，或需要使用辅助器具和支具。

Ⅴ级：正常，能独立完成。

日常生活活动能力测定方法包括测试时的客观观察和记录两部分。五级20项日常生活活动能力测定的内容及记分标准见表2-6-5。

表 2-6-5　日常生活活动能力测定内容及记分标准

序号	项目	完成所需时间	完成情况				
			不能完成（0 分）	在帮助下完成（25 分）	在指导下完成（50 分）	独立完成但较慢（75 分）	独立完成，速度基本正常（100 分）
1	穿上衣，扣衣扣						
2	穿裤子，系腰带						
3	穿鞋、袜						
4	用匙						
5	端碗						
6	用筷						
7	提暖瓶、倒水						
8	收拾床铺						
9	开关电灯						
10	开关水龙头						
11	用钥匙开锁						
12	平地步行						
13	上、下楼梯						
14	坐上及离开轮椅						
15	利用轮椅活动						
16	上、下公共汽车						
17	刷牙						
18	洗脸						
19	洗澡						
20	如厕						

总评：2 000 分—正常，1 500 分—轻度障碍，1 000 分—轻残，500 分—残疾，0 分—严重残疾。

（四）功能独立性测量法

功能独立性测量法（Functional Independence Measurement，FIM）自 20 世纪 80 年代在美国使用以来，目前已在世界上广泛使用。功能独立性测量法在反映残疾水平和需要帮助的量的方式上比 Barthel 指数更为详细、精确、敏感，是分析判断康复疗效的一个有力指标。它不但评价由于运动功能损伤而导致的日常生活活动能力障碍，还评价认知功能障碍对日常生活的影响。功能独立性测量法应用广泛，可用于各种疾病或创伤者的日常生活活动能力评定。

1. 测量内容

功能独立性测量的内容包括 6 个方面，共 18 项，分别为 13 项运动性日常生活活动能力和 5 项认知性日常生活活动能力。评分采用 7 分制，每一项最高为 7 分，最低分为 1 分。总积分最高分为 126 分，最低分为 18 分。得分的高低是根据病人的独立程度、对辅助设备的需求及他人给予帮助的量为依据的。

在进行功能独立性测量之前，检查者必须将每项活动所指的内容及动作要点弄清楚，必须遵循每一项活动所界定的特有内容进行测量，才能得到客观、准确的结果。各项活动包含的动作要点和测量内容如下：

（1）进食：将食物以通常习惯的方式放在桌上或托盘中，看被检查者是否可以成功做到：使用合适餐具将食物送入口中；咀嚼；吞咽。

（2）梳洗修饰：包括刷牙（含挤牙膏）、洗脸（不含端脸盆）、洗手、梳头、刮胡子或化妆等（女性不化妆、男性不刮胡子为 4 项）。

（3）洗澡：包括洗和擦干的动作，范围从颈部以下分为 10 个区，各占 10%，依次为左上肢、右上肢、胸部、腹部、会阴部、臀部、右大腿、左大腿、左小腿和足、右小腿和足，不含背部，盆浴、淋浴都可以。

（4）穿上衣：包括穿脱腰以上的各种内外衣、穿脱假肢或矫形器。动作要点包括取衣服、穿脱衣服、系扣。

（5）穿下身衣：包括穿脱裤、裙、袜、鞋，也包括穿脱假肢和矫形器。动作要点包括套裤腿、上提裤子、系扣（带）、穿袜、穿鞋。

（6）如厕：包括清洗会阴部、如厕前脱鞋、如厕后提裤。

（7）排尿管理：包括排尿的控制水平和使用控制排尿所需要的器械和药物。

（8）排便管理：包括排便的控制水平和使用控制排便所需要的器械和药物。

（9）床椅之间的转移：包括转移过程中的所有动作，如站起、转身移动、坐下。坐在轮椅中则包括接近床、椅，合上车闸，提起足托，拆扶手，转移并返回等动作。

（10）厕所转移：包括（坐）到便器上和从便器离开两个动作。

（11）浴室转移：包括进出浴盆或淋浴室的过程。坐在轮椅中则包括接近浴盆或淋浴室、合上车闸、提起足托、拆扶手、转移并返回等动作。

（12）行进：包括在平地上行进 50 米或驱动轮椅 17 米。

（13）上下楼梯：上 12～14 级台阶或下 4～6 级台阶。

（14）理解：包括视理解（文字、手语、姿势）或听理解。理解内容分为复杂抽象信息的理解和基本的日常生活需要信息的理解。

（15）表达：包括语言的口头表达和非口头（文字、交流工具、手势）表达。表达内容分为复杂抽象的表达和基本的日常生活需要的表达。

（16）社会交往：指在社交和治疗场合与他人相处及参与集体活动的技能，通过言行表现，反映患者如何处理自身和他人之间的关系。

（17）解决问题：指就财物、社会及个人事务等方面能做出合理、安全、及时的决定，并能启动、按顺序实施解决问题的步骤及自我纠错。解决问题包括解决复杂问题和日常生活问题。

（18）记忆：在社区或医院环境下，认识常见的人、记住日常生活活动及履行他人的要求。

2. 评分标准

（1）独立：活动中不需要他人帮助。

1）完全独立（7 分）：

构成活动的所有作业均能规范、完全地完成，不需要辅助设备或用品，并在合理的时间内完成。

2）有条件的独立（6 分）：

具有下列一项或几项：活动中需要辅助设备；活动需要比正常人长的时间；有安全方面的考虑。

（2）依赖：为了进行活动，患者需要另一个人予以监护或身体的接触性帮助，或者不进行活动。

1）有条件的依赖——患者付出50%或更多的努力，其所需的辅助水平如下：

● 监护和准备（5分）：患者所需的帮助只限于备用、提示或劝告，帮助者和患者间没有身体上的接触，帮助者仅需要帮助准备必需用品或帮助带上矫形器。

● 少量身体接触的帮助（4分）：患者所需的帮助只限于轻轻接触，自己能付出75%或以上的努力。

● 中度身体接触的帮助（3分）：患者需要中度的帮助，自己能付出50%～75%的努力。

2）完全依赖：患者需要一半以上的帮助或完全依赖他人，否则活动就不能进行。

● 大量身体接触的帮助（2分）：患者付出的努力小于50%，但大于25%。

● 完全依赖（1分）：患者付出的努力小于25%。

功能独立性测量的最高分为126分（运动功能评分91分、认知功能评分35分），最低分为18分。

126分—完全独立；108分～125分—基本独立；90～107分—有条件的独立或极轻度依赖；72～89分—轻度依赖；54～71分—中度依赖；36～53分—重度依赖；19～35分—极重度依赖；18分—完全依赖。

功能独立性测量表见表2-6-6。

表2-6-6　功能独立性测量表

项目				评分	年　月　日	备注
运动功能	自理能力	1	进食			
		2	梳洗修饰			
		3	洗澡			
		4	穿裤子			
		5	穿上衣			
		6	如厕			
	括约肌控制	7	膀胱管理（排尿）			
		8	直肠管理（排便）			
	转移	9	床、椅、轮椅间			
		10	如厕			
		11	盆浴或淋浴			
	行走	12	步行/轮椅			
		13	上下楼梯			
	运动功能评分：					
认知功能	交流	14	理解			
		15	表达			
认知功能	社会认知	16	社会交往			
		17	解决问题			
		18	记忆			
	认知功能评分：					

续表

项目	评分	年　月　日	备注
FIM 总分			
评估人			

任务七

助行器具的适配评估

任务描述

要选择合适的助行器具，首先要了解助行器具的种类，并对张大爷的情况进行适配评估。那么，如何进行适配评估呢？

相关知识

助行器具种类繁多，包括拐杖、助行器、轮椅、爬楼机等。其中拐杖有单拐、四脚拐、肘拐、腋拐等，助行器有框式、两轮式或四轮式等，轮椅有手动轮椅、电动轮椅、运动轮椅等。按操作方式分为单臂操作助行器具和双臂操作助行器具。单臂操作助行器具指“辅助使用者行走的支撑器具，单臂或单手操作，单个或成对使用”，主要指传统称呼中的各类手杖、拐等。双臂操作助行器具指“辅助使用者行走的制成器具，双臂或结合上身操作”，主要指传统称呼中的各类助行架。在选择前，要全面了解老年人的身体状况，评估老人的平衡能力、下肢承重能力、步态步速、上肢控制能力、认知能力、生活自理能力及生活环境等因素，准确选择合适的辅助器具。

一、根据身体功能评估结果确定选择的方向

适配助行器具，应当评估使用者的身体功能状况，并结合使用环境等其他方面，综合考虑之后进行具体种类的选择。当正确评估了功能之后，在具体选择时可以按照以下思路考虑。

（一）根据下肢功能状况考虑的方面

1. 下肢支撑能力

下肢支撑能力主要指静态时下肢可以支撑身体体重的能力。下肢的支撑能力越差，意味着上肢要借助助行器具承担更多的支撑功能，这便影响着助行器具支撑部分的选择，是简单抓握的手杖，

还是肘部辅助支撑的肘拐，抑或是使用腋托稳定胸廓的腋拐？上肢需要承担的体重比例越高，一般就意味着需要更稳定的支撑部分来辅助稳定腕关节和肘关节，从而保证行走过程中的效率及安全性。例如：单侧下肢骨折完全无法承重，应考虑双侧腋拐或肘拐，以保证稳定的支撑一半或全部的体重；单侧膝关节临时性损伤，由于可以部分承重，可考虑在患侧对侧使用肘杖，以保证步行时患侧能依靠对侧上肢给予辅助的支撑；老年人由于肌力下降等因素，担心行走的安全性时，可考虑使用小型购物车式的助行器具。

2. 稳定性与平衡能力

稳定性与平衡能力也可理解为下肢动态的支撑能力，如可以自行保持站姿，但无法保证安全有效地完成步行动作，如下肢关节角度异常或使用下肢矫形器辅助负重但无主动关节活动能力等情况。这种情况并不一定需要上肢提供过多的支撑，主要考虑提高步行时的稳定性。有时可以仅通过单侧或双侧使用单脚手杖，就能保证相对安全有效的步行活动。例如：有些因患骨髓灰质炎等情况造成的下肢形态异常，站立时承重没有问题，但行走时的稳定性较差，步态较为特殊，当使用单脚手杖时可以辅助支撑步态中不稳定的时期，虽然使用手杖无法纠正步态，但可以保证相对有效的步行动作。注意：过于特殊的步态如果无法有效纠正，应评估是否适合长期使用助行器具辅助行走，有些情况应建议使用轮椅作为主要的移动辅具。

3. 活动能力

活动能力与行进速度有关，主要体现在助行器具的使用方式上，如使用手杖可以选择 2 点或 4 点步行法，使用框式助行器可以选择 2 轮或 4 轮的结构样式，双侧肘拐、腋拐可以使用摆至或摆过的行进方式。

（二）根据上肢功能状况考虑的方面

上肢力量及控制能力的差异，也影响助行器具支撑方式的选择。如同样的单侧下肢障碍导致完全不能承重的情况，上肢力量更好的男性更容易接受使用一副肘拐，而力量略差的女性，更容易接受一副腋拐。肘拐依靠肘托支撑前臂，从而保证腕关节的稳定，腋拐依靠支撑在胸廓的肘托，辅助稳定腕关节及肘关节，从而使上肢能进行更好的支撑。如上肢力量更弱，或双侧下肢障碍程度更严重的情况，还可以考虑主要靠肘部及前臂进行“平台支撑”。

（三）根据整体平衡能力及协调性的评估结果考虑的方面

助行器具的选择也需要考虑到整体的平衡能力，如一些上下肢功能没有明显障碍的老年人，但由于整体平衡能力、协调性较差，需要借助购物车式助行器降低安全隐患的情况。平衡能力影响选择的情况在偏瘫病人身上表现得更明显，选择单脚手杖还是多脚手杖或单边助行架，主要不是评价下肢活动度和上肢肌力，而主要是评价整体的平衡能力。在行走训练中，稳定性最差的情况需要考虑使用单边助行架，常见的情况是使用多脚手杖，恢复效果更好的则使用单脚手杖。

（四）分布示意图

为便于理解不同身体功能状况大致对应的助行器具，可参考图 2－7－1。该图从下至上代表着下肢障碍程度由轻到重，从左到右代表着上肢肌力、活动度等上肢功能由强至弱。因此处于左下角的位置意味着整体功能障碍程度较轻，处于右上角意味着整体功能障碍程度较重。

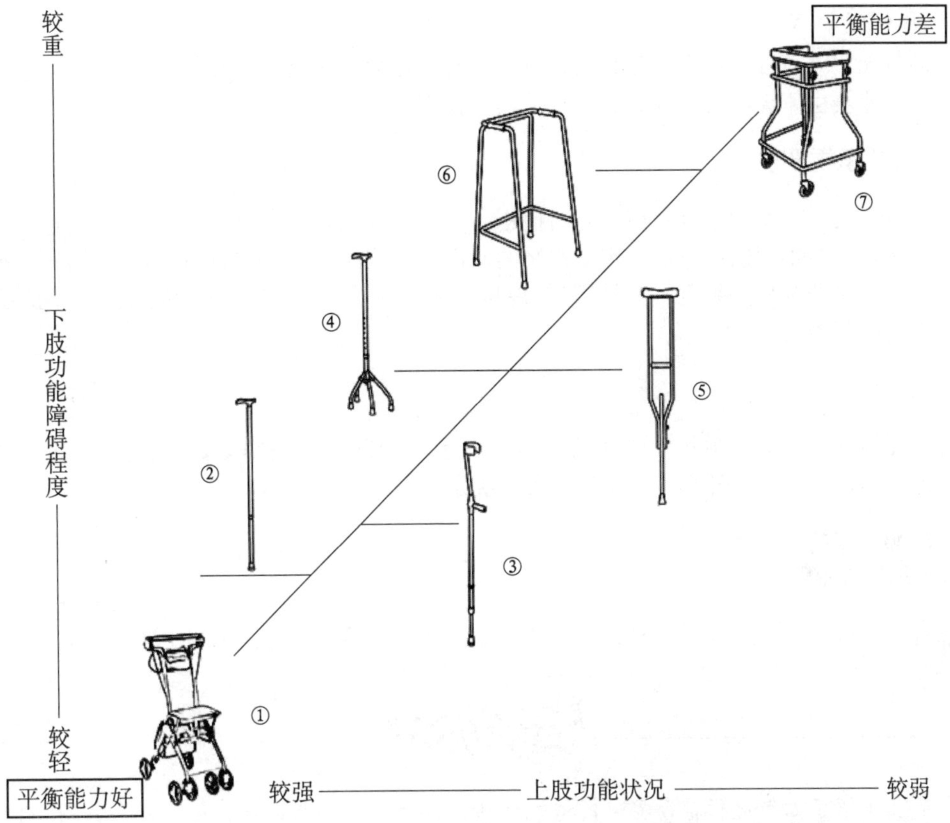

图 2-7-1 功能障碍情况对应的助行器具

注：①购物车式助行器：适用于可以独立行走，但行走时缺乏安全感、长距离行走容易疲劳的老年人。②单脚手杖：适用于本身基本可以完成行走动作，但需要增加稳定性、安全性的使用者。③肘拐：适用于需要支撑更多体重的使用者。④4 脚手杖：适用于只能以较小步幅行走，整体平衡能力较差，对稳定性的要求高于单脚手杖的使用者。⑤腋拐：适用于使用一副肘拐仍然无法安全稳定行走的人群（腋拐不建议单支使用）。⑥框式助行器：适用于双下肢均存在功能障碍，上肢也存在一定功能障碍（或肌力弱）的人群。⑦平台助行器：适用于上下肢均存在功能障碍，且无法安全有效使用框式助行器的人群。

（五）确认使用目的

助行器具的使用目的也是适配时需要考虑的重要因素。在适配助行器具时，要根据使用目标，合理选择助行器具的结构样式以及折叠、刹车等方式，评估助行器具能否辅助站立（是否需要阶梯扶手）、肘杖肘托是否需要活动或是否可以系绳子、拐杖头防水防滑性是否满足要求等。对各类助行器具了解越充分，根据使用目标进行选择的范围就越大。

（六）确认使用环境

1. 支撑点的影响

支撑点越多越不适用于户外不平整的路面，这是由于在不平整的路面，各个支撑点不能同时着地，会产生晃动。所以在不平整的路面，多脚手杖在稳定性方面甚至不如单脚手杖，或三轮的助行器要比 4 点支撑的助行器稳定（4 个支点在不平整的路面可能会有一个支点无法着地）。

2. 支撑面的影响

支撑面越大，需要的支撑面积就越大。例如，对于需要上下楼梯的使用者而言，支撑面过大的四脚手杖，可能会由于无法支撑在阶梯上，从而存在安全隐患。

（七）确认承重要求

适配助行器具要注意承重标示值是否与使用者的体重及使用方式相匹配。关于承重，人们普遍存在一个误区，认为钢制的助行器一定比铝制的坚固，事实上，影响坚固程度的因素除了钢或铝的区别外，还有材质的标号（硬度、韧性等）、厚度、制作工艺等很多方面，因此宜选择正规厂家注明承重范围的助行器具。

（八）试用

助行器具的试用是适配中不可忽视的环节。由于助行器具种类很多，应根据使用者的具体状况，通过评估选择几款助行器具，试用后再做出决定。

同步训练

选择身边一位老人，对其进行日常生活活动能力评估，并记录评估过程中遇到的问题。

项目小结

本项目介绍了如何进行辅助器具的适配评估，包括人体形态评估、关节活动范围评估、肌力评估、肌张力评估和日常生活活动能力评估。通过评估，可以明确老年人的功能障碍程度及需求情况，从而可以有针对性地为其提供个性化的辅助器具。评估的目的是辅助器具的适配，辅助器具适配的前提是评估，通过本项目的学习，学生能够掌握如何为老年人提供最合适的辅助器具，从而避免因辅助器具使用不当造成二次伤害。

教学做一体化训练

一、填空题

1. 辅助器具服务的三大目标可以概括为________________、________________、________________。
2. 根据 Lovett 分级法，3 级肌力是指________________。
3. 影响肌张力的因素包括________________、________________、________________、________________等。

二、不定项选择题

1. 辅助器具需求的高级阶段为（　　）。
   A. 生理需求　　B. 心理需求
   C. 参与社会需求　　D. 人文关怀需求
   E. 自我实现需求
2. 下列（　　）属于对辅助器具适配评估专业人员的基本要求。
   A. 进行专业培训，持证上岗　　B. 有团队合作精神

C. 工作负责　　D. 保持诚信

E. 严守职业道德、遵守法律法规

3. 下列（　　）属于徒手肌力检查的适应证。

A. 中枢神经损伤　　B. 原发性肌病

C. 骨关节疾病　　D. 局部炎症

E. 周围神经损伤

三、简答题

1. 简述辅助器具适配评估的内容。
2. 简述辅助器具适配评估的流程。
3. 简述关节活动度测量的注意事项。
4. 简述日常生活活动能力评估的注意事项。

四、论述题

目前大部分辅助器具销售企业并没有适配评估的服务，它们一般根据老年人的要求售卖产品，或为了获利而把价格昂贵的设备推荐给老人或其家属，对此你有何看法？

项目三

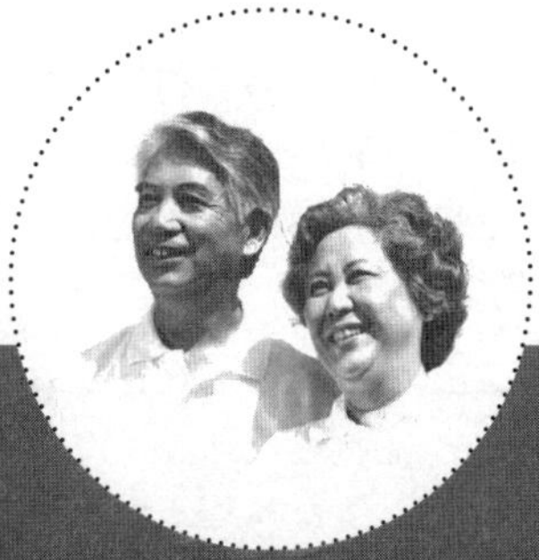

最常见的老年人辅助器具——助行器具应用

学习目标

知识目标

1. 了解助行器具的分类
2. 掌握拐杖、助行器及轮椅的适用人群
3. 熟悉爬楼机、老年代步车的应用注意事项

能力目标

1. 能够为老年人选择合适的助行器具
2. 能够为老年人及其照护者介绍各种助行器具的功能特点及使用方法
3. 能够识别老年人在使用助行器具过程中的问题并协助解决

素养目标

1. 认同助行器具对老年人的意义
2. 从老年人的切身需求出发，为其选择合适的助行器具
3. 发现各种助行器具可能存在的不足，提供辅助器具开发建议

老年人由于疾病、身体衰弱等原因，经常出现行走能力的下降，表现为平衡机能减弱、姿势控制能力低下、站立行走不稳、行走速度缓慢、上下台阶困难、体位姿势失平衡等一系列障碍。助行器具的主要作用为辅助人体支撑承重，保持身体平衡稳定，辅佐、保护人体站立、行走、上下台阶等移动的安全。

情境导入

张大爷71岁，患关节炎30余年，下肢活动不便，在上台阶时不慎跌倒导致股骨颈骨折，送往医院进行手术治疗。术后医生让张大爷进行站立行走、上下台阶等康复训练。根据以上情况，你觉得应如何为张大爷配置合适的助行器具呢？

任务一

单臂操作助行器具——拐杖的应用

任务描述

张大爷骨折术后下床，行走步态稳定后，可使用拐杖辅助缓慢行走。请为其选择合适的拐杖。

相关知识

单臂操作助行器具简介

其他单臂操作助行辅具

拐杖是助行器具中最简单便携的辅助器具，包括手拐、肘拐和腋拐等。

一、手拐

(一)手拐的基本结构

手拐也称手杖，一般由手柄和支脚组成。手拐可由多种材质制作，包括木质、藤制、竹制、金属、铝合金、不锈钢、碳纤维、高分子材料等。

1. 手柄

手拐的手柄有直的、弯曲的等多种形态。手柄可由软木、乳胶等不同材质制作。手柄可以按照手掌握力形态分型，可按抓握舒适度分为左手或右手（见图3-1-1）。

2. 支脚

手拐的支脚分成两部分，上部是直杆，下部是支脚。直杆上都有弹珠和调节孔，用于调节手拐高度，一般有7～9孔（见图3-1-2）。支脚即手拐支撑的底部。在使用拐杖时，调节键的弹珠要准确进入孔内，听到“咔嗒”声说明已固定好。

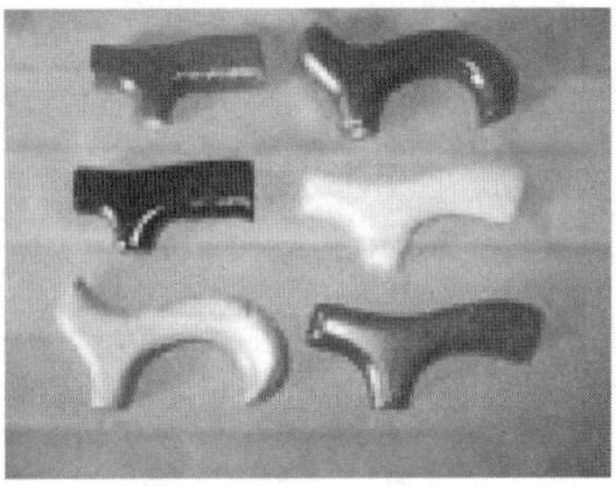

图3-1-1

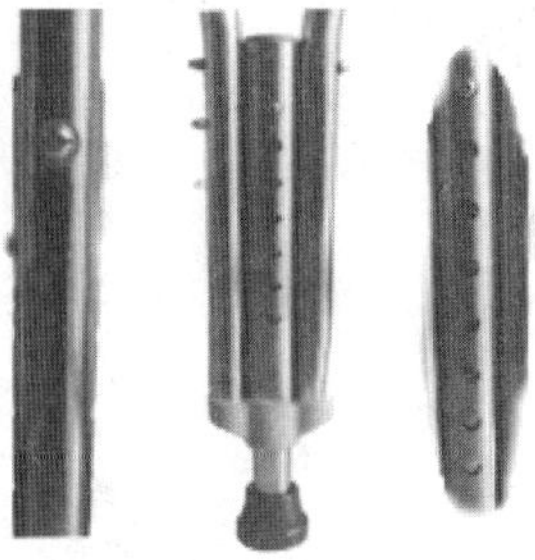

图3-1-2

3. 拐头

手拐在拐杖支脚与地面接触的部位都配有橡胶垫，称为拐头，图3-1-3所示为牛筋拐头、图3-1-4所示为拐头内径、图3-1-5所示为拐头底座。拐头有防滑、减震、耐磨等作用，以确保支撑稳定。拐头的材质多为橡胶或牛筋，大小与支脚直径有关，耐磨程度与材质厚度等有关。

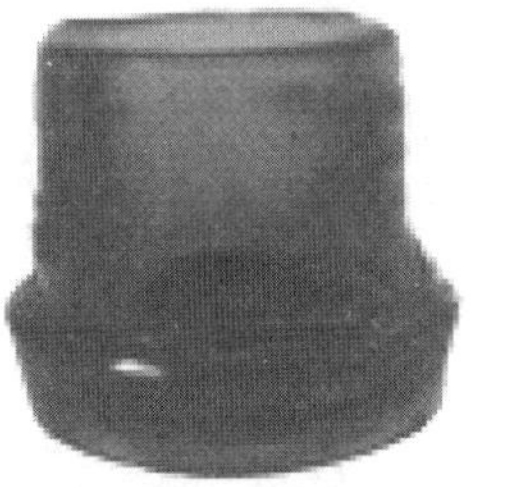

图3-1-3

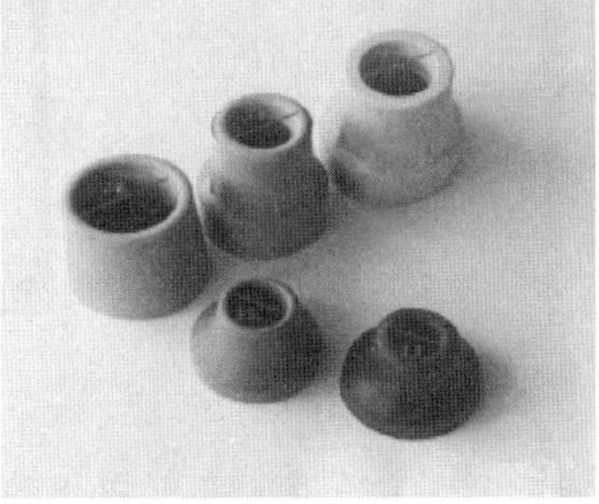

图3-1-4

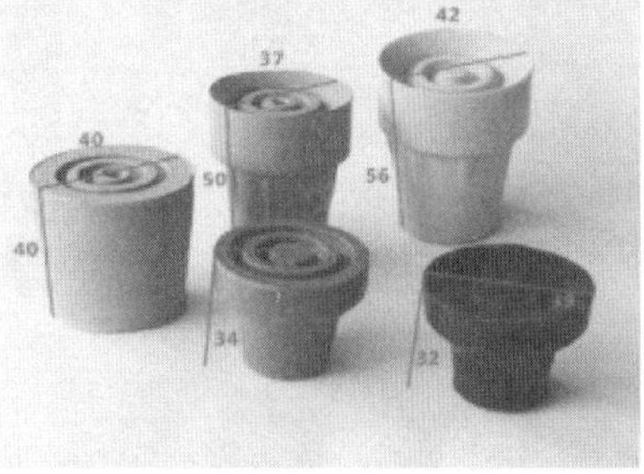

图3-1-5

（二）手拐的功能

（1）辅助支撑作用：手拐通过手的触及感和支撑感来掌握行走的平衡稳定，起到防止跌倒的作用，避免碰撞到障碍物等。

（2）分担下肢承重负荷：手拐可减轻患侧下肢承受重量的20%～25%。

（3）高低手柄有辅助作用：下蹲、蹲起、坐起辅佐搀扶支撑。

（4）不同手拐的作用不同：单手拐支撑点小、四脚拐支撑点大；支撑点小的稳定性小，但速度快，支撑点大的稳定性好，但步速相对缓慢。

（三）手拐的适用范围

（1）适合老年人，残疾人，骨外伤及身体虚弱者，肢体功能轻度障碍、下肢支撑力量不足、姿势平衡稳定不充分者。

（2）适合下肢肌肉减弱或关节活动障碍等下肢力量承重不足，行走、转身、上下台阶动作稳定性不足，患有下肢周围血管疾病的老年人。

（3）适合视力减退、本体感觉减退、心理失安全感的老年人。

（四）手拐的使用要求

（1）单手功能或握力良好：上肢支撑平衡能力良好者。

（2）手拐的高度：

方法一：自然站立，手紧贴股骨大转子外侧，两肩水平直立，手杖着地，手掌对应第五趾骨外侧15cm处。双手握拳，肘关节30°～40°自然弯曲，手臂自由向前活动不影响身体重心，具体见图3-1-6。

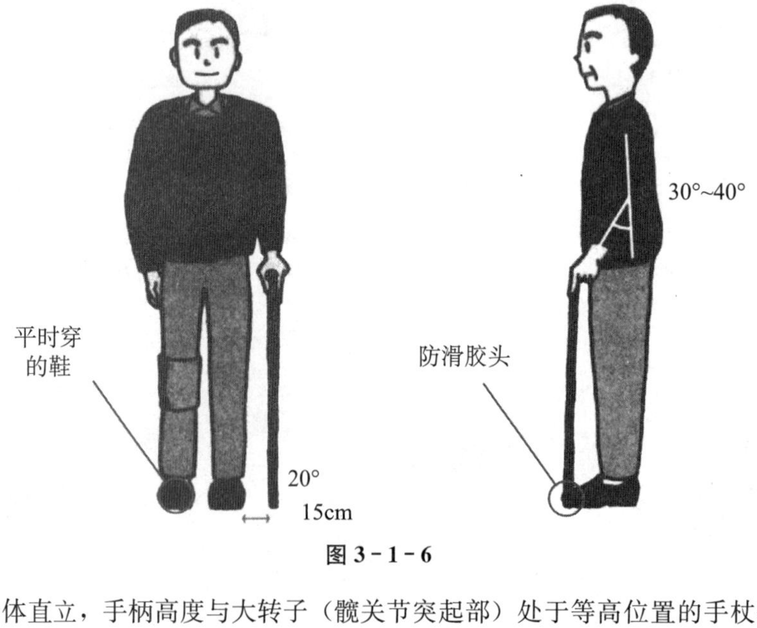

图3-1-6

方法二：身体直立，手柄高度与大转子（髋关节突起部）处于等高位置的手杖垂直高度，具体见图3-1-7。

方法三：保持站立，双手自然下垂。腕关节处的骨凸点（尺骨茎突）作为拐杖把手高度的参考点，具体见图 3－1－8。

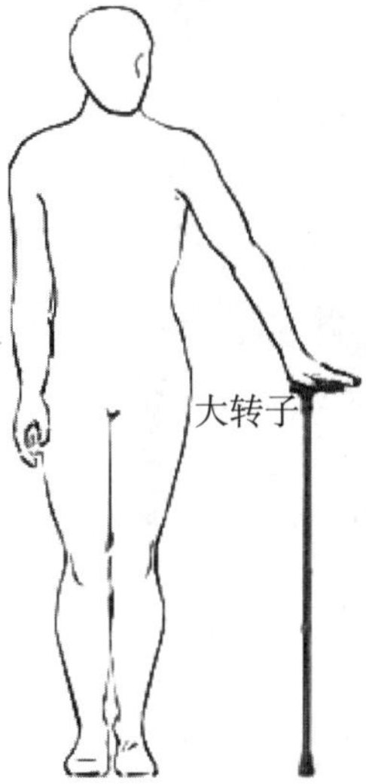

图 3－1－7

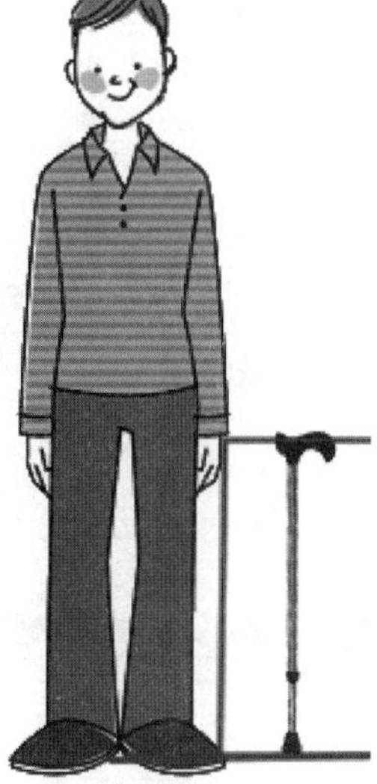

图 3－1－8

(3) 手拐的长短：手拐不宜太长，肘关节屈曲过度会增加上肢负担，易造成肩关节上提及脊柱向对侧弯曲，引起肩关节病变。手拐也不宜过短，肘关节伸展过度会增加上肢负担，令身体前倾，使人容易疲劳。

(4) 手拐的选择：如果手拐过重，使用起来就费力，过轻则辅佐不稳。行走速度有变化时，需要及时更换拐杖。此外，还需要注意手拐的质量。

单臂操作助行器具的调节
及使用方式（上）

单臂操作助行器具的调节
及使用方式（下）

（五）手拐的分类、结构与功能

手拐一般分为单拐、三角拐、四脚拐、助站拐、带座拐、轮式手拐、带灯拐、多功能手拐等。

1. 单拐的结构与功能

(1) 结构特点：单拐由一个直杆支脚和手柄及拐头组成。有固定式、高度可调式、折叠式三种类型。手柄有各种形态，具体如图 3－1－9 所示。

(2) 功能特点：单拐由于是一个支脚与地面接触，仅有一个接触点，辅助支撑的力度与平衡作用相对小。

(3) 适用范围：适合下肢功能轻度障碍导致的行进稳定性较差的人群，也适用于轻度偏瘫患者。使用单脚手杖要求腕关节稳定，手部抓握能力良好。如身体平衡和协调能力较差，支撑时，手杖手柄在水平面范围内会发生晃动，不利于保持身体的平衡，出现这种情况，应考虑选择使用多脚手

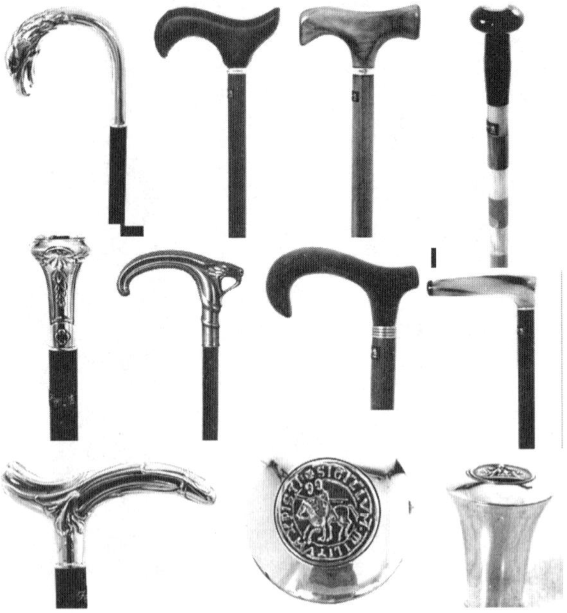

图 3-1-9

杖，以减轻手柄处的晃动，进一步辅助身体的平衡。固定式单脚手杖是指根据使用者需要截取适宜高度且高度不可调节的手杖。其特点是结构坚固、使用轻便，适合对手杖依赖程度较高的障碍者。高度可调式单脚手杖是较为常见的样式，通过卡扣或旋紧方式调节并固定高度，使用时要确认安装牢固。折叠式单脚手杖有 3、4、5 折等折叠方式，携带方便，适合对手杖依赖程度较低的障碍者。但这种手杖对制造工艺要求较高，低廉产品折叠接口处普遍吻合度不高，使用时会出现异响，杖内的牵拉部件也易老化。

注意：直杆登山杖与单脚手杖在使用时支撑的方式不同，因此直杆登山杖不适合下肢功能障碍者在平地使用。

2. 三脚拐的结构与功能

（1）结构特点：三脚拐由一个手柄、一根直杆、三个支脚和三个拐头组成（见图 3-1-10）。

（2）功能特点：三角拐的支脚与地面有三个接触点，底面积较大，支撑稳定性相对增加，在不平坦路面呈三角支撑状态，比四脚拐的支撑更稳定。

（3）适用范围：适合偏瘫患者康复初期或行走缓慢者，适应室外环境与路况不平坦状况。

3. 四脚拐的结构与功能

（1）结构特点：四脚拐由一个手柄、一根直杆、四个支脚和四个拐头组成（见图 3-1-11）。

（2）功能特点：四脚拐与地面有四个接触点，底面积增大，支撑稳定性增强，承重增加，但拐的重量也相应增加。由于底面形成多个平面，在路面不平坦时，四个支点不能平放，反而会出现摇摆不稳。

（3）适用范围：适于偏瘫康复初期，或步态不稳、行走缓慢者。四脚拐更适合在平坦的路面环境下使用。另外，四脚拐较重一些，使用者须单手及上肢握力持重能力良好。

（4）注意事项：如使用者能以较快速度行进，且手杖落地时总是只有一个或两个支脚着地，说明使用者身体平衡能力较好，可考虑选择单脚手杖；使用多脚手杖，需要将支腿中较短的一侧靠向使用者，若方向选错，外侧将无法提供有效支撑，且内侧长支脚也会对行进带来阻碍。

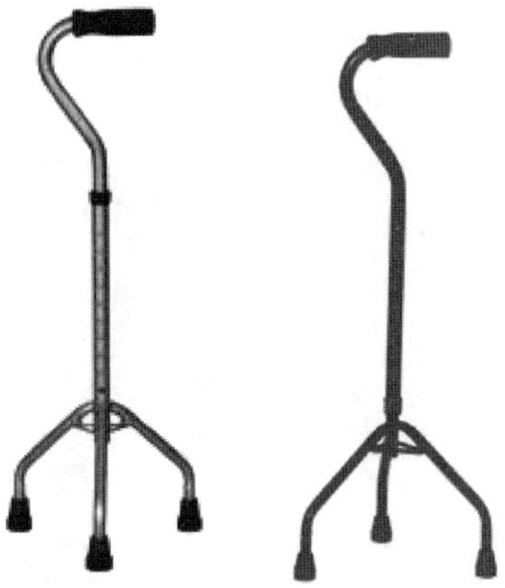

图 3 - 1 - 10

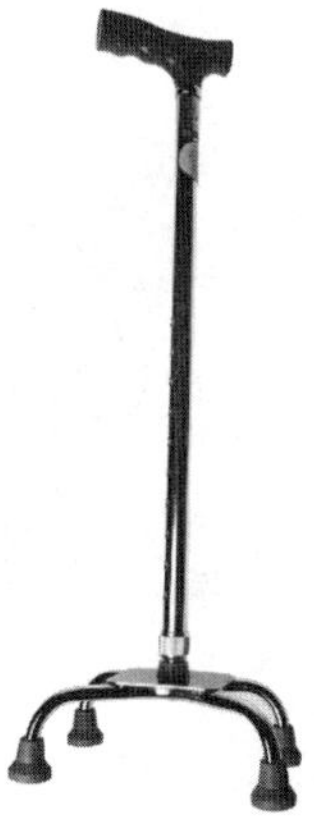

图 3 - 1 - 11

4. 助站拐的结构与功能

（1）结构特点：助站拐由高低两层手柄、一根直杆、四个支脚和四个拐头组成（见图 3 - 1 - 12）。

（2）功能特点：低层手柄辅助坐起、蹲起支撑功能，高层手柄辅助站立行走支撑功能。

（3）适用范围：适合下肢轻度功能障碍，膝关节或髋关节活动受限，下蹲、蹲起、坐起困难者使用。

（4）使用要求：助站拐的重量相对增加，要求使用者单手及上肢握力持重能力良好。

5. 带座拐的结构与功能

（1）结构特点：带座拐是在单拐基础上增加一个圆盘折叠座，座椅下有三个支脚形成三角支撑，增加座位的稳定性（见图 3 - 1 - 13）。

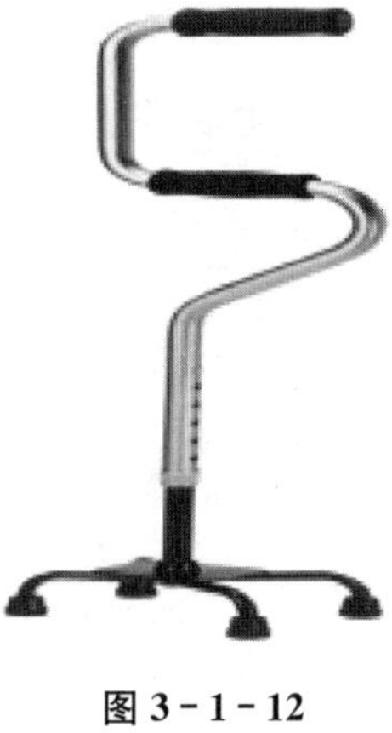

图 3 - 1 - 12

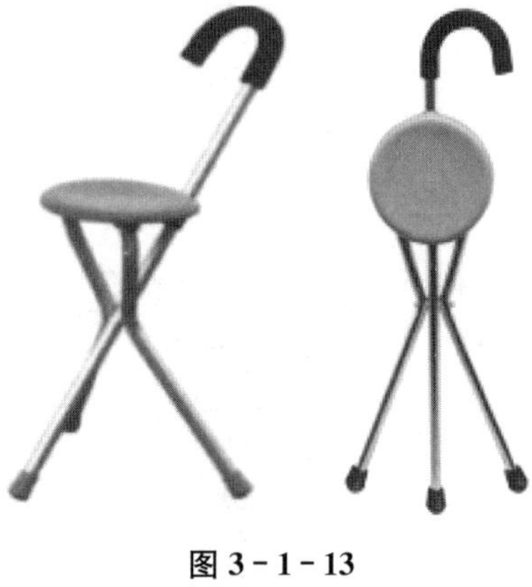

图 3 - 1 - 13

（2）功能特点：辅助支撑行走，方便使用者行走中歇息。椅座底盘小，稳定性不足，不适合长时间坐。坐时，手柄要位于身体前方，呈跨坐姿势，手柄有助于支撑，确保安全（见图 3 - 1 - 14）。

（3）适用范围：供下肢功能轻度障碍或身体虚弱的老人使用。

6. 轮式手拐的结构与功能

（1）结构特点：轮式手拐上端有线闸和手把，手把连接线闸控制轮子的静与动。两杆底端有四个小轮，助力滑动行走（见图 3－1－15）。

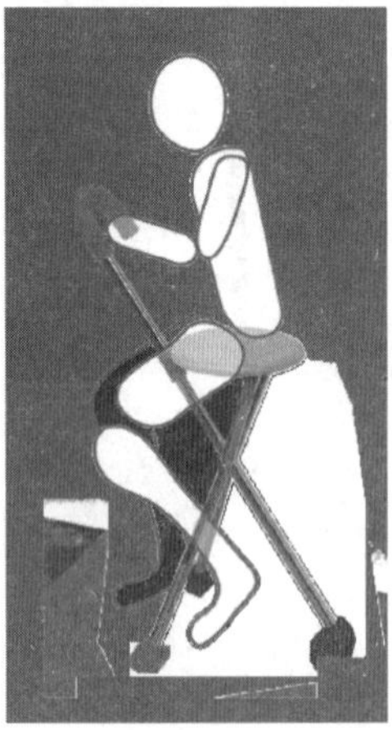

图 3－1－14

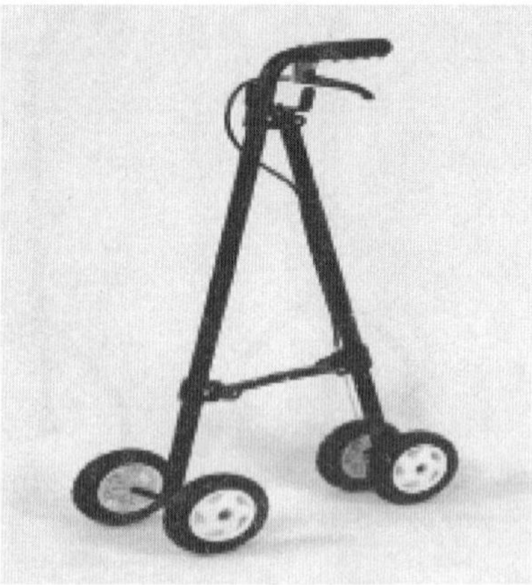

图 3－1－15

（2）功能特点：轮式手拐可以折叠，四轮助力可轻松滑动，手闸可随时制动。手把可放置手提物，为使用者行走支撑和携带物件提供方便。

（3）适用范围：供身体虚弱或下肢功能轻度障碍的使用者使用。

（4）使用要求：使用前需要熟悉应用方法，防止四轮滑动失去控制，出现意外。

7. 带灯拐的结构与功能

（1）结构特点：在单拐基础上，手柄上设有聚光灯小装置，方便夜间照明（见图 3－1－16）。

（2）功能特点：辅助支撑，在暗处或夜间有照明作用。

（3）适用范围：适用于身体虚弱或下肢功能轻度障碍、视力减退的使用者。

8. 多功能手拐的结构与功能

（1）结构特点：多功能手拐在手柄上可以设有照明灯、信息卡、挂钩等（见图 3－1－17）。

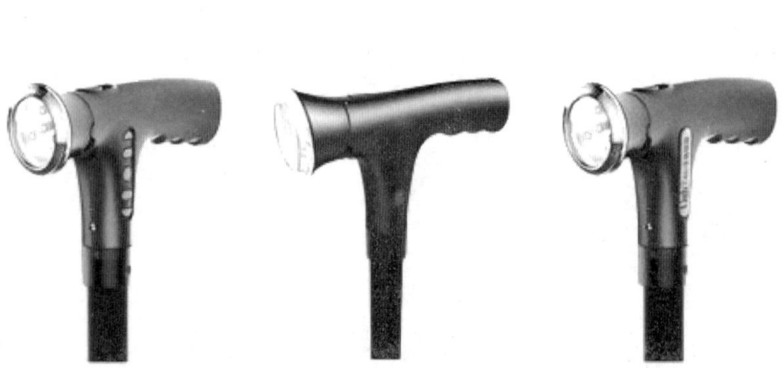

图 3－1－16

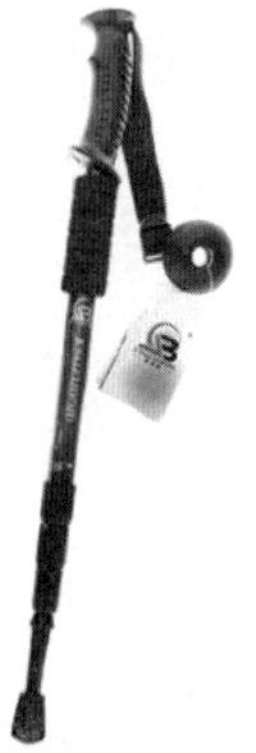

图 3－1－17

（2）功能特点：信息卡记录使用者的基本信息，以备意外时方便联系家人，手灯有照明作用，挂钩可携带物品。

（3）适用范围：适用于肢体功能轻度障碍、有记忆力减退或轻度老年痴呆者使用。

（六）手拐应用的注意事项

（1）使用者要有一定的平衡支撑力，健侧手持重握力良好。

（2）使用前注意：首先听到调节键的“咔嗒”声，确认调节键安全稳固，防止弹珠没有完全进入调节孔而出现支撑滑脱，造成意外。

（3）定期检查手拐结构是否有松动、拐头底端橡胶垫是否破损；拐头是拐杖中最容易破损的部位，拐头磨损露出杖杆金属容易导致滑倒。

（4）折叠拐中橡皮筋老化、弹力不足时不安全，需要及时更换。手拐不能作为登山、盲杖或防身等工具。

（5）手拐要保存在干燥处防潮，拐杖不宜接触高湿或低温。

（七）手拐的操作与训练

（1）手拐：不需要训练，但使用者需要适应后再开始行走。

（2）三角拐、四脚拐、肘拐：在使用前，使用者需要短时间练习，在不同的路况下适应步态、步速的变化。

（3）腋拐：使用前需要进行操作训练，适应两点式或四点式的迈步行走等，防止因使用不当而出现意外。

二、肘拐

（一）肘拐的分类及结构

肘拐是由肘托（前臂支撑架和半圆或圆形肘套）、一个手柄、一个支脚组成（见图 3－1－18）。材质一般为铝合金和高分子塑料材料。广义的肘拐包括肘拐、前臂拐及其他。与手杖相比，肘拐增加了肘托这一部件。肘托的主要作用是辅助支撑前臂，并稳定腕关节的角度。因此肘拐更适合需要支撑更多体重的人，如单侧下肢几乎无法负重，或双侧下肢都存在功能障碍的情况。

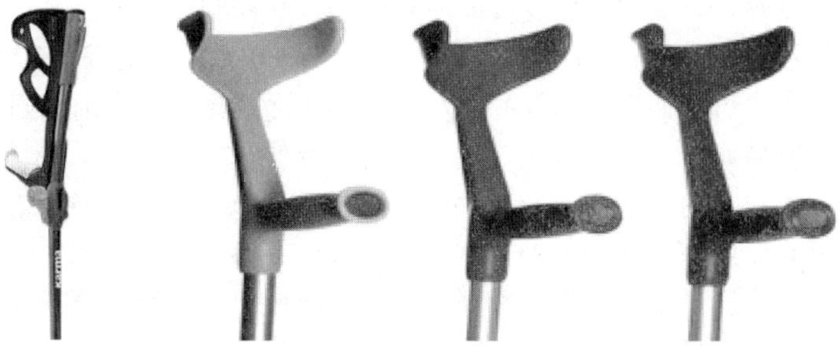

图 3－1－18

肘拐的肘托部分有固定式及活动式两种。活动式的作用是当松开手柄时，肘托会继续卡在手臂上，方便开门、取物等活动。活动式肘托与使用者前臂的接触面积比固定式肘托小，支撑效果和舒适性有所降低。部分固定式肘托的肘杖会在肘托上开设圆孔，可以通过拴系绳带达到防脱落的目的。

前臂拐是由前臂支撑架、前臂固定带、手柄、直杆及支脚组成，手柄有直柄或向上把柄两种（见图 3－1－19）。使用时，使用者将前臂放置在臂托上，利用前臂辅助支撑。

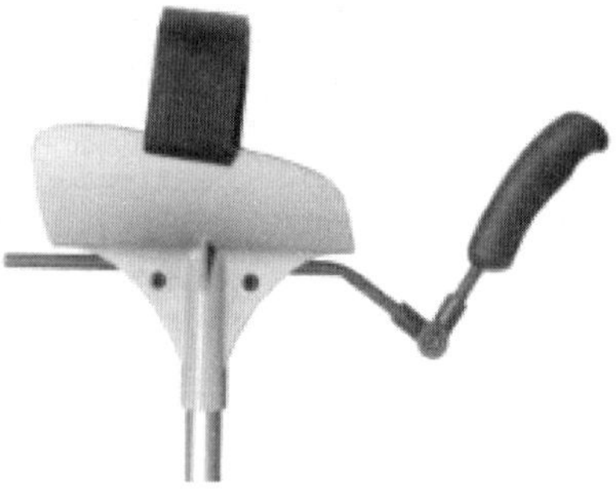

图 3－1－19

（二）肘拐的功能

（1）辅助支撑：利用上肢前臂力量增加身体支撑，辅助站立行走。

（2）辅助承重：利用前臂和手的力量减轻腕部压力，前臂套包裹肘部，使肘和手一起上下摆动，减轻下肢负荷，辅助下肢承重，可以减少患侧下肢承受重量的 40％～50％。

（3）增加稳定性：单侧或双侧手可同时使用，提高支撑稳定性。

（4）调节高低：按照人体高度调节肘拐的高低，保持身体站立平衡，保持自然步态。

（三）肘拐的适用范围

（1）单下肢力量不足（肌力下降、肌肉萎缩、肌腱骨骼关节损伤等），双下肢轻度障碍，双下肢无力或支撑困难者。

（2）下肢功能中度障碍，同时手功能障碍或形态异常、腋下皮肤血管破损及肩关节病变等，致使用手拐或腋拐困难者。

（四）肘拐的使用要求

（1）手握力、臂力良好，有一定上肢支撑能力和姿势平衡控制能力。

（2）肘拐高度一般在 85～130cm，肘拐重量一般为 0.5～0.69kg，承重 100～130kg。肘部与地面距离为 98～108cm，扶手与地面距离为 77～97cm。肘拐长短要适宜，肘拐过长，会导致肩向上提，两肩水平不对称，容易疲劳。肘拐过短，会导致身体前倾，重心变低，影响行走步态。调节高度时，拐杖头落点及手柄位置的确定方式与手杖相同；肘托上缘部分距鹰嘴处约 6～8cm，这样既不影响肘关节活动，也可有效发挥肘托的辅助支撑功能。肘杖的参考尺寸如图 3－1－20 所示。

（3）前臂拐高度：立位测量时，患者自然直立，双上肢放松，前臂尺骨鹰嘴与地面的距离即为前臂拐的高度。卧位测量时，尺骨鹰嘴与足底距离加 2.5cm 即为前臂拐的高度。

（4）肘拐有高低挡调节键 9～10 挡，有 20cm 调节范围。要求臂托前面与手柄间有充分的距离，避免手腕压伤（尺骨茎突），臂托不能太过靠后，以免尺神经压伤。

（5）自然体位：手从前臂套上方穿过，握住手柄和前臂呈水平支撑，上臂自然放松。

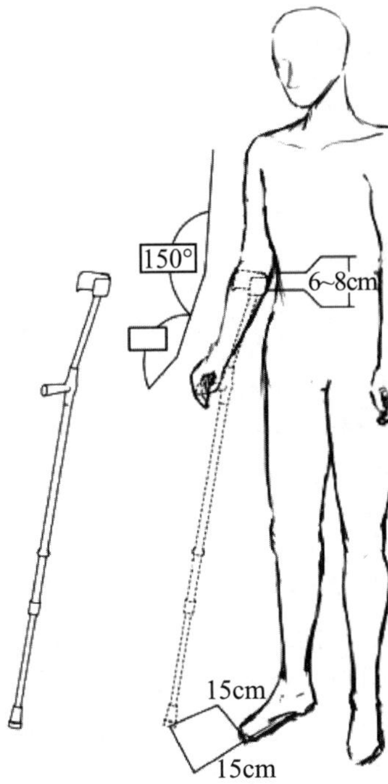

图 3-1-20 肘杖的参考尺寸

（6）使用前臂拐时不能离身体太远，以免影响支撑稳定。前臂支撑架和前臂固定带的大小要合适。

（五）肘拐应用注意事项

（1）使用肘拐的着力点主要集中在手柄处，手部会产生很大的压力。因此，手柄的材质、形状选择非常重要。若材质过硬或形状不合适，使用时会很不舒适，这也是导致使用者弃用肘杖的常见原因。

（2）使用前检查螺丝是否松动、防滑脚垫有无破损。按压弹珠进入管内听到“咔嗒”声，确保调节键位置牢固，防止出现支撑滑脱的意外。

（3）遇到紧急状态时，前臂不易迅速摆脱，因此须注意训练伸手动作。

（4）经常检查调节孔装置是否牢固，必要时可以更换。

（5）存放时注意防止横压、横折，注意防潮。

三、腋拐

（一）腋拐的基本结构

腋拐分上下两端，上端由两根直杆支撑，其上方有腋托，下方有手托。下端有一个支脚和拐头（见图 3-1-21）。腋拐的材质通常有木质、铝合金、不锈钢等。目前多为优质铝合金、不锈钢管及高强度 ABS 材料组成。腋拐一般可分大、中、小三种型号，大号：128～148cm，中号：113～133cm，小号：98～118cm（见图 3-1-22）。

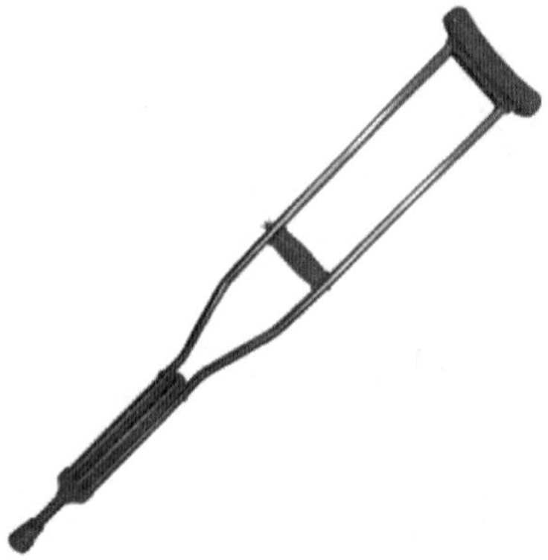

图 3-1-21

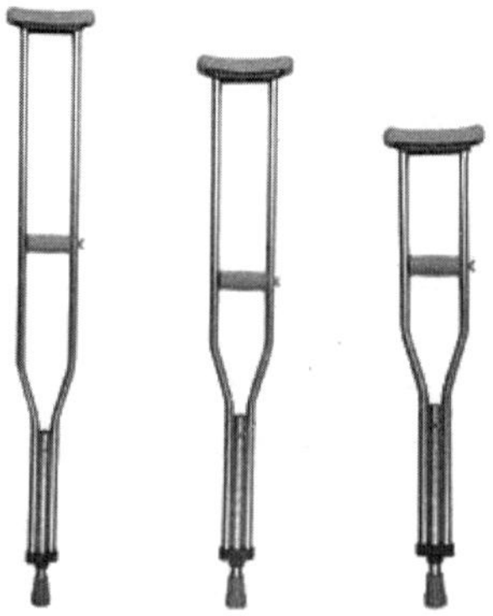

图 3-1-22

（二）腋拐的功能

（1）辅助支撑：双下肢不能负重者，借助双腋拐的支撑，保持身体站立行走平衡。

（2）减轻承重：双拐同时使用，可以减轻下肢承重的 70%～80%。

（3）增加稳定性：腋拐支撑力度大、行走稳定，但沉重笨拙。

（4）腋拐着力点：在腕关节，腋托主要用来把握方向。

（5）腋拐的反作用力：膝以上截肢者可借助手增加身体持重，降低残肢与义肢间的反作用力。

（三）腋拐的适用范围

腋拐通过附着于胸廓的腋托，可以让使用者更容易保持住肘关节的角度。因此腋拐适合需要依靠上肢支撑更多体重的情况。

（1）单下肢功能中重度障碍、双下肢功能轻中度障碍者及下肢短缩或缺如者等。

（2）下肢关节障碍者，如髋、膝、踝关节活动受限、挛缩短缺等。

（3）足底支撑不完全者，如单下肢或双下肢活动受限，至足底支撑不完全。

（4）使用手拐或肘拐困难者。

（四）腋拐的使用要求

（1）上肢躯干控制力好，臂力、腕力好，能保持充足握力。

（2）腋拐高度：腋拐高度为自然站立，腋托平面至地面与扶手至地面的距离。保持身体直立平衡，着力点在手把，腋托把握方向。腋托与腋窝保持 3～5cm 距离，以防止腋下神经受挤压。腋窝长期受压，易造成腋下皮肤、血管、神经损伤。

（3）使用腋拐时，手自然向内弯曲 25°～30°，双手邻近大转子，下端支脚在足外侧 15cm 处；上臂夹紧，腋拐贴于腋下两侧胸壁，控制身体重心，腋下拐向身体两侧稍稍分开，紧实接触支撑地面，防止身体左右晃动，双手把握好扶手，依靠手臂力量支撑体重，完成行走。

（4）最好使用双拐，长期使用单拐易造成肌力不均、脊柱侧弯、背痛等综合征。如果某人可以单侧使用腋拐，那么其整体状况很可能使用双侧肘拐或单侧肘拐即可。使用腋拐的便利性低于肘拐，应当鼓励部分使用腋拐的人尝试肘拐。对于必须依靠腋下支撑才能辅助行走的情况，应考虑采用其他方式作为主要的移动辅具，如使用助行器或轮椅，以减少对腋下神经的损伤。

（5）调节弹珠时先按压弹珠使其进入管子内，推拉手把至合适高度，直到听到“咔哒”声，表明弹珠完全弹出，支撑稳定。

（6）调节螺栓时将两侧固定支架的螺栓卸出，调节至合适高度，两孔对齐固定。

（7）要经常检查拐头有无破损，如有破损，要及时更换破损拐头，防止滑倒。

（五）腋拐分类及结构与功能

腋拐一般有不锈钢腋拐、铝合金腋拐、N 形腋下拐及其他。

1. 不锈钢腋拐

（1）结构特点：不锈钢材质的腋拐承重力强，腋托见图 3-1-23，直杆和支脚见图 3-1-24。腋托和把手是海绵发泡材质，舒适柔软，见图 3-1-25。拐头是牛筋材质，防滑耐磨，见图 3-1-26。支脚呈螺旋状，防震减震，见图 3-1-27。

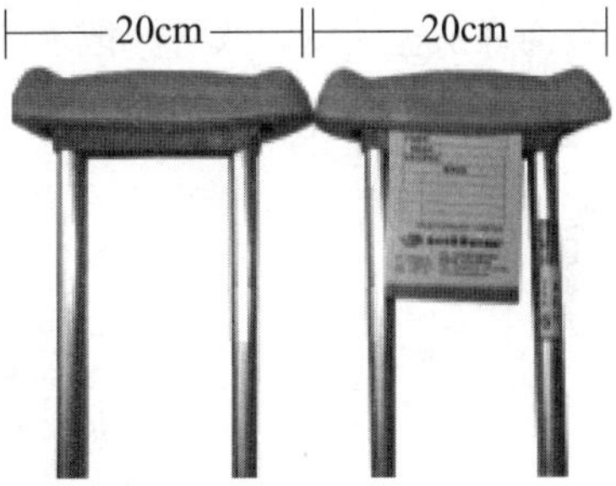

图 3-1-23

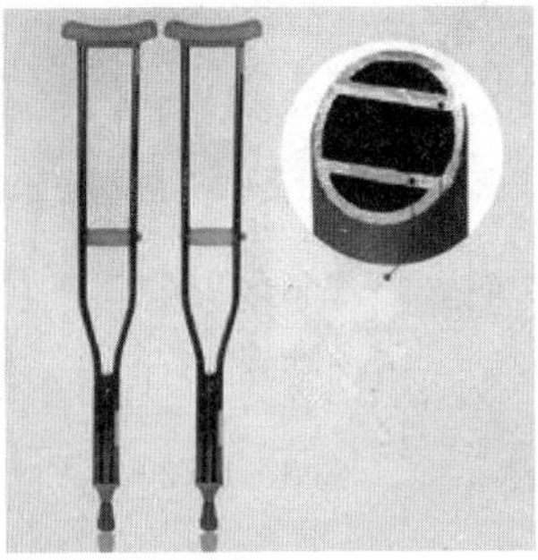

图 3-1-24

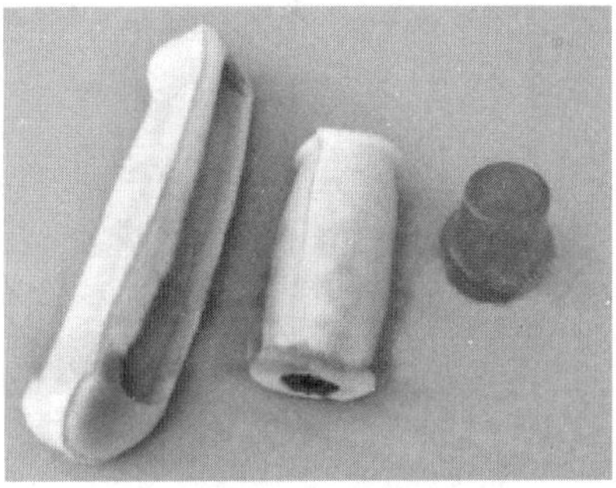

图 3-1-25

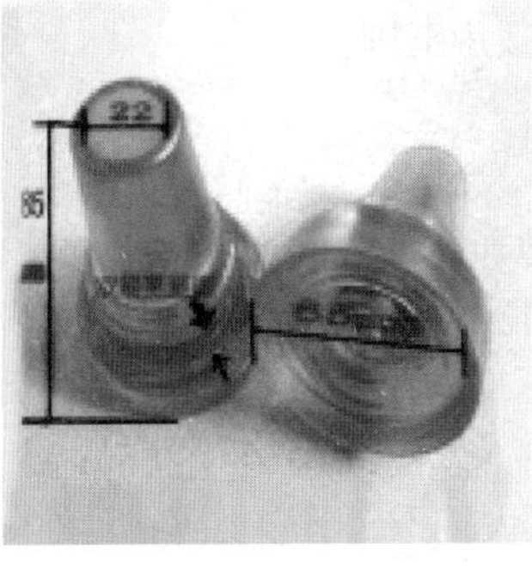

图 3-1-26

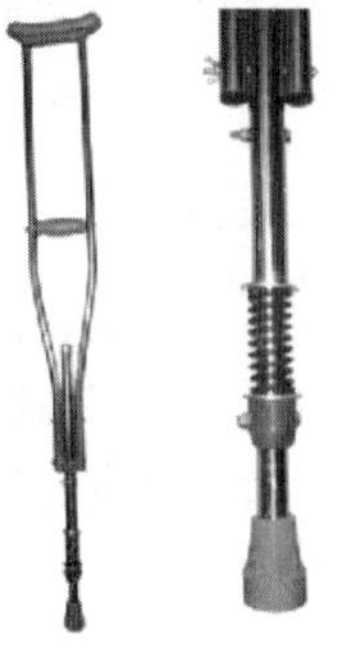

图 3-1-27

（2）功能特点：不锈钢腋拐支撑力度强，稳定性好，承重明显强于铝合金，承重 150kg。按钮式调节键和弹珠可调整高度分为 9 挡（挡距 2.5cm）。防滑牛筋拐头内有金属片。支脚呈螺旋状，有弹性减震功能。不锈钢腋拐相对沉重笨拙。

（3）适用范围：适合体重偏胖者，其他见腋拐的适用范围。

2. 铝合金腋拐

（1）结构特点：高强度铝合金管材质（见图 3-1-28）。铝合金腋拐弹珠旋钮均可调高度，一般也有三种型号：小号：98～118cm、中号：113～130cm、大号：128～140cm。

（2）功能特点：铝合金轻盈便携，承重不大于 80kg；铝合金加强型中心管支撑力度好，并有伸缩功能；消音管套可避免金属摩擦音。

（3）适用范围：适合体重 70kg 左右，其他见腋拐的适用范围。

3. N 形腋下拐

（1）结构特点：铝合金材质，表面煤灰色喷涂，扶肩、把手一般是同色系列，形态似“N”。尺寸为腋托至地面 127～158cm，扶手至地面 74～119cm，承重 130kg，可以折叠（见图 3-1-29）。

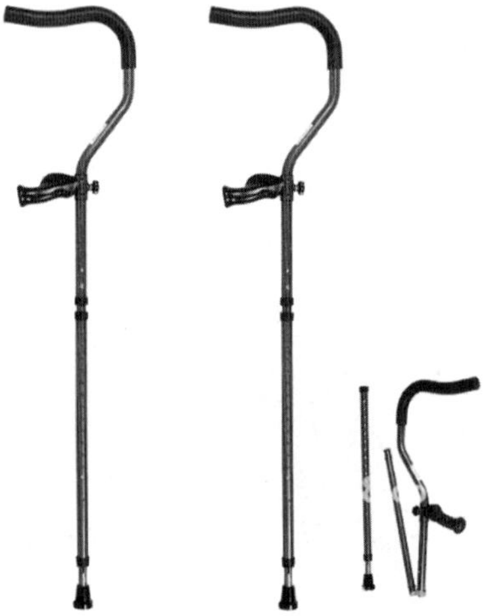

图 3-1-28

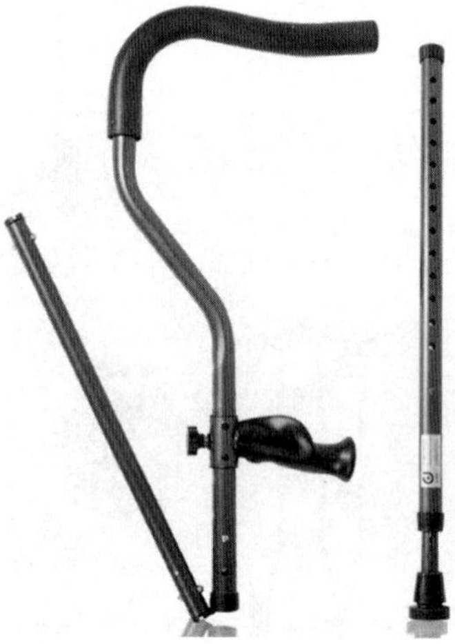

图 3-1-29

（2）功能特点：左右手按人体工程学设计，塑胶把手舒适度好，扶肩体积小，使用轻便灵活。六角固定旋钮可按需调节高度并可折叠。拐头橡胶防滑，安全稳定。

（3）适用范围：适合体重 90kg 左右，其他见腋拐的适用范围。

（六）腋拐应用的注意事项

（1）腋拐高度：自然站立，腋拐高度为腋托平面至地面与扶手平面至地面的距离。保持身体站立平衡，着力点在手把（腕力），腋托是把握方向的。腋托与腋窝保持 3～5cm 的距离，以防止腋下神经受挤压。腋拐过高，会使腋窝长期受压，易造成腋下皮肤血管及臂丛神经损伤。腋拐过低，会使胸椎向前弯曲，姿势前倾，容易疲劳。

（2）腋拐重心：手自然向内弯曲 25°～30°，双手邻近大转子。下端支脚在足外侧 15cm 处。上臂夹紧，腋拐贴于腋下两侧胸壁，控制身体重心。腋下拐向身体两侧稍稍分开，紧实接触支撑地面，防止身体左右晃动。双手把握扶手，依靠手臂力量支撑体重，完成行走。

（3）双腋拐支撑：尽力使用双拐，长期使用单拐易造成肌力不均、脊柱侧弯、背痛综合征等。

（4）使用前检查：检查拐杖有无松动，扶手、调节钮是否完整，螺丝钮、拐头金属片有无破损。注意调节键听到“咔嗒”声表明弹珠调节牢固，支撑稳定。

（5）使用前训练：首次使用腋拐，需要由专业人员进行操作指导，以防使用不当发生意外。避免在斜坡及光滑路面上行走。

（6）腋拐存放：使用柔软干布擦拭后，放置于干燥环境保存。拐杖不能当作登山及防身用品。

同步训练

两人一组，练习各种手拐、肘拐及腋拐的使用方法，总结使用过程中可能出现的错误，并提出纠正方法。

任务二

双臂操作助行器具——助行器的应用

任务描述

老人骨折术后下床，先要选择助行器辅助站立，站立稳定后，借助助行器进行短距离行走康复训练，请为其介绍各种助行器的功能特点，并协助其选择合适的助行器。

相关知识

助行器属于助行移动类辅助器具，主要用于老年人保持站立、行走等功能补偿和支撑。当老年人出现站立行走困难时，助行器可以辅助身体支撑、辅助站立行走、辅助蹲起或坐起等，起到移动安全的保护作用。

一、助行器的结构组成

助行器主要由一个框架、四个支脚杆、两个手柄、两个轮子或四个轮子等构成，材质多为铝合金和高分子材料。

二、助行器的基本功能

（1）辅助支撑：助行器有四个支脚，明显增加了支撑面积和支撑强度，有良好的辅助身体站立行走的支撑功能。

（2）减轻承重：助行器有四个支撑点，承重能力明显优于拐杖。

（3）安全防护：助行器围绕人体左右和前方，形成三个面四个点，对人体站立行走向前姿势形成良好的安全防护。

（4）辅助康复训练：助行器有4～5种，各有特点。在站立行走康复训练初期，助行器可起到良好的支撑保护作用。

三、助行器的适用范围

（1）身体虚弱，肌力减退、关节障碍及下肢中重度功能障碍，身体平衡及协调能力下降，站立行走困难者。

（2）姿势控制能力减弱，坐起、蹲起、下蹲困难者。

（3）站立行走康复初期。

（4）上肢有支撑能力，有一定躯干控制能力和手掌把握能力者。

四、助行器的使用要求

（1）助行器高度：身体自然站立，双手能把握助行器手柄，双肘自然屈曲30°。助行器高度与身体大转子（关节突起部位）处于同一水平位置。助行器不适宜太高或太矮，离身体过远或腿靠得过近，均影响助行器的使用。

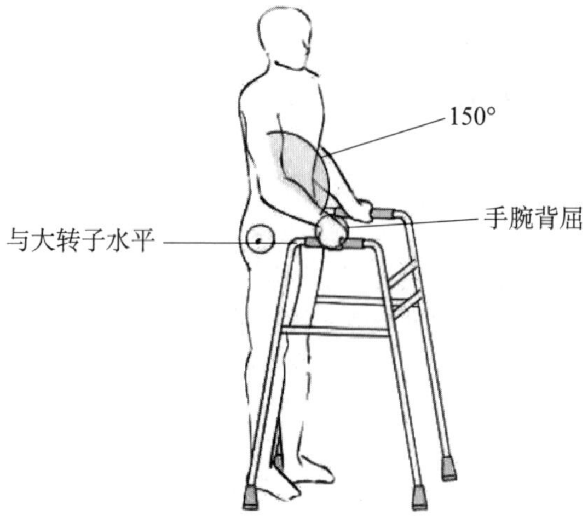

（2）姿势平衡力：姿势控制能力相对稳定，不能前倾或后仰。

（3）助行器的选择：要按照站立行走姿势的控制能力选择合适的助行器。

（4）安全监护：姿势控制能力差或手持把握能力弱者使用助行器时，需要有专人监护。

五、助行器的分类、结构与功能

助行器一般有框式助行器、轮式助行器、台式助行器、带座式助行器、助行车、髋关节助行器、助步器、电动站立式助行器等。

（一）框式助行器

双臂操作助行器具的常见类型（上）

1. 普通式助行器（见图 3-2-1 和图 3-2-2）

（1）结构特点：助行器有三个面、两个手柄、四个支脚和四个拐头。

（2）功能特点：稳定性好，体积小，可折叠，方便携带。

（3）适用范围：站立行走困难，康复初期完全依靠辅助者，其他参照助行器的适用范围。

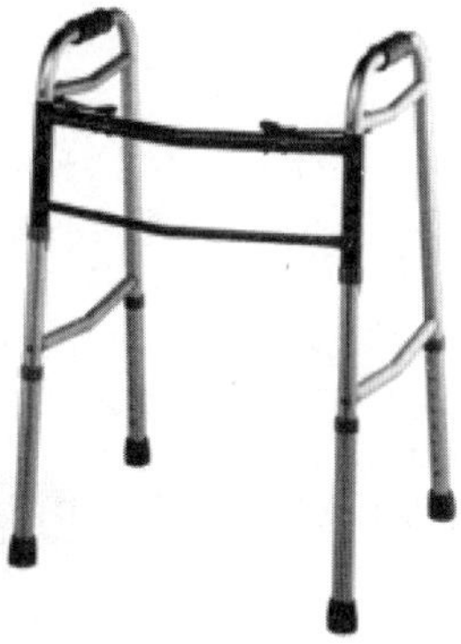

图 3-2-1

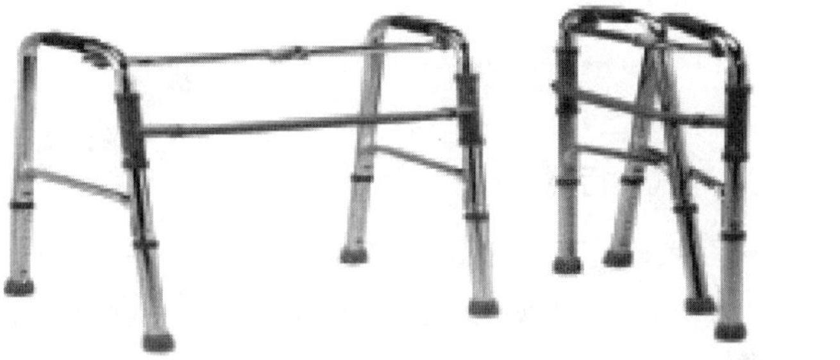

图 3-2-2

2. 交叉式框式助行器（见图 3-2-3 和图 3-2-4）

（1）结构特点：在普通式助行器的基础上，助行器两侧边装有铰链，助推时可以单侧交替向前移动。

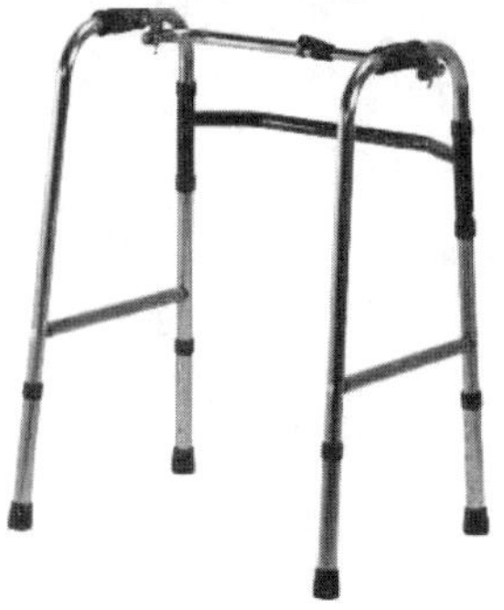

图 3-2-3

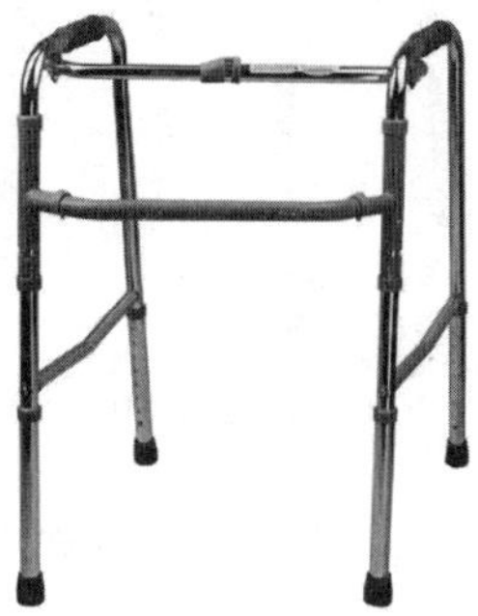

图 3-2-4

（2）功能特点：行进速度比普通式相对增加，可以左一步右一步地前进移动，但稳定性弱于普通助行器。

（3）适用范围：站立行走困难者的康复训练初期，其他参照助行器的适用范围。

其他助行器具

3. 助起式助行器（见图 3－2－5）

（1）结构特点：助起式框式助行器的扶手呈阶梯式，有两个高低不同的扶手阶梯。

（2）主要功能：低层扶手辅助坐起、下蹲支撑，高层扶手辅助站立行走支撑。

（3）适用范围：站立行走困难，坐起、下蹲、蹲起困难者的康复训练及日常生活。

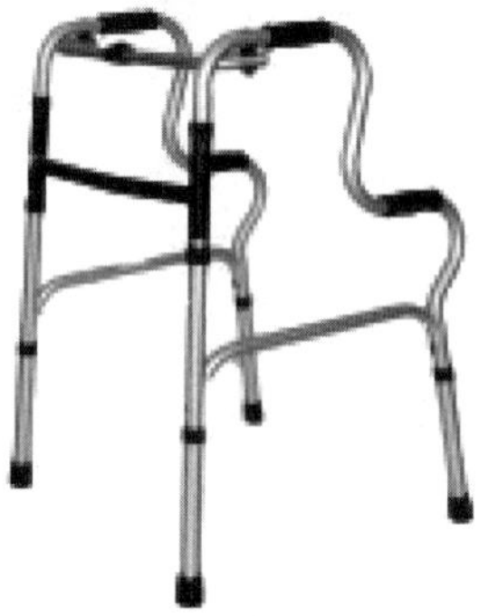

图 3－2－5

（二）轮式助行器

1. 两轮式助行器（见图 3－2－6）

（1）结构特点：框架两侧有手柄，前面两个支脚安装有小轮，后面两个支脚有拐头。图 3－2－7 所示为轮式带座助行器。

（2）主要功能：轮子有加速度作用，万向轮可调整方向，拐头可增加摩擦，起防滑作用。

（3）适用范围：处于行走康复训练初期人士，有助于使用者提升行走速度。

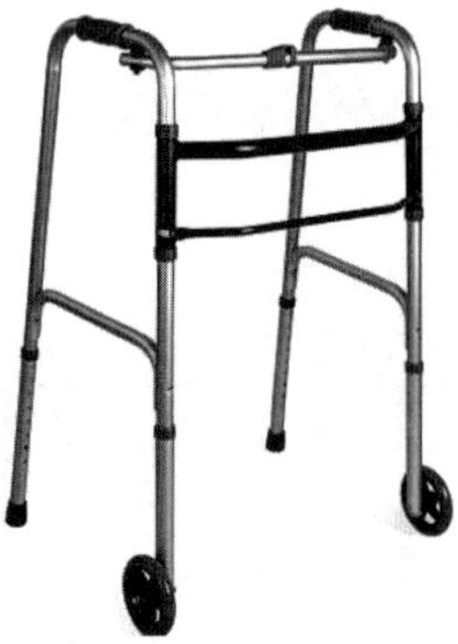

图 3－2－6

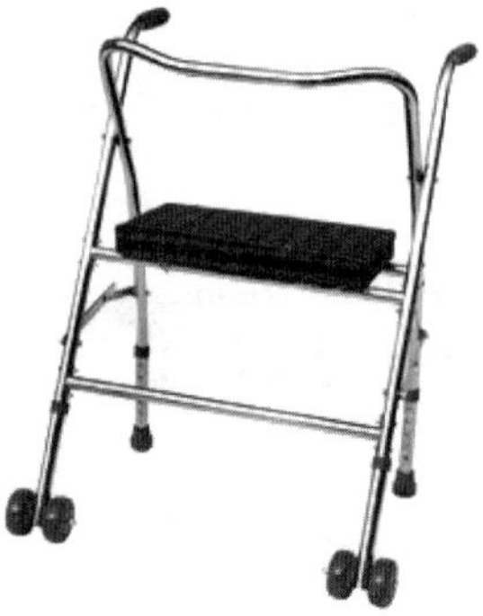

图 3－2－7

2. 三轮式助行器（见图 3－2－8 和图 3－2－9）

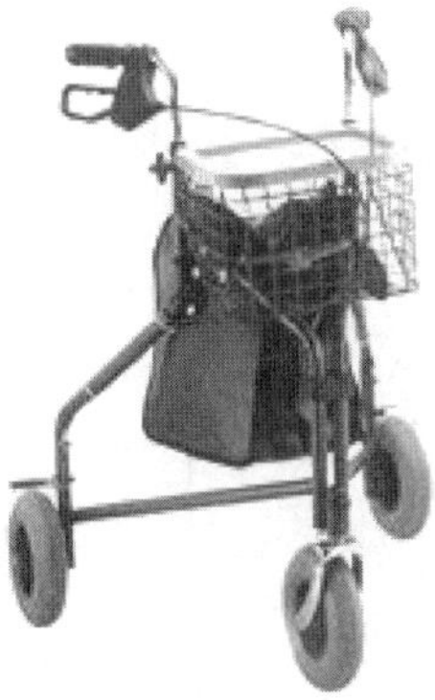

图 3-2-8

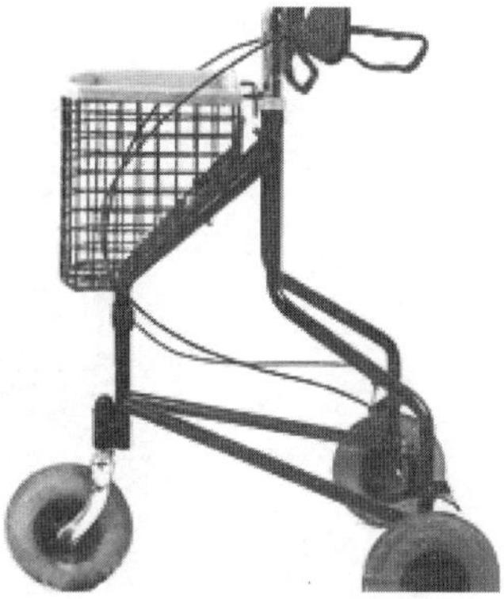

图 3-2-9

(1) 结构特点：三轮式助行器有三个小轮呈三点支撑。手柄下端有手闸，控制助行器的静与动。助行器上还设有购物筐或购物袋。

(2) 功能特点：三个轮子支撑点稳定，助推移动轻松灵活。

(3) 适用范围：行走困难者的康复训练、行走缓慢者的助行。

3. 四轮式助行器（见图 3-2-10）

(1) 结构特点：框架上端有两个把手，把手下设有两个手闸，控制助行器的静与动。助行器支脚有四个轮子，方便加速。

(2) 功能特点：有四个轮子，可提升行走速度。

(3) 适用范围：行走困难者的康复训练，需要增加步速者。

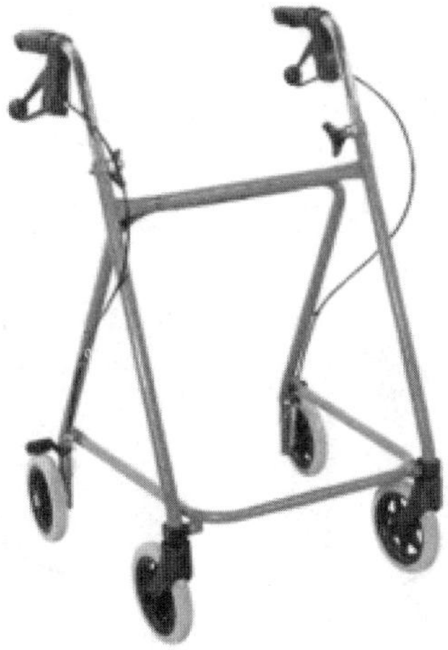

图 3-2-10

(三) 台式助行器（见图 3-2-11）

(1) 结构特点：助行器有六个或四个轮子，一个高位支撑平台或两层支撑平台，扶手用皮革包裹，柔软舒适。有手闸与前轮连接，控制助行器的静与动。

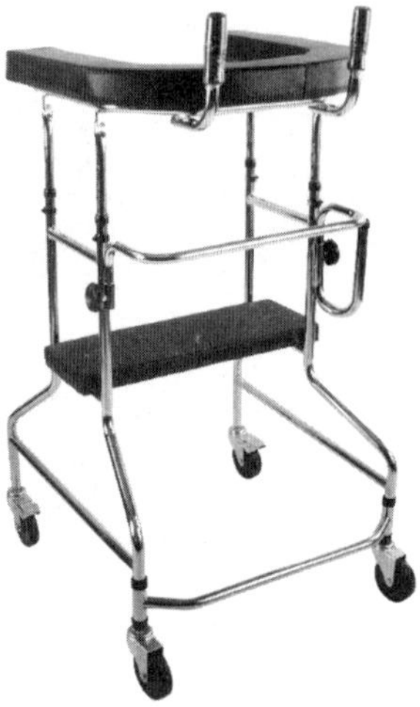

图 3-2-11

双臂操作助行器具的常见类型（下）

（2）主要功能：高位支撑平台有助于站立平衡保护。站立位时，测量地面到手臂屈曲 90°后的高度，再减去 6～8cm 即为前臂支撑杖或平台的高度，最终尺寸还需根据试用情况确定。支撑扶手托起双臂贴近胸部，增加支撑面积。四轮助行可以带动身体前移，手闸控制助行器的移动与静止。

（3）适用范围：适合于站立支撑不稳、行走困难者，特别是偏瘫或上肢支撑无力者，被动站立行走康复训练的老人，也适合监护照料人员，以减轻其护理劳动强度。

（四）带座式助行器

（1）结构特点：在四轮助行器上附加座椅（见图 3-2-12）或吊带座椅（见图 3-2-13）。

（2）主要功能：辅助站立行走的保护和歇息。

（3）适用范围：站立行走困难、行走缓慢、姿势不稳、身体虚弱的老人。

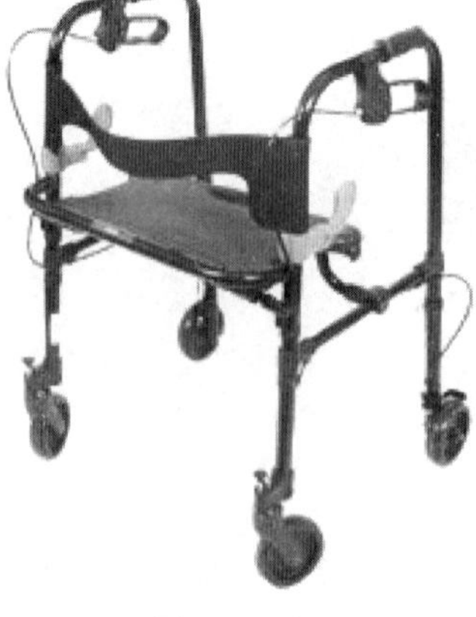

图 3-2-12

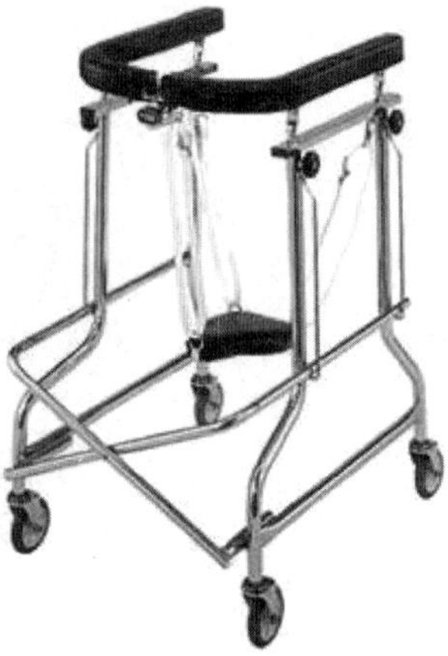

图 3-2-13

（五）助行车（见图 3－2－14 和图 3－2－15）

（1）结构特点：在四轮助行器的基础上加有座椅和购物箱。
（2）功能特点：方便行走中歇息和购物时携带购买的物品。
（3）适用范围：身体虚弱、行走缓慢、携带物品困难的老年人。

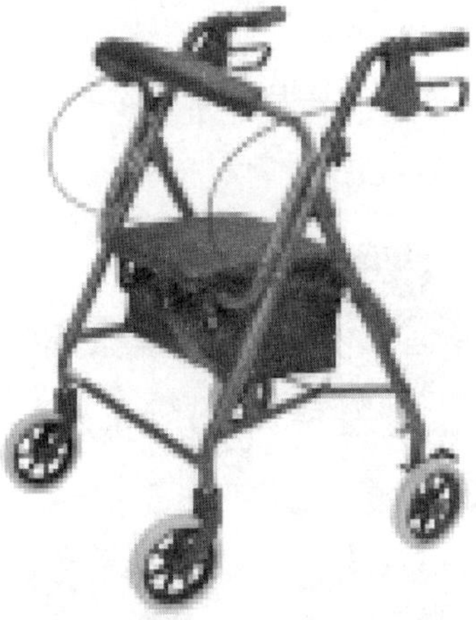

图 3－2－14

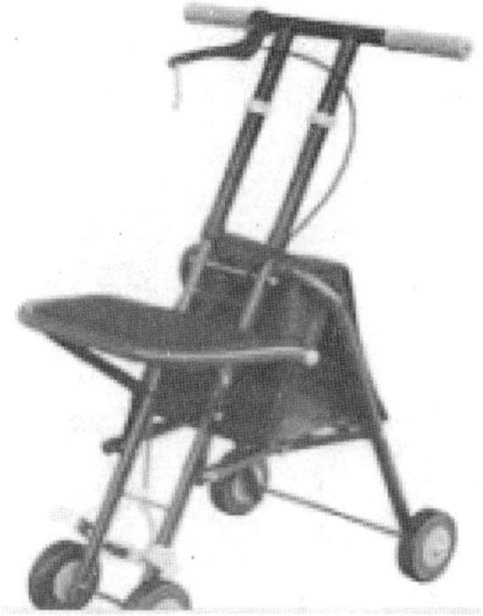

图 3－2－15

（六）髋关节助行器（见图 3－2－16）

（1）结构特点：助行器在腰部髋关节处安装腰腹带，框架前后有关节活动卡，双下肢有小腿矫正器辅助支撑。图 3－2－17 为模拟配合手拐助行。

（2）主要功能：辅助支撑腰腹肌摆动，促进双下肢移动。

（3）适用范围：截瘫、双下肢重度障碍或缺如，但上肢躯干控制良好，双臂支撑力量饱满，可自行使用肘拐或手拐者。

（4）使用要求：使用前需要由专业人员指导训练。

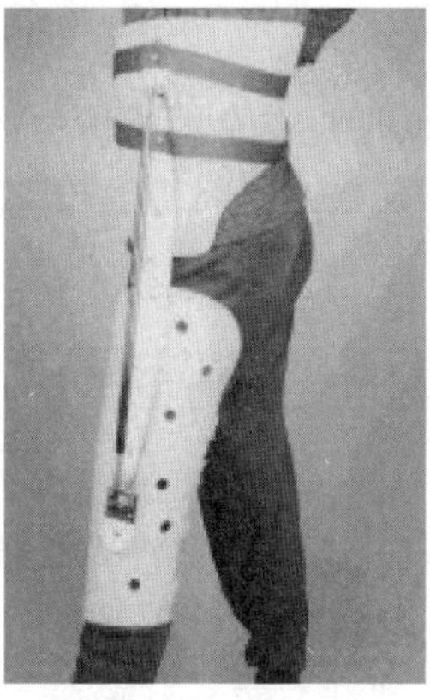

图 3－2－16

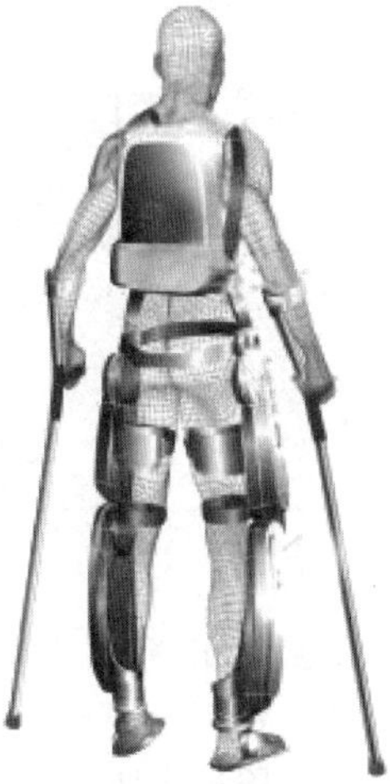

图 3－2－17

（七）助步器

（1）结构特点：图 3－2－18 所示的助步器类似于助行器结构，设有座椅架、尼龙安全带、手闸等。

（2）功能特点：图 3－2－19 所示的助步器辅助老人站立或行走，方便训练中歇息，安全带可防止身体倾斜，手闸可控制移动的速度。

（3）适用范围：偏瘫或站立行走困难，处于康复训练初期者。

（4）使用要求：使用前需要由康复师指导，训练中有监护人监护；训练环境要平坦宽敞，周边无障碍物。

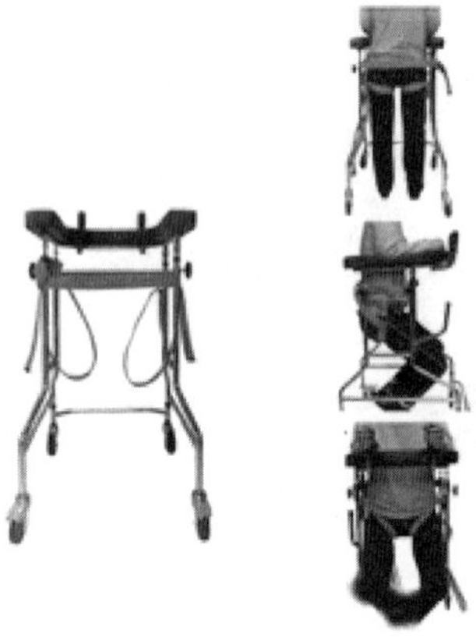

图 3－2－18

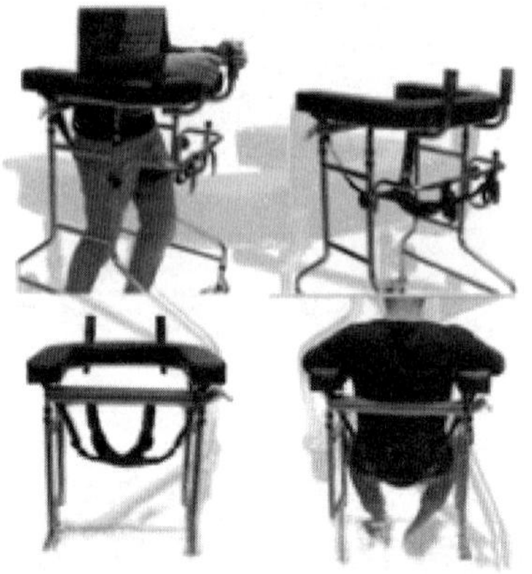

图 3－2－19

（八）电动站立式助行器（见图 3－2－20）

（1）结构特点：助行器底座有电控系统，通过手扶操作器自行完成床、椅、助行器间的体位转换。开关按钮可控制速度。蓄电池续航能力强。

（2）功能特点：操作简单、安全、省力、便捷。自动控制室内、室外活动速度及转动半径。

（3）适用范围：下肢行动障碍、坐位蹲起障碍、身体虚弱，但视力、听力、智力反应良好者。

（4）使用要求：使用前需要有康复师指导，训练时要有专人监护；训练环境要平坦宽敞，进出门栏及周边无障碍物；使用前检查有无螺丝松动、电池是否充电等。

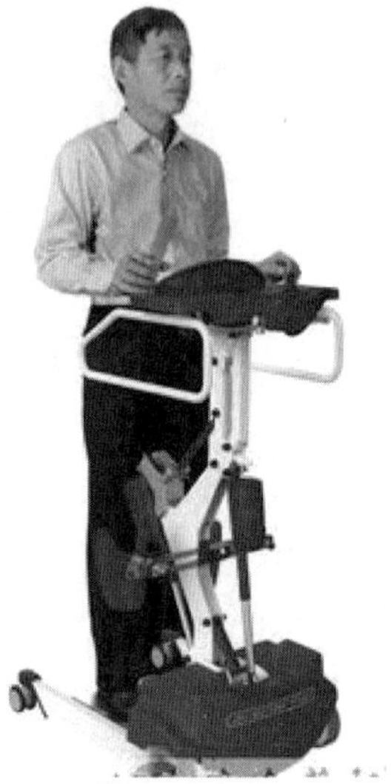

图 3－2－20

六、助行器应用的注意事项

（1）使用前检查：首先听到调节键的“咔嗒”声，确认调节键安全稳固。防止弹珠没有完全进入调节孔而出现支撑滑脱，导致发生意外。

（2）控制助行器速度：助行器拐头四点要平稳着地，不能左右倾斜。检查轮脚转动灵活度，防止出现卡滞。下坡行走时要注意控制速度，防止摔倒。

（3）检查：定期检查各部位有无松动、螺丝是否牢固、拐头是否破损及安全带有无松脱。

（4）保存：用干布擦拭后，放置于干燥环境，折叠收起。

七、助行器的操作与训练

（1）框式助行器及轮式助行器在使用前要由康复人员指导操作，练习行走稳定后方可应用。

（2）台式助行器、带座式助行器，特别是髋关节助行器，需要在康复师的直接指导下进行操作训练，训练时要有专人监护。

同步训练

王大爷69岁，不慎跌倒导致股骨颈骨折，随后住院手术。术后医生让老人进行站立、行走及蹲起方面的康复训练。

请你试着给老人做日常活动能力评估，并推荐几种适合老人移动和生活的辅助器具。

任务三

手动轮椅的应用

任务描述

张大爷在进行室外远距离活动时，可以借助轮椅行驶。请你帮助其了解各种轮椅的功能和特点，并协助他选择合适的轮椅。

相关知识

轮椅是替代人体下肢功能障碍、克服行走困难的代步工具。老年人由于身体功能减退或疾病等原因，会出现行走困难的问题。轮椅可以帮助代偿老年人行走功能，辅助老年人完成室内外移动、提高生活自理、参与社会活动、减少卧床等目标。轮椅是最大限度提高老年人生活质量的移动类辅助器具。

不同轮椅使用者的情况大相径庭，驱动方式、活动范围、行为习惯等都会影响使用效果。对坐在轮椅上进行很多活动的轮椅使用者而言，轮椅就像他身体的一部分，因此轮椅使用者必然会对轮椅有更细致的个性化需求。对于需要长时间使用轮椅的人而言，如果轮椅不合适，那么对轮椅使用者的生活状况、身体状况，甚至精神面貌等方面都会造成不良影响，因此，为老年人适配合适的轮椅，并指

常见轮椅类型

导其正确使用非常重要。

一、轮椅的基本结构

常见的手动轮椅（为表述方便，本任务以下简称“轮椅”）见图3－3－1。它一般由车架、把手、靠背、扶手、椅座、刹车、手轮、脚轮、脚踏等部位组成（见图3－3－2)。轮椅车架要求表面光滑，不能有锐利的边缘、毛刺。轮椅材料不能使用易燃可燃的材料。轮椅上要有反光安全标识。

（一）轮椅支撑系统

轮椅支撑系统是保证轮椅稳定的基础，轮椅支撑架遇到不平坦路面时，不会出现断裂或变形。

（1）轮椅主要支撑：靠背支撑背部，椅座支撑身体坐姿，扶手支撑手臂，腿托支撑小腿，脚托支撑双足，见图3－3－3。

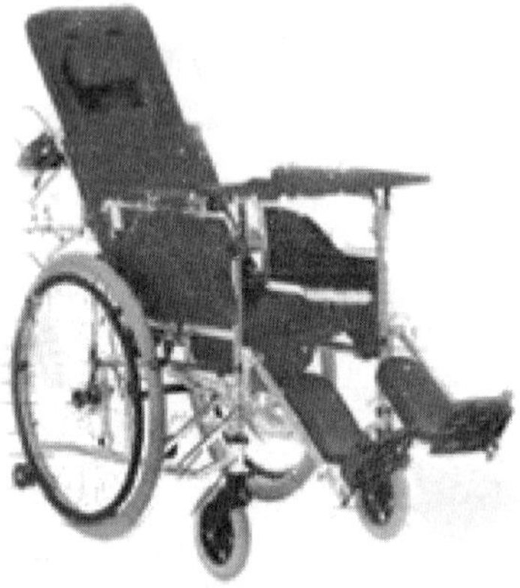

图3－3－1

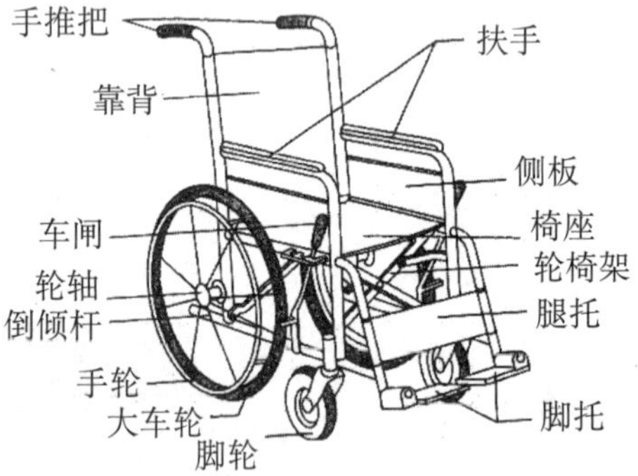

图3－3－2

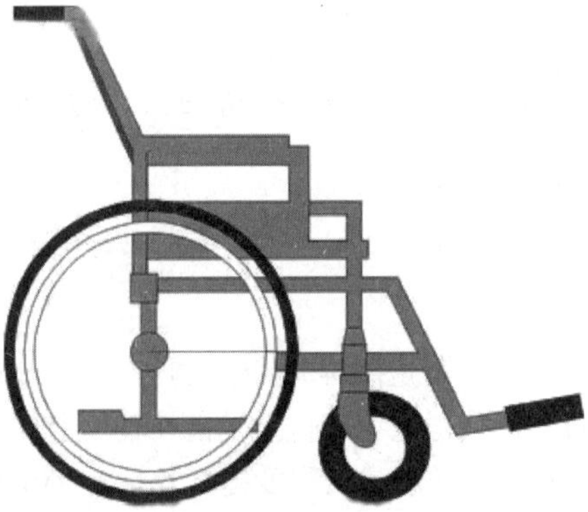

图3－3－3

（2）移动操作装置：传动装置、推进轮、手轮等。

（3）转向系统：转向操作装置、传动装置、转向轮等。

（4）制动系统：制动操作装置、传动装置及车轮制动。

（二）轮椅部件及附件

1. 轮椅车架

轮椅车架是轮椅的核心结构，材质不同，质量和价格也各异。目前常见的轮椅车架由中碳钢、不锈钢、铬钼钢、铝合金、钛合金等合成材料构成车架主体。轮椅车架可分类如下：

（1）盒式车架（见图 3－3－4）：手把与靠背相连接，结构坚固。

（2）悬臂式车架（见图 3－3－5）：手把独立，结构相对简单，焊接点少。

悬臂式车架还可分为固定式车架和折叠式车架。

固定式车架（见图 3－3－6）结构相对简单、强度和刚度良好、座位与靠背角度方便调节。

折叠式车架（见图 3－3－7）体积较小，携带方便，适合在不平坦的地面移动，折叠后便于存放。

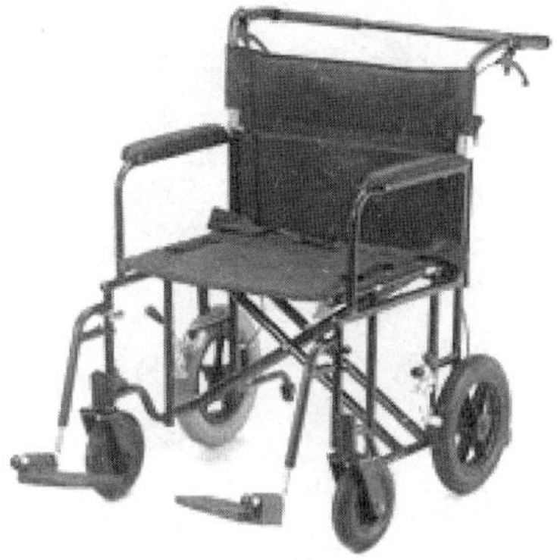

图 3－3－4

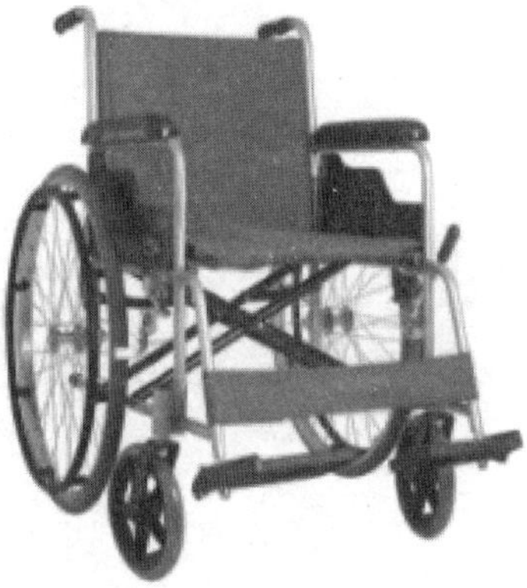

图 3－3－5

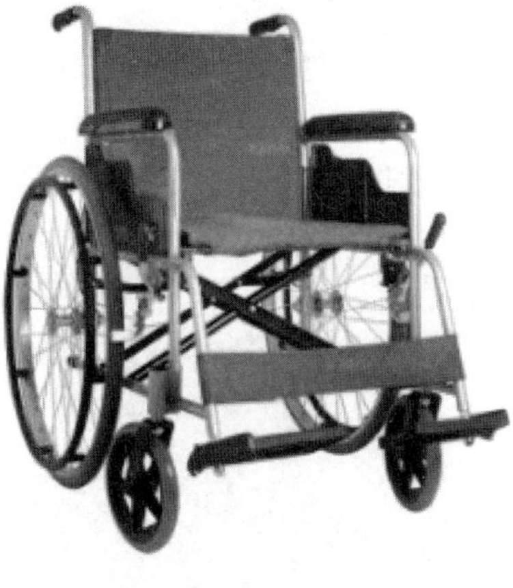

图 3－3－6

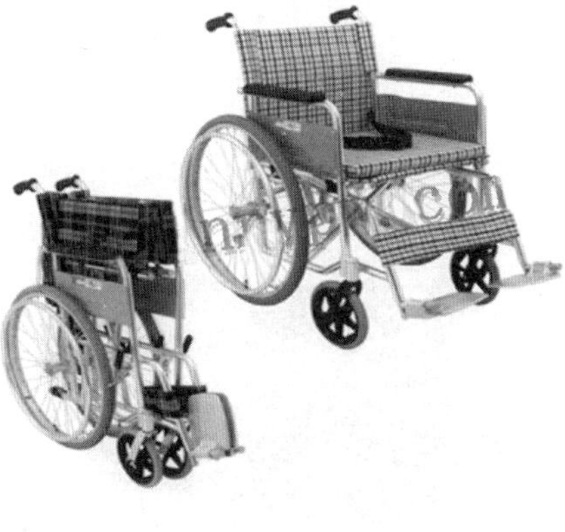

图 3－3－7

2. 轮椅把手

轮椅把手（也称手柄）可以有多种形态，具体见图 3－3－8、图 3－3－9、图 3－3－10、图 3－3－11。轮椅把手一般为塑胶或胶木材质，长短规格不同，套在轮椅手柄上，使推动轮椅时手感舒适。特别是护理型轮椅需要依靠手把助推和掌握方向，质量良好的把手不易从中间断裂或弯曲变形，使用中不容易出现滑脱。

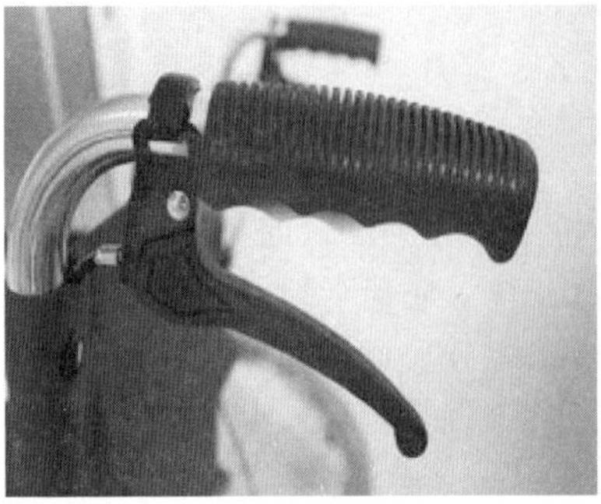

图 3-3-8

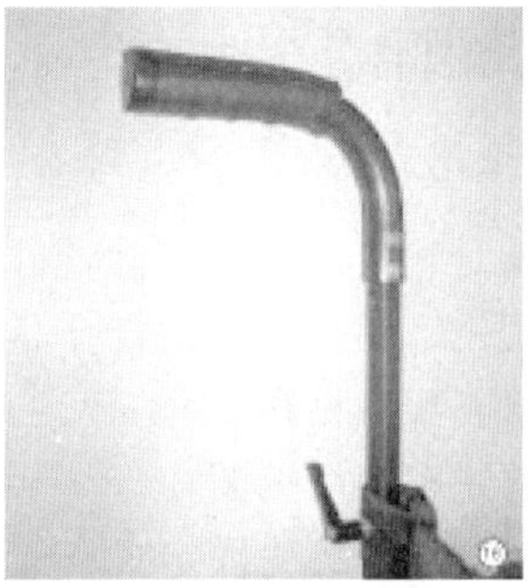

图 3-3-9

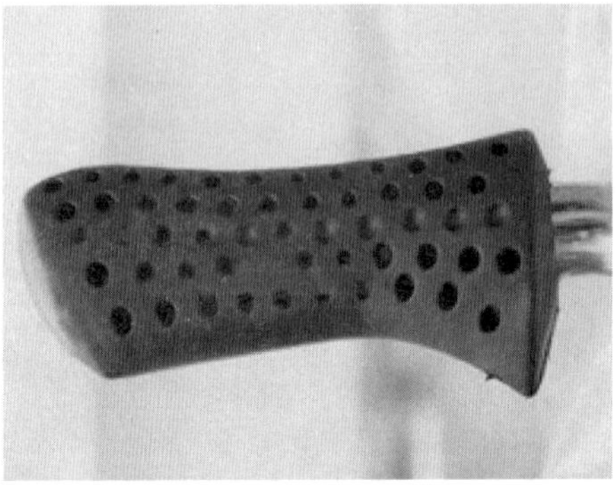

图 3-3-10

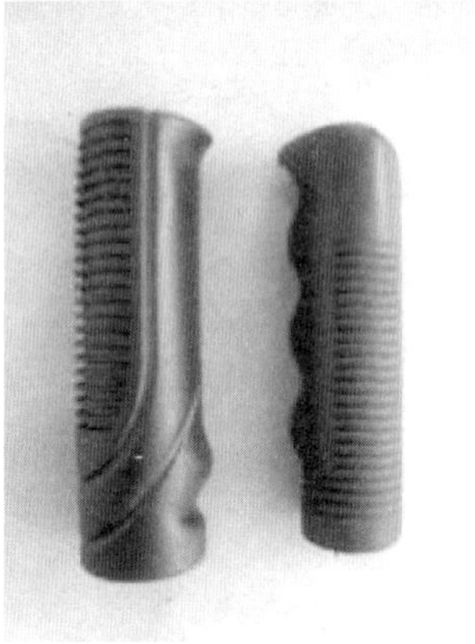

图 3-3-11

3. 轮椅靠背

轮椅靠背一般分为低靠背、高靠背、可调式靠背及定制式靠背等四种类型。在遇到不平坦路面时，靠背应不容易断裂或变形。

（1）低靠背。低靠背轮椅见图 3-3-12 和图 3-3-13，它是指靠背的上缘位于使用者的肩胛骨下 2～3cm，其特点是上肢活动范围大，方便躯干的平衡与控制。

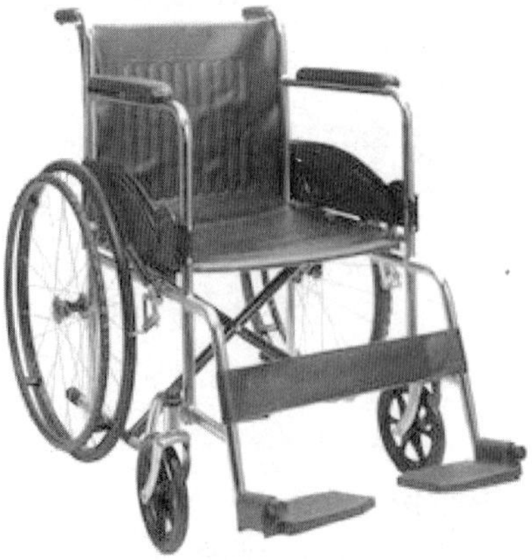

图 3-3-12

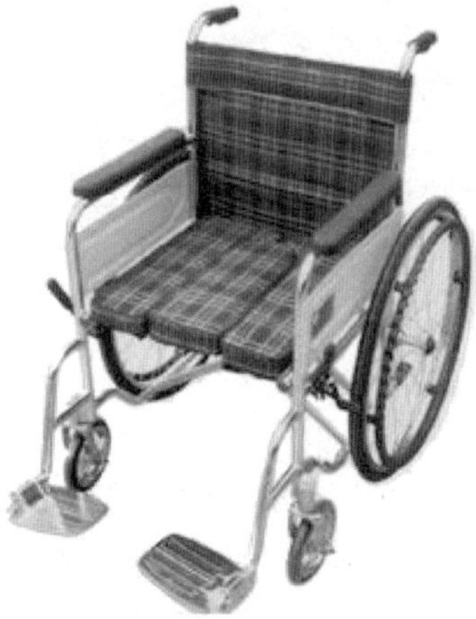

图 3-3-13

（2）高靠背。高靠背轮椅（见图 3-3-14 和图 3-3-15）是指靠背上缘超过肩部，可附加颈托、头托等装置，辅助头颈支撑，增加身体坐姿的稳定和舒适度，但躯体活动范围减小。

（3）可调式靠背。可调式靠背（见图 3-3-16 和图 3-3-17）是指靠背可以随时调节角度，椅座、靠背、腿靠、脚踏能通过轮椅操控系统调节改变，通过调节，身体和双腿可以达到水平位置；可使座椅和靠背保持脊椎自然弯曲角度，背部和臀部得到良好支撑和减压，防止压疮；可增加身体舒适度和姿势的转移，减轻护理者的照料强度。

（4）定制式靠背。轮椅靠背（见图 3-3-18、图 3-3-19 和图 3-3-20）可以按照个体脊柱生理曲线或身体差异变化量体裁衣地定制，满足长期使用轮椅者坐位姿势的舒适度。

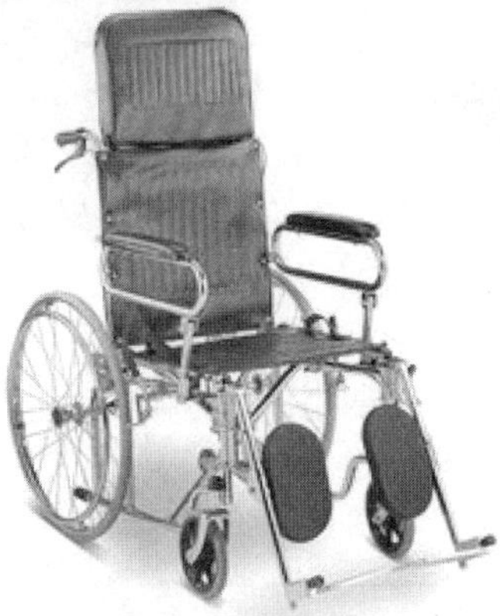

图 3-3-14

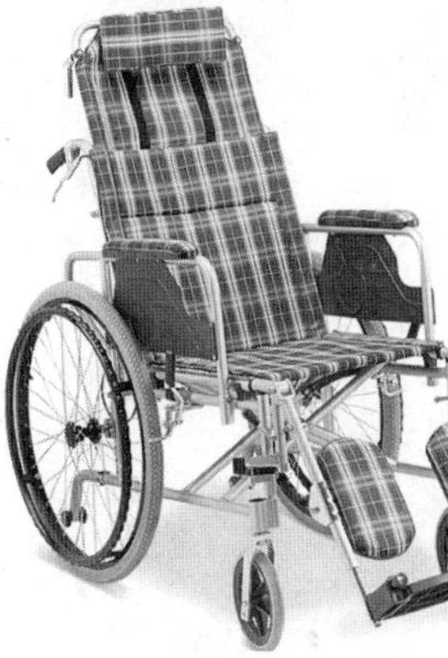

图 3-3-15

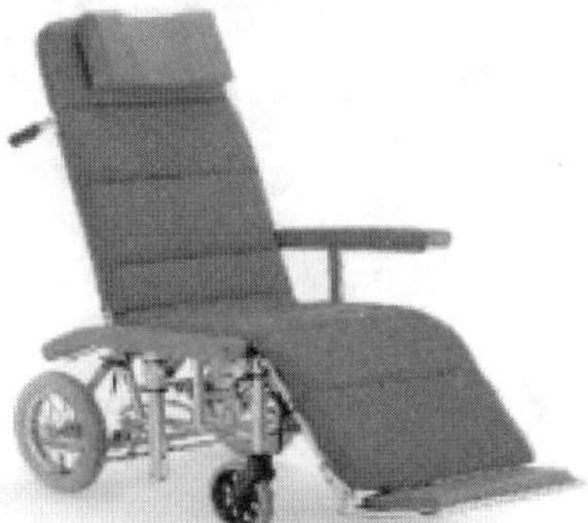

图 3-3-16

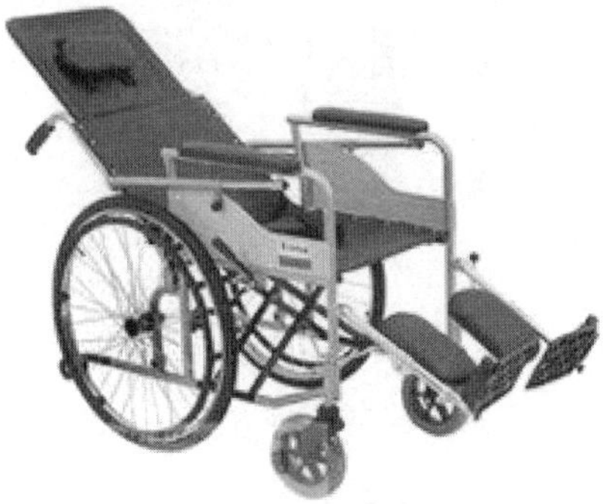

图 3-3-17

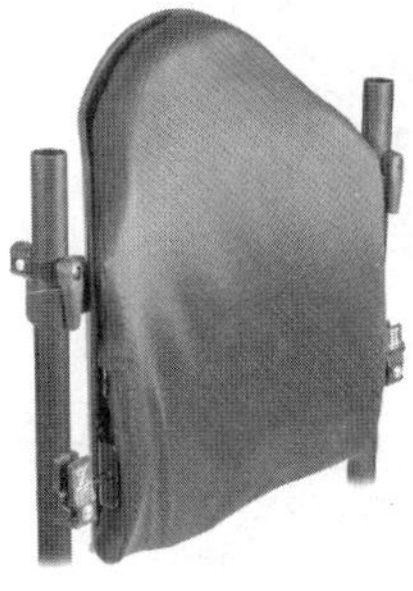

图 3-3-18

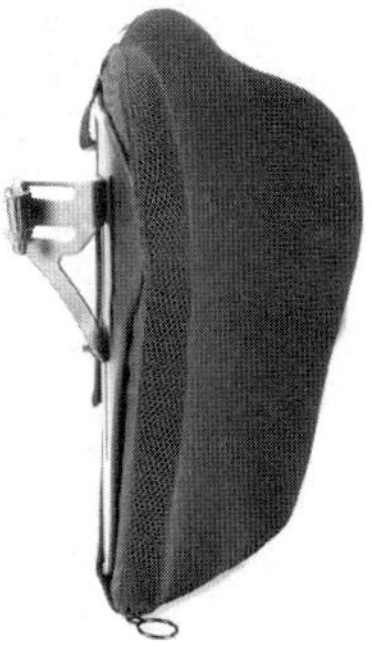

图 3-3-19

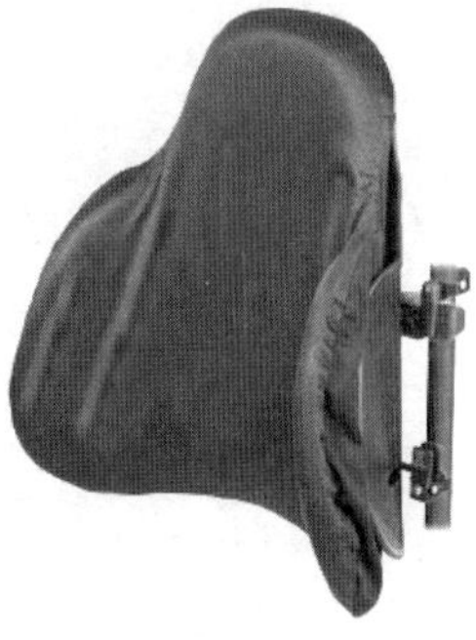

图 3-3-20

4. 轮椅扶手

轮椅扶手（见图 3-3-21、图 3-3-22 和图 3-3-23）是辅助身体转移的支撑点，是坐位姿势手臂的支撑面。扶手一般高出椅面 22～25cm。扶手一般为泡沫塑料材质，外包有皮面或布面。扶手种类很多，尺寸不等，可按个人需求选择。扶手要确保不会断裂或弯曲变形，能够保持支撑稳定。扶手还有固定与移动之分。

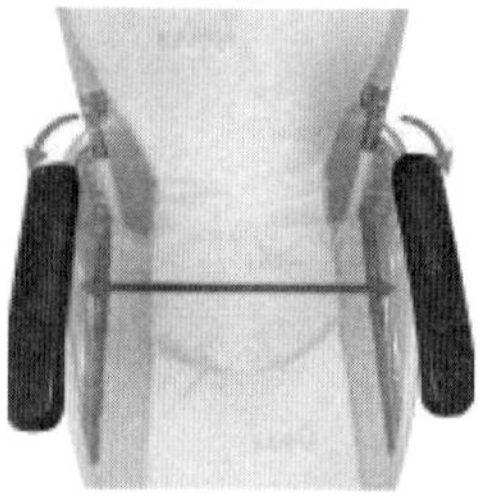
图 3-3-21

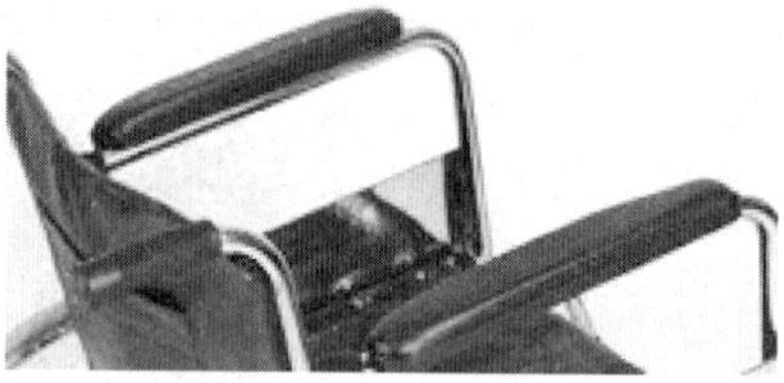
图 3-3-22

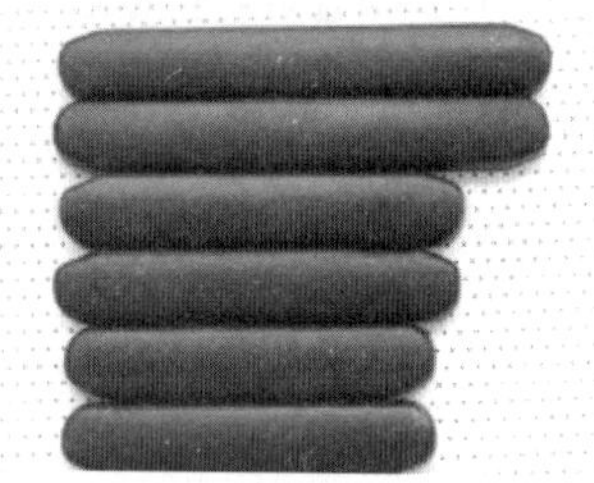
图 3-3-23

(1) 长扶手和短扶手。

长扶手（见图 3-3-24 和图 3-3-25）的长度一般接近轮椅的坐深，方便辅佐上下轮椅时身体的支撑，便于坐位姿势手臂支撑。

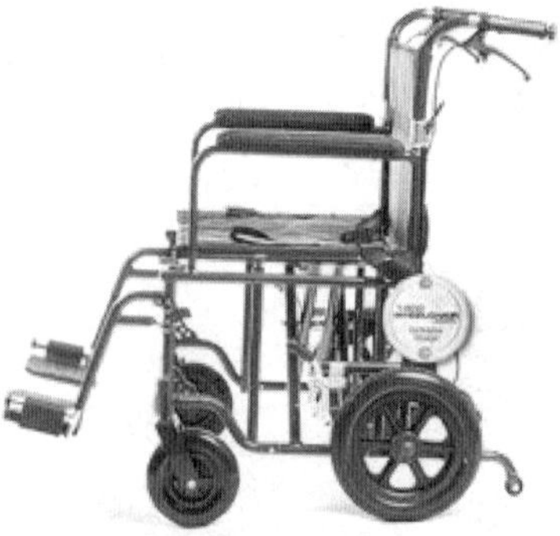
图 3-3-24

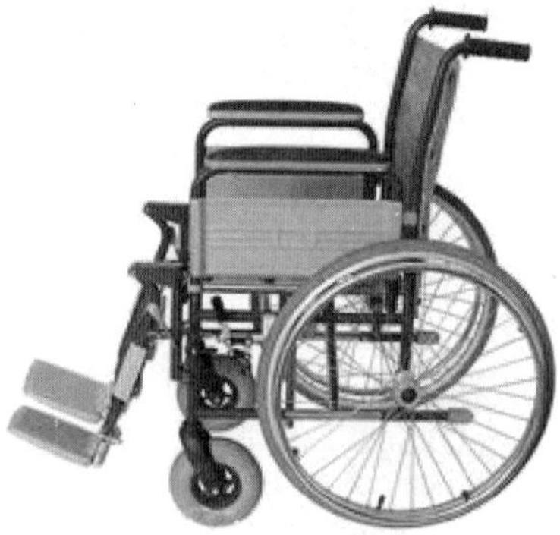
图 3-3-25

短扶手（见图 3-3-26 和图 3-3-27）也称桌形扶手，扶手呈台阶状高低两层，前端低层方便轮椅靠近桌体，后端偏高部分方便站立时辅佐支撑。

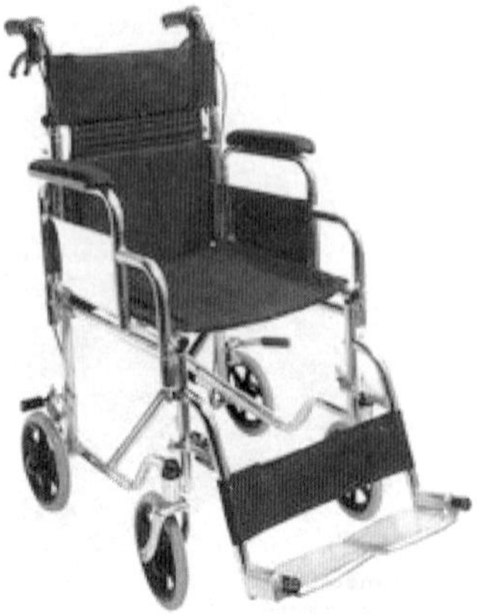
图 3-3-26

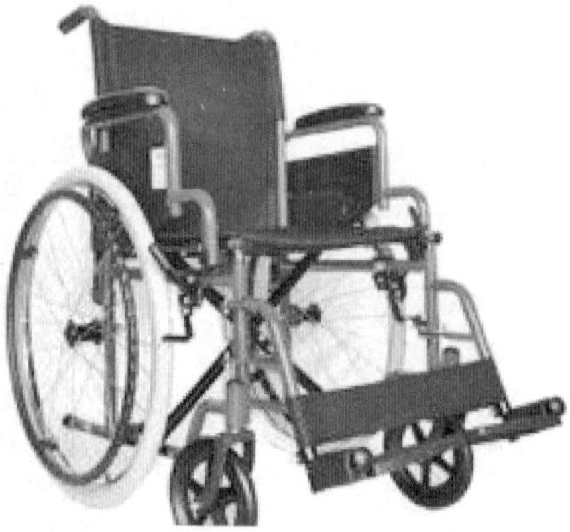
图 3-3-27

(2) 固定式扶手和移动式扶手。

固定式扶手（见图 3-3-28）相对固定在轮椅的构架上，不能前后、上下移动，适于身体和手臂支撑的稳定与牢固。

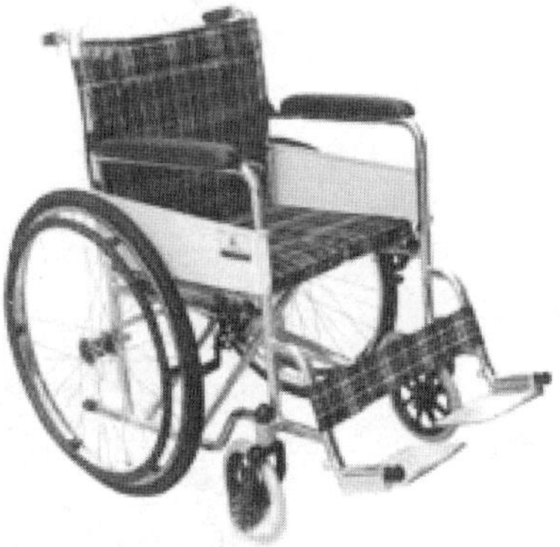

图 3-3-28

移动式扶手可分为前后移动扶手和上下升降扶手。前后移动扶手（见图 3-3-29 和图 3-3-30）可以前后移动，前后打开 90°角，方便使用者从轮椅的侧面上下，方便床椅间、如厕时身体的转移。

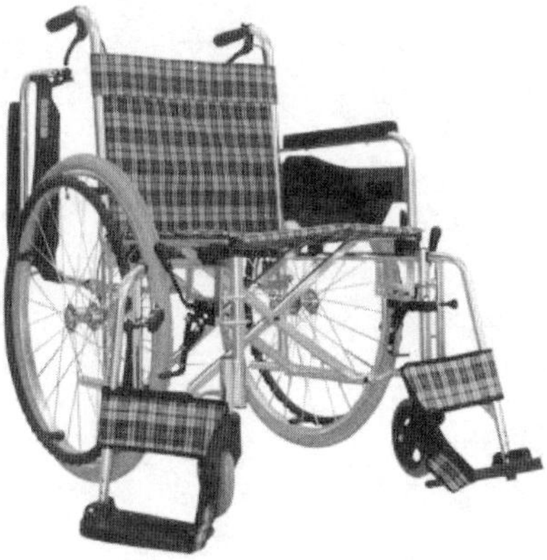

图 3-3-29

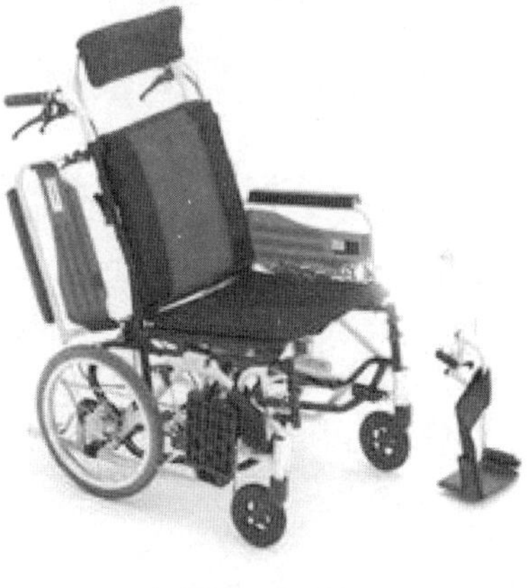

图 3-3-30

上下升降扶手（见图 3-3-31 和图 3-3-32）可以上下升降移动 5～10cm，可按需求舒适度调整高低，增加上肢支撑稳定和舒适感。上下移动扶手拆卸方便，体积小，便于外出携带。

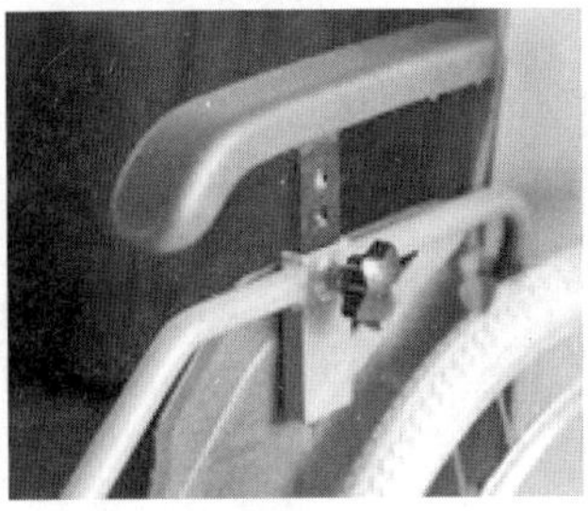

图 3-3-31

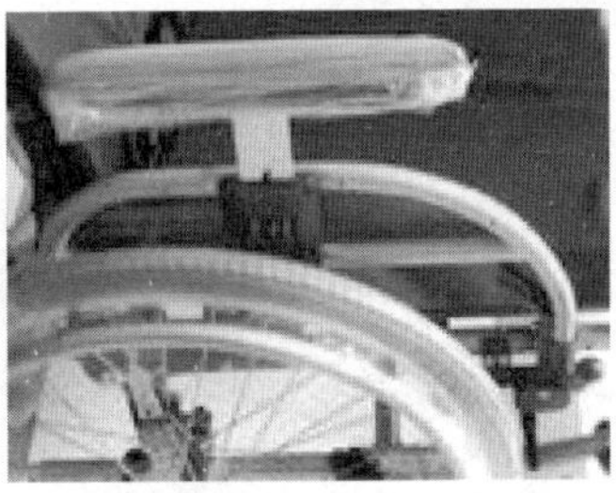

图 3-3-32

5. 轮椅椅座和坐垫

轮椅椅座和坐垫也是轮椅的主要构成部分，用于支撑和稳定坐姿。

（1）轮椅椅座（见图 3-3-33、图 3-3-34 和图 3-3-35）的材质与轮椅主体结构的材质一致，椅座的大小、高矮及深浅与轮椅结构成比例。椅座的舒适度取决于材质，材质越好，舒适度越高，越不容易断裂或变形。

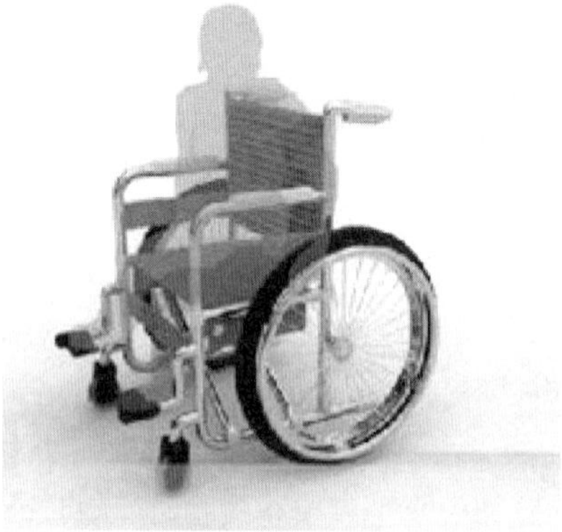

图 3-3-33

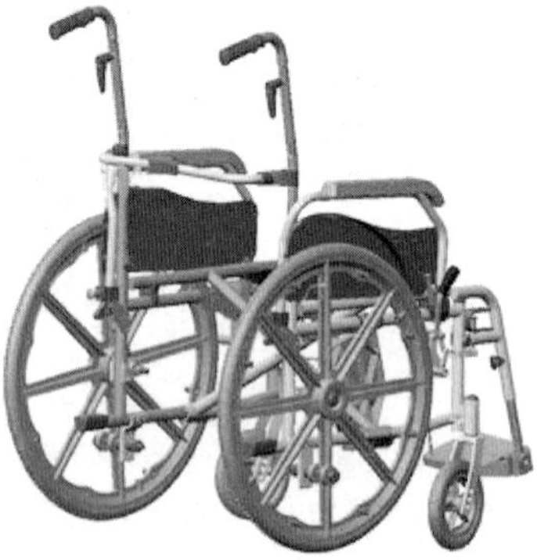

图 3-3-34

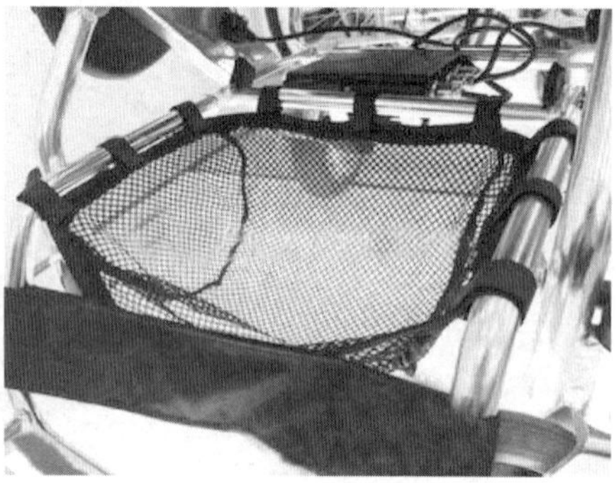

图 3-3-35

（2）轮椅坐垫（见图 3-3-36）放置在轮椅座上，能够增加座椅受压部位的承重面积，降低局部压强，使压力分配均匀，减少皮肤摩擦力，防止压疮。坐垫可明显增加坐位姿势的舒适度，保持坐姿稳定。坐垫的填充物有多种类型，常见的轮椅坐垫有如下几种：

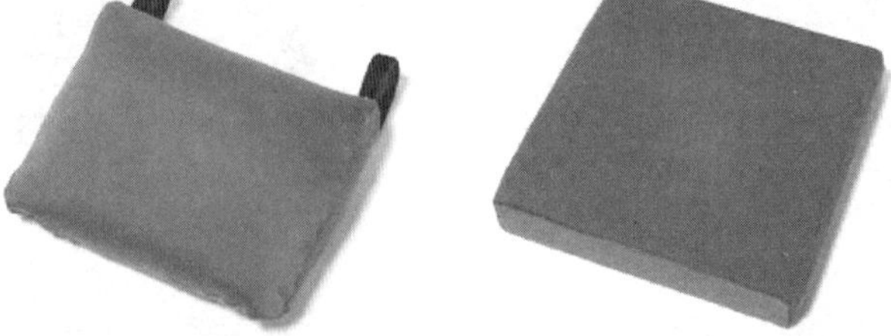

图 3-3-36

1）泡沫海绵坐垫：透气散热良好。如图 3－3－37 所示。

2）凝胶坐垫：弹性良好而舒适。如图 3－3－38 所示。

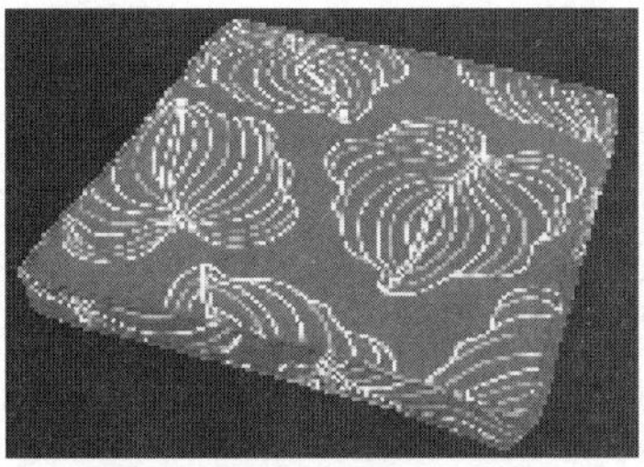

图 3－3－37

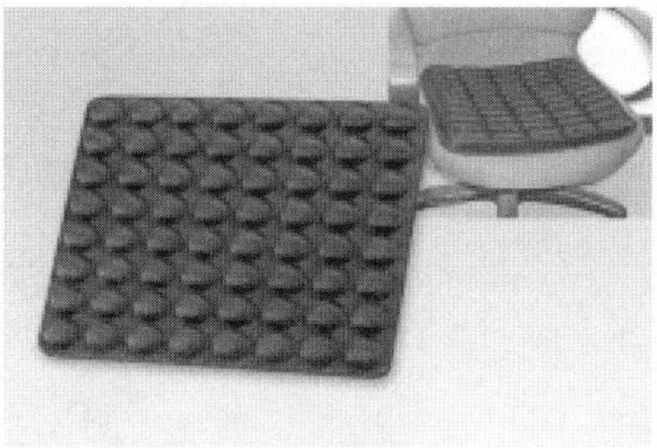

图 3－3－38

海绵坐垫

凝胶坐垫

3）棕榈坐垫：透气散热良好。如图 3－3－39 所示。

4）充气坐垫：压力均匀，透气散热良好。如图 3－3－40 所示。

5）羊皮坐垫：吸湿、透气、散热良好。如图 3－3－41 所示。

6）高弹性坐垫：透气、散热、散湿良好。如图 3－3－42 所示。

空气坐垫

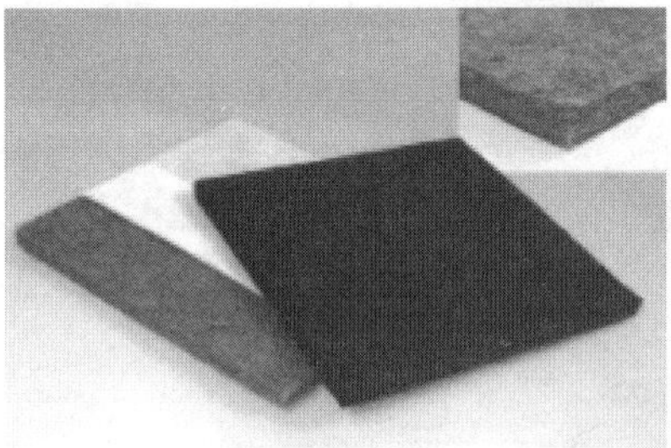

图 3－3－39

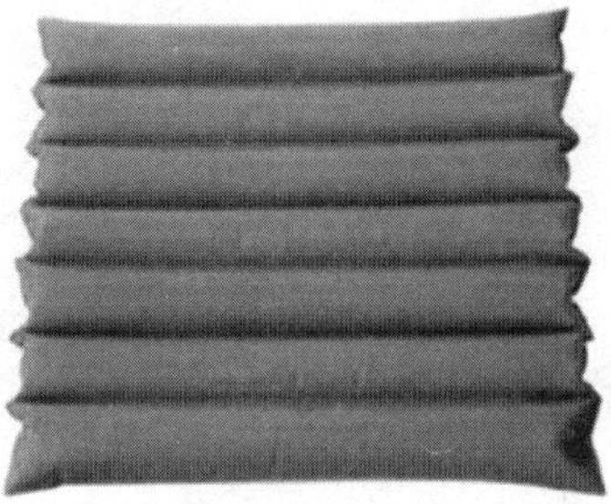

图 3－3－40

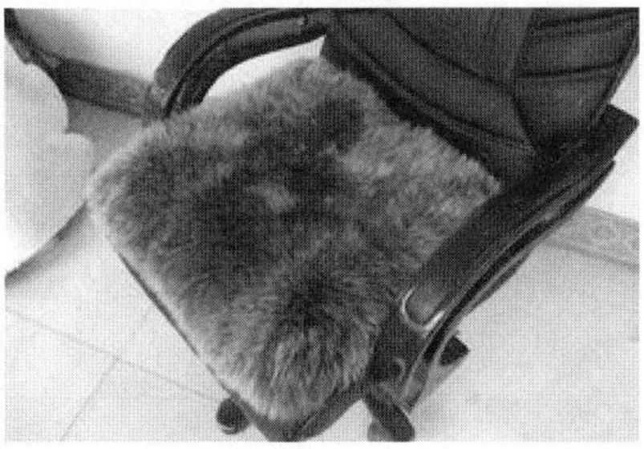

图 3－3－41

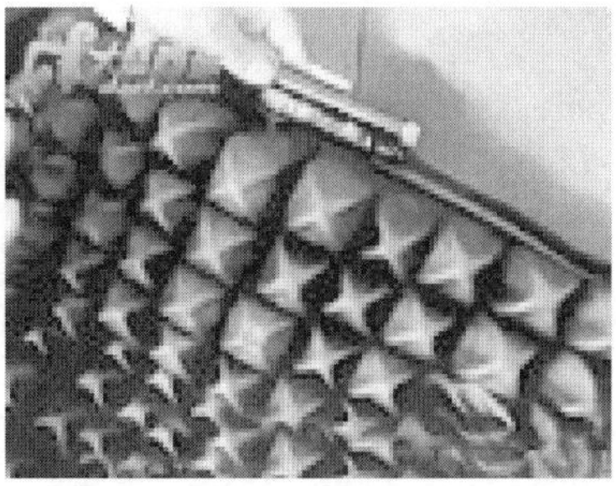

图 3－3－42

7）功能坐垫：经臀位压力测试，调整压力点，改善坐垫角度，可定制。如图 3－3－43 所示。

8）电动防压疮垫：设有电动控制系统，可自行操作，自动调节增减充气压力，舒适美观。如图 3－3－44 所示。

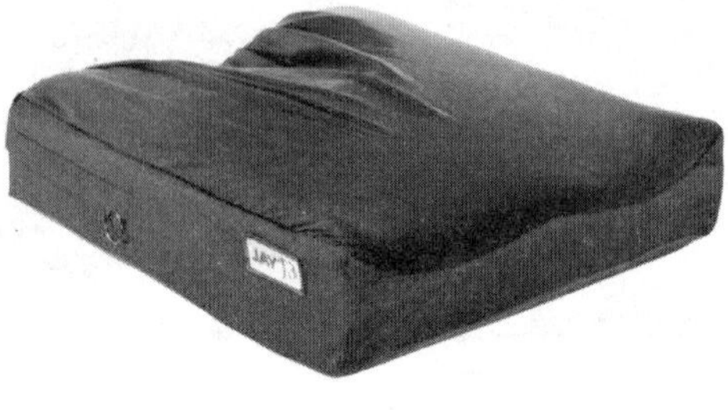

图 3－3－43

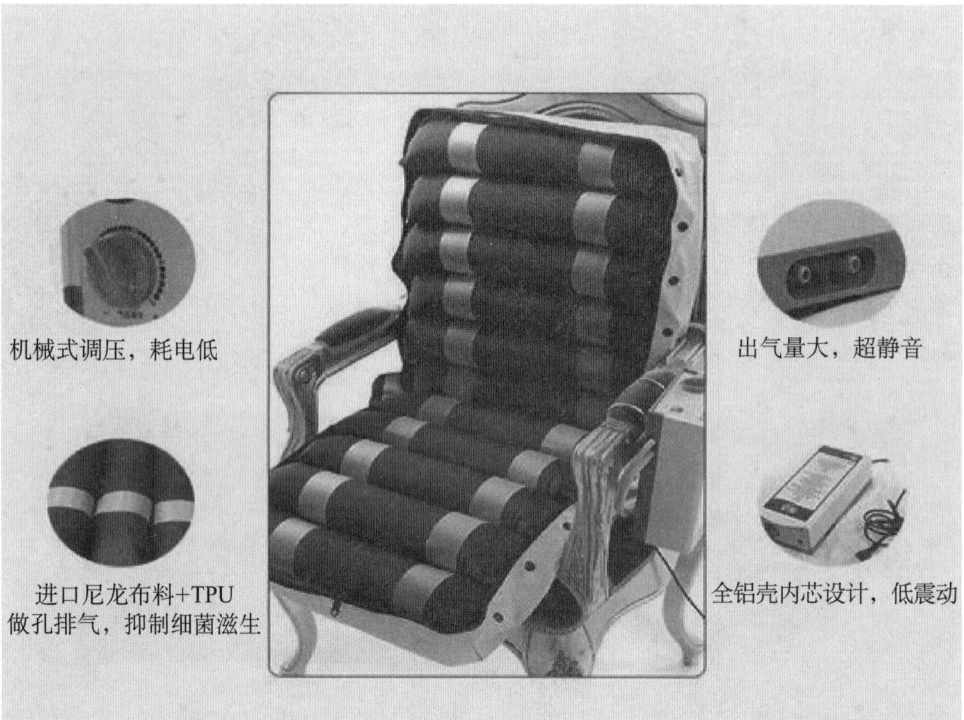

图 3－3－44

以上常见轮椅坐垫的特性不能一概而论，有些优质海绵坐垫的减压效果比廉价凝胶坐垫减压效果好，同时价格也更贵，有些充气坐垫通过特别的设计大幅改进了稳定性差的缺陷，等等。同时，很多防压疮垫都是通过组合不同的材质来达到适应更广人群、减压效果更明显的目的。并不是最贵的坐垫就能提供最好的减压效果，实际效果还是要考虑使用者的身体情况，通过试用也能做出更准确的选择。

6．轮椅制动装置

轮椅制动装置有轮椅刹车和轮椅手闸。

（1）轮椅刹车（见图 3－3－45 和图 3－3－46）是控制轮椅动与静的主要结构，刹车功能靠制动器锁住轮椅大轮，避免轮子在固定时滑动，控制轮椅在碰撞中保持稳定。质量良好的轮椅刹车不容易出现突然松动或失灵。

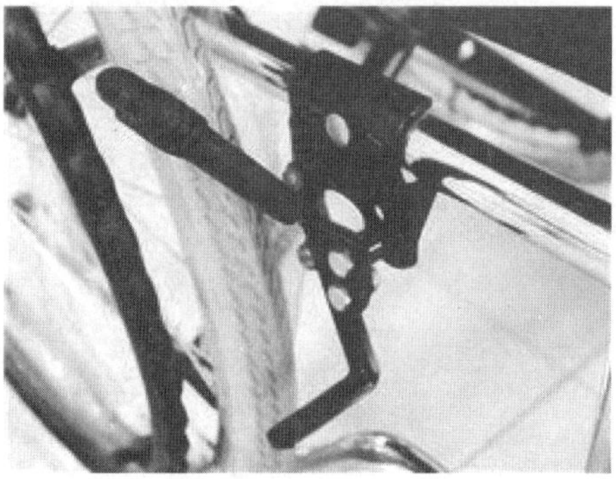

图 3－3－45

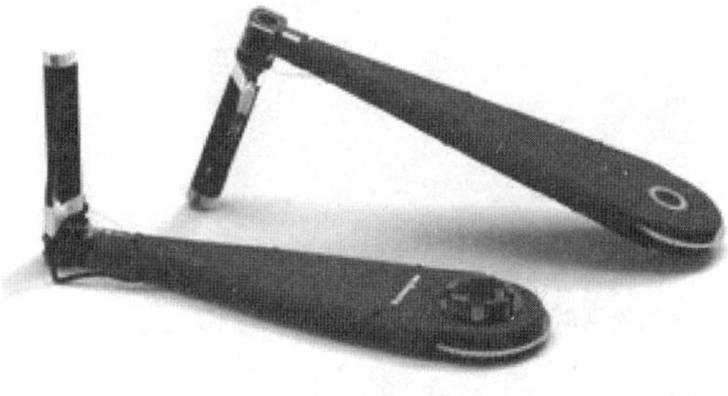

图 3－3－46

（2）轮椅手闸（见图 3－3－47、图 3－3－48 和图 3－3－49）一般安装在把手下面，线闸上面与把手连接，下面通过控制器连接轮子。手闸控制轮椅的动与静。手闸有多种材质。质量良好的手闸不容易出现突然松动或失灵。

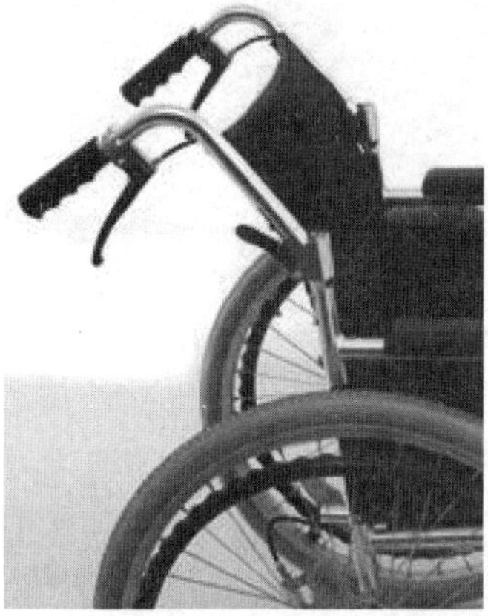

图 3－3－47

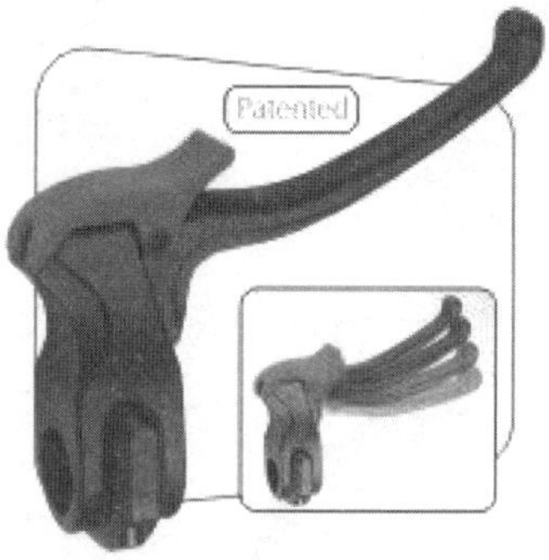

图 3－3－48

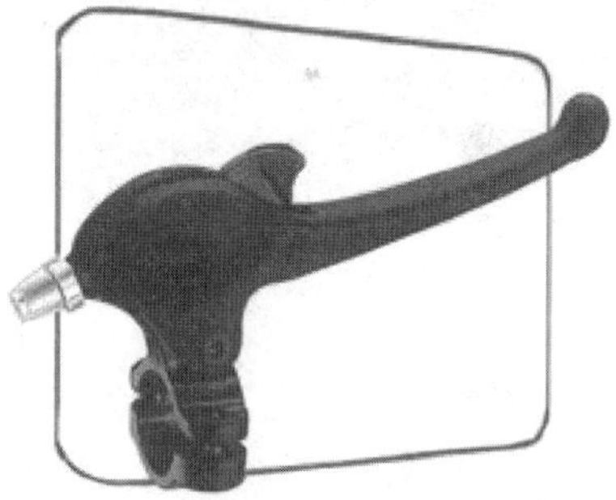

图 3－3－49

7. 轮椅车轮

轮椅车轮包括大轮、手轮（手推圈）和脚轮各一对。

（1）大轮（见图 3－3－50～图 3－3－53）是轮椅的主要承重部位，轮子的材质与轮椅主体结构相匹配。大轮的位置靠前容易推动，位置靠后则稳定性好。质量良好的大轮在遇到不平坦路面时不弯曲、不变形，支撑力度强。大轮尺寸一般为 16～24 英寸（1 英寸＝2.54cm）。

（2）手轮（见图 3－3－54～图 3－3－56）是大轮的外圈，也称手推圈。手轮的直径一般比大车轮小 5cm，其作用是带动大车轮移动。手轮表面一般加有橡皮圈以增加弹性和摩擦力，便于用手操作。手轮的大小影响移动的效果，小手轮需要大力推动，容易保持速度；大手轮启动力小，但不容易保持速度。质量良好的手轮在碰撞到物体时不容易断裂或变形。

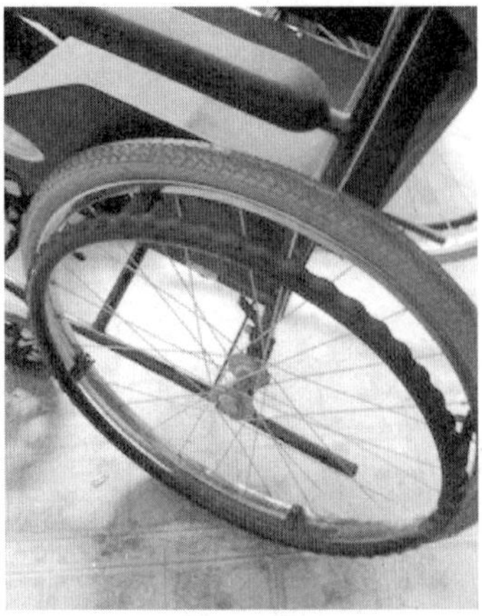

图 3-3-50

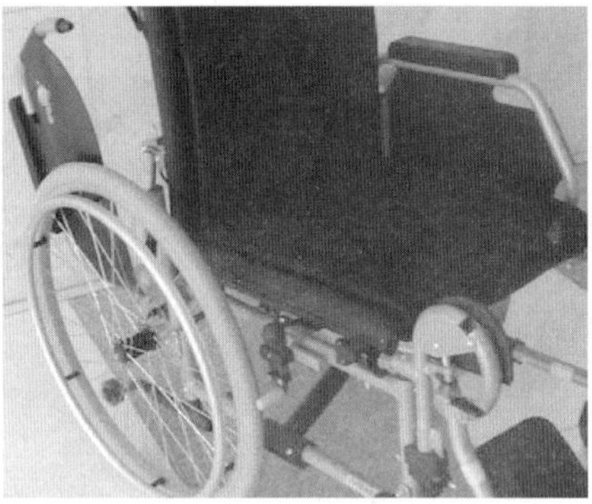

图 3-3-51

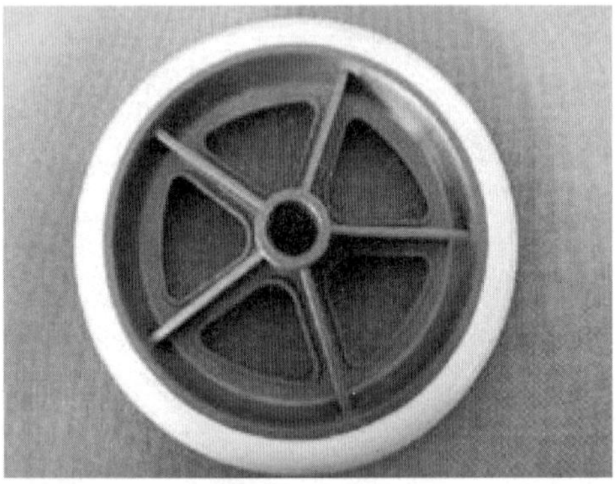

图 3-3-52

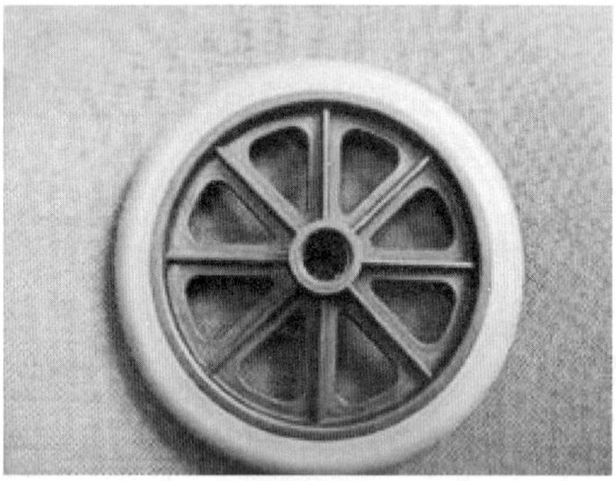

图 3-3-53

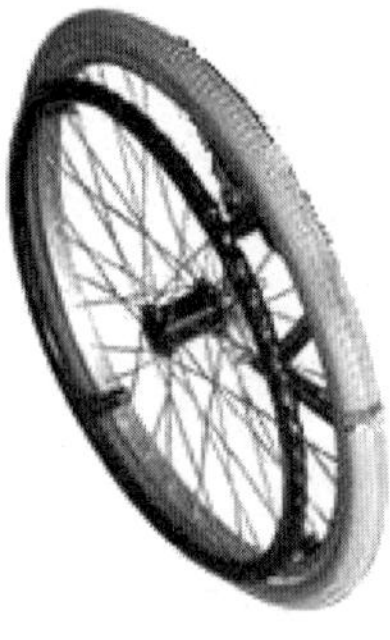

图 3-3-54

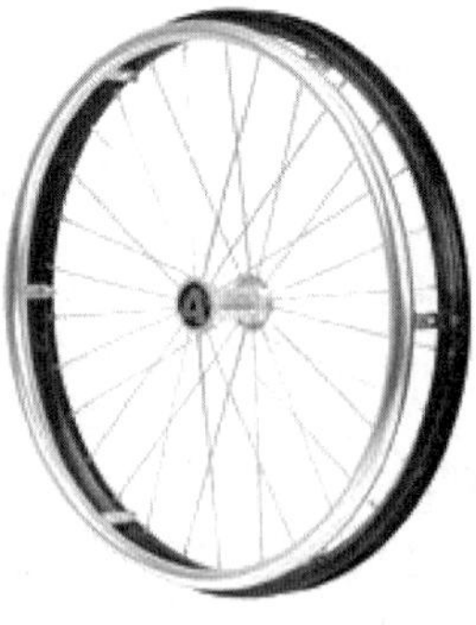

图 3-3-55

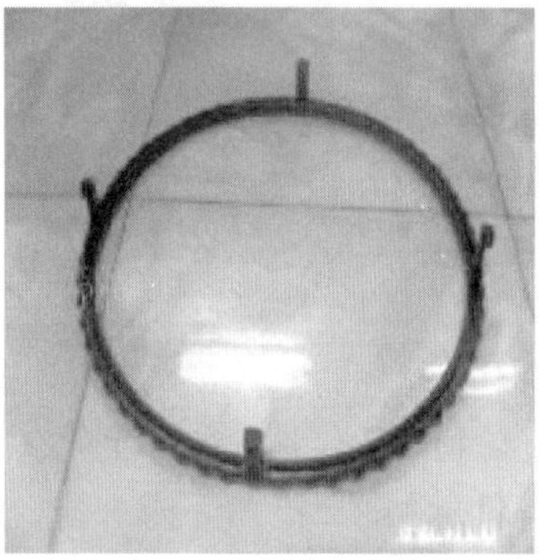

图 3-3-56

(3) 脚轮（见图 3-3-57～图 3-3-59）位于轮椅前面，用于轮椅转弯和行驶。脚轮多为万向轮，可以自由转动方向。脚轮的尺寸一般为 6～12 英寸。

脚轮可分为充气轮和非充气轮。充气轮的气胎平稳，有弹性，但不耐用，非充气轮多为聚亚安酯硬胎，耐用，但弹性小，平稳性差。

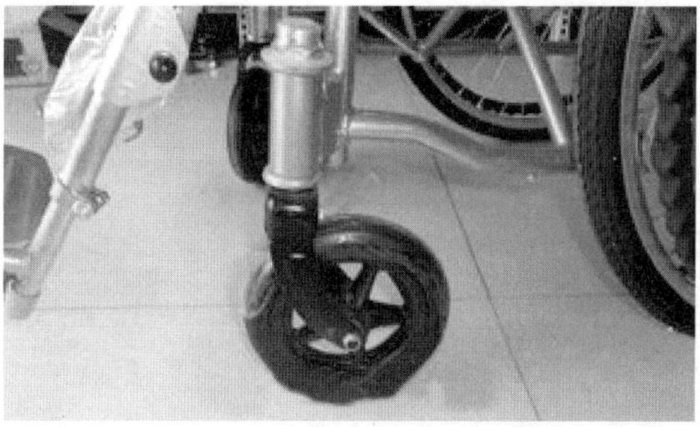

图 3-3-57

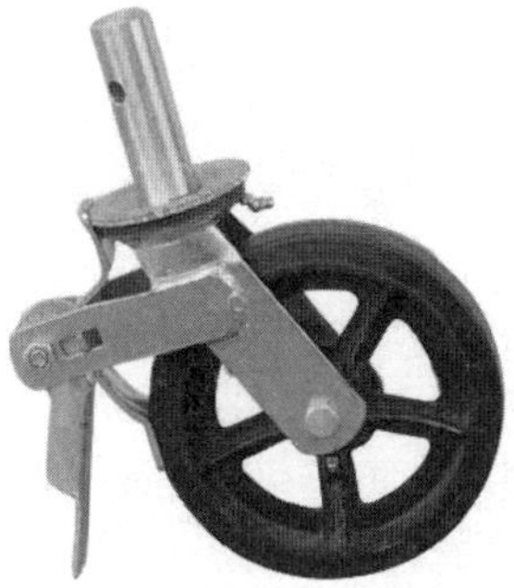

图 3-3-58

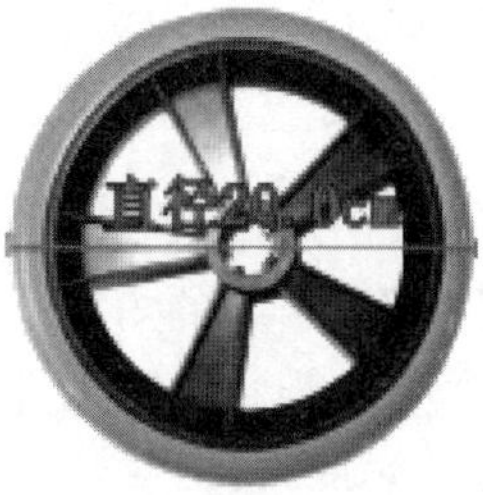

图 3-3-59

脚轮越小，转弯半径就越小，转弯速度就越快，但容易陷入坑洼处，适合在室内或平坦地面使用。脚轮越大，排障功能就越好，适合在不平坦路面上或室外使用。质量良好的脚轮在遇到不平坦路面时，轮子和车轴不容易断裂或扭曲，不会滑脱或失效。由于脚轮位置靠前，容易受到撞击，是轮椅最容易损坏的部位。

（4）轮胎分为非充气、充气、半充气和无内胎充气轮胎等。

1）非充气轮胎（见图 3-3-60）有全泡沫轮胎和硬实心轮胎两种，其优点是容易推动、保养简单，但减震性差。

2）充气轮胎（见图 3-3-61）有减震作用，在室外不平坦地面行驶时平稳、舒适、有弹性，但容易破损。

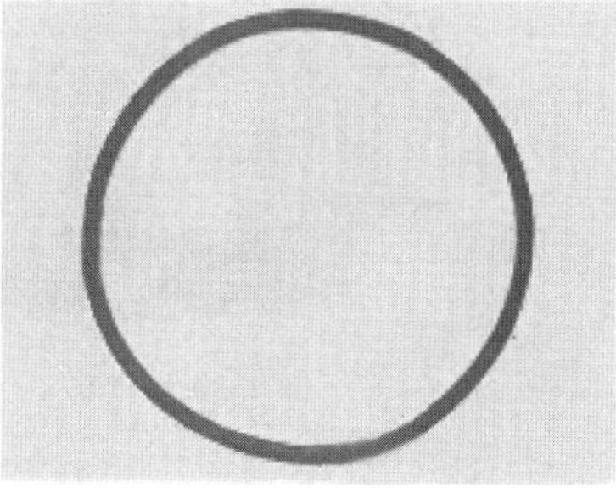

图 3-3-60

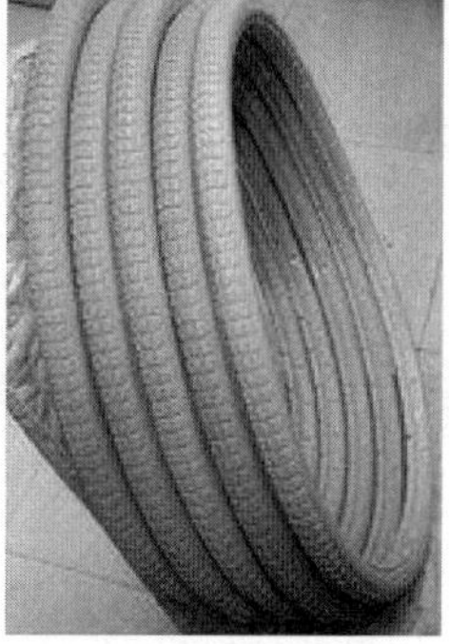

图 3-3-61

3）半充气轮胎（见图 3－3－62）为硬橡胶或硬塑材质，接近充气轮胎。

4）无内胎充气轮胎（见图 3－3－63）与汽车轮胎相似，安全可靠。

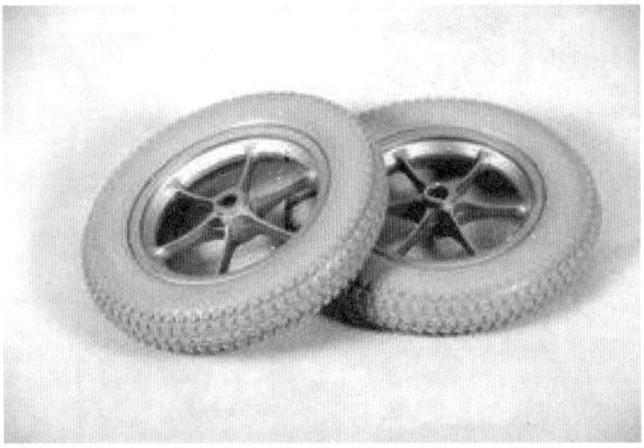

图 3－3－62

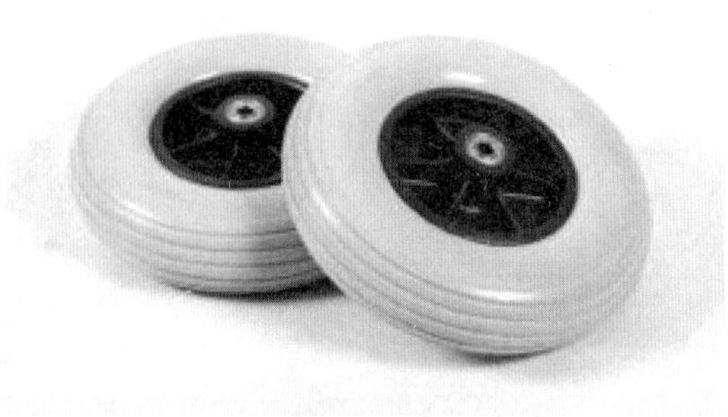

图 3－3－63

8. 轮椅脚托

轮椅脚托（见图 3－3－64 和图 3－3－65）也称脚踏，是轮椅坐姿双足的依托，其长度、宽度、高度要适合轮椅坐姿水平。脚托的角度过高容易造成屈髋角度过大引起压疮，脚托过长或过宽会影响轮椅折叠或转向。脚托一般设有脚托带，用于固定脚踝，防止足跟滑脱。脚托可由多种材料制成，图 3－3－66 所示为橡胶脚托，图 3－3－67 所示为铝合金脚托。

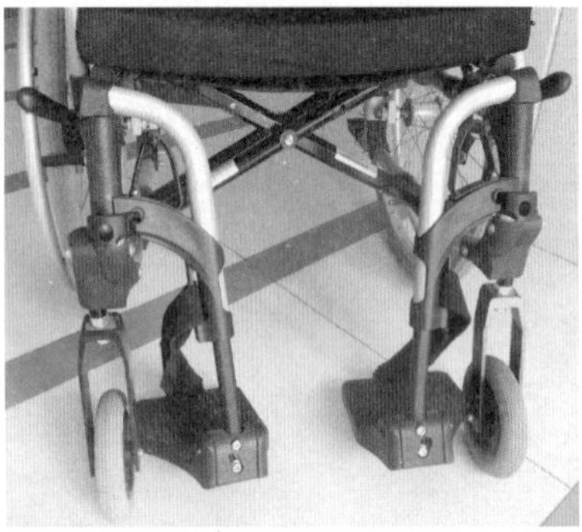

图 3－3－64

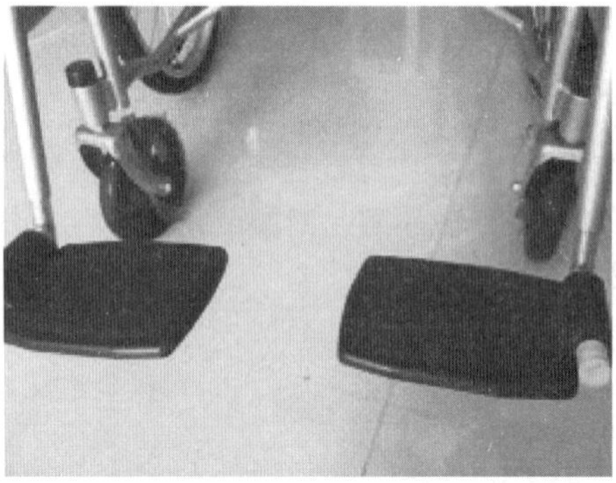

图 3－3－65

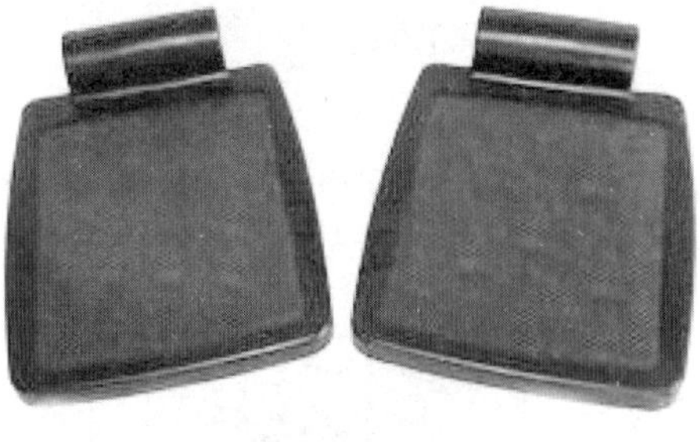

图 3－3－66

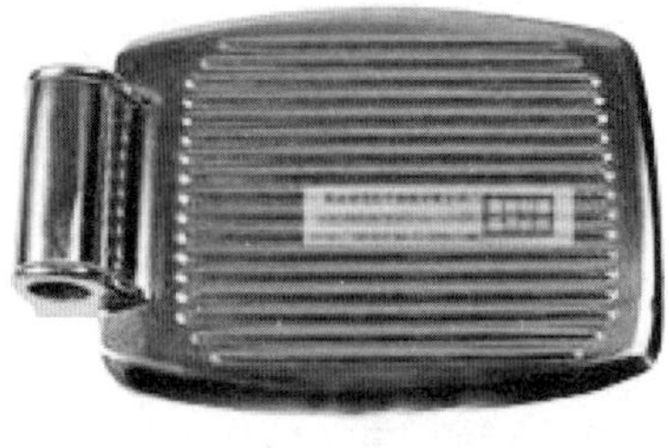

图 3－3－67

脚托可分为固定式、可拆卸式等。

（1）固定式脚托（见图 3－3－68 和图 3－3－69）与轮椅支架的连接是固定的，不能拆卸，这种脚托的支撑角度大，但轮椅体积也大，不容易携带。

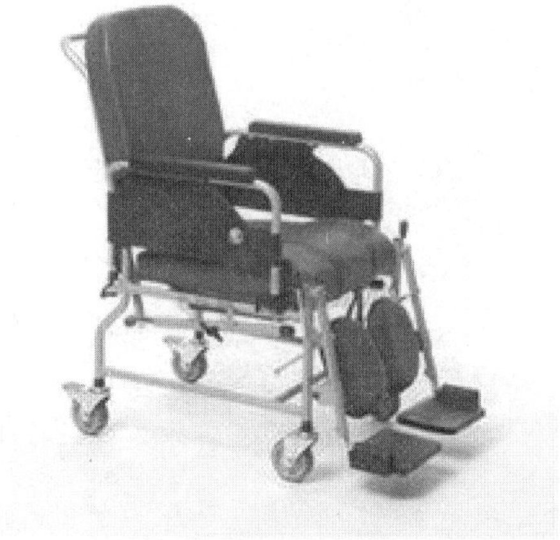

图 3-3-68

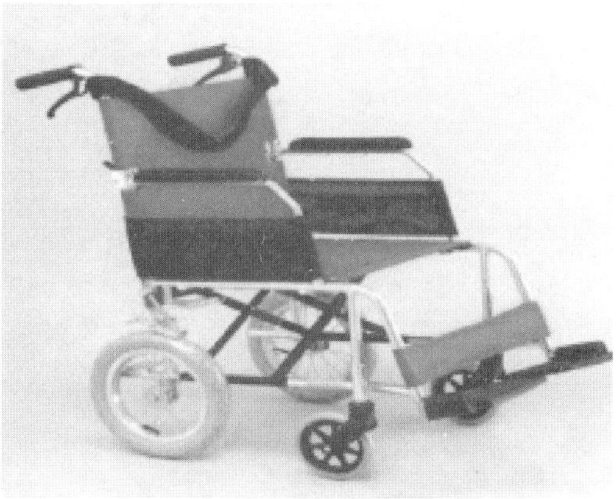

图 3-3-69

(2) 可拆卸式脚托（见图 3-3-70 和图 3-3-71）有特别的轴栓装置，支撑稳定而灵活，可以向左右两侧移动或自由拆卸，以减少轮椅体积，方便床椅间、桌椅间的移动，也便于外出携带。

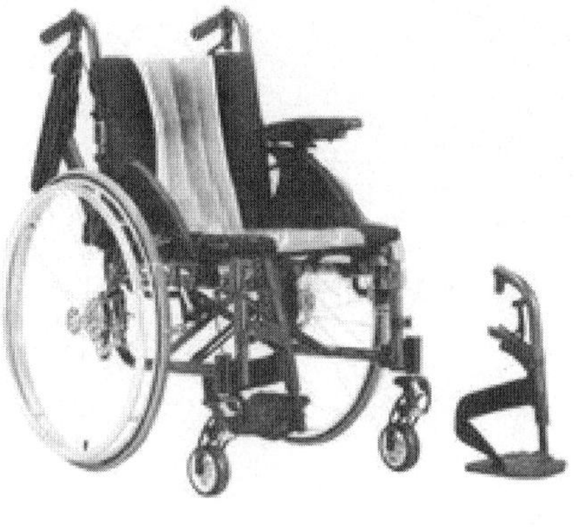

图 3-3-70

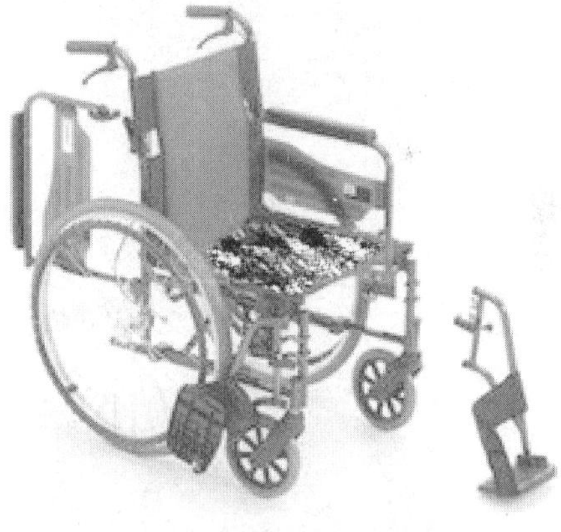

图 3-3-71

9. 轮椅限位装置

轮椅限位装置（见图 3-3-72 和图 3-3-73）由固定带、背带、限位挡块等组成。固定带和背带长度可以按身体胖瘦调整。限位带或挡板位于椅座中间（见图 3-3-74），可以前后调整，稳定坐位姿势，防止身体滑脱。轮椅限位装置可对长期使用轮椅且不能保持坐位姿势者形成安全防护。轮椅安全带一般为尼龙材质（见图 3-3-75、图 3-3-76 和图 3-3-77）。

10. 轮椅防翻装置

轮椅防翻装置由防翻杆和小轮组成（见图 3-3-78）。防翻杆在轮椅座架后下方，一般为不锈钢材质，小轮安装在防翻杆上（见图 3-3-79）。防翻杆可以上下移动，轮椅静止时轮子向下支撑固定，轮椅移动时轮子向上收起，不影响轮椅行驶。防翻设置用于防止轮椅向后倾翻。

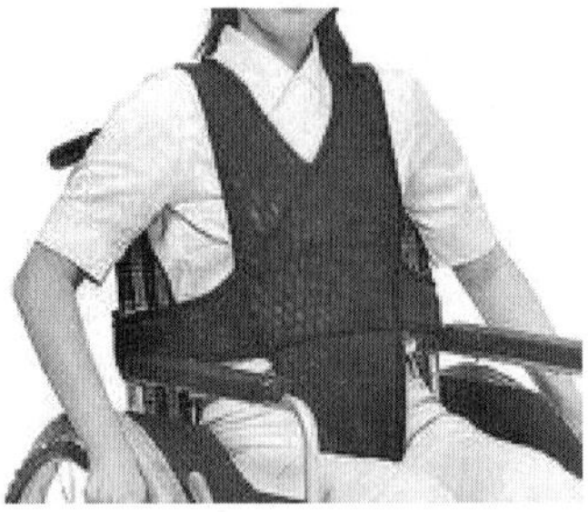

图 3－3－72

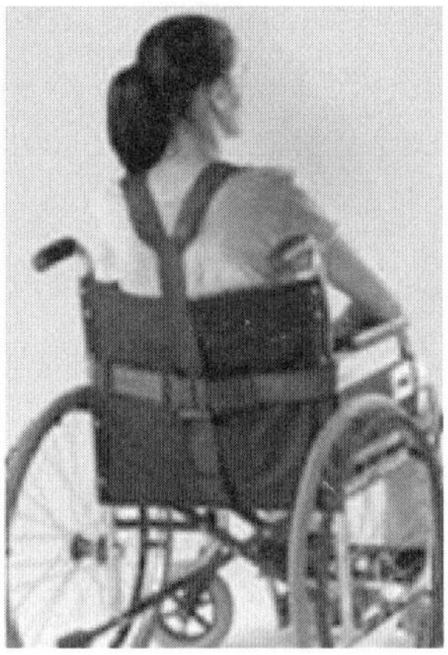

图 3－3－73

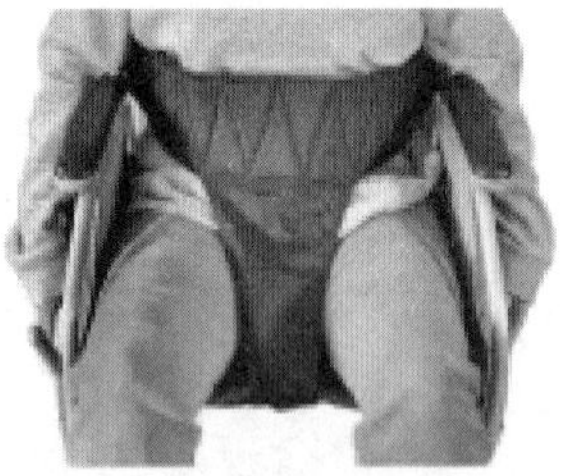

图 3－3－74

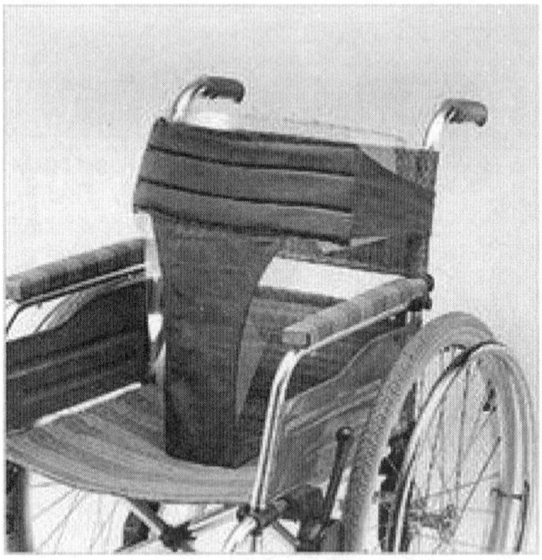

图 3－3－75

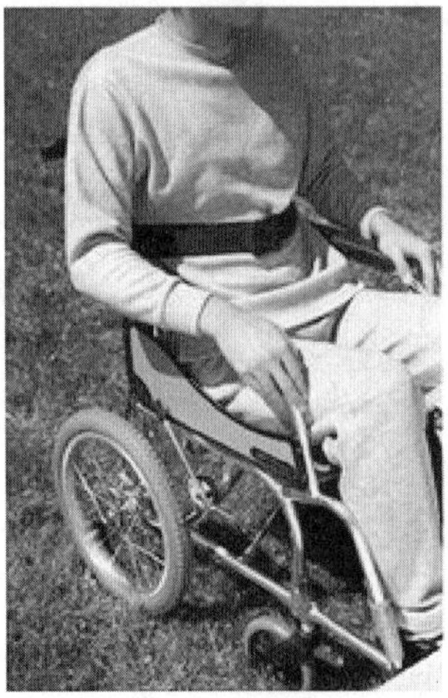

图 3－3－76

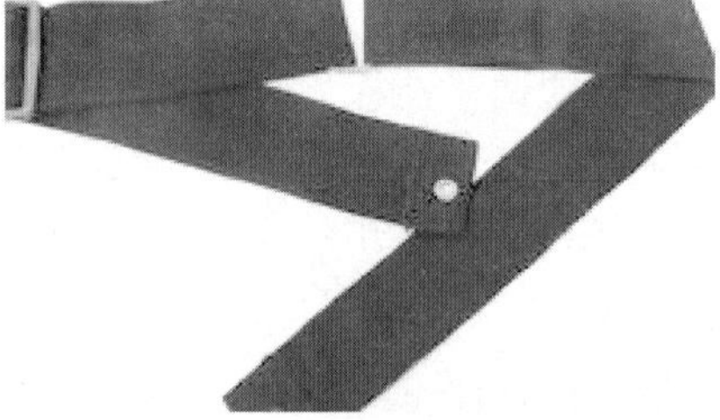

图 3－3－77

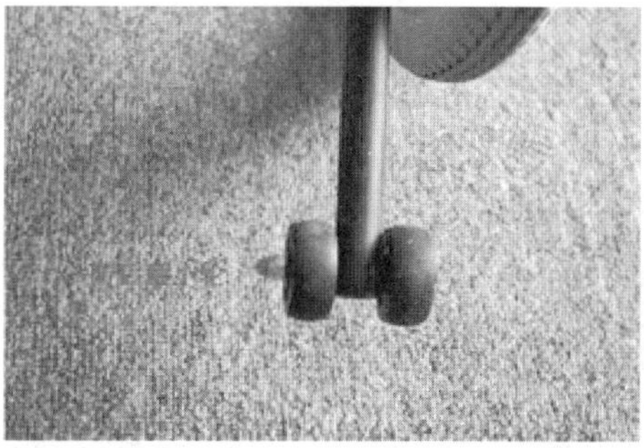

图 3-3-78

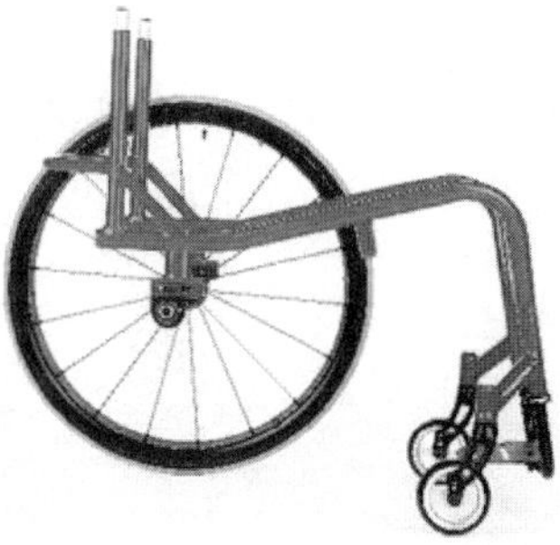

图 3-3-79

11. 轮椅折叠装置

轮椅折叠部位与轮椅主结构材质有关，折叠的主要位置在车架中心。图 3-3-80 所示轮椅为上下折叠式，图 3-3-81 和图 3-3-82 所示轮椅为左右折叠式，图 3-3-83 所示轮椅为靠背折叠式。折叠装置可使轮椅体积变小，方便携带。全折叠型轮椅一般设有配套的尼龙袋或箱子。

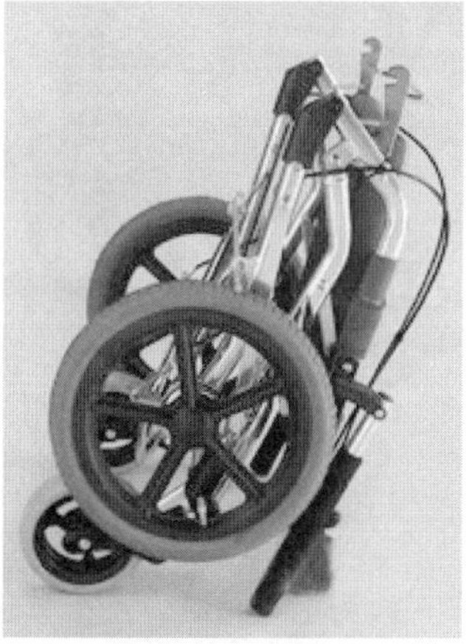

图 3-3-80

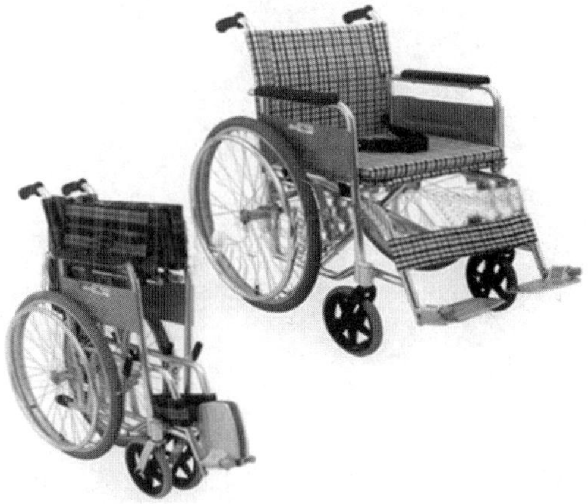

图 3-3-81

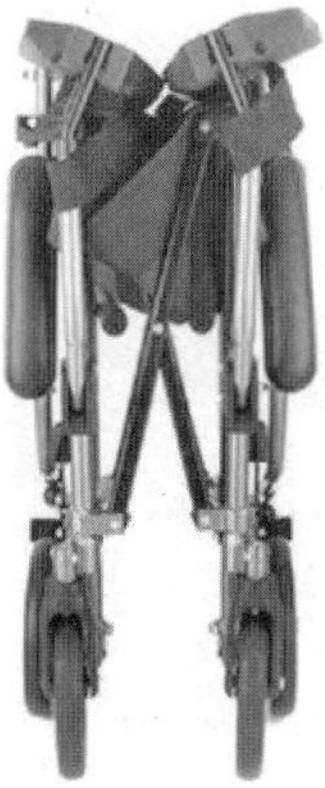

图 3-3-82

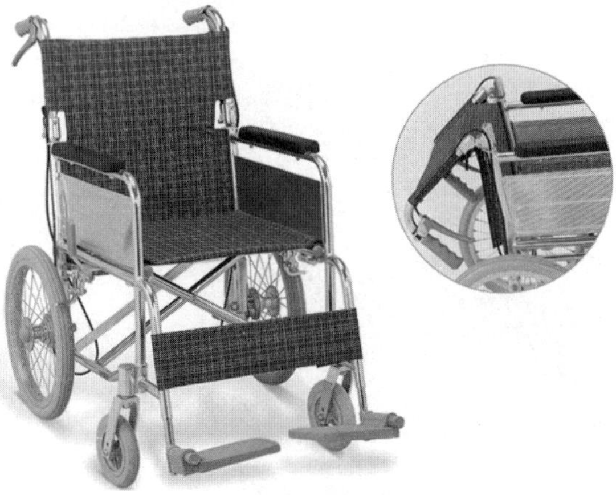

图 3-3-83

12. 轮椅挂灯

轮椅挂灯（见图 3-3-84～图 3-3-86）用于照明，一般小巧灵活，有多种材质和样式。灯具外挂在轮椅的扶手或车轮等位置，可以随时移动和拆卸。

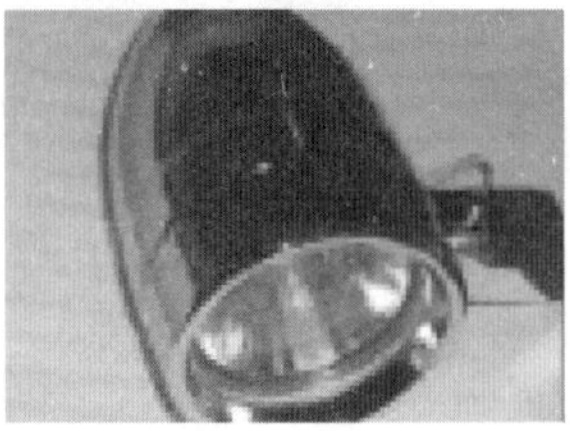

图 3-3-84

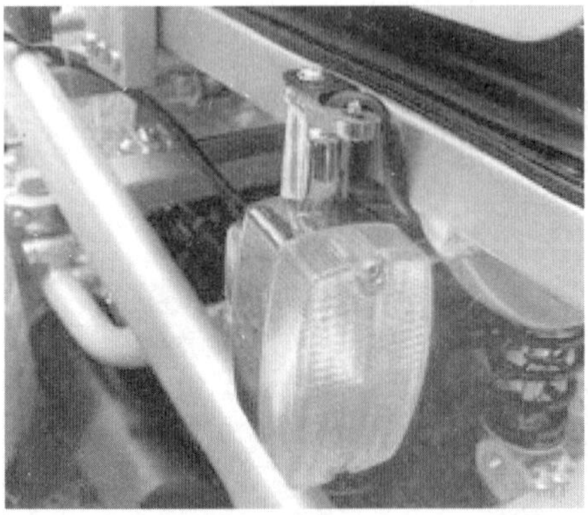

图 3-3-85

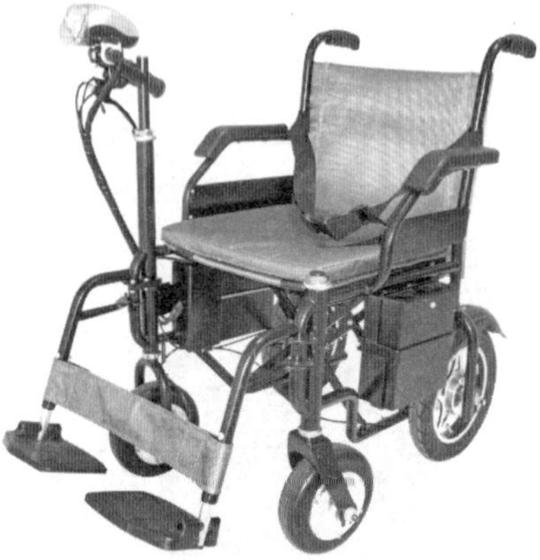

图 3-3-86

普通轮椅基本结构

13. 轮椅背袋

轮椅背袋（见图 3-3-87 和图 3-3-88）一般为尼龙材质，大小与轮椅匹配，附着在轮椅靠背上，可以随时拆卸。轮椅背袋用于携带随身生活用品等，适合长期使用轮椅的老人使用。

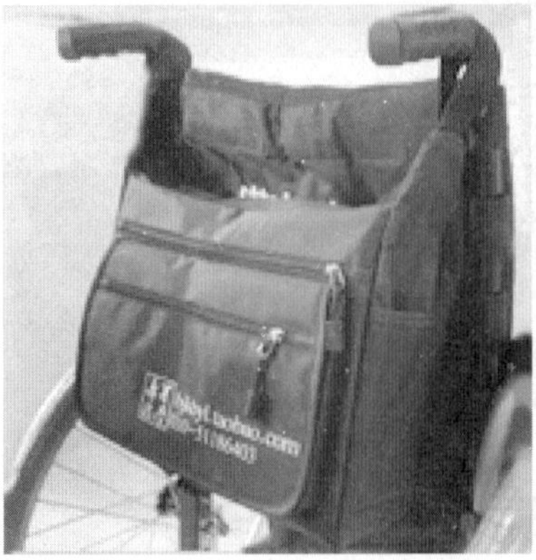

图 3-3-87

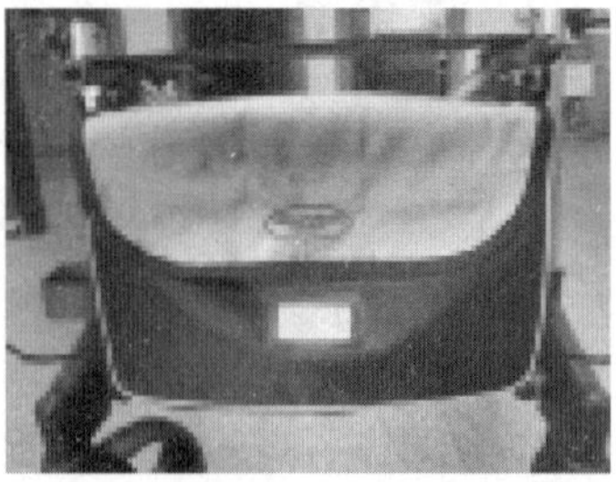

图 3-3-88

二、轮椅的分类

轮椅一般可以按照结构特点、材质特点、驱动方式及功能特点等进行分类。

（一）按轮椅结构特点分类

按结构特点，轮椅可分为以下六类：

（1）手动轮椅：使用者主动驱动轮椅，或由他人助推轮椅。

（2）电动轮椅：它在手动轮椅的基础上增加动力驱动装置、智能操纵装置、电池等部件，通过操纵智能控制器完成前进、后退、转向等行驶任务。

（3）儿童轮椅：一般体积小巧，是按照儿童身高、体重和身体功能状态制作的。儿童轮椅的特点是：有可调式颈托、靠背，有可调式固定安全带，坐垫与扶手高度偏低，座位与靠背较窄，有分腿垫和支撑垫等身体支撑装置，坐垫和靠垫角度均可调整。

（4）运动轮椅：主要用于竞技体育，属于专业轮椅。运动轮椅的稳定性高，椅背偏低，方便上肢活动，后轮呈“八”字形，脚踏板为连体式。运动轮椅按照不同的运动项目分成不同的系列，形状与功能差异较大。运动轮椅对强度和灵活度要求很高，材质特殊，制作复杂，价格也高昂。

（5）定制轮椅：是指经过专业人员对使用者进行身体测量、功能评估后，根据需求特点、使用环境等由专业机构量体裁衣制作的。定制轮椅一般分为以下两种：

1）一对一定制轮椅：它是指按照使用者个人的生理状态、功能特点、制作要求等定制而成的轮椅，成本较高。多为身体形态特殊，或经济条件好，有特殊需求者。

2）一对多定制轮椅：它是指按照某一类群体（如偏瘫或截瘫功能障碍）的特点制作而成的轮椅，成本相对较低，适合特定群体使用。

（6）代步车：一般指电动代步车，分三轮或四轮，以电动马达驱动，最快时速能达到 15km，远大于步行时速 3～5km。代步车的辅助装置省力，操作简单、经济实用。

（二）按轮椅材质特点分类

按材质特点，轮椅可分为以下四类：

（1）铝合金轮椅：主要是铝合金材质，表面做烤漆或阳极氧化处理，制作加工较复杂；重量轻，携带方便，不易生锈，价格偏高，但它是轮椅的发展趋势。

（2）钢管轮椅：大架由钢管加工制成，表面喷塑或电镀，容易加工，价格实惠，但容易生锈，重量较重。

（3）不锈钢轮椅：主要由不锈钢钢管加工制成，强度高，承重好，不易生锈，重量较重，加工复杂，成本高。目前不锈钢轮椅多为钢管电镀而成。

（4）钛合金、碳纤维轮椅：特殊材质，重量轻，强度高，耐锈蚀，价格高昂。其中，钛合金轮椅多采用铝合金管材制成，很少有纯钛合金的。

（三）按轮椅驱动方式分类

按驱动方式，轮椅可分为以下六类：

（1）自走型轮椅：使用者双上肢正常，通过手推圈推动大轮自行驱动。

偏瘫轮椅

（2）护理型轮椅：大轮无手推圈，完全依靠护理人员推动。

（3）单手驱动型轮椅：单侧后轮带有内外两个大小不同的手推圈，通过驱动手轮把握方向和移动，适用于偏瘫患者。

（4）杠杆式轮椅：利用动力杠杆转动驱动轮椅，适用于截瘫患者。

（5）手摇式轮椅：利用手摇杆转动，通过链条旋转驱动轮椅，适用于截瘫患者。

（6）脚推式轮椅：利用下肢踩蹬轮子，通过反推力来驱动轮椅，适用于偏瘫或单下肢缺如患者。

（四）按轮椅功能特点分类

“材质＋功能”是国内常用的轮椅分类方式。按此方式，轮椅主要分为以下几类：普通型轮椅、便携式轮椅、多功能轮椅、坐便或桌板型轮椅、高靠背可半躺或全躺护理轮椅、助站式轮椅等。

（1）普通型轮椅。

自推型轮椅

普通型轮椅又可分为自推型轮椅和护理型轮椅。

1）自推型轮椅（见图3－3－89）的后轮是大轮，大轮外侧有手推圈，方便自行驱动，适合有行走障碍，但双上肢力量饱满，有自行驱动轮椅能力的老年人使用。

2）护理型轮椅（见图3－3－90）的后轮是小轮，无手推圈，便于护理者驱动，适合偏瘫、身体虚弱或下肢功能障碍，自行驱动轮椅困难的老年人使用。

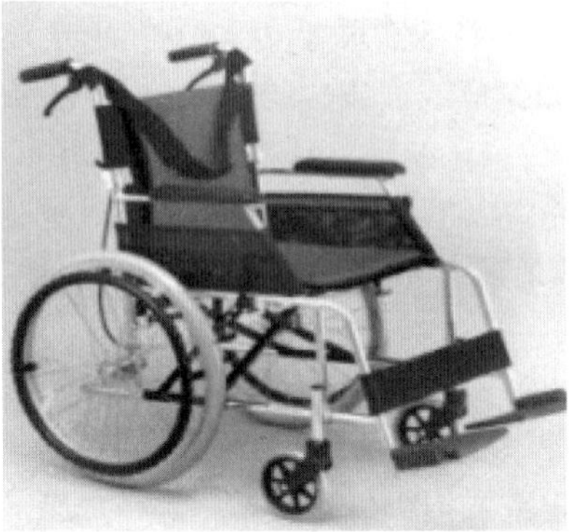

图3－3－89

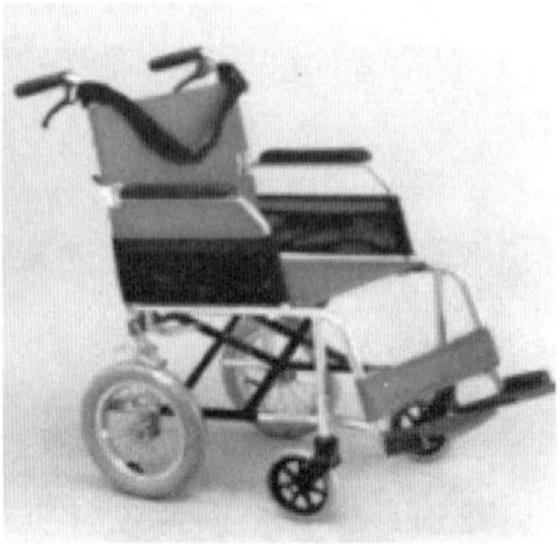

图3－3－90

（2）便携式轮椅。

便携式轮椅（见图3－3－91）体积小巧、重量轻，可以折叠，外出携带方便，适合身体虚弱或肢体轻度功能障碍的老人使用，特别适合外出旅行乘坐火车或飞机、上公园或逛商场等场合的短时间使用，长时间使用容易导致身体疲劳。

（3）多功能轮椅。

1）移动扶手和脚踏轮椅：图3－3－92所示轮椅的扶手可以前后移动，方便患者从床椅间、桌椅间及乘车时身体左右移动。图3－3－93所示轮椅有可移动脚踏板，可以前后左右移动及调试高度，脚踏可拆卸，适合偏瘫或肢体功能障碍、上下轮椅困难的老人使用。

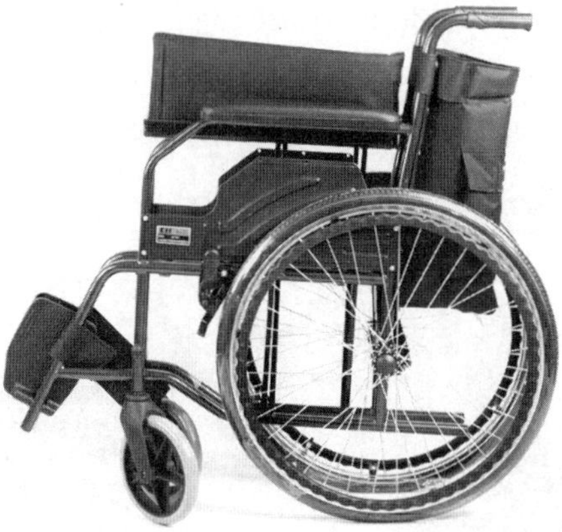

图 3-3-91

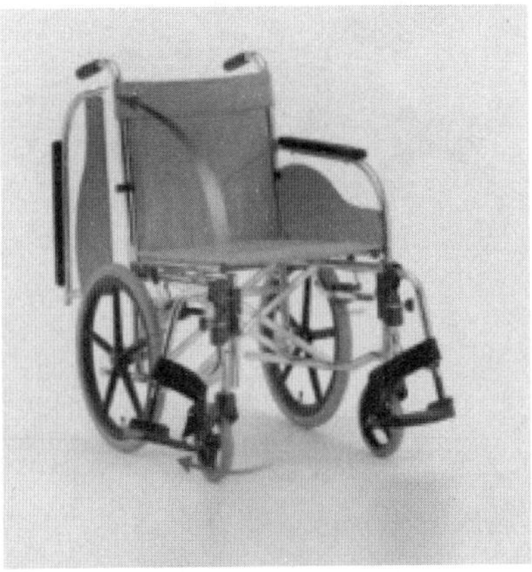

图 3-3-92

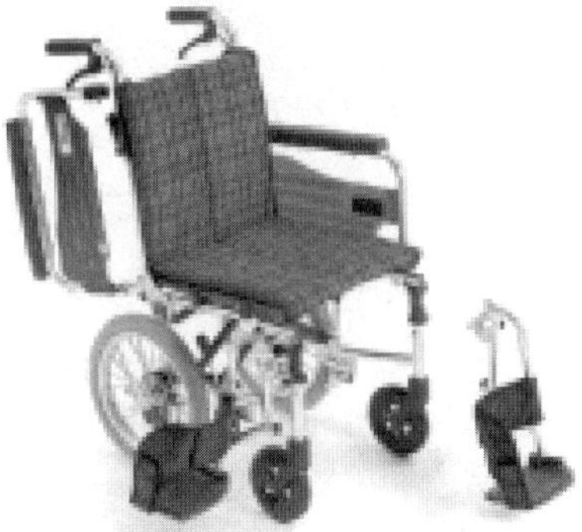

图 3-3-93

2）带头靠轮椅：图 3-3-94 和图 3-3-95 所示轮椅的头靠可以调节高低，靠背倾斜可调整 15°～45°，靠背还可折叠。腿靠宽大，可抬起与座面平行，方便下肢伸展。该轮椅适合头颈支撑困难、偏瘫及肢体障碍，长期依靠轮椅的老年人使用。

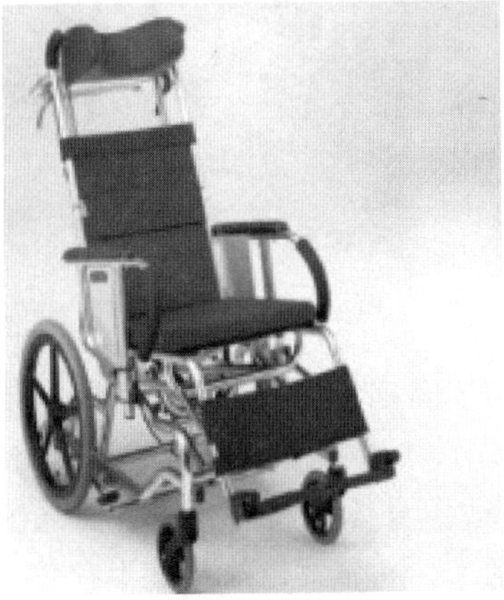

图 3-3-94

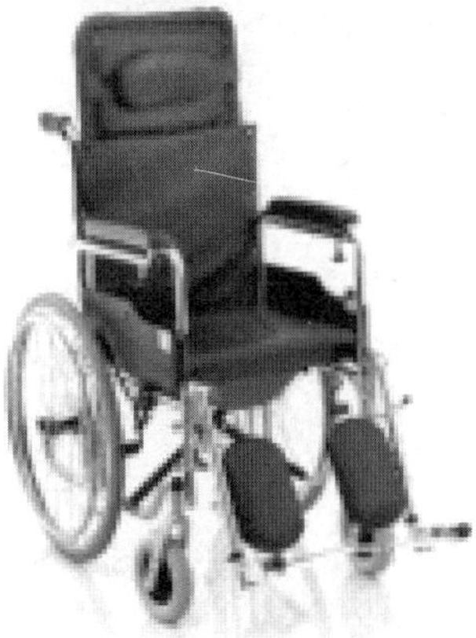

图 3-3-95

3）爬楼轮椅：图 3-3-96 和图 3-3-97 所示的轮椅的大轮由三个小轮组合而成，呈齿轮形态，攀爬楼梯稳定。靠背和手柄加长，防止上下楼时身体前后倾倒。手把方向朝前，方便把持爬楼手柄。爬楼轮椅一般设有安全带，适合长期使用轮椅的老年人使用，便于其上下楼梯。

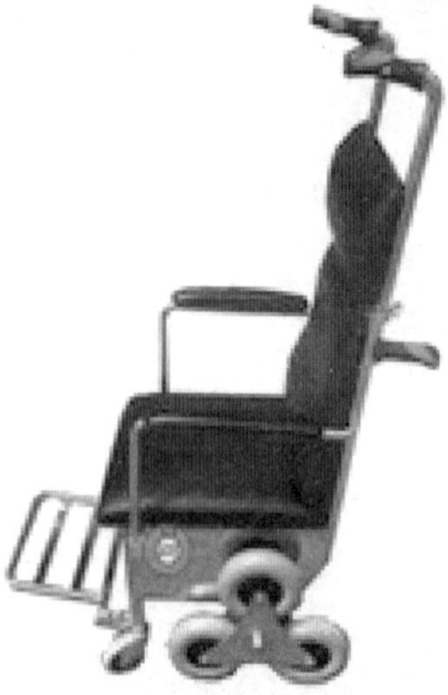

图 3-3-96

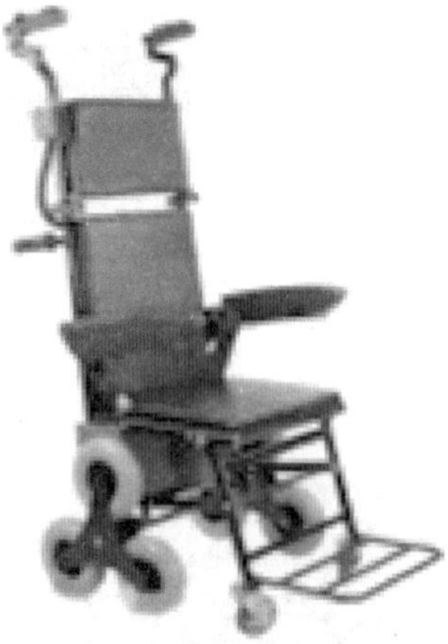

图 3-3-97

（4）坐便或桌板型轮椅。

坐便型轮椅（见图 3-3-98）是在普通轮椅基础上安装马桶和椅盖，马桶可以随时拆卸，设有马桶盖子，方便使用者外出内急时使用。图 3-3-99 所示的轮椅扶手上设有桌板，桌板可以随时拆卸，方便使用者就餐等。该类型轮椅适合长期使用轮椅的老人使用。

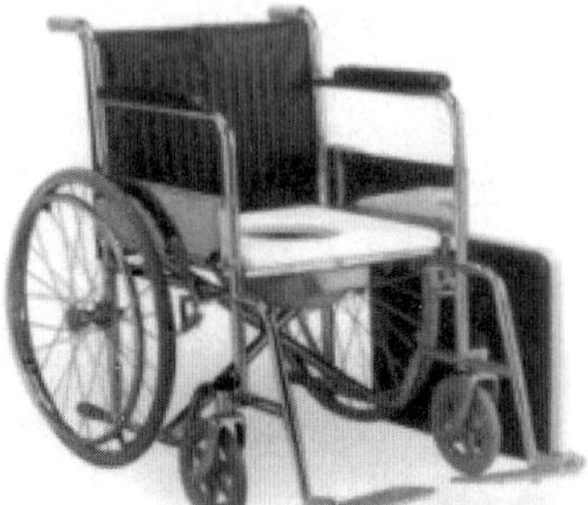

图 3-3-98

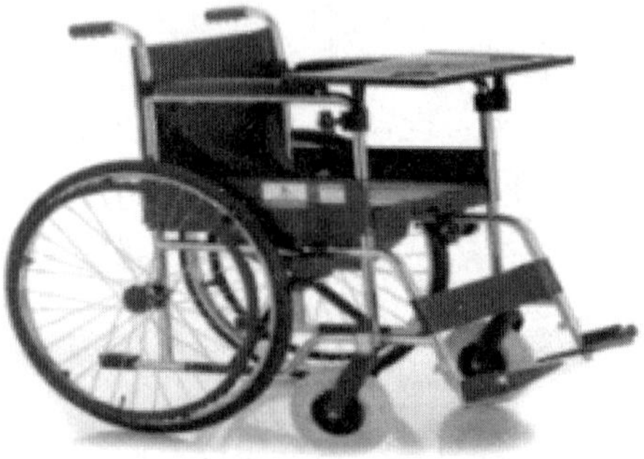

图 3-3-99

（5）高靠背可半躺或全躺护理轮椅。

图 3-3-100 所示的高靠背半躺或全躺护理型轮椅采用了高档绒面，材质柔软，舒适性好。高靠背上设有靠枕，靠背可调整 15°～90°。扶手挡板可上下移动，腿靠宽大无缝隙，腿靠可调整 15°～90°。图 3-3-101 的靠背与腿靠可同时展开形成水平面，适于身体平放，方便轮椅与床间等的移动。该轮椅适用于身体衰弱、重度肢体障碍、长期卧床的老人。高靠背轮椅旋转半径较大，适合在宽敞的室内使用。

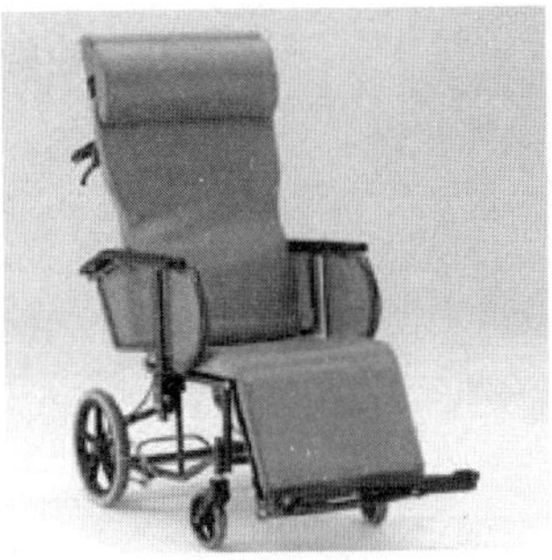

图 3-3-100

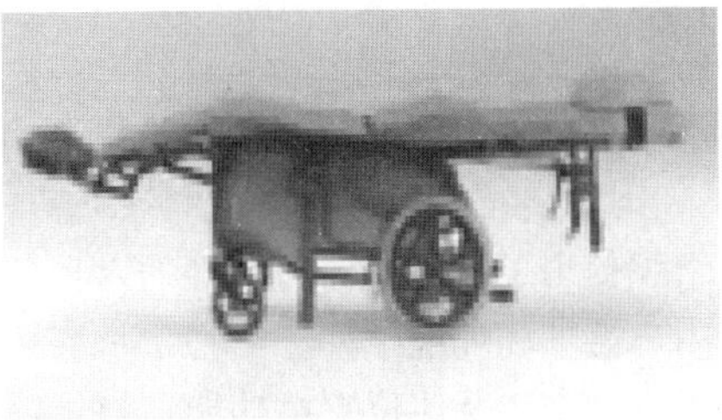

图 3-3-101

（6）助站式轮椅。

助站式轮椅（见图 3-3-102）可以坐站两用。助站式轮椅比普通型轮椅结构更复杂、材料质量要求更高。助站式轮椅一般设有自动控制系统，由蓄电池提供动力，一次充电可行驶 20km 左右，单手控制操作系统，调节前进、后退和转弯，可在室内外使用。轮椅座面、靠背、腿靠均可直立，胸腹部有安全带保护。助站式轮椅可增加视野高度，调节体位，方便取物。该轮椅适用于截瘫、脑瘫、四肢瘫痪者，要求使用者视力、听力等良好，在使用前需要由专业人员进行指导和操作训练。

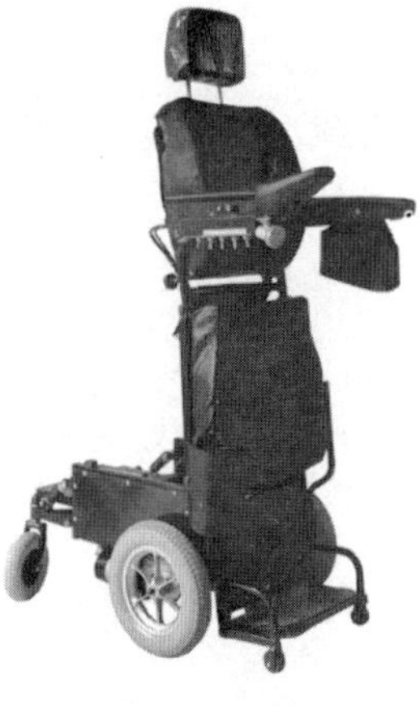

图 3-3-102

三、轮椅的主要功能

轮椅主要有如下功能：

（1）代步工具：在老年人行走功能丧失或部分丧失及身体衰弱时，可借助轮椅安全移动；老年人行走困难或行走缓慢时，借助轮椅代步行走，完成身体锻炼和康复训练等任务；提高老年人的生活活动能力及参与社会活动能力。

（2）提高生活质量：轮椅对长期卧床或行动障碍的老人有如下帮助：改善呼吸，增加肺活量；改善坐姿，方便进食、如厕等；改善视野，增加交流沟通；改善血液循环，防止压疮；改善姿势，延缓卧床，减少并发症等。

四、轮椅的适用范围

轮椅适用于各种原因引起的行走功能障碍者，包括老年人、残疾人、伤病术后、孕妇、儿童及临时救急等。

世界卫生组织提出了保证轮椅适用性的六项要求：

（1）符合用户需求和环境条件。

（2）提供正确的安装及体位支撑功能。

（3）安全耐用。

（4）可以应用于农村。

（5）购买和维修的价格合理。

（6）保证持续服务。

五、轮椅的使用要求

轮椅的使用有如下要求：

（1）按照老年人的需求意愿选择。

（2）注意身高、体重、脊柱形态、头颈支撑、肢体对称、坐位姿势、平衡能力、关节活动度、上肢活动能力等因素。

（3）考虑老年人驱动轮椅能力。

（4）轮椅使用的室内外环境无障碍。

（5）照料者具有操作能力。

（6）维修服务有保障。

六、轮椅选择的要点

（一）根据需求目标

选择轮椅时，需要考虑使用场所是室外还是室内，是长期使用还是短期使用，需要配置哪些附件，等等。

（二）功能补偿作用

（1）双上肢正常者，选择自走型轮椅。

（2）偏瘫或双上肢力量不足、身体虚弱者，选择护理型轮椅。

（3）髋关节强直者，选择可倾斜式轮椅。

（4）膝关节强直者，选择有脚托支架，有抬起功能的轮椅。

（5）双下肢强直或软瘫者，选择有腿靠和脚环功能的轮椅。

（6）长期使用轮椅者，选择预防压疮、带坐垫的轮椅。

（7）截肢或双侧大腿截肢者，选择安装有防倾倒装置的轮椅。

（8）坐姿不稳者，选择有胸或腰保护安全带的轮椅。
（9）依靠轮椅工作者，选择短扶手式轮椅。
（10）四肢重度障碍或身体衰弱者，选择全躺式或助站式轮椅。

（三）坐位姿势

特殊体态的人群会出现特殊的坐位姿势，此类人群要选择适合的轮椅，需要对坐位姿势进行评估，避免因轮椅使用不当出现二次损伤。使用轮椅时的姿势是否正确、合理，不仅影响着使用者的舒适度，也影响着驱动轮椅时的效率，甚至会对使用者的身体机能造成影响。姿势是否合理可以理解为使用者是否可以处于平衡的状态，这不仅包括静态的平衡，也包括动态的平衡（活动状态时姿势是否合理）。

坐位姿势如图 3－3－103 所示。

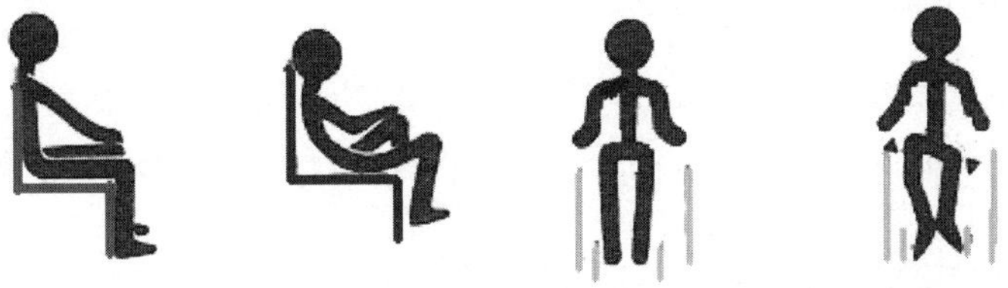

图 3－3－103

通常情况下，对于坐姿状态的判断最重要的参考点是骨盆的状态，根据骨盆的状态就可以判断使用者整体的姿势处于什么样的状态。骨盆状态如图 3－3－104 所示。

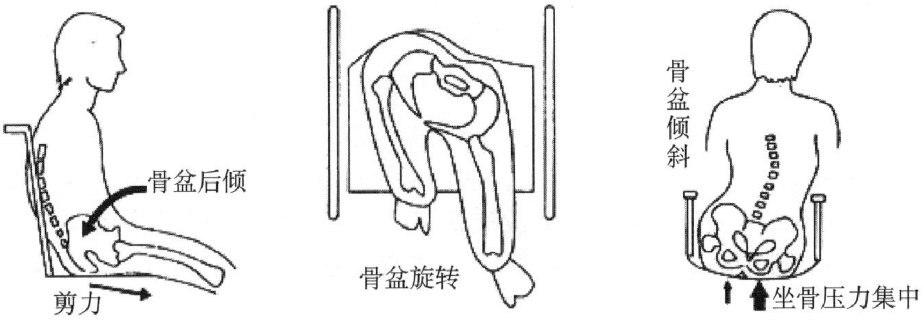

图 3－3－104　骨盆状态

1. 长时间不良姿势的不良影响

长时间不良姿势会造成如下不良影响：

（1）会不同程度地影响脊柱的自然生理结构，容易产生疼痛甚至关节变形。

（2）改变身体的承重点，引发特定位置的压痛甚至压疮。

（3）影响上肢的活动能力和活动范围。多数长期处于不良姿势的人，其上肢功能和活动范围可能本来就比较差，不良姿势会进一步影响残余功能发挥作用，因此确保整体姿势的平衡尤为重要。

（4）长期持续性的不良姿势可能会影响脏器功能。

（5）坐骨的位置不合理时，为了保持头部的正确角度，会产生不自然的脊柱姿态，长此以往容易造成脊柱侧弯。

（6）其他间接影响，如影响水平视线、影响吞咽功能、阻碍沟通交流意愿等。

2. 常见不良姿势的纠正思路

（1）骨盆后倾的姿势是最常见的不良姿势，平时应当常注意轮椅使用者姿势的变化，及时纠正其身体下滑的情况或没有坐到正确位置的情况，以下是一些常见的原因与改善方法：

1）座面坐深过深，导致腰骶部无法触碰到靠背部分而导致骨盆后倾。可减小坐深。

2）后靠背角度过于倾斜，导致身体下滑后造成该姿势。可减小后靠背倾斜角度。

3）座面过平或摩擦力太低，“前高后低”的区别不够明显，导致身体容易产生下滑。可通过调整座面角度或替换接触面材质改善。

4）扶手位置过低，对于比较依赖扶手辅助支撑身体的使用者而言，扶手水平位置过低是产生不良姿势的诱因。

5）座面太高，导致足部无法稳定地踩在脚踏板上，导致身体容易产生下滑，甚至会影响下肢的血液循环。

6）足部滑脱，使足部无法稳定地踩在脚踏板上。固定足部或设置小腿固定带。

7）靠背部分塌陷变形，无法有效支撑腰部，不仅影响坐姿，甚至会造成腰痛或脊柱侧弯，应及时调整或更换轮椅的靠背部分。

8）使用安全带辅助固定骨盆，防止不自觉地下滑。

（2）骨盆前倾、倾斜、旋转。

对于躯干平衡能力差，需要扶手处给予支撑的使用者，如果扶手过低，也有可能会导致前倾的姿势。使用过于宽大的轮椅，容易造成单侧倾斜的不良姿势。多数处于这几种姿势的原因，不是因轮椅的尺寸结构造成的，而是由于脊柱侧弯或关节变形等状况造成的。要改善这些姿势，需要制订具有针对性的方案和相应的专业知识，在此不展开说明。

脊柱侧弯患者轮椅的适配

3. 坐轮椅者压疮的预防

对于长期使用轮椅的人来说，预防压疮不容忽视。图 3-3-105 中的箭头是长时间保持坐姿容易受压的部位。特殊体位者，受压的压力点会出现偏移或集中。普通人在长时间处于坐姿时，总是会不自觉地通过转换姿势来改变臀部的受压位置，而轮椅使用者由于下肢功能障碍，很难做到这一点。如脊髓损伤等情况造成感觉缺失时，压疮风险更高。

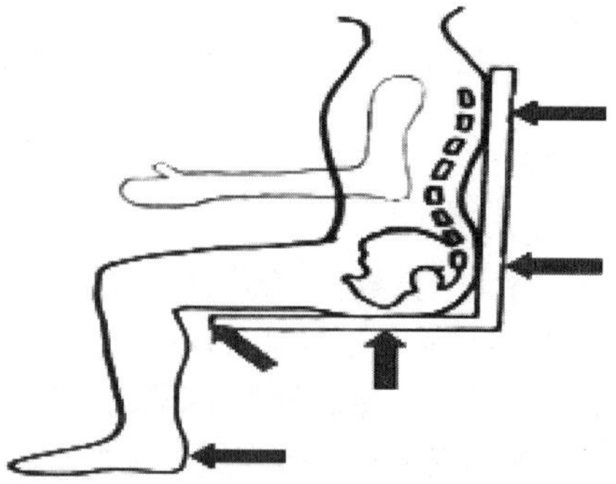

图 3-3-105

适配轮椅时的一个必要步骤就是了解使用者是否发生过褥疮，并根据相应的专业知识分析使用者身体状况、日常习惯、护理环境等方面存在哪些可能引发压疮的因素。如果正在发生压疮，可能需要确认处于什么压疮等级，以及现阶段是否适合使用轮椅。

知识拓展

徒手测试压疮风险的方法

当人们保持坐姿时，压力通常会集中在坐骨处，预防压疮的一个重点就是了解坐骨处的压力是否过于集中。除了可以使用压力测试设备以外，还可以通过手部接触测试对象坐骨处的方式测试压力等级。徒手测试是通过测试者指尖部分接触测试对象坐骨结节处的方式来感知压力大小的方法。注意：在进行徒手测试压力的动作之前，应先告知测试对象随后要进行的测试方式及测试意义。

由于测试的是实际使用轮椅时的状况，同时测试对象可能已经在使用防压疮坐垫，所以这项测试应当在测试对象坐在现有轮椅上时进行。一种方式是使测试对象抬起一侧臀部，测试者将手掌向上放到测试对象臀部下方，指尖触碰到坐骨结节处后让测试对象恢复正常坐姿测试。另一种方式是让测试对象躯干“向前趴”用以减少臀部压力，测试者手掌向上手部伸到测试对象臀部下方，指尖触碰到坐骨结节处后让测试对象恢复正常坐姿测试。使用哪种方式取决于测试对象的活动能力及轮椅构造是否会对测试过程造成阻碍。

（一）压疮风险较小：恢复常规坐姿后，指尖在骨凸点可以自由地上下活动。

（二）有一定压疮风险：恢复常规坐姿后，指尖在骨凸点基本不能上下移动，但可以在该状态下比较轻松地将手从测试位置抽出。

（三）压力风险较高：恢复常规坐姿后，指尖完全不能上下移动，同时很难在该状态下将手从测试位置抽出。

根据上述测试结果，可以帮助我们判断测试对象是否需要使用专门的防压疮坐垫，以及选择哪一款坐垫更加有效。表3-3-1是WHO（世界卫生组织）轮椅培训内容中关于徒手测试的说明。

表3-3-1　徒手测试压疮风险

对有发生压疮风险的轮椅使用者，检查坐骨下的压力		
A	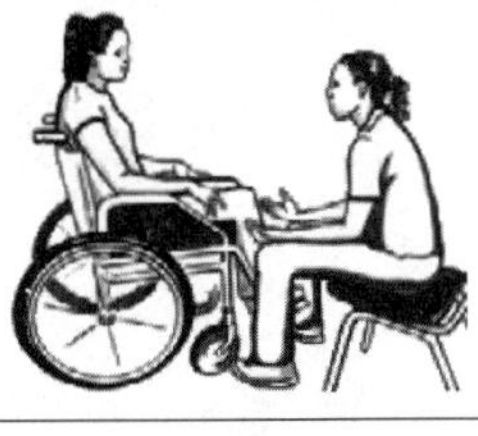	在开始之前向轮椅使用者说明检查的目的和内容
B	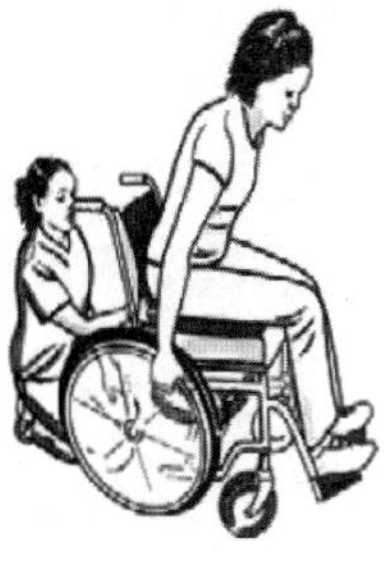	让轮椅使用者向前倾或向上撑起并把你的手指尖放在左或右坐骨下（手心向上）

C	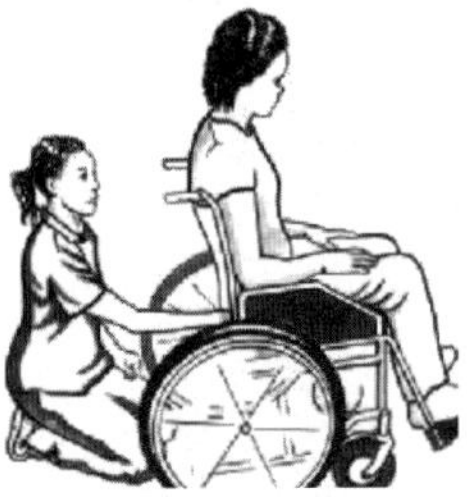	让轮椅使用者向后坐在你的手指上。 他/她应该坐直，面向前方，同时将双手放在大腿上
D	确定压力等级： 1级＝安全级：指尖可以上下摆动5mm或更多 2级＝警告级：指尖不能摆动，但是可以容易地抽出 3级＝不安全级：指尖被压得很紧，手指很难抽出	
E	在另一边坐骨下重复以上步骤	

（四）室内外环境特点

在室内或城市路面，宜选择轻便型、实心轮胎、脚轮直径较小的轮椅。在农村及路面差的环境，宜选择不锈钢轮椅、充气轮胎、脚轮直径较大的轮椅。

（五）移动方式

移动是指轮椅与床间、椅间、坐便器间及浴盆间的转移。移动方式一般分为三种：独立转移、部分帮助转移和全部帮助转移。要选择适合使用者移动方式的轮椅。

（六）轮椅维修服务保障

宜选择具有一定品牌影响力的厂家提供保修和服务。

（七）轮椅价格

轮椅材质越好、功能越多，价格相对就越高。

七、轮椅测量

轮椅测量包括如下内容：

（1）轮椅靠背高度：端坐位，测量座面与腋窝下距离（两臂向前伸展）减10cm。低靠背：座面至腋窝距离减去10cm；高靠背：座面至肩部或后枕部距离。靠背越高，身体支撑面越大，姿势稳定性越好，但越不灵活。靠背越低，上肢双臂活动范围越大，灵活度越大，但身体支持面就越小。

（2）轮椅扶手高度：端坐位，双前臂放置扶手上，上臂自然下垂，肘关节屈曲90°。肘下缘至椅面的距离再加2.5cm。扶手的高度以保持身体姿势平衡、舒适为宜。扶手过高，会使上臂被迫上抬，双肩易疲劳，推动轮椅皮肤易磨损。扶手过低，会使上身前倾，影响胸廓呼吸，容易疲劳。扶手过短，会使上肢缺乏支撑感。扶手过长，会影响轮椅靠近桌子。

（3）轮椅座位高度：注意轮椅座面到地面的高度和使用者身高两个因素。使用者保持端坐位，以双足能平放在脚踏上、双腿保持自然舒适为宜。座位太高，身体支撑增加，轮椅不易靠近床椅间；座位太低，坐骨承受压力过大，易发生压疮。

（4）轮椅座宽：端坐位，双大腿与扶手之间有2.5～4cm间隙，约两手指宽为宜（测量臀部两侧最宽处，两边各有2.5cm）。座位过宽，会导致坐位稳定不足，双臂推动手圈费力，双上肢易疲劳，影响出入狭小过道。座位过窄，会导致臀部和大腿外侧皮肤容易受挤压或磨损，上下轮椅困难。

（5）轮椅座深：端坐位，以臀后最突出部位与膝腘窝下、小腿腓肠肌之间距离约4指宽为宜（测量坐垫前缘与膝关节后6.5cm）。座位过长，会压迫或磨损腘窝皮肤血管及神经组织。座位太短，会导致坐位姿势不稳定，体重集中，使臀部受挤压，舒适度差。

（6）轮椅高度：手推把上缘至地面的高度一般为88～95cm。

（7）轮椅座面与脚踏高度：端坐位，膝关节屈曲90°，腘窝至足后跟距离再加4cm。放置脚踏板时板面离地5cm，以防止地面凹凸不平发生碰撞。座位与脚踏的高度是互相协调关系。座位过高或脚踏板过低，双下肢会悬空失支撑，易导致姿势失衡。座位过低或脚踏板过高，臀部承重过大，臀部软组织挤压磨损，易出现压疮。座位与脚踏板同时过高或过低，会影响轮椅驱动，舒适度明显降低。

（8）轮椅坐垫：可以分散臀部压力和增加舒适度，有效预防压疮。坐垫的种类很多，一般厚度为5～10cm。为防止座位下陷，可在坐垫下放置0.6cm厚的胶合板，以保持坐垫不变形。

轮椅基本尺寸的意义

八、轮椅使用前的检测和注意事项

（一）轮椅使用前的检测

（1）轮椅外观检测：轮椅手把光滑、车架稳定、脚踏板平稳、座位靠背坚固。

（2）稳定性检测：车架、大轮、前轮、外圈牢固、稳定，重心稳定，推动空车无偏向。

（3）安全性检测：车闸、手刹、防翻杆、移动扶手、折叠椅面、车架等无挤压、碰撞等。轮椅架构承重足够，额定承载体重为100kg，超过者需要特殊定制。

（4）功能性检测：轮椅靠背的调整、折叠链条、移动扶手、移动脚蹬灵活，轮椅调节功能灵活、稳定，轮胎压力标准。

（5）轮椅舒适度检测：安全带松紧适度、轮椅宽窄合理、轻重适宜。

（二）轮椅使用注意事项

（1）上下轮椅：首先关闭刹车，防止轮椅后移导致摔倒。上下轮椅不能直接踩踏脚踏板，防止轮椅倾翻。

（2）轮椅使用环境：驱动轮椅（自走型和护理型）时要注意室内外护栏、坡道及障碍物。行驶不宜太快，否则前轮遇到小障碍物时易骤停，导致轮椅和人体前翻。

（3）调整轮椅重心：上下坡道时要调整轮椅重心。下行坡道地面倾斜角度大于10°时，需要倒推行驶轮椅，防止加速下滑致轮椅前翻。在左右倾斜的路面上行进时，速度要缓慢，切忌突然转换方向导致轮椅侧翻。

（4）稳定坐位姿势：坐在轮椅上时，身体尽量贴近靠背，姿势控制不稳者要加安全护带或挡板。坐在轮椅上欲从地面拾物时，要将刹车、手闸和脚板固定好，防止从轮椅坠下或空翻。

（5）折叠轮椅：有折叠功能的轮椅要按照折叠操作步骤操作，切忌硬压硬折。

（6）利用防翻功能：轮椅向后倾斜时，需要操作防翻杆来保持轮椅平衡。推进轮椅时，要防止前轮碰撞损伤小腿或足部。

（7）安全带松紧适度：安全带系得太紧不舒服，系得太松不安全。

（8）防止易燃品：勿放易燃品靠近安全带或坐垫。

（9）防止用高压装置清洗：清洗轮椅时，不能用高压水枪等直接冲洗轮椅。

（10）轮椅存放：轮椅要存放在干燥处，防止轮椅因潮湿生锈变形。

辅助使用轮椅

九、轮椅服务流程

（一）预约服务

老年人自选轮椅可以预约订购，服务机构建立客户档案，提供预约登记及送货上门等服务，预约时可提供如下信息：

（1）基本信息记录。

（2）轮椅种类、型号、材质等。

（3）定制或改造服务（环境改造或调试）。

（4）价格及费用。

（5）是否送货上门。

（二）评估适配

评估适配是指专业人员对轮椅使用者的身体状态、功能水平、轮椅选择、使用内外环境、使用效果合适与否的测评，通过评估量表完成。评估适配的目的是防止因辅助器具使用不当出现二次损伤。评估适配时，工作人员主要完成如下工作：

（1）评估轮椅应用空间：社区机构、保健室、老人家中。

（2）采集个人基本信息：姓名、性别、年龄、受教育程度、户籍、住址等。

（3）准备评估工具：床、座位、轮椅、测量工具箱等。

（4）完成评估量表：详细记录。

（5）入户评估：了解使用者家庭照料及室内外环境。

（6）转介服务：帮助老年人选择其他有资质的服务机构。

（三）轮椅处方

在轮椅的评估适配过程中，需要专业人员开具辅助器具处方，包括种类、功能特点、定制或改造等内容。轮椅处方主要用来满足特殊功能障碍者的改造或定制需求。开具处方要与工程师见面（专业量表测量），共同协商改造或定制方案。轮椅处方的内容一般包括下列几项：

（1）评估适配报告摘要：功能缺失和障碍程度、异常结构、异常姿势、特殊体位等记录。

（2）轮椅功能特点及附件要求。

（3）室内外环境。

（4）轮椅的试用与操作训练。

（5）移动转换方法。

（6）维修养护。
（7）报价。
（8）定制或改造（工程师测量）。

（四）价格与费用

轮椅服务过程中要明确轮椅价格，改造和定制轮椅的费用较高，使用者要明确经费保证。

（五）服务内容

轮椅种类、型号、材质、附件零件配置；轮椅调试、改造、定制、检验、操作训练、维修等。

（六）轮椅试用

这是指使用轮椅前的试用，特别是改造、定制的轮椅，使用前应有一周左右的试用期，确保使用者的安全，发现问题随时进行调整。

（七）操作训练

在专业人员指导下，对轮椅使用者或照护人员进行轮椅使用培训，包括安全操作方法及注意事项等。

（八）跟踪服务

对轮椅改造或定制，需要有3～6个月的跟踪服务，对使用者舒适度、满意度进行了解，如有问题及时解决。

同步训练

每两人一组进行人体尺寸测量，并提出轮椅定制建议。

任务四

电动轮椅的应用

任务描述

为了行动更加方便，张大爷想要一个电动轮椅，请你帮忙介绍各种电动轮椅的功能特点及使用注意事项。

相关知识

电动轮椅属于移动类高科技辅助器具，利用电能推动轮椅行驶，蓄电池一次充电可行驶 20 千米左右。电动轮椅在手动轮椅的基础上设置了智能操作系统、驱动装置和电池等。它通过使用者单手操作智能控制系统，按动电钮上下左右地摆动，完成前进、后退、左转、右转方向及体位调整等功能，室内外均可使用。电动轮椅适合截瘫、偏瘫、三肢瘫及四肢功能重度障碍者使用。电动轮椅比手动轮椅速度明显提升，舒适度增加，但重量偏重、价格偏高，并要求使用者视力、听力、智力、精神状态良好，一般要求使用者保存有单手操作按钮的能力。

一、电动轮椅的基本结构

图 3-4-1 和图 3-4-2 为电动轮椅，它是在普通轮椅结构的基础上设置了智能操作控制系统和驱动电力装置，如手柄控制器、驱动电机、电池等。电动轮椅的驱动轮一般加宽加大，适合加速度使用。轮椅体积相应加大加宽，轮椅的舒适度相应增加。高档电动轮椅还会增设更多功能，如 GPS 定位系统或自动通话呼叫系统等装置。

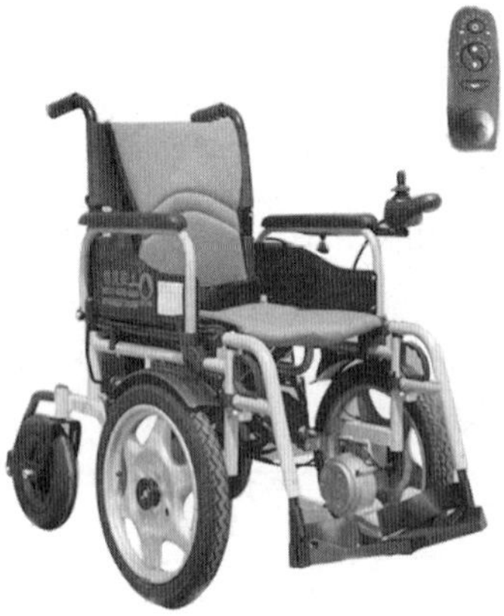

图 3-4-1

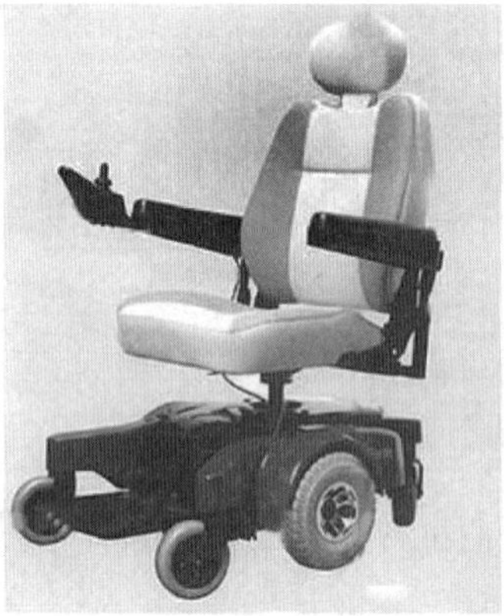

图 3-4-2

二、电动轮椅的分类

（一）按功能分类

电动轮椅按照功能可分为室内型电动轮椅和室外型电动轮椅。

电动轮椅

（1）室内型电动轮椅（见图 3-4-3 和图 3-4-4）体积小、轻便，前轮为小轮，旋转半径小。转弯移动方便，可在室内或室外近距离、无障碍环境下使用，适合截瘫、偏瘫及肢体活动障碍者使用。

（2）室外型电动轮椅（见图 3-4-5 和图 3-4-6）的车架粗、轮胎宽、扶手宽，越障能力强。方便在不平坦路面行走，电池容量大，速度较快，行程较长，也可在室内活动，可适应人行道、商场、公园、社区等环境，适合老年人使用，但要求使用者的智力、听力、视力、精神状态良好，以确保使用安全。

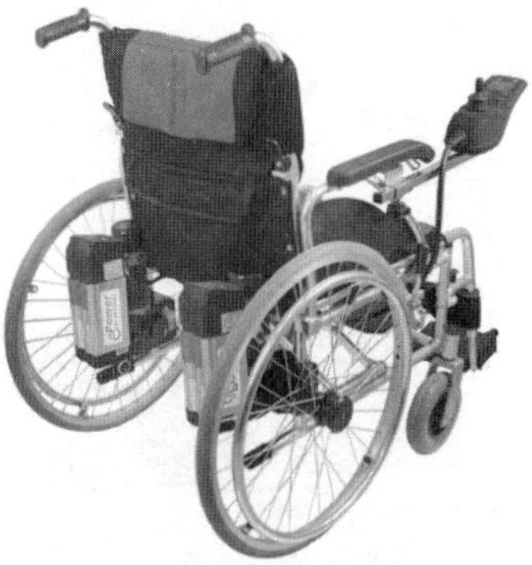

图 3-4-3

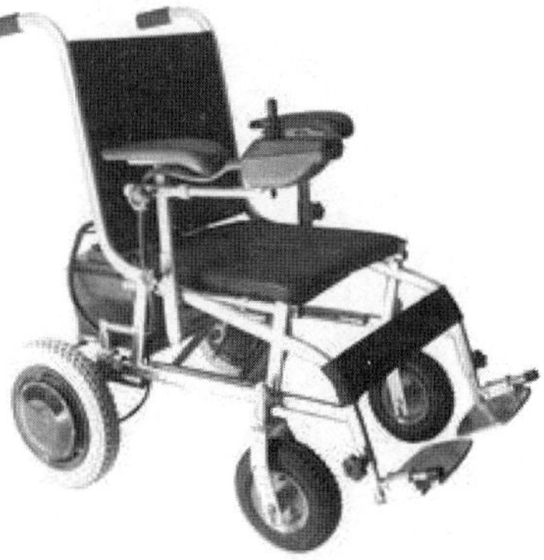

图 3-4-4

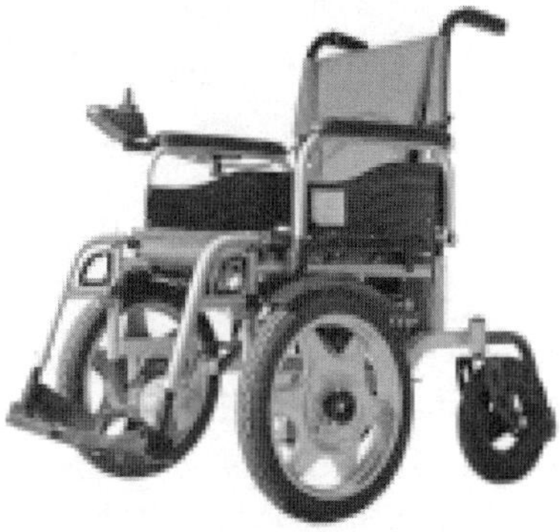

图 3-4-5

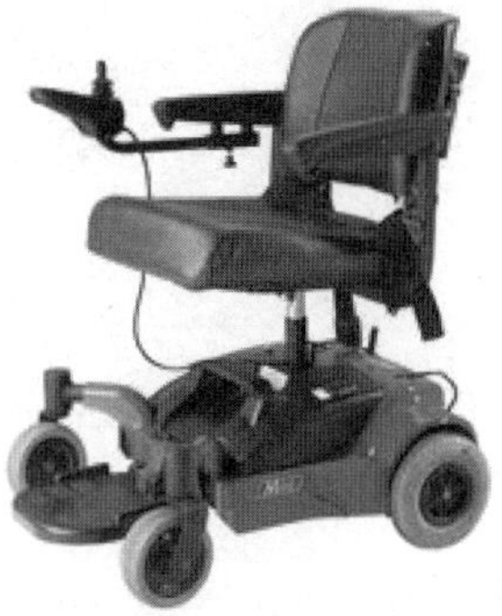

图 3-4-6

（二）按结构分类

电动轮椅按结构可分为普通电动轮椅、动力底座型轮椅和外挂动力型轮椅。

（1）普通电动轮椅（见图 3-4-7 和图 3-4-8）的骨架结构是一体成形的，不可拆卸，其体积较小，重量偏轻，适合室内外移动，价格相对便宜，适合老年人使用。

（2）动力底座型电动轮椅（见图 3-4-9）的骨架可以拆卸，不同型号的轮椅都配有不同功能或尺寸的座椅系统，适合喜欢外出的老年人使用，拆卸及携带方便。

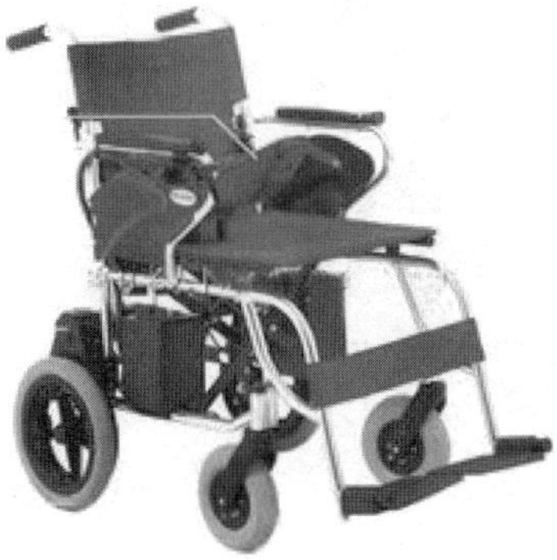

图 3-4-7

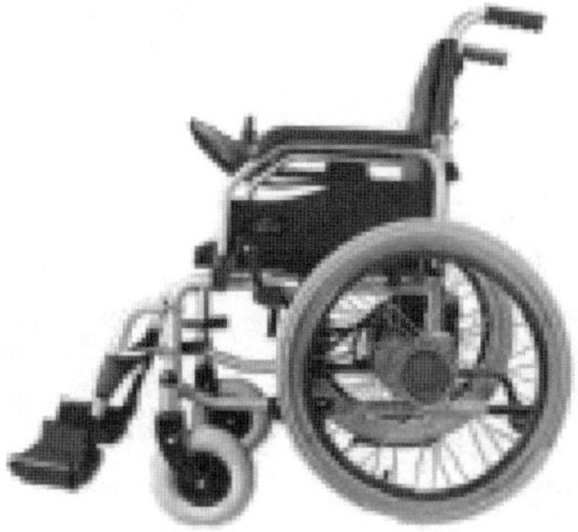

图 3-4-8

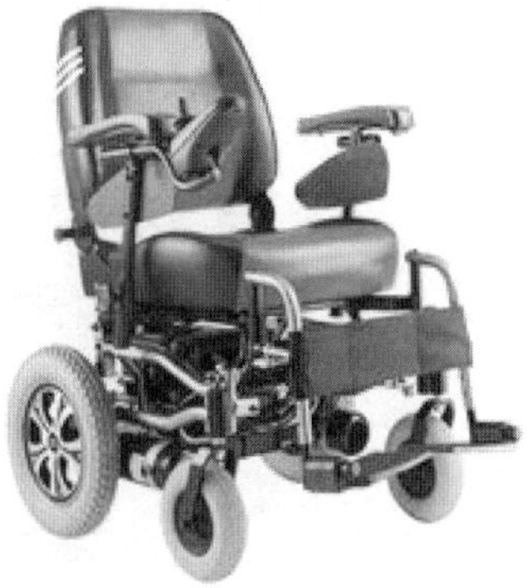

图 3-4-9

（3）外挂动力型轮椅（见图 3-4-10）设有可拆卸电动钮，可随意调整左手右手位置，切换手动钮，便于上肢活动。图 3-4-11 的轮椅设有分体电池，小巧轻便，可安放在轮椅左右两侧轮子的外缘，方便拆卸和携带，适合偏瘫及肢体障碍的老人使用。

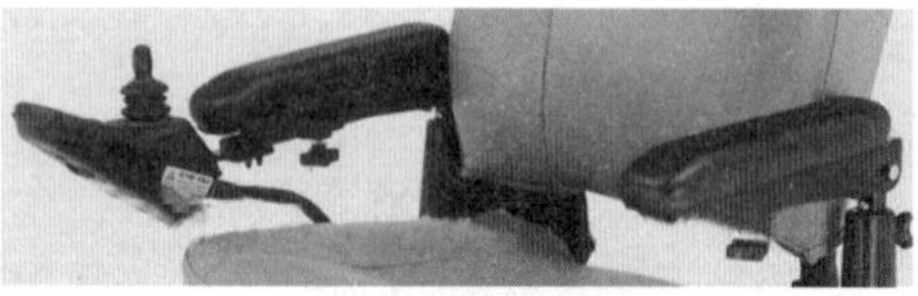

图 3-4-10

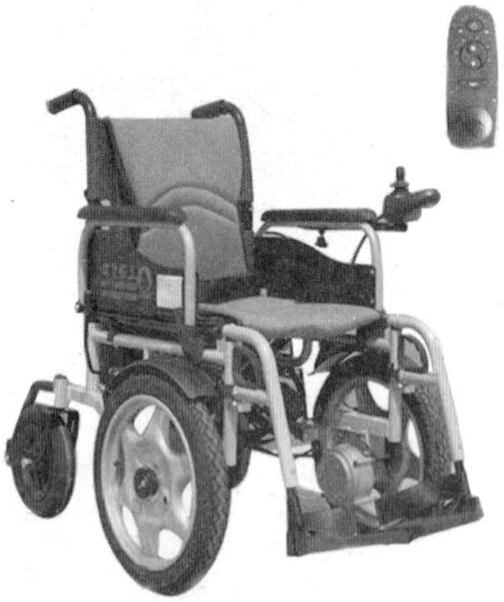

图 3-4-11

电动轮椅-适用于行动困难人群

（三）按座椅系统分类

电动轮椅按座椅系统可分为平面固定型电动轮椅、可倾倒型电动轮椅、升降型电动轮椅、站立型电动轮椅、功能型电动轮椅、多功能舒适型电动轮椅和爬楼电动轮椅。

（1）平面固定型电动轮椅（见图 3-4-12）的轮椅座面与靠背呈平面设计，座靠呈固定夹角，牢固稳定，适合老年人使用。

（2）可倾倒型电动轮椅（见图 3-4-13）的轮椅座靠角度可以调整，方便体位调节，坐姿角度为 90°～180°。身体后仰平放，腿托上抬呈 15°～90°。姿势变换自如，可降低坐姿压力，防止压疮，适合三肢瘫或四肢重度功能障碍者，但要求使用者为听力、视力、智力、精神状态良好，以确保安全。

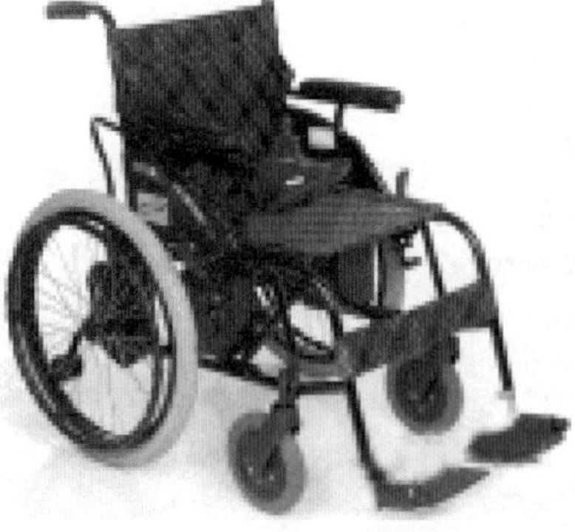

图 3-4-12

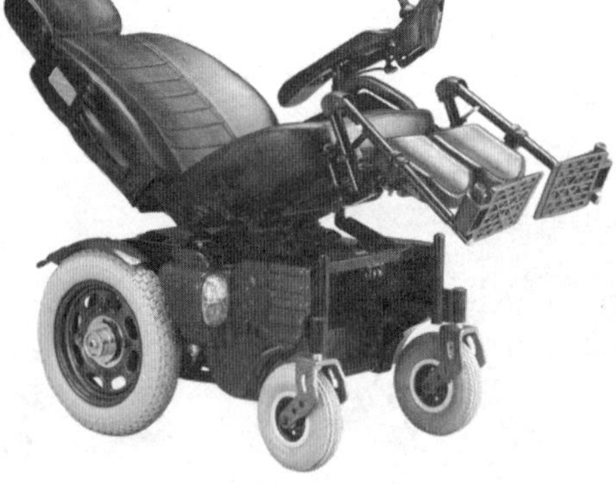

图 3-4-13

（3）升降型电动轮椅（见图 3－4－14）的座椅高低可以调节，通过控制钮调整升降高度，适合截瘫、偏瘫及下肢关节功能障碍的老年人使用。

（4）站立型电动轮椅可以从坐姿转换为站姿，按照个人体位调节高度，姿势转换轻松便捷。站立式轮椅有改善视野、方便站立作业操作、减少环境障碍、增加心理愉悦等优点。站立姿势增加双下肢承重，可有效地防止骨质疏松，适合截瘫、三肢瘫及四肢运动功能障碍者使用。站立式轮椅不适合下肢关节挛缩及关节病变，以及姿势型低血压和严重骨质疏松的老年人使用。

高靠背电动轮椅

（5）功能型电动轮椅（见图 3－4－15）为带坐便装置的电动轮椅，椅座中间有坐便孔，椅面下设有坐便装置，马桶可以自由拆卸。

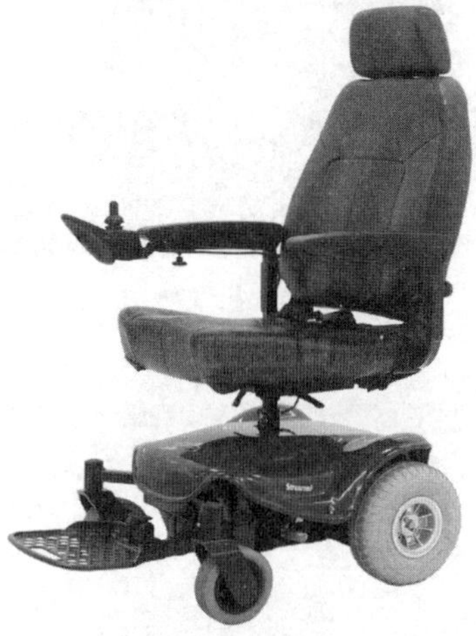

图 3－4－14

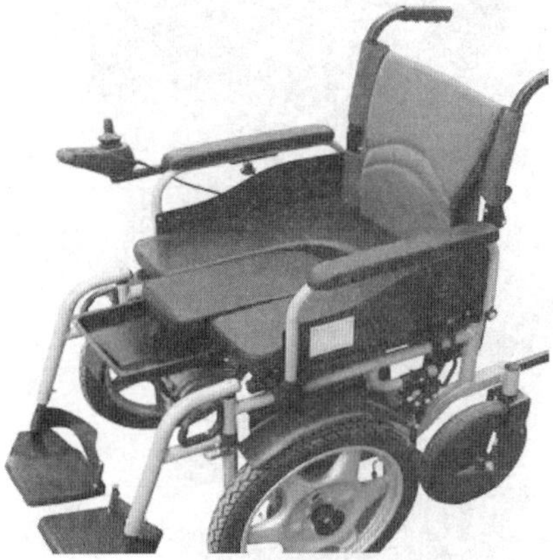

图 3－4－15

（6）多功能舒适型电动轮椅（见图 3－4－16）的座椅靠背宽厚舒适，头靠角度和体位角度可以调整，仰卧姿势通过智能控制调节自如。轮椅扶手上设有桌板，方便就餐。轮椅座前设有分腿板、安全带和上翻扶手，便于上下轮椅和调整姿势。多功能舒适型电动轮椅适用于截瘫、三肢瘫及四肢功能重度障碍者。

图 3－4－17 中的轮椅有两个大轮和四个小轮，转弯灵活。该轮椅采用国际顶级控制系统，全自动五挡变速，最高时速为 12 千米，360°任意转向。配有 40AH 大容量电池，爬坡有力。该轮椅配置防前倾和防后倾小轮，确保站立和上坡安全。轮椅高靠背可分段调整角度至水平躺卧，头枕扶手为可拆卸式，脚踏板可升降 90°旋转至水平位。该轮椅适合高位截瘫、截瘫、三肢瘫及四肢功能重度障碍，但听力、视力、智力及精神状态良好，保存单手操作按钮能力者使用。

多功能老年护理轮椅

（7）爬楼电动轮椅（见图 3－4－18）有连续型和间歇型两种。连续型爬楼梯电动轮椅应用比较广泛，其主要特点是在爬楼梯过程中只有一套支撑装置，支撑装置连续运动完成轮椅上下楼梯。间歇型爬楼电动轮椅具有两套支撑装置，两套支撑装置交替支撑实现上下楼梯功能。这套装置的爬楼过程类似于人上下楼梯，也称步行式爬楼轮椅。图 3－4－19 为履带式爬楼电动轮椅，轮椅下端设有履带装置，操作调节钮即可控制轮椅上下楼梯。履带系统应用较为成熟，但其在平地上

上下楼机

的运动性能远不如普通轮椅，一般较为笨重，价格也比较高。

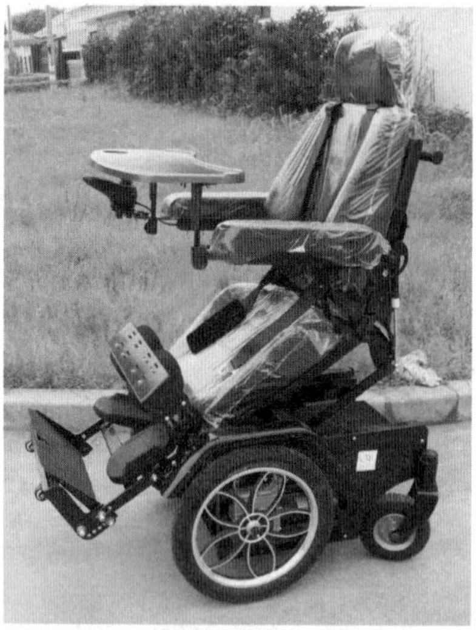

图 3-4-16

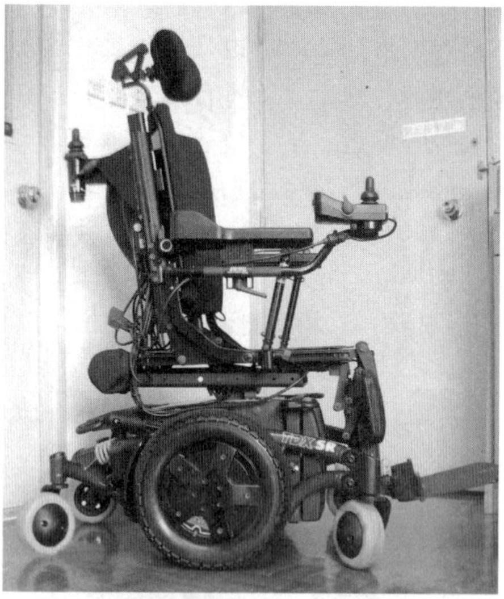

图 3-4-17

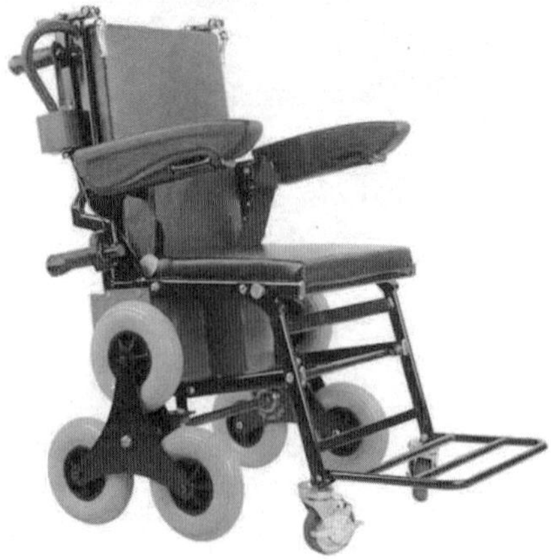

图 3-4-18

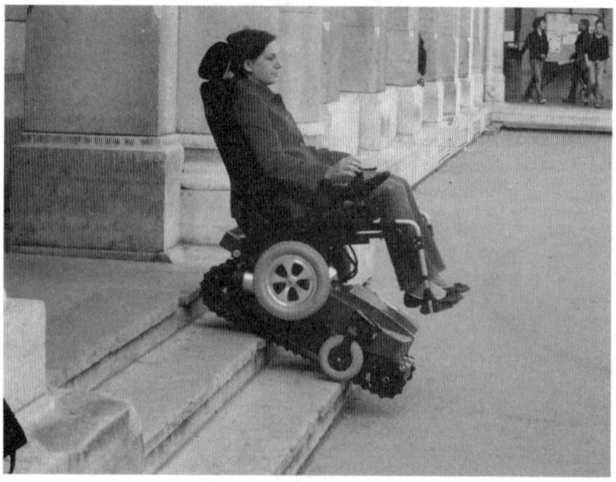

图 3-4-19

（四）按人机界面分类

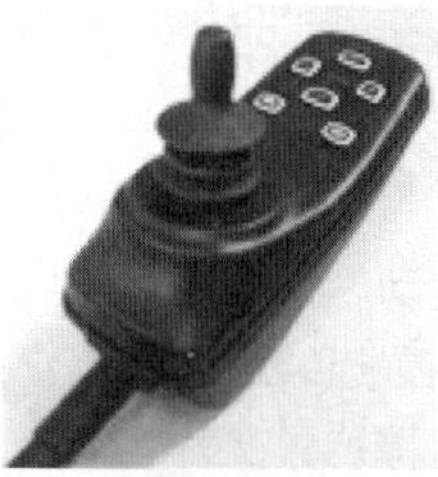

图 3-4-20

电动轮椅的人机界面有多种（见图 3-4-20、图 3-4-21 和图 3-4-22）。人机界面是指人与轮椅输入输出系统操作控制器。电动轮椅一般会按照使用者的需求安装控制器（如键盘、鼠标、摇杆、按键、开关等）或输出装置（如显示器等）。轮椅人机界面控制器可以根据使用者的需求进行功能代偿或补偿。根据人体的控制部位，人机界面控制器可以分为手控、臂控、肩控、头控、舌控、颊控、眼控、声控等。电动轮椅适合肢体活动障碍者，特别是上肢缺如或四肢功能重度障碍者使用。

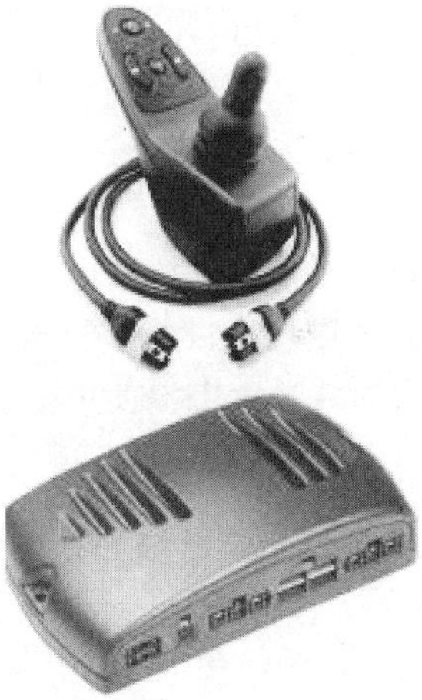

图 3-4-21

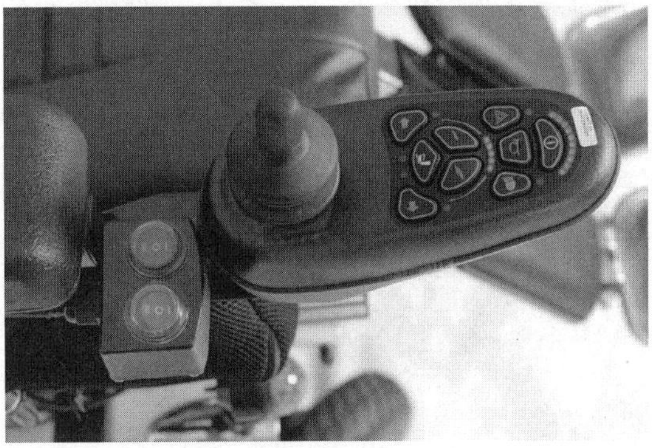

图 3-4-22

（五）按照驱动方式分类

电动轮椅按照驱动方式可分为前轮驱动型轮椅、中轮驱动型轮椅和后轮驱动型轮椅。

（1）前轮驱动型轮椅（见图 3-4-23）跨越障碍物的能力较强。

（2）中轮驱动型轮椅（见图 3-4-24）具有最小旋转半径，在空间窄小的室内，轮椅转弯较方便。

（3）后轮驱动型轮椅（见图 3-4-25）带有大车轮外圈，方便电动和手动两用，可适应室内外环境变化，地面接触性好，可在不平坦路面上行驶。

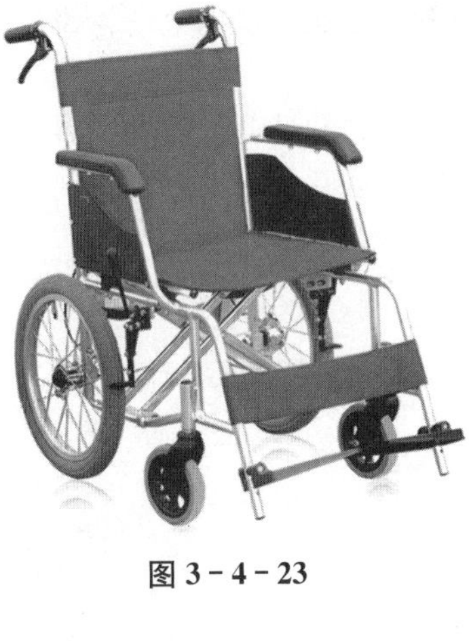

图 3-4-23

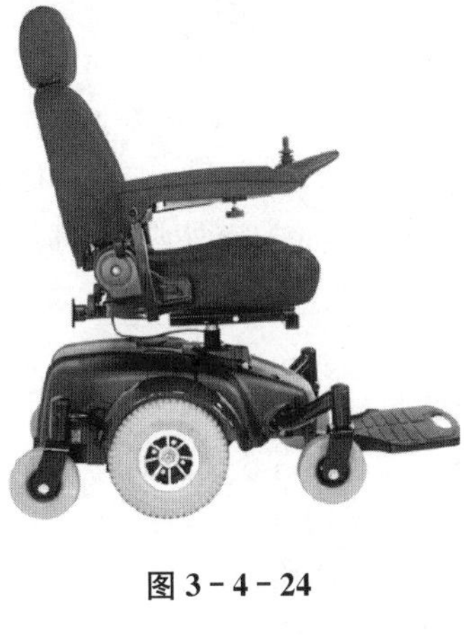

图 3-4-24

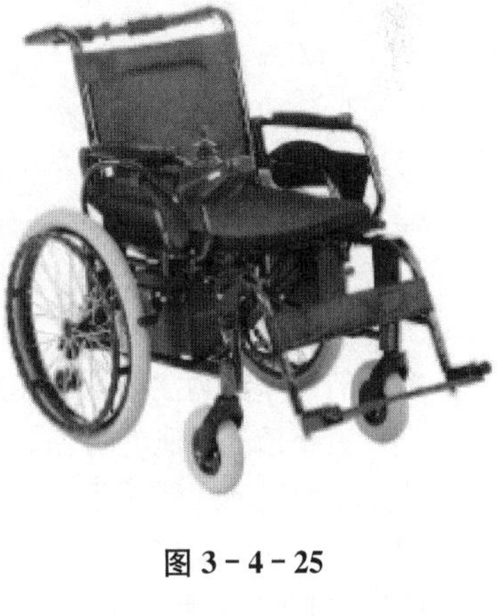

图 3-4-25

三、电动轮椅的功能特点

电动轮椅在手动轮椅的基础之上，增加了电力驱动和智能操作控制系统，其性能明显要优于普通轮椅。

（1）电力驱动是电动轮椅驱动能力的核心。电动轮椅按电力驱动能力控制行驶挡位，高速为

8km/h，中速为 4.5km/h，低速为 2.5km/h。续航里程为 15～60km，加速度比普通轮椅明显提升。

（2）智能控制器是电动轮椅灵敏度的核心。电动轮椅的控制器可以调节轮椅前后左右转动、轮椅自动旋转半径、爬坡行驶速度、轮椅速度调节等，这是普通轮椅所无法实现的。

（3）电动轮椅的承重一般为 100～160kg，优于普通轮椅。

（4）电动轮椅电池额定容量越大，工作时间相对越长。电池的使用寿命是按照电池充放电的次数来计算的。电池充饱电后放电 80%以后，再充饱电，视为一次充放循环。目前铅酸蓄电池的最长使用寿命为 1 500 次。当电池容量下降到 80%以下时，电池使用寿命终止。电池使用率要看电池质量，质量越好，保持时间越长。

四、电动轮椅的适用范围

电动轮椅适用于下肢功能障碍或缺如、偏瘫、截瘫、三肢瘫、四肢功能障碍以及身体虚弱的老年人，但要求使用者视力、听力、智力、精神状态良好，并能够操作控制器的老年人。需要注意的是，不同类型的电动轮椅有不同的适用范围，需要参考轮椅分类。

五、电动轮椅的选择

老年人在选择电动轮椅时需要注意以下八个方面。

（一）电动轮椅的速度与使用环境

（1）速度与环境：室内使用的情况下，应选择行驶距离短，速度缓慢的电动轮椅，一般应选择 4.5km/h 的电动轮椅；室外使用的情况下，应选择行驶距离长，行驶速度相对快的电动轮椅，一般应选择 7～12km/h 的电动轮椅。

（2）加减速度：电动轮椅加速度明显提升，老年人要考虑身体承受力和反应灵敏度。加速减速或转弯过程中，要自我调节掌控能力，在加速过程中保持身体坐姿平衡稳定。

（3）开关切换：调节高/低开关，切换轮椅室外或室内移动速度。

（二）电动轮椅的越障能力

轮椅的越障能力主要取决于轮子尺寸和样式：

（1）大直径的小脚轮可使轮椅很容易越过较高障碍物。

（2）小直径的小脚轮不容易越过障碍物。

（3）充气或半充气的小脚轮容易越过障碍物。

（4）实心的小脚轮阻力小，但越障能力差。

（5）有防翻功能的电动轮椅会限制轮椅的越障高度。

（三）电动轮椅转向空间

选择电动轮椅时，要了解使用者的居住环境（如房间、卧室、卫生间、厨房、门厅过道、走廊、浴室、卫生间、门槛、阶梯等），要保证所适配的电动轮椅具备充足的转向空间。

轮椅转向的灵活度取决于小轮。有三点转向功能的轮椅能防止不碰触墙壁。脚踏可以拆卸的轮椅方便在狭窄空间转动。直径小的脚轮转动相对灵活。

（四）电动轮椅充电与行程

电动轮椅电池的规格和寿命影响行驶的距离和速度。电池尺寸越大，储存的电能相对多一些。铅酸电池的容量比胶体电池稍大，一次充电行程相对增加。胶体电池漏液可能性小，使用相对安全，长途旅行或上飞机、汽车时较方便。

（五）电动轮椅使用寿命

电动轮椅出厂前都要经过双辊疲劳测试和跌落测试，检查轮椅的车架、坐垫、轮子及各部位零件的耐用性等。抗疲劳强度越好，使用寿命越长。

（六）电动轮椅稳定性

电动轮椅的稳定性，是指在不同环境下轮椅的稳定程度。倾翻角度越大，轮椅的稳定性越好。上坡时轮椅向后倾翻角度越大，下坡时轮椅向前倾翻角度越大，侧面向斜坡倾翻角度越大，轮椅的稳定性就越好。

（七）电动轮椅制动性

轮椅的制动距离较小，减速率高，较短时间、较短距离内停车制动能力就强。制动能力强的电动轮椅适合身体平衡能力强、能确保坐姿稳定的老人。身体平衡能力差的老人宜选择制动能力弱、停车缓慢的轮椅。

（八）电动轮椅的承受力

承受力指承担使用者的重量和使用者支撑身体的力量。使用轮椅过程中，承受力还包括抗损能力，遇到各种外力、阻力、碰撞等，轮椅不会出现变形、滑脱、松散、撕裂等问题。

六、电动轮椅使用时的注意事项

使用者在使用电动轮椅时要注意如下事项：

（1）要求使用者的视力、听力、智力、精神状态良好。

（2）电动轮椅使用前要进行路面操作训练，熟悉操作后才能上路。

（3）上下轮椅前必须检查控制器是否关闭，以防止车体移动。

（4）轮椅上下坡及转弯时，要操作控制器减速。

（5）搬动轮椅前要关闭控制器。

（6）防止明火，易燃物不能靠近坐垫、靠垫。

（7）轮椅充电时必须关闭控制器。电池保持在饱满状态，禁止亏电存放，长时间亏电会影响电池寿命，闲置时间越长，越容易坏损。

（8）定期检查各部位螺丝、螺母是否牢固，及时给轮椅上润滑油。

（9）禁止用高压水枪等装置冲洗轮椅，不宜使用乙醇类或粉磨类清洗剂清洗轮椅，可用温水加清洗液清洗。

（10）电动轮椅应放置在干燥的地方，防止潮湿。

（11）电动轮椅一般在社区广场、公园、小区使用更安全。

（12）过马路时走人行横道，切忌与汽车并排行驶。

典型案例一：轮椅坐垫的选择

北京某肢体康复辅具服务中心评估报告表

案例档案　　编号：BF20240805

基础信息

姓名：王＊英　性别：女　年龄：56 岁　证件号：11010619＊＊＊＊＊＊6

残疾证类型及等级：肢体 3 级

户籍所在地：北京

现住址：北京丰台区＊＊＊＊＊＊2 门 603

致残时间：5 年前　致残原因：原因不明　确诊时间：2019 年 12 月

现是否患有其他疾病：高血压

职业：退休

联系人：本人　关系：　　　联系电话：138＊＊＊＊＊＊21

首访时间：2024 年 2 月

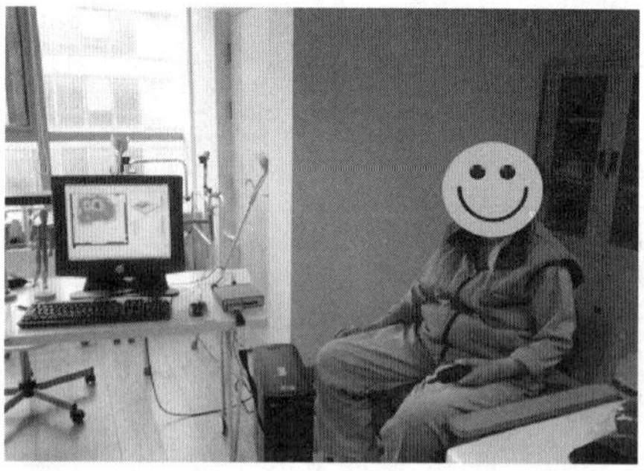

肢体功能障碍基础表

行走能力：独立行走　辅助行走　无法行走

站立能力：独立站立　辅助站立　无法站立

移位能力：独立转移　辅助转移　无法转移

坐起能力：独立坐起　辅助坐起　无法坐起

翻身能力：独立翻身　辅助翻身　完全依靠他人

卫浴能力：独立卫浴　辅助卫浴　完全依靠他人

沟通能力：较好　尚可　较差

功能情况补充

致残原因是某种未确诊的疾病，服务对象已经辗转多所大医院进行诊断，均未果。具体症状是整体身体机能退化迅速，在最近两年间已经发展到无法自主行走。

服务对象已经在使用较为合适的轮椅和助行器，此次评估咨询的主要问题是在保持坐姿，尤其是在使用轮椅时，臀部总是会感觉十分不适，因此希望通过选择一款更加适合的轮椅坐垫来改善目前的问题。

评估情况

使用方初始需求：
C01
初始需求：改善保持坐姿时臀部不适的情况
申请辅具：轮椅坐垫
申请原因：在使用轮椅时无法久坐，因不适感而影响了出行等活动。
使用目的：在轮椅上使用
使用环境：室内外
使用时间：长时间
现有辅具：
X01：松永 MW-SL1D 轮椅 42cm

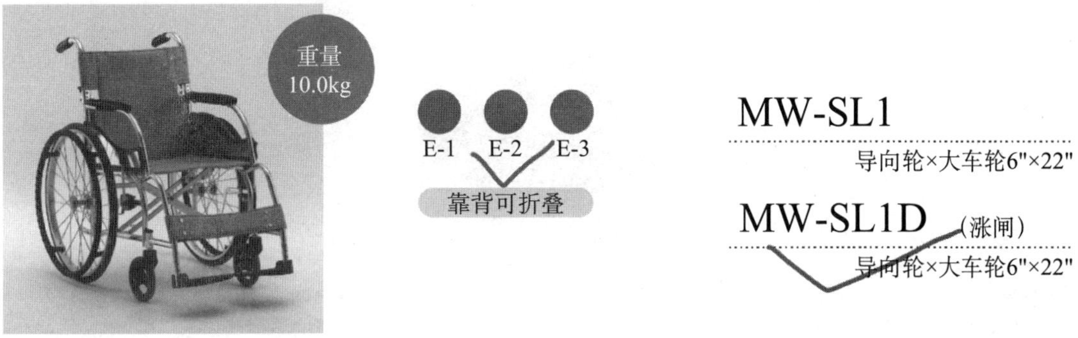

X02：佛山框式阶梯助行器

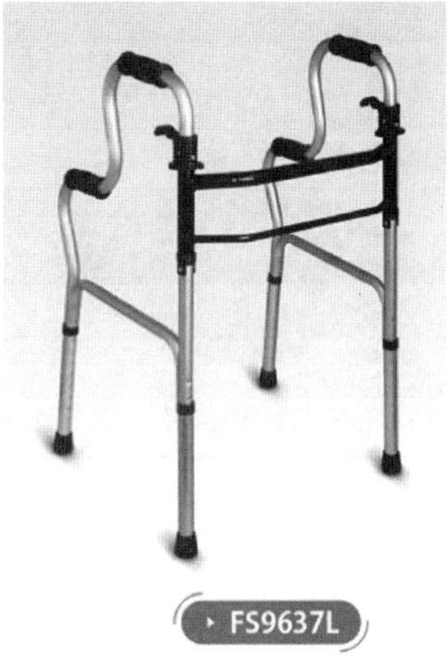

初始评估建议
方案 A01
考虑产品：JAY J2 坐垫
考虑原因：此款坐垫的液装凝胶部分有助于分散压力，底座支撑部分的形状也有助于稳定坐姿。
实施方式：某病友组织支付
参考价格（元）：4 250

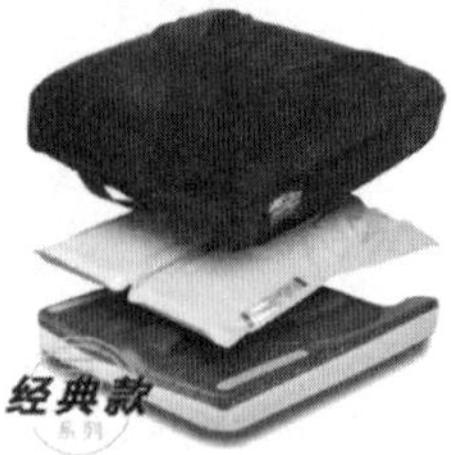

方案 A02
考虑产品：ROHO 4 气道款坐垫
考虑原因：充气式坐垫通常可以得到比较好的臀部压力分散效果，4 气道的方式更有利于调整不同区域的充气量，更有针对性地调整坐姿，并能减少因气体窜动而造成坐姿不稳的情况。
实施方式：某病友组织支付
参考价格（元）：4 500

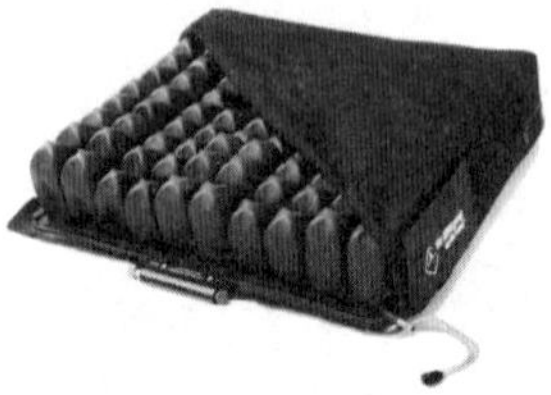

方案 A03
考虑产品：vicair 充气块调整坐垫
考虑原因：可以充分调节不同区域的填充气块，从而得到符合使用者需求的座面形状，有利于稳定姿势并分散臀部压力。
实施方式：某病友组织支付
参考价格（元）：3 800

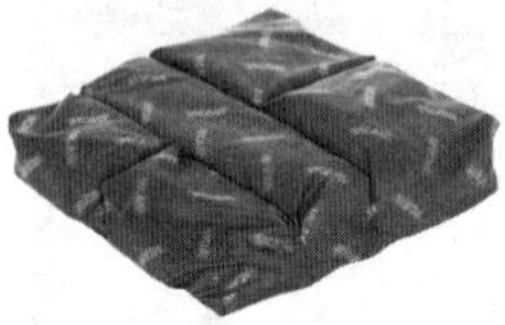

（注：图片未包括坐垫外装饰套）

评估过程说明：

在最初，评估人员就认为服务对象应该最适合 A01 方案，但在最初试用时，服务对象仍然认为这款坐垫在使用时会造成臀部的不适感（但无法描述具体什么部位有过多的压迫等情况），在讨论后，决定在使用座面压力分析装置的情况下，多试用几款坐垫来更直观地进行选择。最终仍然选择的是 A01 方案。

案例思考分享：

即使是身体健康的人，保持坐姿时也很难准确发现造成臀部不适的具体原因，因此通常会不断地变换姿势来避免不适感，对于本次服务案例这样的老年人来说，频繁地变换姿势有一定的难度，因此在保持相对静止坐姿时就会更加需要一款可以有助于分散臀部压力并保持坐姿稳定性的辅具产品。

在姿势的改变或改变原有习惯方面，很多人都不会很快地接受新的方案，这一点在老年人群体上的表现可能更为明显，因此就需要由其更加信任的服务对象、家人等角色对其进行辅导。本次服务的另一个优势是使用了较为先进的测试设备，这种更加直观的方式通常更具有说服力。

注：压力测试设备的外形类似于一块 50cm×50cm 的布，在使用时将这块“布”垫在坐垫和使用者臀部之间，就可以将“布”上传感器检测的信息展示在显示器上。通常红色代表压力比较集中的区域，依次递减变为橙色、黄色、绿色、蓝色，蓝色为压力分布最低的区域。

方案实施情况

最终采用的辅具：
方案 A01
采用的原因：通过多个不同坐垫的试用，最终使用者认为这款坐垫最为舒适稳定。
交付情况：已交付
未采用的方案：
方案 A02
未采取的原因：压力分布情况与 A01 方案接近，但使用者考虑到这种充气材质容易破损，从而降低预期使用寿命，同时这种坐垫的气道调整对于这名老人来说操作有些困难，因此没有选择该方案。同时评估人员也认为，这款坐垫对于使用者而言稳定性不够理想（因为气体的窜动可能造成坐姿不稳定，从而导致腰部不适等情况），更加适合年轻的人群。
交付情况：未采用
方案 A03
未采取的原因：在未对坐垫进行充气块数量调整时，座面压力分布情况明显不如 A01、A02 方案，在调整后臀部压力分散效果有所提高，但使用者认为这种需要调整的方式并不便利，因此没有选择该方案。
交付情况：未采用
实施过程说明：

服务对象最初希望优先考虑价格比较低廉的款式（低于 1 500 元）。本次试用的坐垫也不止记录中的这三款，还包括其他几款海绵、充气、液态、凝胶坐垫，但由于压力分散效果相差较多，因此并未在此记录。

案例思考分享：

对于辅具的选择，需要注意的是，并不是贵的产品才是最好的选择。

对于坐垫产品，使用效果有时候会跟产品价格相关，这是因为通常更加昂贵的坐垫，其设计思路是为了让更多类型的使用者得到比较好的使用效果（即适用人群更广），但会导致成本提高。并不是所有人都需要使用价格高的产品才能得到好的效果，有时选择简单经济的型号，也能得到令人满意的结果，甚至有比使用高价格产品效果更好的情况。为了增加判断的准确性，我们应了解一定的康复医学相关知识，持续学习了解辅助器具的相关信息，有条件的话多利用相应的工具设备，进而提高辅助器具的适配服务效果。

典型案例二：未完成的轮椅适配方案

北京某肢体康复辅具服务中心评估报告表

案例档案　　　　编号：BF20240501

基础信息
姓名：刘*明　性别：男　年龄：72 岁　证件号：11010319******7
残疾证类型及等级：肢体 2 级
户籍所在地：北京
现住址：　北京东城区******3 号楼 702
致残时间：4 年前　致残原因：脑卒中　确诊时间：4 年前

现是否患有其他疾病：高血压
职业：退休
联系人：刘＊　关系：　　　　联系电话：139＊＊＊＊＊＊56
首访时间：2024 年 5 月

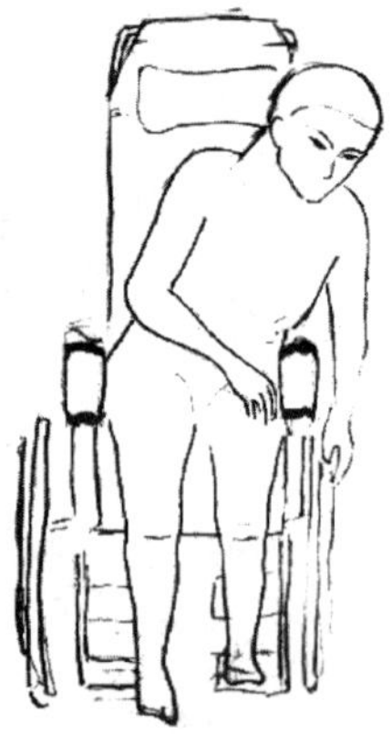

（初评未保留照片，上图为评估人员手绘的简图）

肢体功能障碍基础表
行走能力：独立行走　辅助行走　无法行走
站立能力：独立站立　辅助站立　无法站立
移位能力：独立转移　辅助转移　无法转移
坐起能力：独立坐起　辅助坐起　无法坐起
翻身能力：独立翻身　辅助翻身　完全依靠他人
卫浴能力：独立卫浴　辅助卫浴　完全依靠他人
沟通能力：较好　尚可　较差

功能情况补充：
据称身高近 190cm（年轻时超过 190cm），体型中等偏瘦。
服务对象左侧偏瘫，在治疗期间进行过简单的康复训练，当时效果不明显。整体状况近两年逐步变差，进行评估时，评估人员判断其肢体功能障碍程度相当于 1 级肢残，但在北京市相关补贴政策中，1 级与 2 级的标准是相同的，家属也未进行重新评级。
脊柱侧弯情况较明显，坐在轮椅上时身体侧倾严重，通过辅助支撑躯干可回到相对中立的位置。
工作人员无法和服务对象本人进行沟通，主要与家人、护理人员进行讨论。据了解，服务对象可以听明白一些简单的指令，但很少进行反馈。

评估情况
使用方初始需求：
C01
初始需求：改善坐姿
申请辅具：尚不明确
申请原因：目前使用轮椅时躯干侧倾严重，头部倒向一侧，推行轮椅时需要有他人扶着。
使用目的：使用轮椅外出
使用环境：室外

使用时间：短时间
现有辅具：
X01：国产品牌常规高靠背轮椅

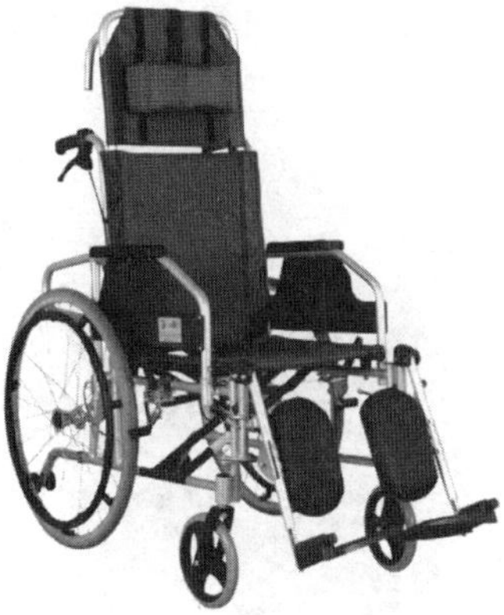

初始评估建议
方案 A01
考虑产品：安维车件 Netti 4U CE 经济型轮椅
考虑原因：可以根据使用者身体尺寸要求定制对应规格。
实施方式：自付
参考价格（元）：12 500

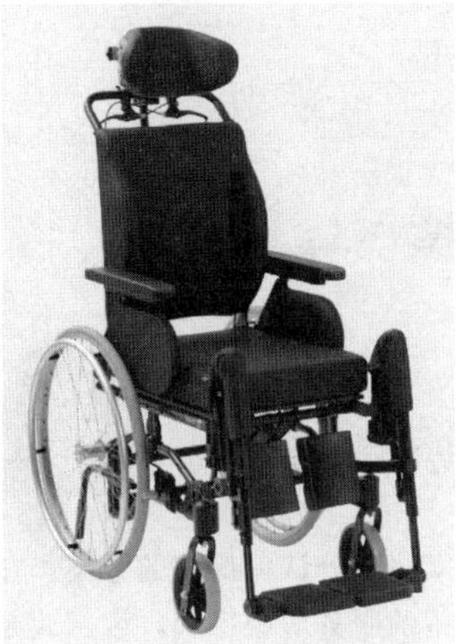

方案 A02
考虑产品：安维车件 Netti 轮椅附加侧支撑（一副）
考虑原因：附加式的侧支撑有助于稳定躯干。服务对象目前情况只需要单侧支撑即可，但厂家不零售。
实施方式：自付
参考价格（元）：1 280

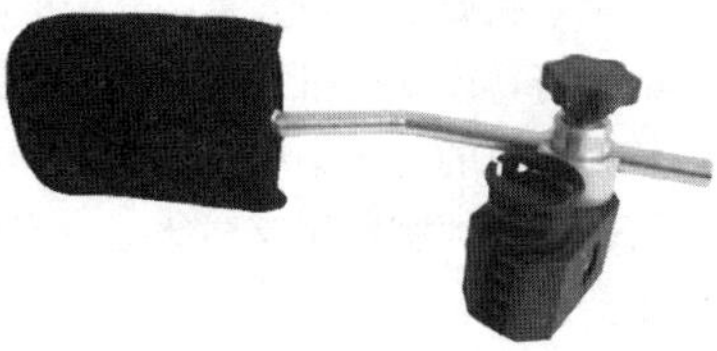

方案 A03
考虑产品：JAY J2 轮椅坐垫
考虑原因：该型号轮椅坐垫臀部位置液态凝胶用料较多，可以通过液态凝胶的流动调整臀部的支撑状况，由于服务对象已经存在脊柱侧弯，判断在将躯干尽可能维持在中立位置时，骨盆位置会呈现左高右低的形态，因此需要选择这种可以被动调节座面支撑位置的型号。
实施方式：自付
参考价格（元）：4 250

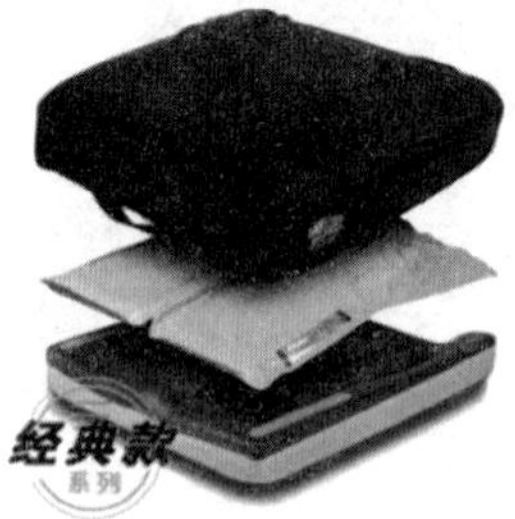

评估过程说明：
在评估服务一开始，家属就表明费用不成问题。同时家属对于可能实现姿势纠正的装置有一些自己的想法与理解，包括设计改制一款木制沙发等，经过讨论，工作人员向家属解释了操作性及实际效果可能会存在的问题，并强调目前成熟产品可以起到更好的效果且利于调节。

方案实施情况
最终采用的辅具
无
未采用的方案：
方案 A01
未采取的原因：家属认为所选择的轮椅较为笨重，且价格过高。
方案 A02
未采取的原因：需与 A01 配合。
方案 A03
未采取的原因：使用在原有轮椅上对姿势控制的效果十分有限、价格偏高。
实施过程说明：

在第一次评估过程中，服务对象的家属十分认可最初的方案，在第二次评估说明时，本案例的主要评估人员不在现场，是由一位行政人员接待的服务对象家属，该家属是服务对象的儿子，也是主要费用的承担着，在第一次评估过程中这名家属并未参与。

案例思考分享：

就服务对象的身体功能状况而言，如果想要改善坐姿状况、降低功能退化的程度，评估人员认为最初选择的辅具比较合理且在当时得到了家属的认同。辅助器具的适配服务，有时候并不只是完全依照使用者的功能障碍情况而选择对应具体的辅助器具产品，还要匹配使用需求、使用环境、使用目的等方面因素。在本案例中，家属的意愿起到了决定性因素，家属未采纳方案，分析可能是由于以下几方面原因。

（1）经费问题：服务对象之前使用的轮椅，市场价格通常在 800～1 500 元，在普通医疗器械店中并不是价格最低的型号，常见的国产轮椅，较为廉价的型号集中在 300～600 元。建议方案中的费用，可能大大超出了费用支付人对轮椅价格的认知理解范围。即使费用支付人是一位中小企业的董事长，但我们仍然猜测费用因素是导致没有采用辅具方案的主要原因。

（2）观念问题：考虑到服务对象的年龄、认知状况、出行的次数及时间比例，或许费用支付人认为选择该方案的必要性不大。

（3）沟通问题：方案中的轮椅与使用者原本使用的轮椅，对于一般人而言，难以从外观理解价格能相差十几倍的原因，由于是行政人员进行的接待及后续说明，可能在一些较为关键的技术环节，并没有做出相对清晰的表述。

本案例在方案中所提到的辅具型号，相较于不太了解辅具的人员来说，价格确实与一般观念相差较大，但方案中所提到“考虑原因”，便是选择某具体规格的理由，在能满足这些“考虑原因”的情况下，方案中选择的是最低价格的辅具型号。在辅助器具服务覆盖面较广的国家和地区，通常在福利、补贴政策、保险体系等方面做得相对完善，使用者通常可以获得满足其功能障碍基本需求的辅具。通常的实施方式，以本案例来说，即使方案成本较高，如果这是能满足使用者功能需求的基础款产品，即使方案价格较高，也会全额或较高比例地由相应的保障体系支付，而对于一位只需要 500 元辅具产品就可以满足功能需求的人，即使他选择 1 000 元的辅具，可能也要自付另外的 500 元。

同步训练

每两人一组，练习各种电动轮椅的使用方法，总结其优缺点，体会在使用过程中出现的错误，并思考纠正方法。

项目小结

本项目介绍了各种移动助行类辅助器具的应用，如拐杖、助行器、轮椅等，具体见表 3－4－1、表 3－4－2 和表 3－4－3。

表 3－4－1　各种拐杖的功能特点

类别	功能特点	适用范围	使用要求	注意要点
一、手拐类				
1. 单拐 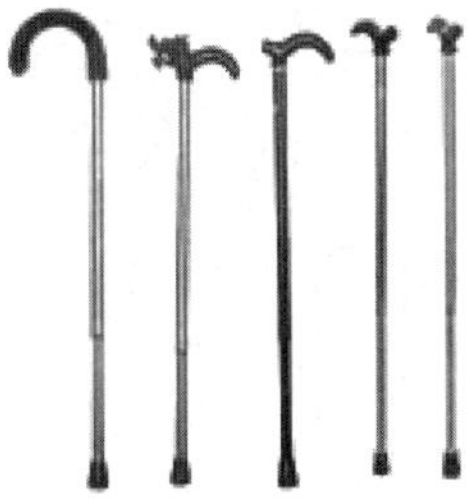	一个支脚与地面接触，仅有一个触点，辅助支撑力度小	适于身体虚弱或下肢支撑力量不足的老人	单侧手及上肢支撑能力良好	拐头容易磨损，须及时更换。调节键、弹珠工作稳定

续表

类别	功能特点	适用范围	使用要求	注意要点
2. 三脚拐 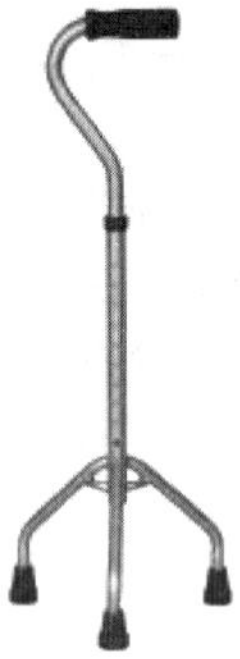	三角拐支脚与地面有三个触点，底面支撑稳定，特别是在不平坦路面上呈三角支撑，比四脚拐支撑稳定性强	适于偏瘫康复初期或单下肢功能障碍、步速缓慢者，可在室外不平坦路面使用	同上	同上
3. 四脚拐 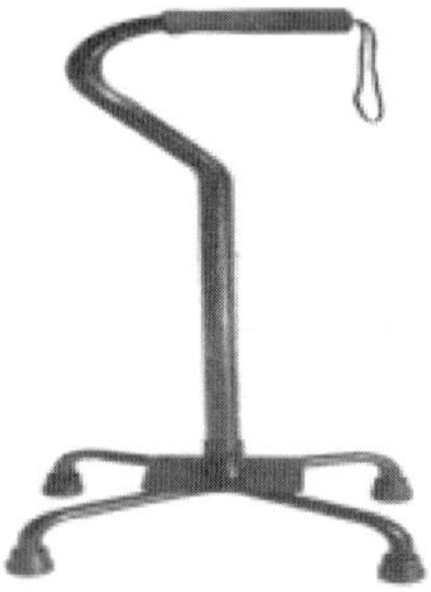	四脚拐与地面有四个触点，底面积大，支撑稳定，支撑力度强，承重也增加，适合在平坦路面使用。但拐的重量增加，较手拐笨重。由于底面形成多个平面，在路面凹凸不平时，四个支点不能平放，会出现摇摆不稳	适于偏瘫康复初期，或单下肢功能障碍步态不稳、行走缓慢者。当步态稳定、行走速度增加，四脚拐就会成为行走障碍，容易出现绊脚现象，此时应及时更换为单拐	四脚拐重量增加，要求使用者单手及上肢持重能力良好	按压调节键弹珠时，要听到“咔哒”声，使弹珠完全卡入孔内，确保支撑安全稳定
4. 助站拐 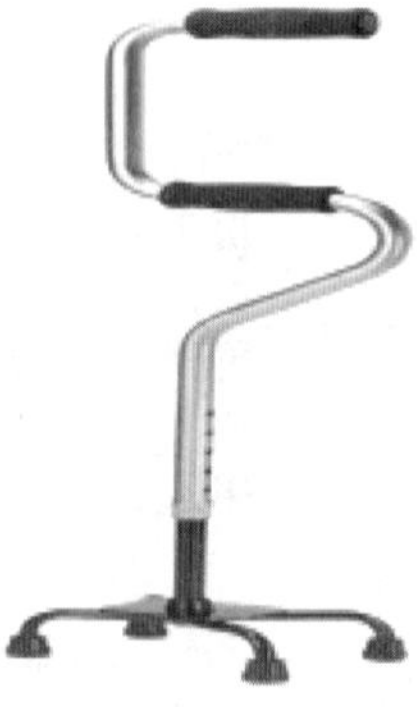	有高低两层手柄。低层扶手手柄辅助坐起、蹲起支撑，高层扶手手柄辅助站立行走支撑	适合单下肢功能障碍，膝、髋、踝关节活动受限，下蹲、蹲起、坐起等动作困难者	同上	同上

续表

类别	功能特点	适用范围	使用要求	注意要点
5. 座椅拐 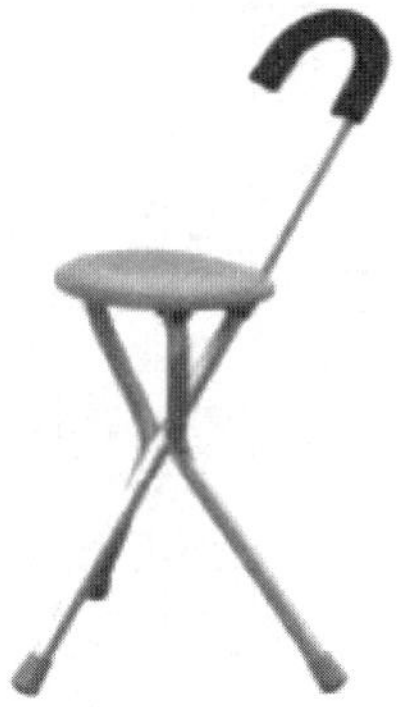	在单拐基础上增设了一个圆盘折叠座椅，座椅下有三角形支撑的支脚，以增加稳定性	适合行走缓慢的老人，行走途中可以歇息	椅座底盘小，稳定性不足，不适合久坐。要求手柄位于身体前方，呈跨坐姿势，手柄有助于支撑	定期检查折叠部分螺丝是否松动
6. 轮式手拐 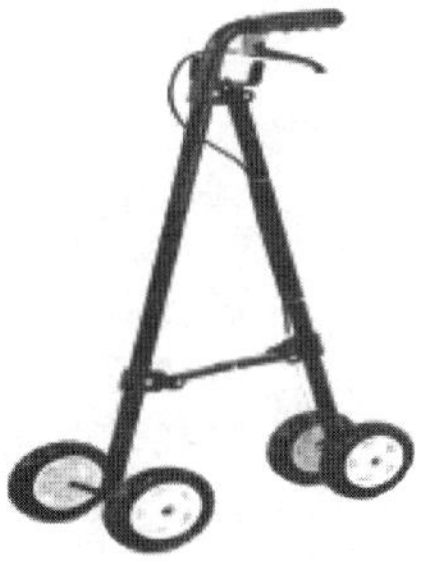	手拐上端设有线闸，手把连接线闸控制轮子的静与动。支脚下端有四个小轮，便于滑动	适合身体虚弱老人，辅助行走和提携物件	使用者单手功能良好，能通过手闸控制拐杖速度	定期检查线闸有无损坏、小轮有无松动
二、肘拐类				
1. 肘拐 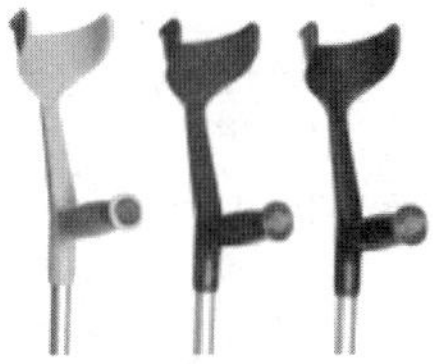	由肘托（前臂支撑架和半圆或圆形肘套）、手柄及支脚组成。利用肘部和前臂力量增加身体支撑，缓解手腕或腋下压力	适合单下肢中度或双下肢轻中度功能障碍，或使用手拐或腋拐困难者	要求使用者单手腕力、握力、肘关节及前臂功能良好	要及时更换磨损的拐头
2. 前臂拐 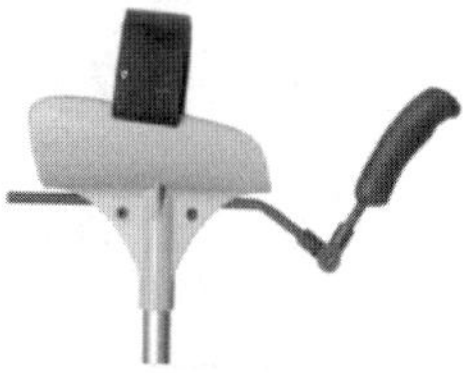	由肘托（横向前臂支撑架和前臂固定带）和手柄及支脚组成，利用前臂支撑力度增加身体支撑承重	适合下肢中度或双下肢轻中度功能障碍，或手握力不足、使用手拐或腋拐困难者	要求使用者单侧肘关节和前臂功能良好	紧急状态时，前臂不易迅速摆脱。注意使用前对伸手动作的训练

续表

类别	功能特点	适用范围	使用要求	注意要点
三、腋拐类				
1. 不锈钢腋拐 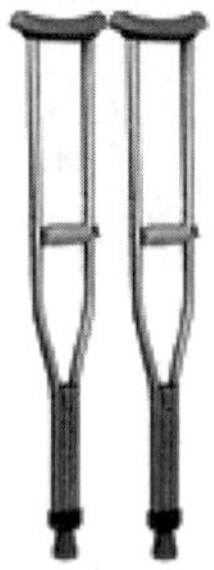	全不锈钢材质。一般有大、中、小三种型号，承重力强于铝合金腋拐。承重一般在 100～150 千克。拐杖相对沉重笨拙	适用单下肢重度功能障碍、肢体挛缩或缺失、双下肢功能中重度功能障碍，或使用手拐或肘拐困难者，或体重偏重者	要求使用者上肢躯干控制能力正常，臂力、腕力良好，双手能保持充足握力	首次使用腋拐者需要有专业人员指导进行操作训练，以防使用不当出现意外
2. 铝合金腋拐 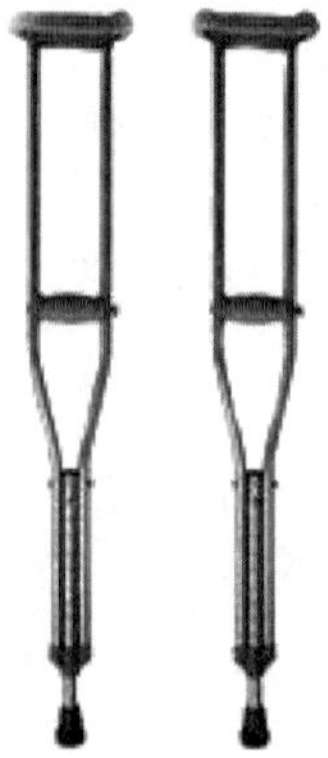	高强度铝合金材质，重量轻，携带方便。承重一般在 75～120 千克。承重力小于不锈钢材质	适用单下肢重度功能障碍、肢体挛缩或缺失、双下肢功能中重度功能障碍，或使用手拐或肘拐困难者	同上	腋拐的着力点在腕部，腋托掌握方向。其他同上
3. N形腋拐 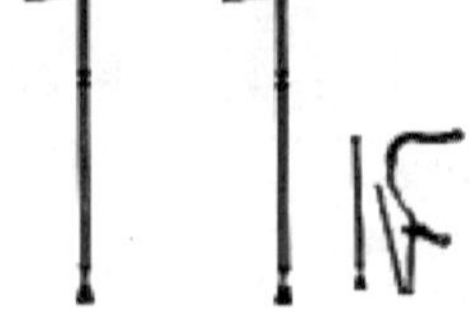	铝合金材质。体积小，可折叠，携带方便，使用灵活，但承重力不如不锈钢腋拐	适合双下肢轻中度障碍者，或体重偏轻者	同上，要求使用者双上肢灵活度良好	同上

表 3-4-2　各种助行器的功能特点

类别	功能特点	适用范围	使用要求	注意要点
1. 框式助行器 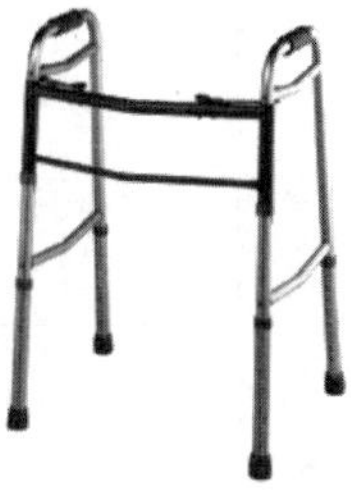	三面框架、两面手柄、四个支脚和拐头。支撑稳定性好，体积小，可折叠，携带方便	适用于站立不稳、行走困难者的康复训练初期	初始使用时需要专人陪护	使用前检查各部位零件是否松动、拐头是否磨损
2. 交叉式框式助行器 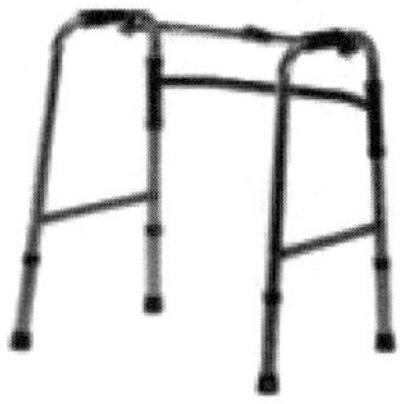	助行器两边装有铰链，有单侧交替助推移动作用。辅助步速提升，但稳定性弱于框式助行器	适用于行走康复训练初期需要提升行走速度者	同上	同上
3. 助起式助行器 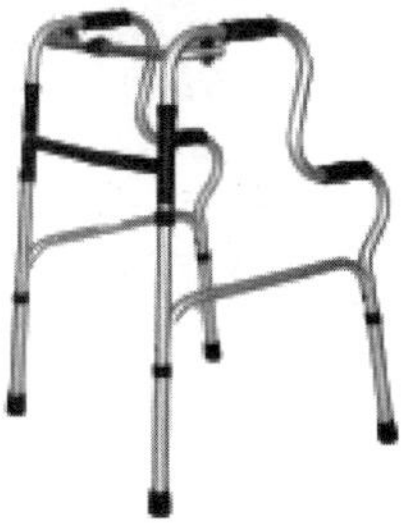	有两个高低不同的扶手。低层扶手辅助坐起、下蹲支撑，高层扶手辅助站立行走支撑。此款比框式助行器笨重	适用于站立行走困难，伴有坐起、下蹲、蹲起动作困难者	同上	同上
4. 两轮式助行器 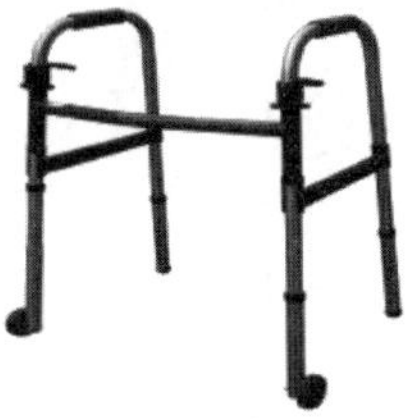	框式助行器前面两个支脚增加了两个小轮，有助于加速	适用于站立稳定、行走缓慢者的康复训练，有助于步速提升	同上	同上

续表

类别	功能特点	适用范围	使用要求	注意要点
5. 四轮式助行器 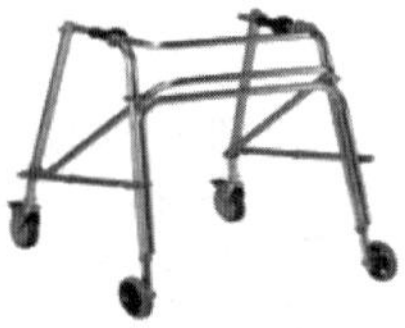	框架上端两侧设有扶手把柄，四个支脚有四个小脚轮，有助于行走加速	适用于行走康复训练，需要提升行走速度者	同上	同上
6. 三轮式助行车 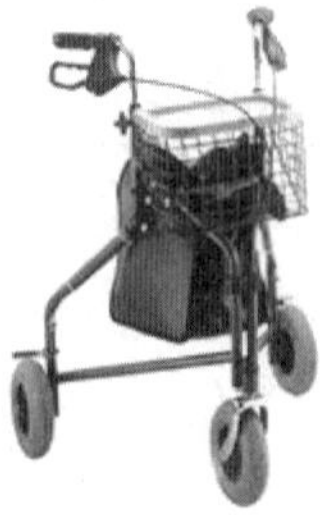	有助行器三点支撑特点，增加手闸制动控制助行车的静与动。三个小脚轮增加了移动的灵活性。助行车设有购物袋或购物筐	辅助行走，有助于行走加速，辅助提携物品	同上	注意定期检查线闸和小轮有无损坏
7. 四轮式助行车 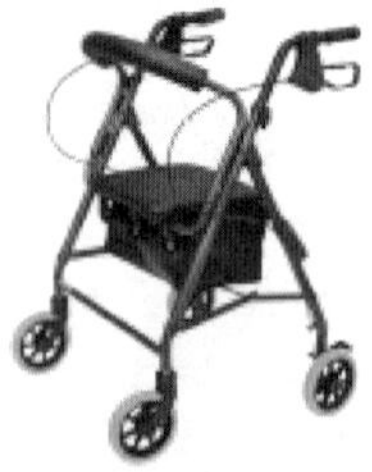	有四轮助行器支撑特点，增加手闸制动控制静与动，四个小脚轮使移动灵活。助行车设有购物筐，还增加了座椅，方便行走和歇息	适用于身体虚弱，行走缓慢，携带物品困难者	同上	同上
8. 台式助行器 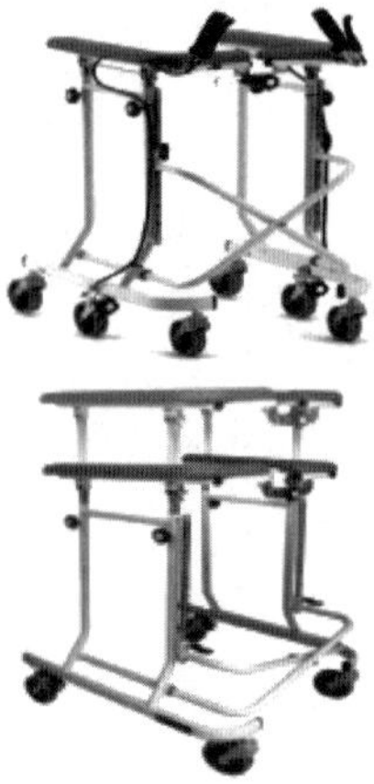	四个轮子或六个轮子，一个高位支撑平台或两层支撑平台。支撑平台放置双腋窝下，托起双臂贴近胸部，利用双上肢增加身体支撑力度。四轮助行可带动身体前移，前轮手闸制动，控制助行静与动	适用于站立支撑不稳，行走困难，特别是偏瘫或上肢无力，需要被动站立行走康复训练者	应用或训练时需要有专人监护	同上

续表

类别	功能特点	适用范围	使用要求	注意要点
9. 吊带椅台式助行器 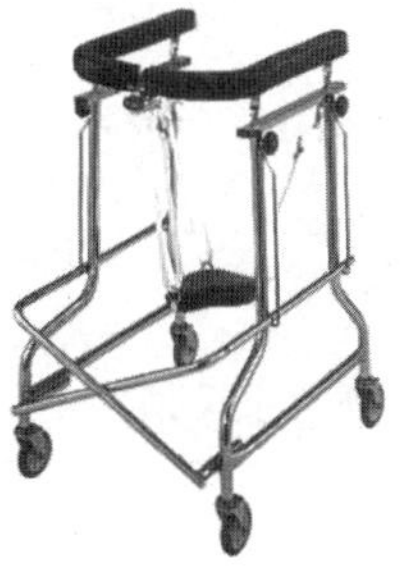	在台式助行器的基础上附加吊带座椅，有助于对使用者的保护和歇息	适用于偏瘫或上肢支撑无力，站立姿势控制困难者	同上	同上
10. 髋关节助行器 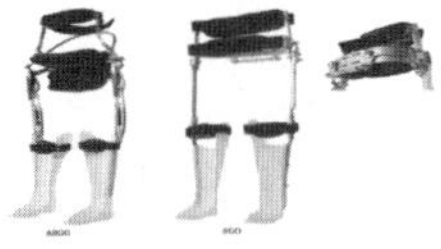	在腰部髋关节处安装腰腹带，框架前后有关节活动卡，双下肢有小腿矫正器辅助支撑。依靠腰腹肌的摆动促使双下肢移动	适用于截瘫或双下肢重度功能障碍者；上肢躯干控制能力良好，双臂支撑力量饱满者；能自行使用腋拐或肘拐者，辅助生活移动和康复训练	应用前需要有专业人员指导操作训练	同上

表 3-4-3　常用轮椅的功能特点

类型	功能特点	适用范围	使用要求	注意要点
1. 自走型轮椅 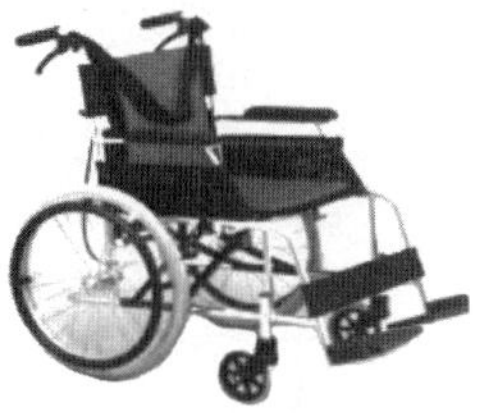	轮椅后轮是两副大轮，大轮外侧设有手推圈，方便自行驱动	适用于行走困难，但双上肢力量饱满、有自行驱动轮椅能力的老人	视力、听力、智力良好，有自行操作能力	使用前先固定手闸。检查各部位零件有无破损
2. 护理型轮椅 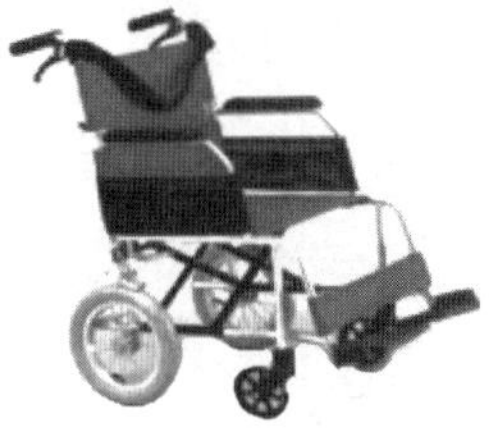	轮椅后轮是两副小轮，小轮外侧无外圈即无手推圈。轮椅体积小，移动灵活，方便护理者驱动	适用于身体虚弱、偏瘫及下肢功能障碍，自行驱动轮椅困难者	护理者使用轮椅前需要进行安全操作训练	同上

续表

类别	功能特点	适用范围	使用要求	注意要点
3. 便携式轮椅 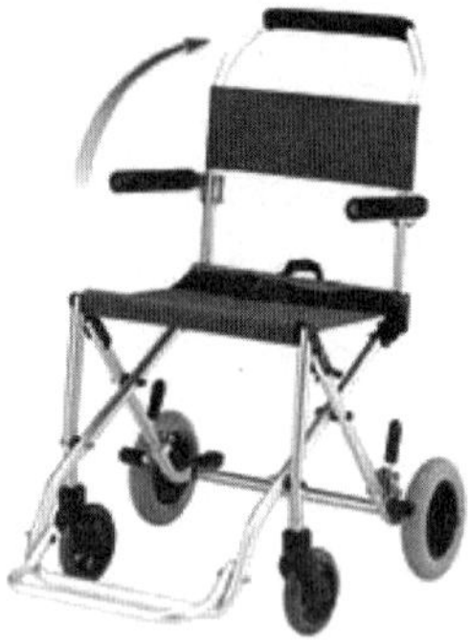	轮椅体积小、重量轻，扶手可移动和收纳，轮椅可折叠，方便外出携带	适用于身体虚弱、下肢活动障碍的老人	外出旅游、看病、逛公园或商场等，短途使用	座位的舒适度不足
4. 多功能轮椅（1） 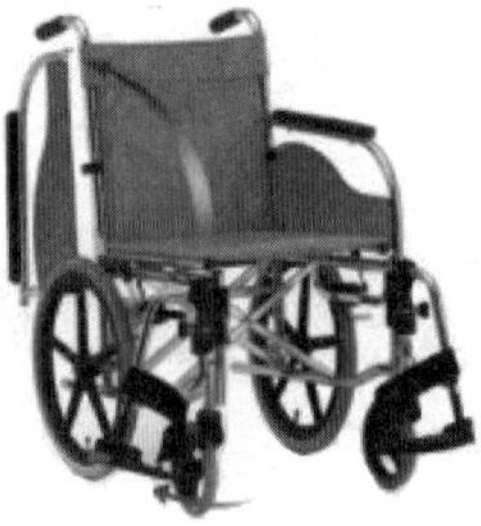	扶手可上下移动，脚踏可拆卸，方便从床椅间、桌椅间及乘车时身体左右移动。脚踏可卸下，减小轮椅体积，方便乘车携带	适用于偏瘫或肢体活动障碍，上下轮椅困难者	护理者使用轮椅前需要进行安全操作训练	使用前将轮椅手刹固定好，检查零件
5. 多功能轮椅（2） 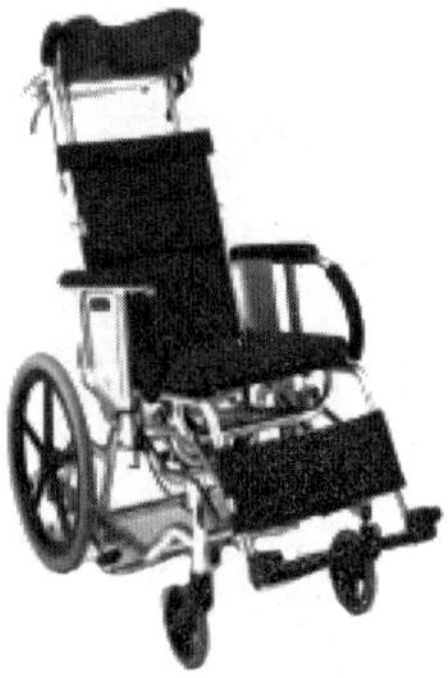	头靠可调节高低，靠背可调整15°～45°，扶手可上下移动，方便身体侧位转移，腿靠宽大，抬起与座面平行，方便下肢伸展	适用于偏瘫或肢体活动障碍者，长期依靠轮椅者	同上	同上

续表

类别	功能特点	适用范围	使用要求	注意要点
6. 半躺或全躺护理轮椅 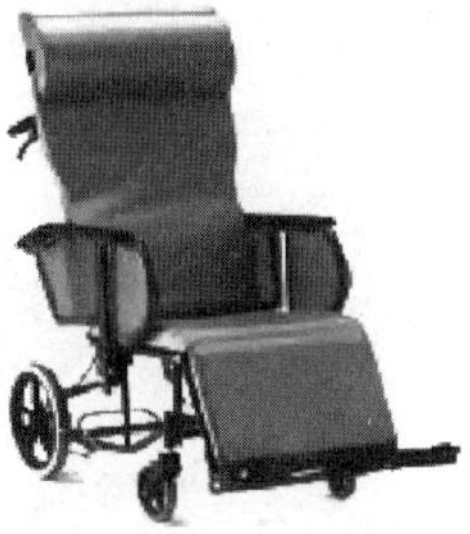	材质柔软，舒适度好。高靠背上有头枕，靠背可调整15°～90°，扶手挡板可上下移动，腿靠宽大，与脚踏连接，可调整15°～90°。靠背与腿靠同时展开90°形成平面，适用于平卧姿势	适用于身体虚弱、重度肢体障碍或长期卧床老人。方便床与床间移动	护理者进行安全操作训练。轮椅旋转半径增加，适合在宽敞的环境使用	同上，注意环境要无障碍
7. 坐便式轮椅 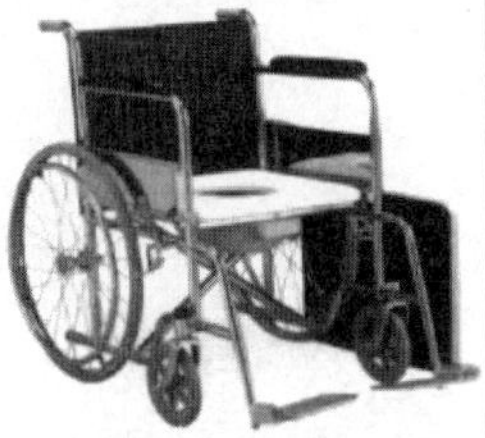	在护理型轮椅的座椅下增设马桶。马桶和椅盖可以随时拆卸，方便老人外出内急时使用	适用于长期依赖轮椅、如厕困难等老人	护理者使用轮椅前要进行安全操作训练	同上
8. 带轮式坐便椅 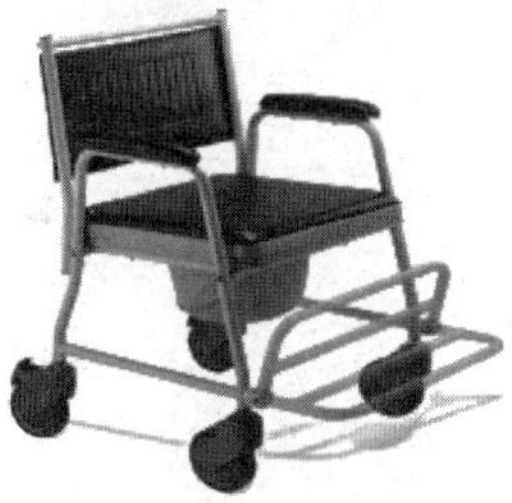	多为不锈钢或铝合金材质，椅面为防水、防滑、防菌材质，形似普通轮椅。坐便椅设有马桶和椅盖。椅腿安装有四个小脚轮，移动灵活，便于室内移动	适用于身体虚弱、肢体活动障碍，限于室内活动者	同上	同上
9. 助站式轮椅 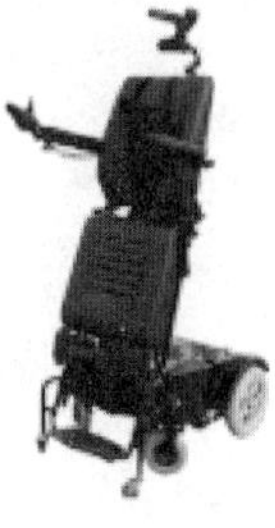	坐站两用，轮椅设有自动操作控制系统，由蓄电池提供动力，一次充电可行驶20千米左右。单手控制装置系统，调节前进、后退和转弯，可在室内外使用。改善体位姿势，增加视野和手工作业高度等	适用于截瘫、三肢或四肢瘫，但视力、听力、智力良好者	站立式轮椅一般是电动，使用前需要专业人员指导和安全操作训练	使用前要对轮椅进行全面检查，特别要注意给电池充电

一、填空题

1. 拐杖使用前要听到____________声，才算安全。
2. 各种拐杖最容易损坏的部位是____________。
3. 手拐应用的高度，最佳位置与____________相对应。

二、不定项选择题

1. 带凳拐应该采取什么样的坐姿？（　　）
   A. 手柄要位于身体前方，呈跨坐式姿势
   B. 背对手柄端坐式
   C. 右手扶手柄侧坐式
   D. 左手扶手柄侧坐式
   E. 坐在凳的前 1/2 处
2. 肘拐的适用范围：（　　）
   A. 单下肢或双下肢中度功能障碍者
   B. 手腕力不足或肩关节病变及腋下皮肤血管神经损伤者
   C. 使用手拐或腋拐困难者
   D. 肢体功能轻度障碍者
   E. 有记忆力减退或轻度老年痴呆的老人
3. 助起式助行器最适合（　　）使用。
   A. 站立行走困难的老人
   B. 坐起、下蹲、蹲起困难的老人
   C. 康复初期完全依靠辅助者
   D. 行走困难康复训练者
   E. 行走康复训练，需要增加步速者

三、简答题

1. 三脚拐与四脚拐有什么区别？
2. 使用肘拐前应做什么样的训练？
3. 简述助行器使用的注意事项。
4. 简述使用轮椅的注意事项。

四、论述题

请阅读以下辅具适配的个案，回答所提出的问题。

档案分类	肢体残疾	社区	AA	编号	019
姓名	F. Z.	性别	男	年龄	62 岁
家庭住址	***			住宅电话	＃＃＃
致残原因	儿麻后遗症				
诊断	（1）儿麻后遗症；（2）双下肢运动功能障碍（双膝反张）			残疾等级	肢残 2 级
评估小组	首席评估师：王×× 工程师：高×× 工程师助理：巩×× 评估员：孙××				
评估日期	2024. 4. 1				

教学做一体化训练

教学做一体化训练

辅助器具处方：

一、评估报告摘录

患者2岁患脊髓灰质炎，诊断：儿麻后遗症，双下肢运动功能障碍。

(1) ADL评估：44分；日常生活活动能力：大部分自理。

(2) 运动功能障碍：患者双上肢正常，肌肉饱满。双下肢肌肉萎缩、双髋关节不对称（右低左高）、双膝重度反张、双足内翻，左下肢重于右下肢。

(3) 运动姿势障碍：站立行走困难、不能上下台阶。

(4) 其他功能障碍：智力正常、语言正常。

(5) 身高：1.75米，体重：93千克。

(6) 特殊体位：双下肢肌肉萎缩、左下肢重于右下肢、双膝重度反张、站立、行走依靠腋拐。上下台阶需要搀扶。

二、辅助器具现状

旧式腋拐一副，已磨损，申请不锈钢腋拐。

三、评估适配

不锈钢腋拐：原来的腋拐已磨损，需要更换，患者体重大于90千克，上肢正常，肌肉饱满，适合不锈钢腋拐的承重和使用。但患者膝反张严重，建议今后只限于室内使用腋拐，室外及远距离行走不再使用腋拐。患者儿麻50年，膝关节反张代偿下肢支撑功能，膝反张代偿—45°（一般正常—5°），超出正常负荷数倍，膝关节代偿损坏严重时，随时可能瘫痪。

自走型轮椅：患者上肢正常，肌力饱满，可自己驱动轮椅，减轻下肢负担，缓解下肢代偿功能。轮椅保护膝关节的有限功能，防止膝关节代偿的损伤，建议早日使用轮椅。大轮24cm加外圈和前轮万向轮，大小轮间距减少旋转半径，方便室内驱动轮椅。

可移动扶手板：扶手上下移动打开，方便从左右侧上下轮椅。

移动型腿靠：辅助腿靠抬起，方便膝关节向前支撑。

体位调节垫：放置端坐或平卧膝关节屈曲位置，调整膝反张。

四、室内环境要求

室内环境$20m^2$左右，适配自推型轮椅，旋转半径可在卧室、厅房及卫生间移动。

五、移动方式

依靠双上肢支撑，自行驱动轮椅。

六、操作方法

训练上肢驱动能力，适应室内外环境的轮椅移动。

七、维修保障

3年。

八、经费

东城残联支持。

九、定制测量

转交工程师。

十、跟踪服务

3个月。

配置自推型轮椅、大轮加外圈、扶手可以上下移动、腿靠可以抬起；不锈钢腋拐；体位调节垫。

请回答以下问题：

1. 膝反张是什么意思？
2. 为什么要求这位患者尽量少使用腋拐，多使用轮椅？
3. 选择什么样的腋拐和轮椅更适合他？请说出你的理由。
4. 体位调节垫适配给他的作用是什么？
5. 开具辅助器具处方的要点有哪些？

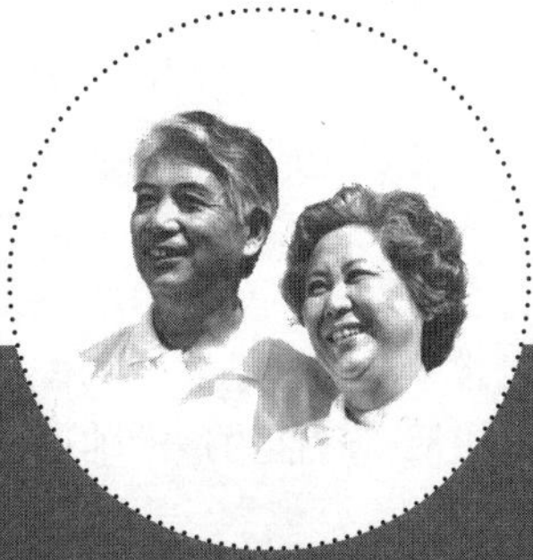

项目四

老年人日常生活类辅助器具应用

学习目标

知识目标

1. 了解日常生活类辅助器具的分类
2. 掌握各种日常生活类辅助器具的适用人群
3. 熟悉各种日常生活类辅助器具应用的注意事项

能力目标

1. 能够在全面评估的基础上，为老年人选择合适的日常生活类辅助器具
2. 能够为老年人及其照护者介绍各种日常生活类辅助器具的功能、特点及使用方法
3. 能够识别老年人在使用日常生活类辅助器具过程中的问题并协助解决

素养目标

1. 认同日常生活类辅助器具对老年人的意义
2. 从老年人的切身需求出发，为其选择合适的日常生活类辅助器具
3. 发现各种日常生活类辅助器具存在的不足，提出辅助器具开发建议

生活自理是指自我照顾的能力，表现在进食、穿衣、梳洗、如厕、洗浴等方面。在居家养老中，老年人能否生活自理是老年人生活质量中最关键的问题。随着年龄增长、功能弱化、活动受限，老年人的生活自理能力会逐渐下降，生活质量受到影响。日常生活类辅助器具的品种很多，主要用于进食、穿衣、如厕、梳洗、洗浴等便利生活方面，帮助老年人提高生活自理能力，提高生活质量。日常生活类辅助器具的配置一般需要在专业人员对老年人进行日常生活活动能力进行评估后，按其生活自理能力适配辅助器具。

情境导入

李奶奶 61 岁，患有重度类风湿性关节炎 40 余年，脊柱强直不能弯腰、四肢变形、双手腕活动受限、双手爪形致不能做精细动作，生活不能自理，吃饭、穿衣、如厕、洗浴都需要他人帮助，有哪些辅助器具能帮助李奶奶解决上述困难呢？

任务一

饮食类辅助器具的应用

任务描述

请帮助李奶奶选择合适的饮食类辅助器具。

相关知识

一、与进食相关的辅助器具

（一）防洒盘

防洒盘（见图 4－1－1 和图 4－1－2）是在普通盘子或碗上加一个套圈，盘边设有吸盘和挂钩，起固定和助力作用，树脂材质，不怕烫、摔。防洒盘方便单手应用碗盘，防止用餐过程中饭菜洒落溢出，防洒盘适合偏瘫或手精细动作困难的老年人用餐，也适用于家庭康复训练。

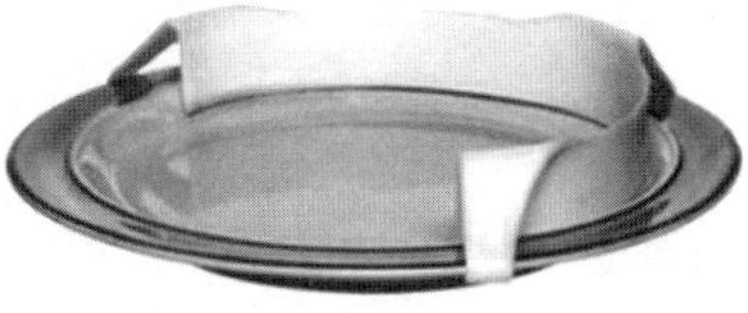

图 4-1-1

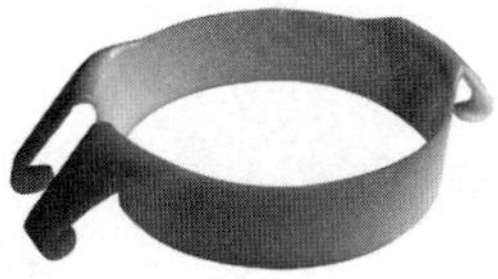

图 4-1-2

（二）高低碗

高低碗（见图 4-1-3 和图 4-1-4）由环保塑料材质制成，其设计是将碗的一个边缘加高，形成高低两个边缘，勺子在碗内盛饭菜时不容易洒落外溢。碗底设有防滑吸盘，防止单手用力使碗滑动。高低碗适合偏瘫、单手功能障碍、手精细动作困难的老年人用餐。

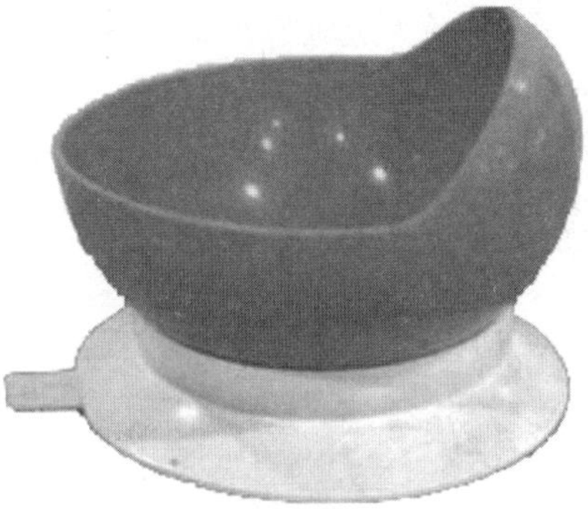

图 4-1-3

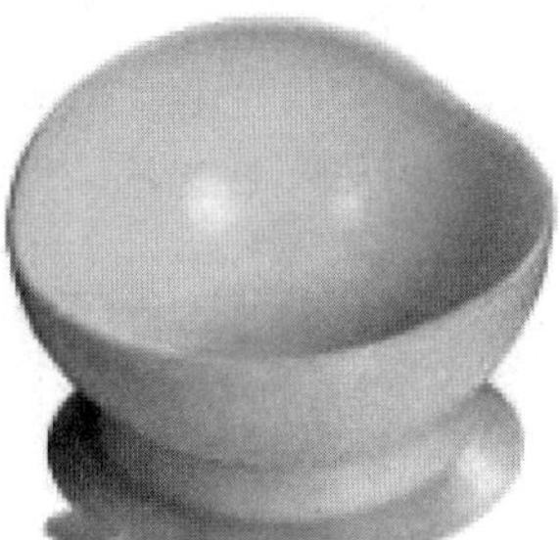

图 4-1-4

（三）防滑分餐盘

防滑分餐盘（见图 4-1-5 和图 4-1-6）中间设有隔断，各种食物放置在不同的格子内，方便菜饭分别放置，不混淆菜品。隔断可以防止饭菜向外洒落。防滑分餐盘适合偏瘫、单手功能障碍、手精细动作困难的老年人用餐，也适合养老机构的老年人用餐。

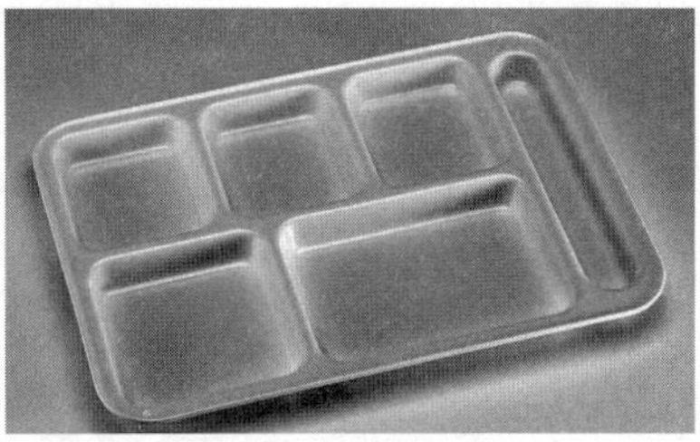

图 4-1-5

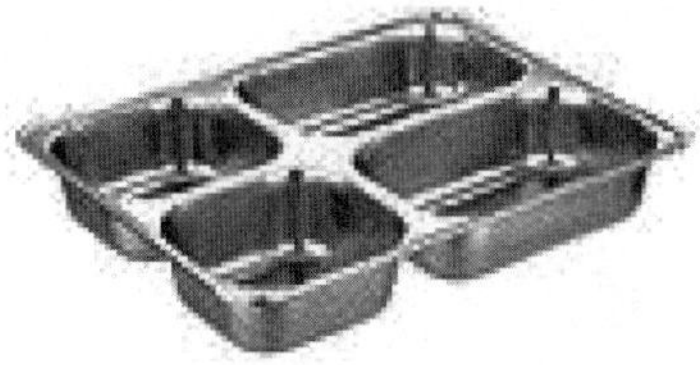

图 4-1-6

（四）助食筷

助食筷是在普通筷子的基础上增加一个弹力夹，手屈曲握住筷子后，弹力夹可自动伸展打开。图 4-1-7 为大号助食筷，图 4-1-8 为小号助食筷。弹力夹由树脂材料制成，有曲线手柄，方便手持把握，防止使用中滑脱。助食筷适合偏瘫、手精细动作困难的老年人用餐，也适合手精细动作困难者的家庭康复训练。

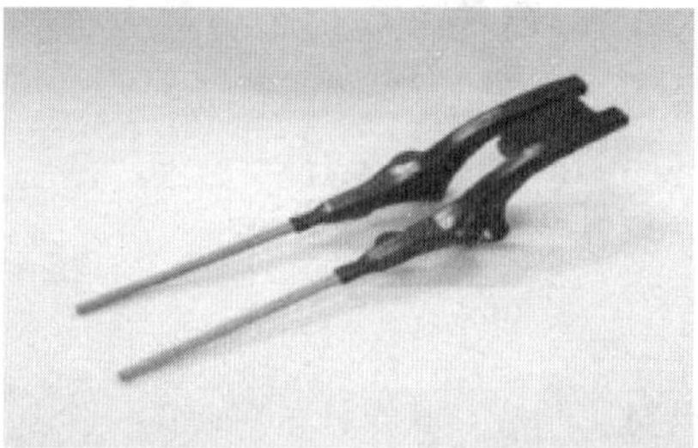

图 4-1-7

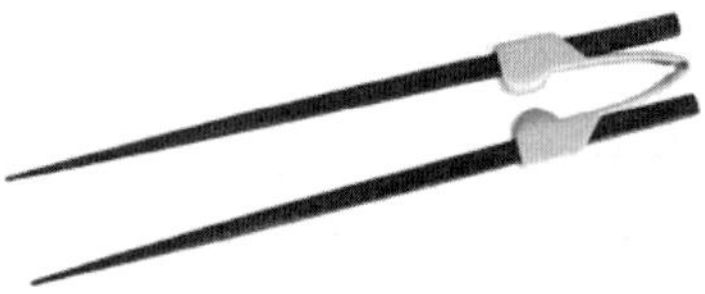

图 4-1-8

（五）左右手勺叉

左右手勺叉（见图 4-1-9 和图 4-1-10）为不锈钢材质。勺叉头部向左或向右弯曲，用以补偿手指或手腕屈曲功能。勺叉把手粗大但是空心，方便握持。左手障碍选择左向勺叉，右手障碍选择右向勺叉。左右手勺叉适合偏瘫、手精细动作困难的老年人用餐，也适合手精细动作困难者的家庭康复训练。

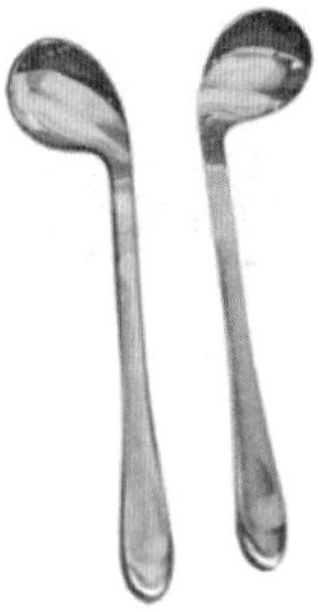

图 4-1-9

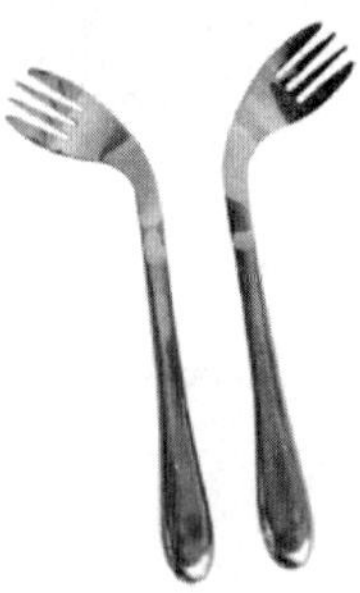

图 4-1-10

（六）握力勺

图 4-1-11 所示为握力勺，是在勺把上增加一个半圆形的套手圈，套在手掌上握住勺把，左右均可应用。图 4-1-12 所示为粗把勺，加粗加大勺柄，增加勺把体积，方便拿握。图 4-1-13 是记忆勺，其手柄材质特殊，有很强的可塑性，加温后手柄变形，按个体手的形态制成模板，冷却后固定成形，方便套入手中。握力勺适合偏瘫、手功能障碍、手形态异常的老年人用餐。

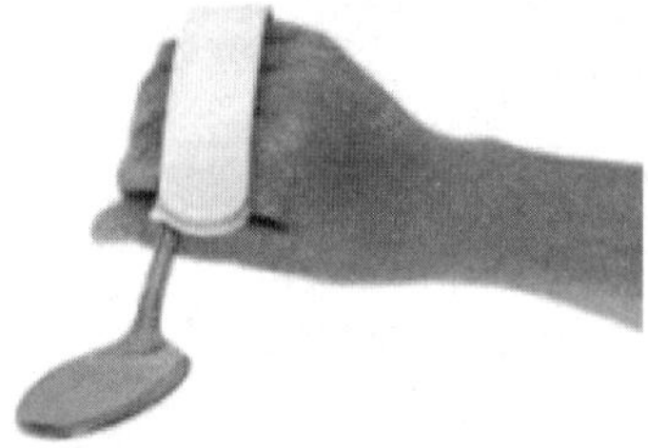

图 4-1-11

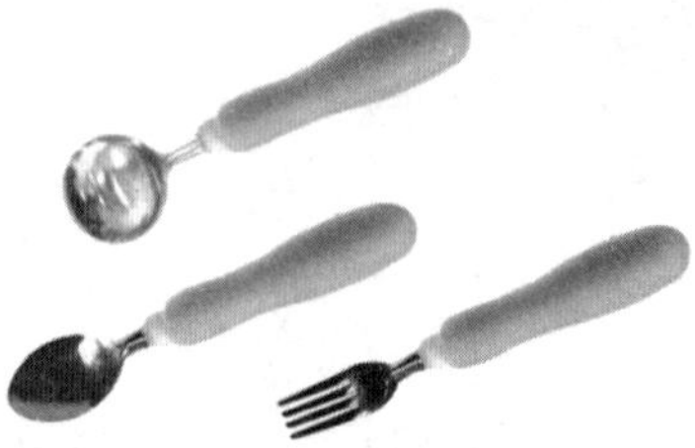

图 4-1-12

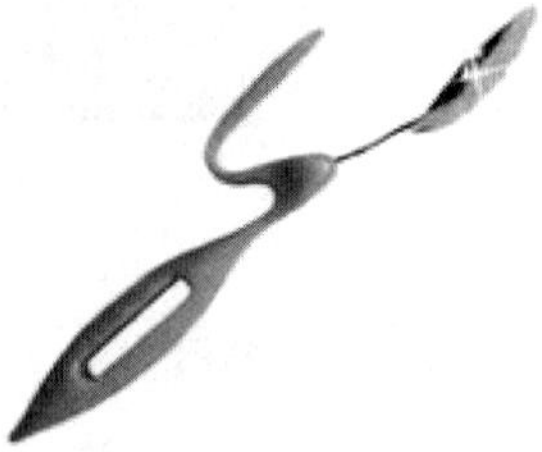

图 4-1-13

（七）变形勺

变形勺（见图 4－1－14）的手柄为特殊材质，属于形状记忆聚合物。勺子加热后可以向左或向右弯曲变形，冷却后固定成型。勺柄粗大，将手柄在 70℃的热水中浸泡 3～5 分钟后，手柄变软，可自由改变形态，再在 20℃的水中放置 3～5 分钟固定形态。变形勺适合偏瘫、手功能障碍、手形态异常的老年人用餐。

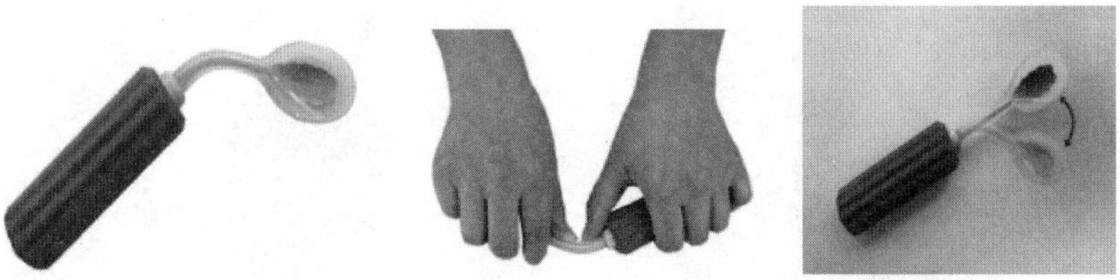

图 4－1－14

（八）组合式餐具

组合式餐具（见图 4－1－15）为塑胶材质，勺、叉、筷、盘等组合在一起形成套装。餐具是专为手功能障碍者设计的，手柄加大加粗，方便握持。组合式餐具适合偏瘫、手功能障碍、精细动作迟缓的老年人用餐。

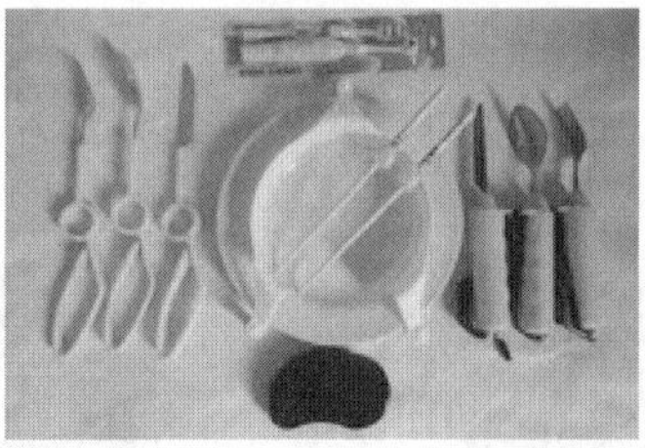

图 4－1－15

二、与饮水相关的辅助器具

（一）安心饮水瓶

安心饮水瓶（见图 4－1－16）为硅胶材质，柔韧性好，不怕烫、摔。瓶嘴开口大，呈椭圆形。瓶盖有网状层，除水和果汁外，米汤或糊状营养流食也均可通过。安心饮水瓶具有不挤压、不吸吮就不会溢出的特点，可有效防止进食过程中噎、呛等，让老人轻松进食。安心饮水瓶适合偏瘫或长期卧床的老年人使用。

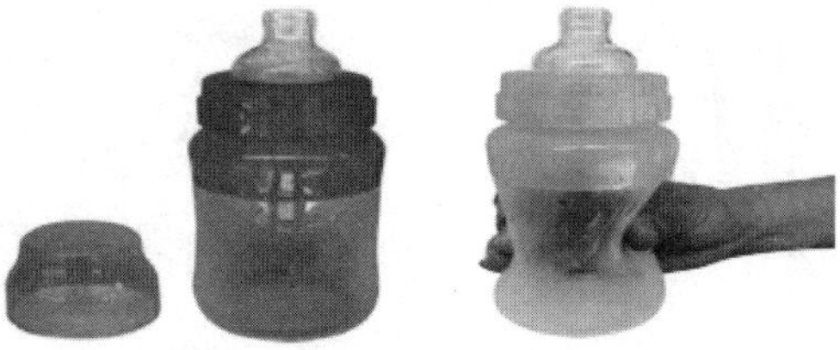

图 4－1－16

（二）吸管杯和长把杯

吸管杯（见图 4－1－17）和长把杯（见图 4－1－18）为环保材质，不怕烫、摔。杯子盖上有吸管孔，有可自由弯曲、旋转的直管或加长吸管。杯子盖可以左右转动，杯子倾斜度大。吸管杯和长把杯适合偏瘫、单手功能障碍、长期卧床的老年人使用。

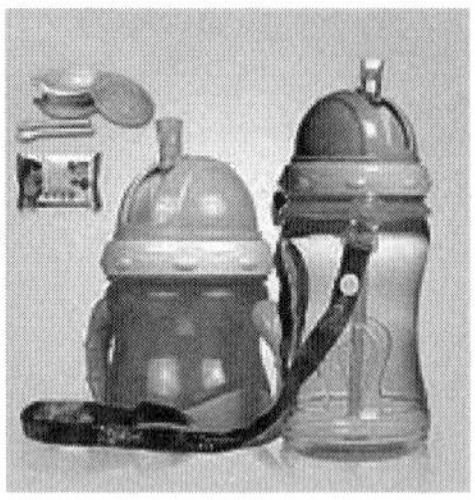

图 4－1－17

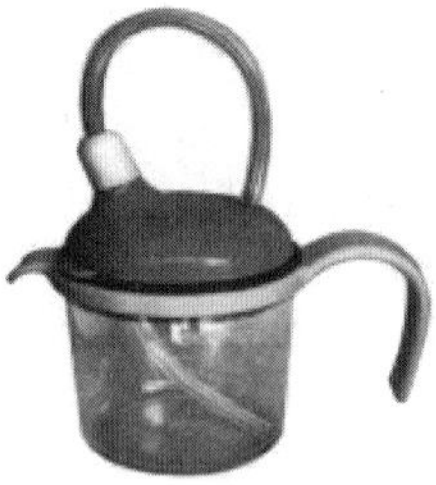

图 4－1－18

（三）自立饮水壶

自立饮水壶（见图 4－1－19 和图 4－1－20）为硅胶材质，软硬适度，不怕烫、摔。该饮水壶有两种吸口，可分别饮用液体或米糊等流食。壶盖上有一小孔，不开盖就可以闻到食物味道，以刺激食欲。壶体有刻度，可记录食量。饮水壶加长壶把并可以左右旋转，方便左右手使用。壶嘴细长，方便送入患者口中，不易洒漏，防止进食过程中噎、呛等，可让老年人轻松进食。自立饮水壶配有专用清洁刷，方便清洗壶嘴。自立饮水壶适合偏瘫或长期卧床的老年人使用。

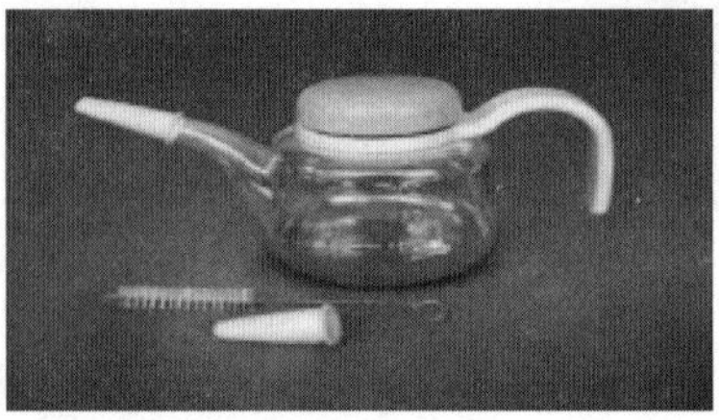

图 4－1－19

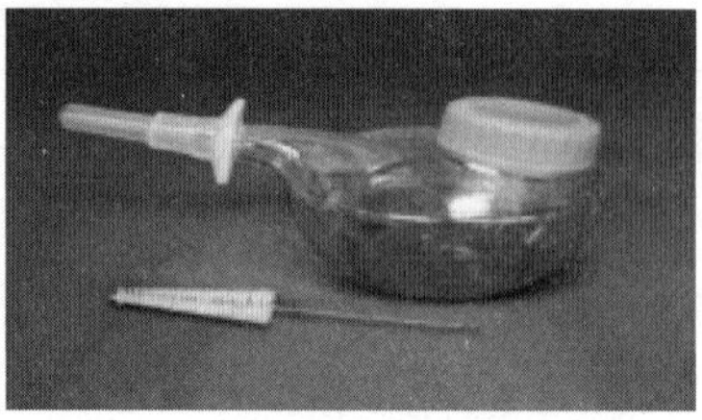

图 4－1－20

（四）方便抓握杯

方便抓握杯（见图 4－1－21 和图 4－1－22）的杯子把手加长、曲度加大，或两侧设有杯把，便于单手握持或双手稳定。杯中有刻度，可记录饮水量。倾斜设计的杯体可以让使用者在喝水时不需要仰头太高，适合偏瘫或单手功能障碍、长期卧床的老年人使用。

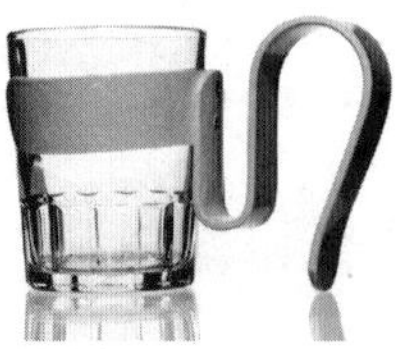

图 4－1－21

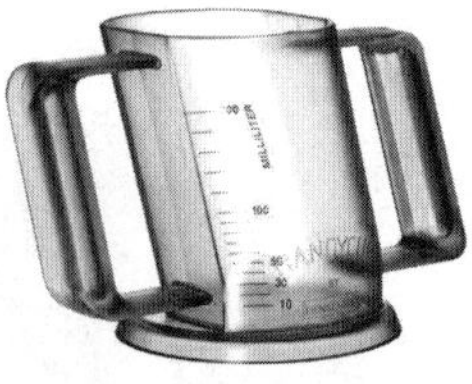

图 4－1－22

(五) 轮椅专用杯子固定器

轮椅专用杯子固定器（见图 4－1－23 和图 4－1－24）是由两个弹簧夹子固定在轮椅扶手或餐桌上，夹子可以加紧固定杯体，防止滑脱，适合长期使用轮椅的老年人使用。

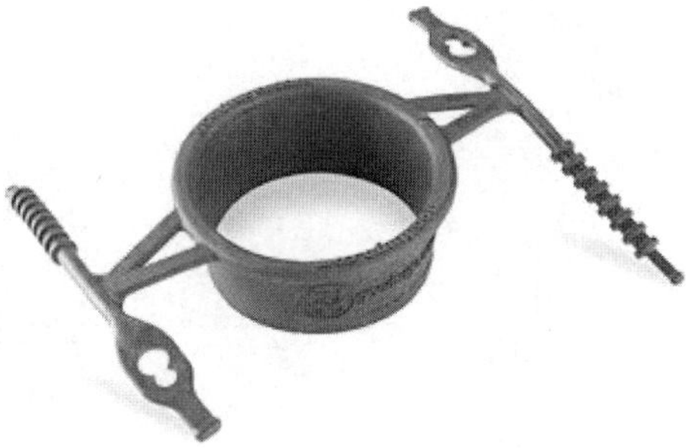

图 4－1－23

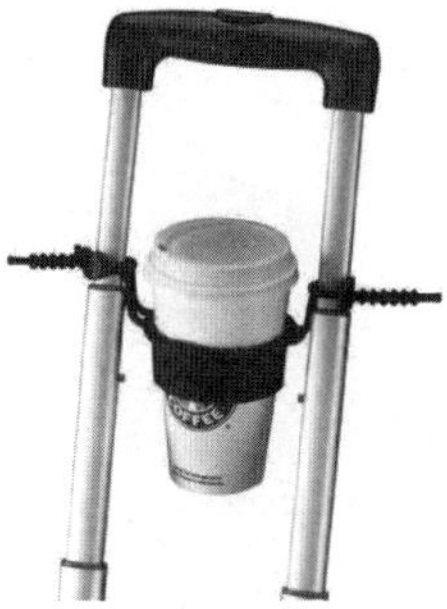

图 4－1－24

吃饭辅具

同步训练

刘大妈两年前脑中风，遗留右侧偏瘫的后遗症，右手握力不足，无法用普通的餐具和杯子进食、喝水，请帮助其选择合适的辅助器具，并向其介绍使用方法。

任务二

穿衣修饰类辅助器具的应用

任务描述

请帮助李奶奶选择合适的穿衣修饰类辅助器具。

相关知识

一、与穿衣相关的辅助器具

(一) 贴身护理服

贴身护理服有三种类型：一是从胸前至脚踝呈“八”字形，从前身可以自由穿脱（见图 4－2－1）；

二是在“八”字形的基础上，两腿间至大腿根部设有拉链，可将下身内缘单独取下来（见图 4－2－2）；三是拉链从右腿到前胸，两腿间也有拉链，衣服可以整体打开（见图 4－2－3）。三种类型衣服的上身，手臂外侧缘均设有拉链，可轻松打开穿脱上衣。贴身护理服适合长期卧床老人更换衣服，可应用于养老机构，以减轻护理者的护理工作强度。

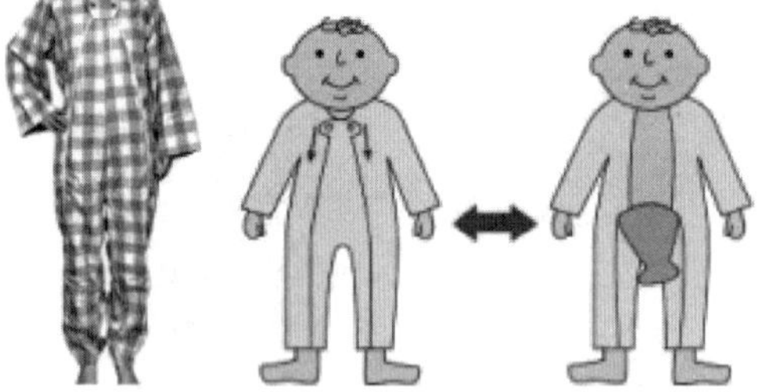

图 4－2－1

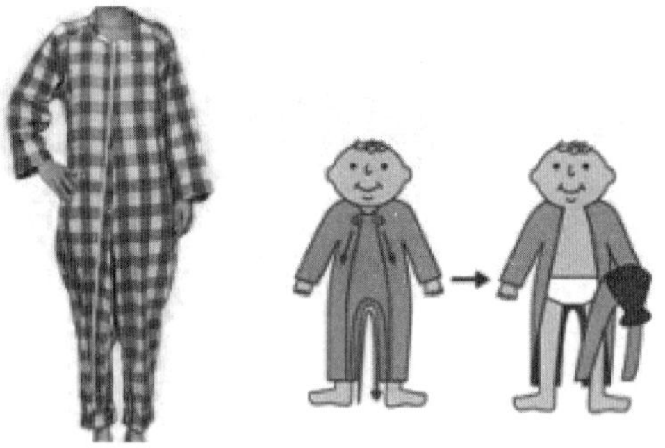

图 4－2－2

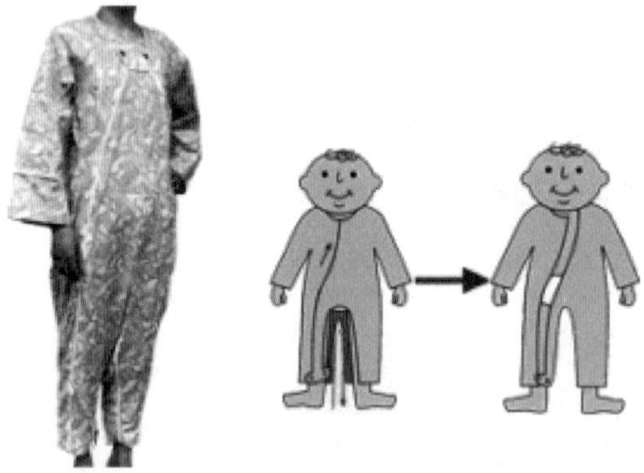

图 4－2－3

（二）贴身护理服独特纽扣

贴身护理服独特纽扣（见图 4－2－4）的设计较为特殊，纽扣轻松按压即可闭合，护理人员从纽扣外缘可轻松打开，但病人不能轻易开启纽扣，可防止病人自伤行为。贴身护理服独特纽扣适合长期卧床，特别是老年痴呆的老年人使用，适用于养老机构。

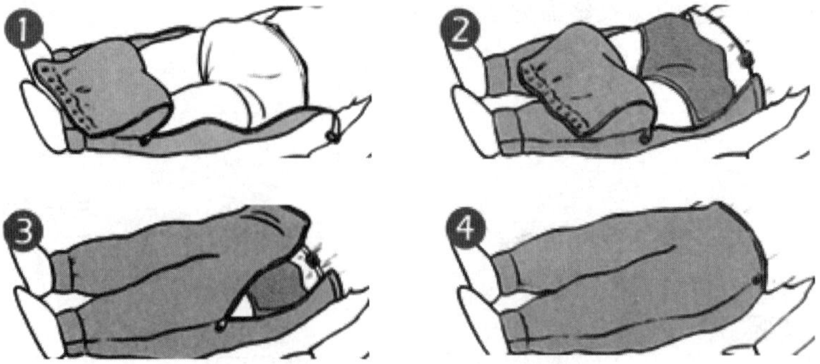

图 4－2－4

（三）围裙

围裙（见图 4－2－5 和图 4－2－6）的材质特殊，轻薄柔软、防水防油渍、反复洗涤无须晾晒，洗后可以即刻使用。围裙上部有裙兜，可放置毛巾或餐巾纸等。围裙适合偏瘫及生活自理困难的老人、家庭使用。

（四）围兜

围兜（见图 4－2－7）也称围嘴，为棉布材质，衬里是防水材料，有魔术贴。围兜比围裙小，方便就餐穿戴，容易清洗。围兜适合偏瘫、手功能障碍，特别是手颤抖的老年人就餐使用。

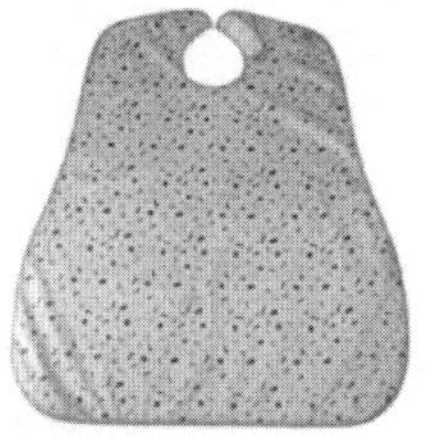

图 4－2－5

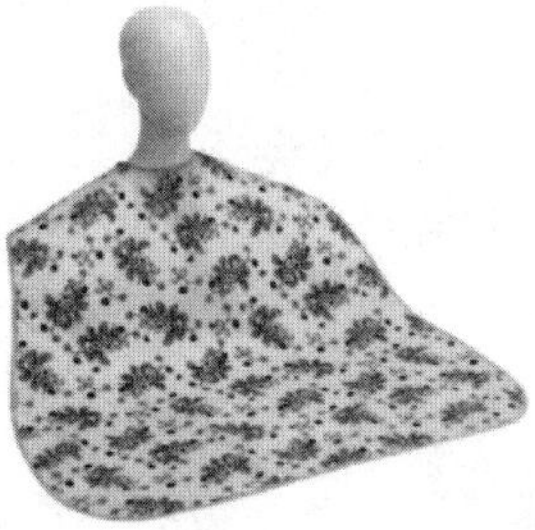

图 4－2－6

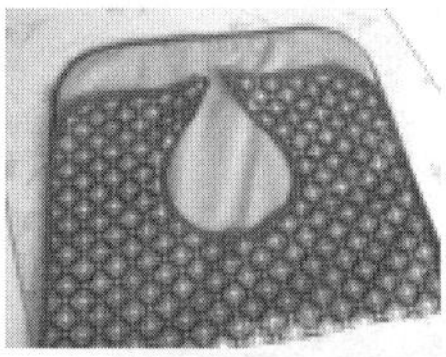

图 4－2－7

（五）穿衣钩和穿纽扣器

图 4－2－8 为穿衣钩，塑胶长把方便手持拿握，前端有两个塑料小钩。健侧手持穿衣钩，先将衣服袖口穿入患侧手臂，拉起至肩部，衣钩寻找后身的衣服，勾起、牵拉、支撑、穿入，辅助单手穿衣。图 4－2－9 为穿纽扣器，手柄为塑胶材质，粗大圆钝，方便手持抓握，前端弧形环状套圈便于套入纽扣。使用时，健侧手握住手柄，将穿纽扣器放入衣服纽扣外侧，套圈细端从扣眼进入，套入纽扣底部，拉紧套圈从扣眼中穿过，将纽扣定位。穿衣钩和穿纽扣器适合偏瘫及单手功能障碍，或脊柱强直、腰椎病变下腰困难的老年人，方便其穿衣、系扣子等。

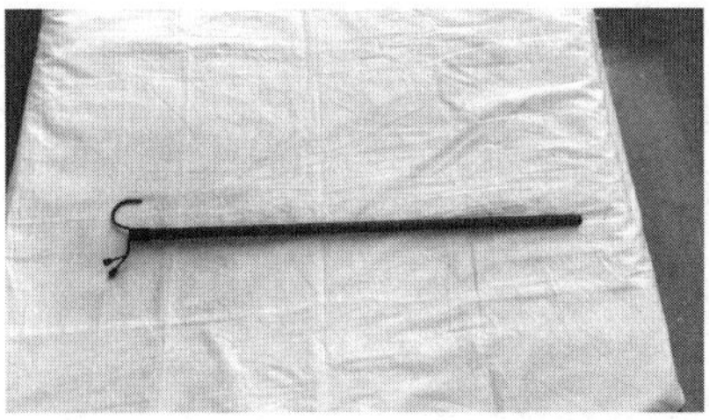

图 4－2－8

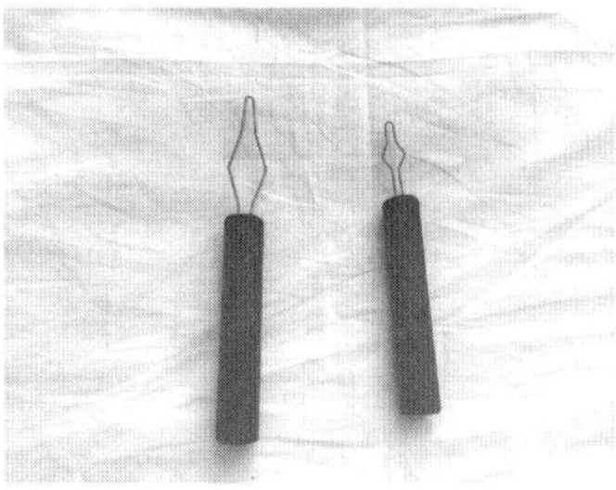

图 4－2－9

（六）穿袜板

穿袜板（见图 4－2－10 和图 4－2－11）由塑料薄板和两条细带组成。薄板放入袜中，使袜口张开撑大，方便脚放入，穿入后把薄板拿出，细带用于提拉。穿袜板适用于偏瘫或单手功能障碍的老年人，辅助其穿袜自理。

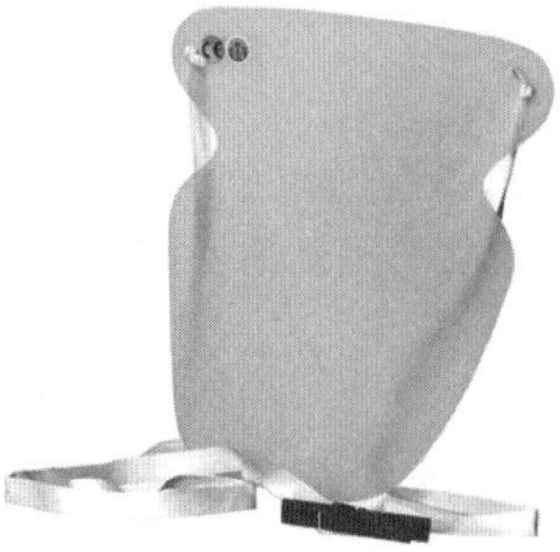

图 4-2-10

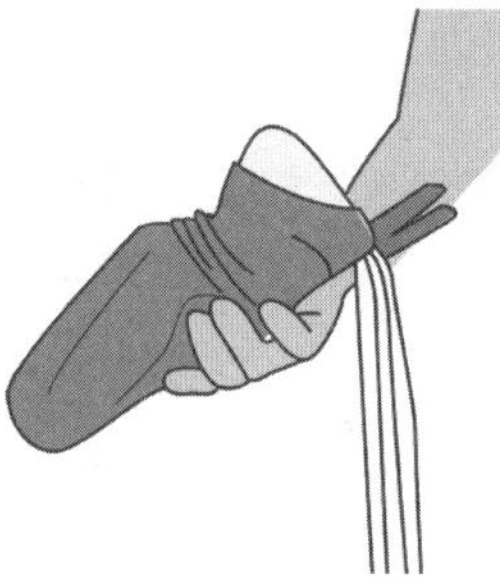

图 4-2-11

（七）保健鞋

保健鞋（见图 4-2-12）在设计上考虑了老年人脚型的变化，鞋前部宽大，脚掌可舒展，鞋帮足后边加高，保持足跟稳定。鞋底采用橡胶材质防滑，鞋底与鞋跟之间有减震垫，对跟腱有保护作用。贴士拉扣可随意调整脚面宽度，穿脱方便。保健鞋有不同型号和款式，适合老年人选用。

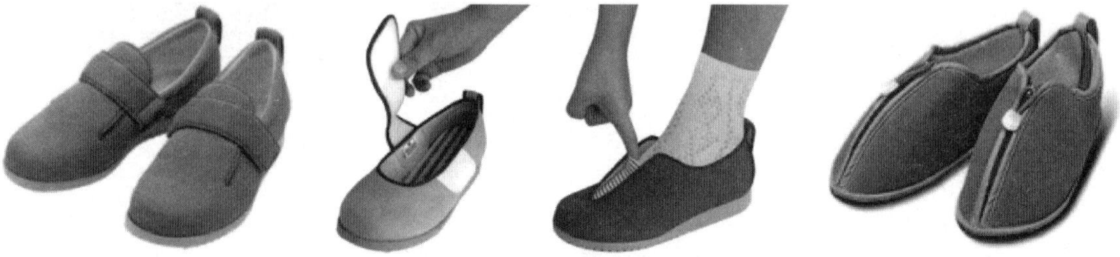

图 4-2-12

二、与梳洗相关的辅助器具

（一）长把梳和长把刷

长把梳和长把刷（见图 4-2-13 和图 4-2-14）是合成塑料材质，设计上按照人体生理曲线，增加了刷子、梳子的长度和曲度。刷子头端用丝线制作，舒适性强，可以用作头部按摩刷。长把梳和长把刷适合单上肢缺失，单手功能障碍，肩、肘、腕、手活动障碍的老年人使用。

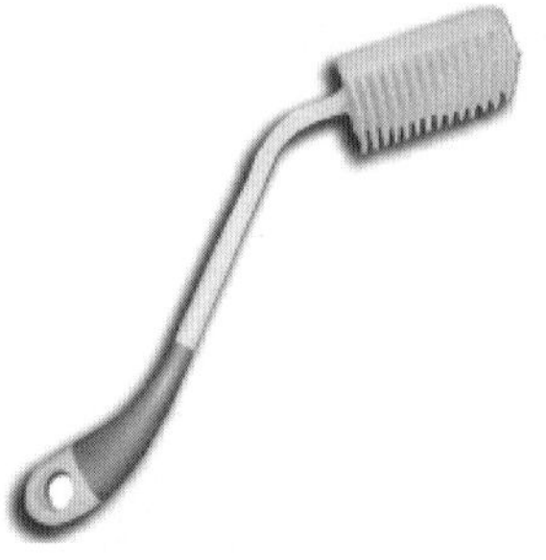

图 4-2-13

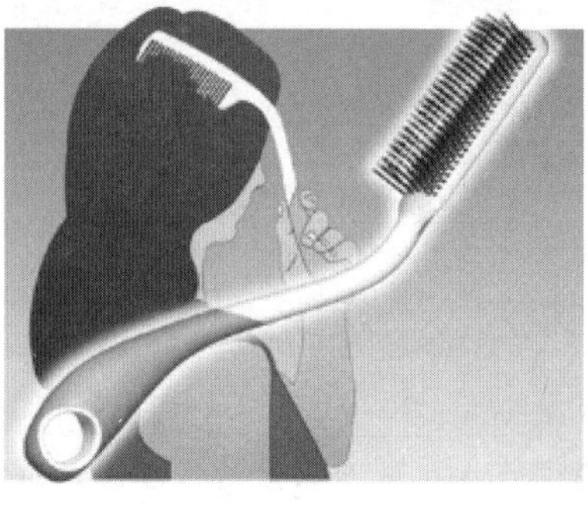

图 4-2-14

（二）多功能刷

多功能刷（见图 4-2-15 和图 4-2-16）为硬质塑料和硬质毛刷材质，有各种形状，刷子把或底座上设有吸盘，可以吸附在墙体或稳定的平面上，代偿一只手的力度。刷子可以平、竖、横向角度摆放。多功能刷适合偏瘫或单手功能障碍的老年人使用。

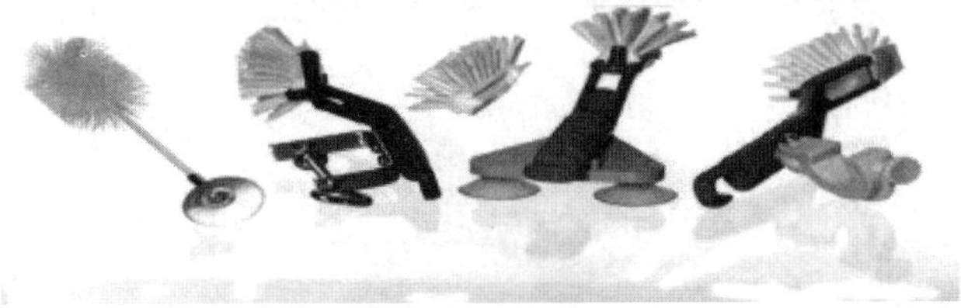

图 4-2-15

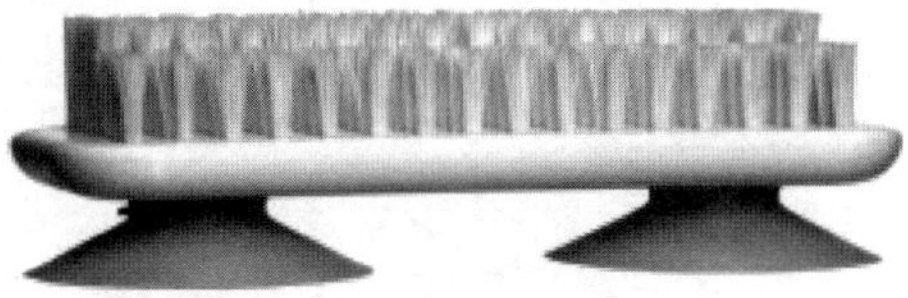

图 4-2-16

（三）硅胶牙刷和义齿牙刷

图 4-2-17 为硅胶牙刷，它采用食品级硅胶制作，按照老年人口腔特点设计。硅胶牙刷宽而短，触感细腻柔软，不会损伤牙质和牙龈黏膜，对牙床有按摩作用，适合老年人牙齿的保护。图 4-2-18 为义齿毛刷，根据义齿形状设计，毛刷细密柔软，可以变化不同角度，刷到义齿每个部位，清洁彻底，适合戴义齿的老人使用。

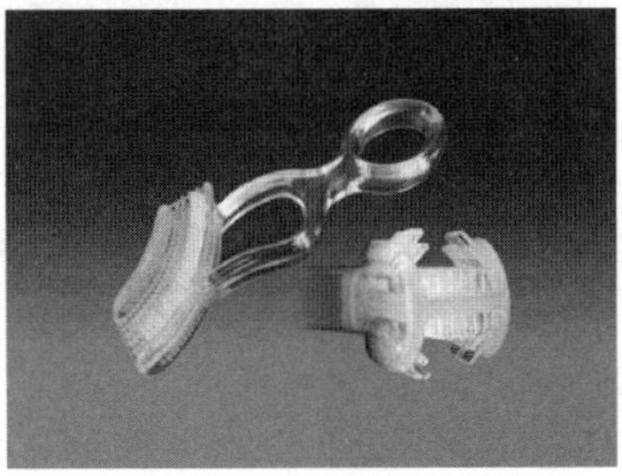

图 4-2-17

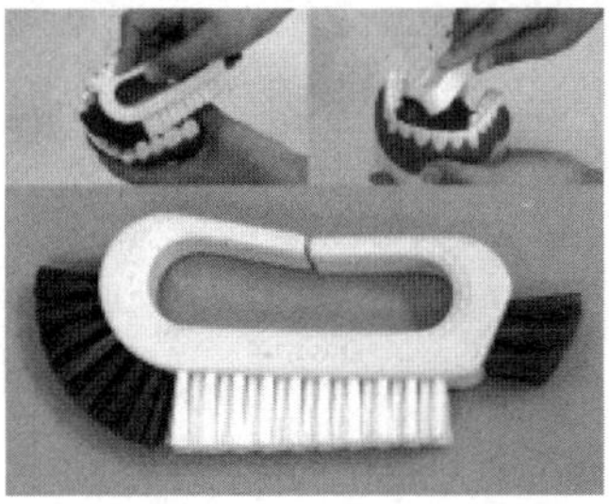

图 4-2-18

（四）手掌刷

手掌刷（见图 4-2-19）为塑料尼龙材质，手柄设计成圆环状，使用时将手掌放入圆环套中，刷子握在手中心以方便使用。手掌刷适合手功能障碍、精细动作困难的老年人使用。

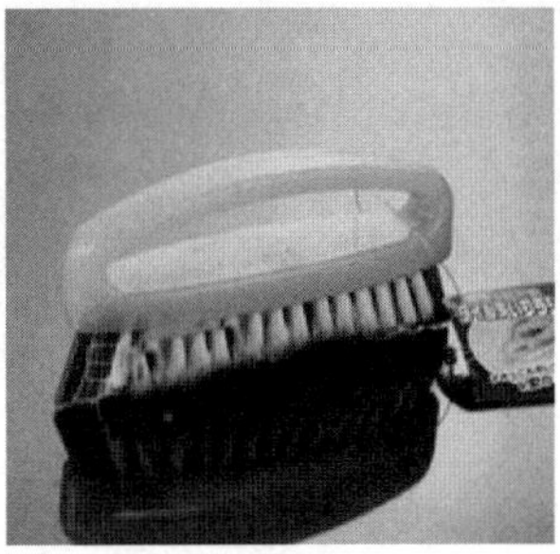

图 4-2-19

（五）牙膏挤压器

牙膏挤压器（见图 4－2－20）由硬塑材料制成底座，底座吸附在瓷砖墙上，挤压器中间有一个铁制的旋转钮，将牙膏管或其他管状物品倒放其中，管子底端放进旋转钮内，向下扭动旋转即可挤压出管内物。图 4－2－21 是将挤压棒放在牙膏管的后端，将牙膏卷起。牙膏固定在一个夹子或台子上，单手用力拧转牙膏棒，牙膏就会被挤出。牙膏挤压器适合偏瘫或单手功能障碍的老年人使用。

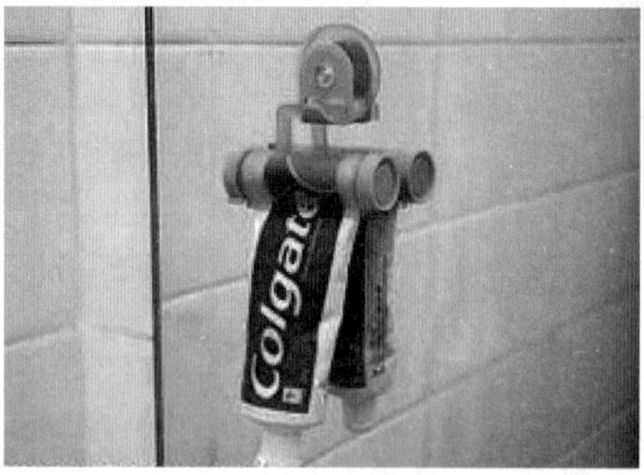

图 4－2－20

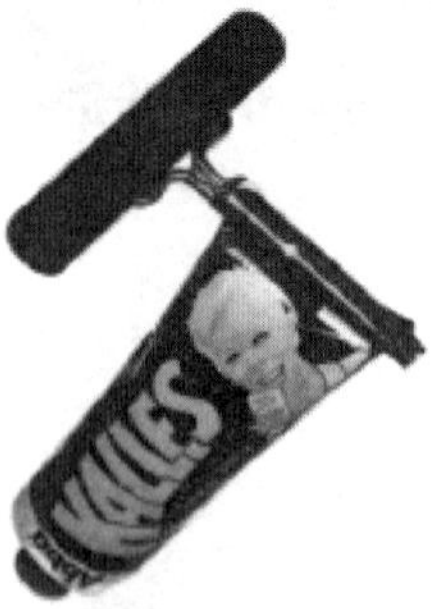

图 4－2－21

（六）吹头架

吹头架（见图 4－2－22）由金属条弯成的夹子和支撑架组成。架子固定在梳妆台上，吹风机放在夹子上，摆好角度，按动开关即可使用。吹头架适合偏瘫、单手功能障碍、肩肘腕关节障碍的老年人梳洗时使用。

（七）长把镜

长把镜（见图 4－2－23）的两个面有旋转切换功能，镜子手柄柔韧性好，可以弯折保持曲度。镜子的手柄上有塑料手环，可套在手指中，便于抓握。长把镜适合肢体障碍、姿势调整困难的老年人使用。

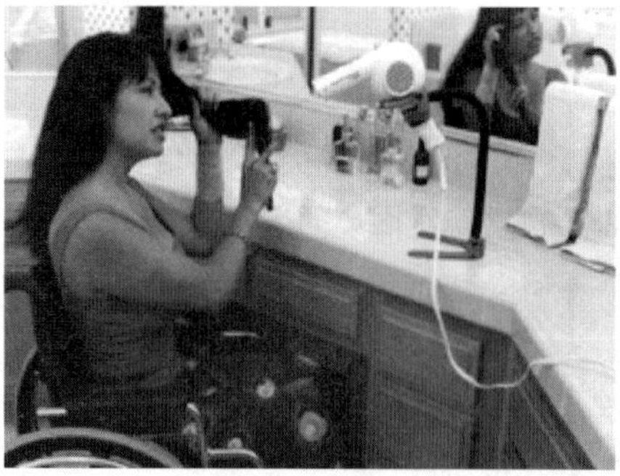

图 4－2－22

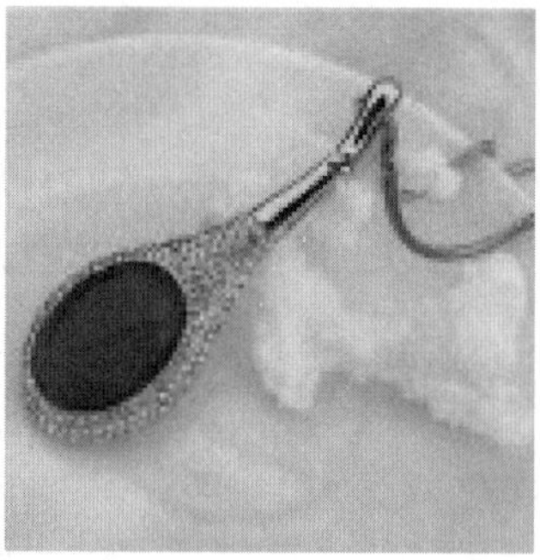

图 4－2－23

（八）放大镜指甲刀

放大镜指甲刀（见图 4－2－24）是把放大镜利用磁铁吸附在指甲刀上方，并与指甲刀连成一体。放大镜的角度可以调整。放大镜指甲刀体积小巧，携带方便，指尖部位设有指甲屑收集盒，便于清洁。放大镜指甲刀适合老年人及护理人员使用。

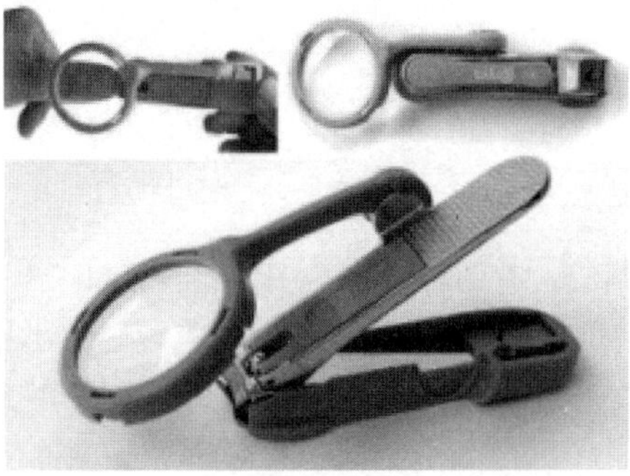

图 4-2-24

（九）带吸盘指甲砂锉

带吸盘指甲砂锉（见图 4-2-25）的底端有一个吸盘，吸盘吸附在光滑的平面墙体上，或放置在方便使用的位置。砂锉有不同等级，指甲可以在上面轻松移动。带吸盘指甲砂锉适合偏瘫或单手功能障碍的老年人清洁指甲时使用。

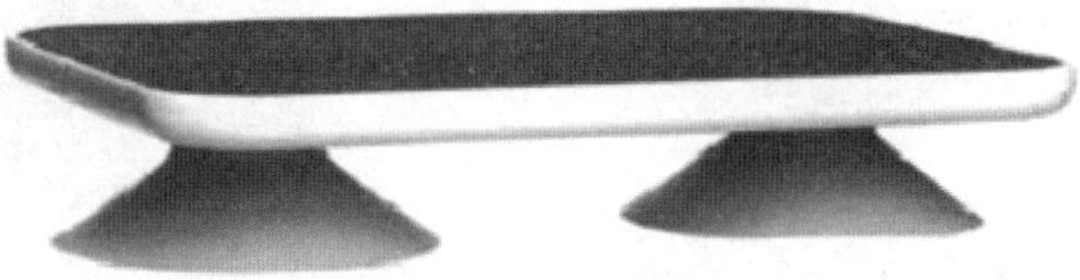

图 4-2-25

同步训练

针对手功能障碍或精细动作困难的老年人，向其推荐合适的辅助器具，并指导其使用。

任务三

卫浴类辅助器具的应用

任务描述

请帮助李奶奶选择合适的卫浴类辅助器具。

相关知识

一、与如厕相关的辅具

（一）马桶增高器

马桶增高器由高强度塑料制成，有两种类型：图 4－3－1 和图 4－3－2 为带扶手型，方便辅助起身；图 4－3－3 和图 4－3－4 为无扶手型，增高器与便桶座直径大小相同。增加马桶高度的目的是减少身体下蹲与马桶之间的距离。马桶增高器方便下肢活动障碍，特别是髋、膝、踝关节障碍，下蹲、蹲起动作困难的老年人使用。

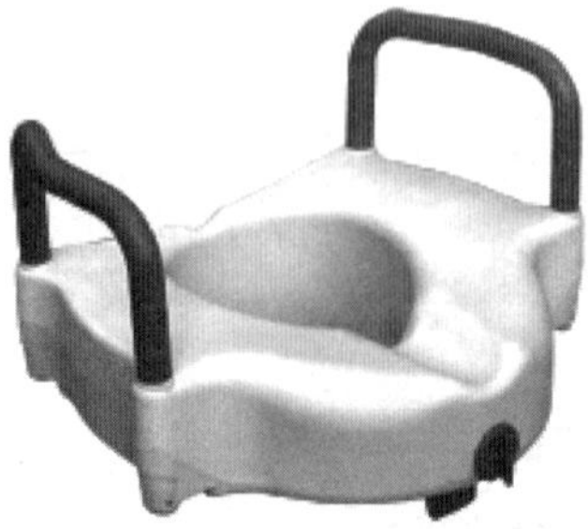

图 4－3－1

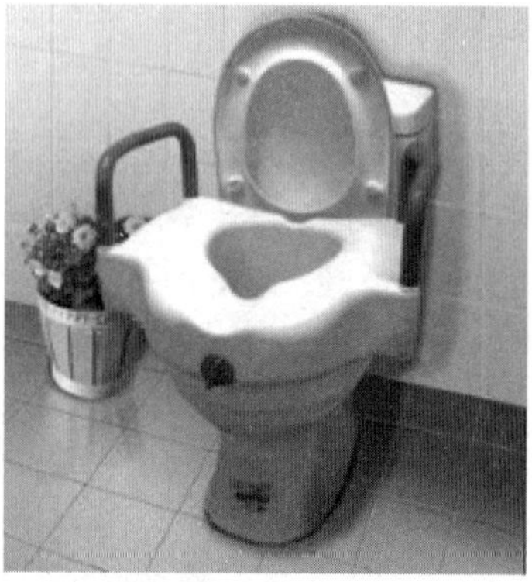

图 4－3－2

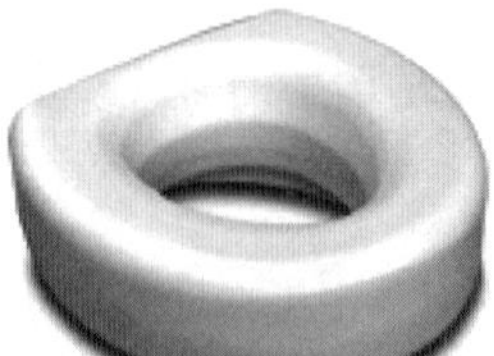

图 4－3－3

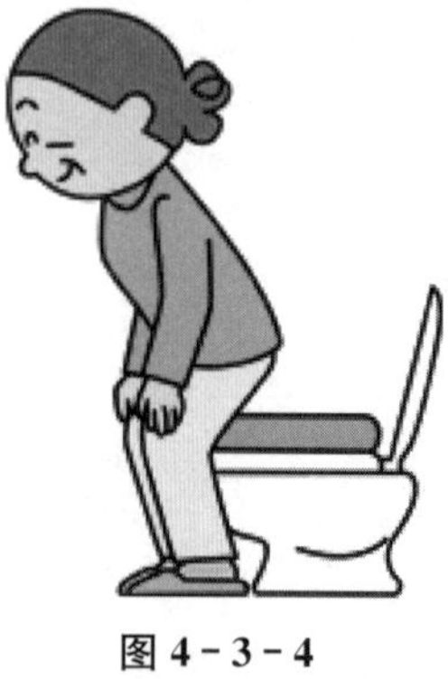

图 4－3－4

（二）马桶扶手围栏与起立架

图 4－3－5 为马桶扶手围栏，铝合金和塑料材质，扶手高度可以调节，辅助如厕蹲起。图 4－3－6 所示的马桶扶手与助行器相似，可以调节扶手高度，可以折叠，方便放置在便桶前面，辅助蹲起支撑。图 4－3－7 和图 4－3－8 为马桶起立架，放在马桶一侧，一端固定在马桶圈上，轻踩踏板马桶盖便会自动翻起，不用低头弯腰。马桶扶手与起立架适合下肢活动障碍或蹲起弯腰困难的老年人使用。

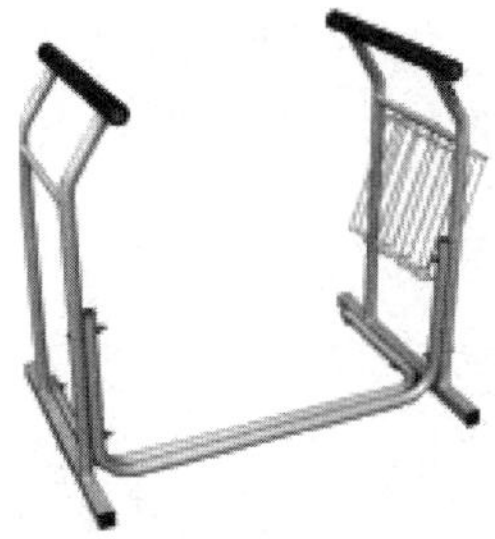

图 4-3-5

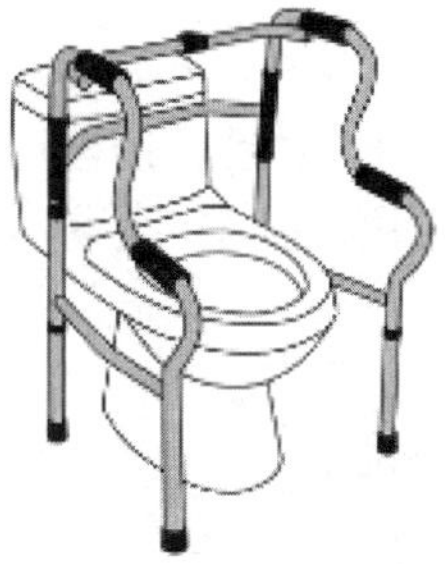

图 4-3-6

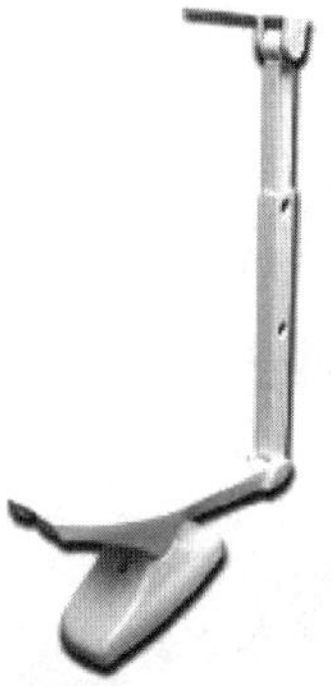

图 4-3-7

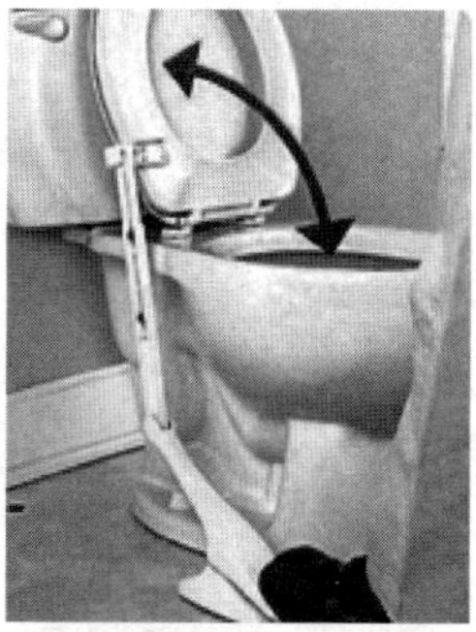

图 4-3-8

（三）普通坐便椅

普通坐便椅（见图 4-3-9 和图 4-3-10）一般由铝合金或钢制电镀材料制成。坐便椅由扶手、椅架、便桶组成，椅座上加有软材质的盖子。椅架下放有便桶和桶盖，方便拿取和清洗。坐便椅适合放置在卧室及床边，便于身体虚弱或肢体障碍的老年人使用。

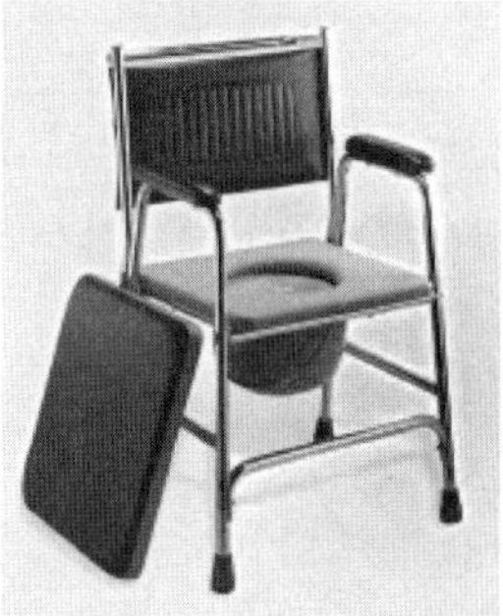

图 4-3-9

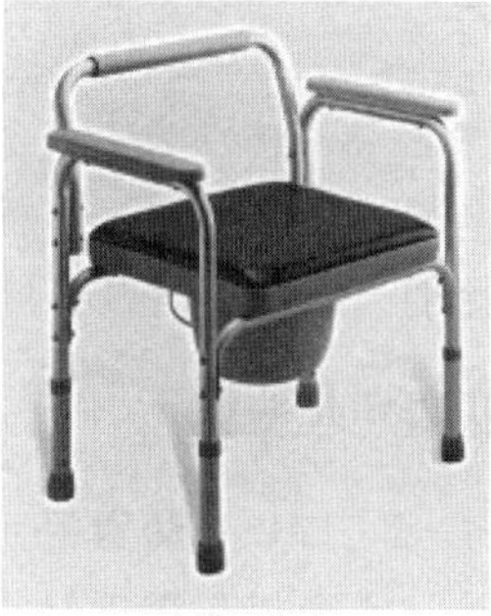

图 4-3-10

（四）沙发式坐便椅

沙发式坐便椅（见图 4-3-11 和图 4-3-12）材质特殊，坐垫和靠垫厚实，所使用的特殊面料有防水、防味、防菌作用，舒适度好，形似沙发椅。椅腿下有四个小轮，方便室内移动，也便于放置在卧室床边。沙发式坐便椅适合身体虚弱、肢体障碍、习惯起夜、如厕困难的老年人使用。

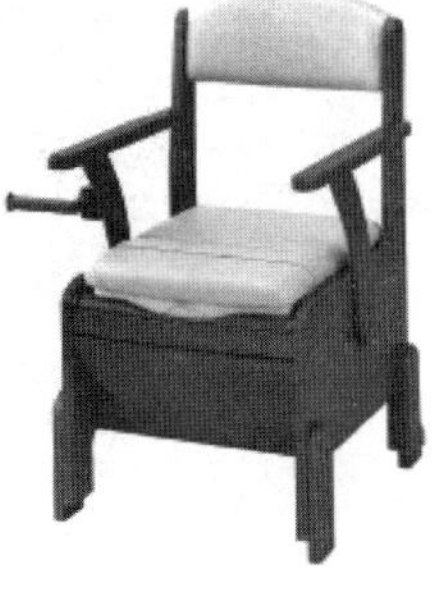

图 4-3-11

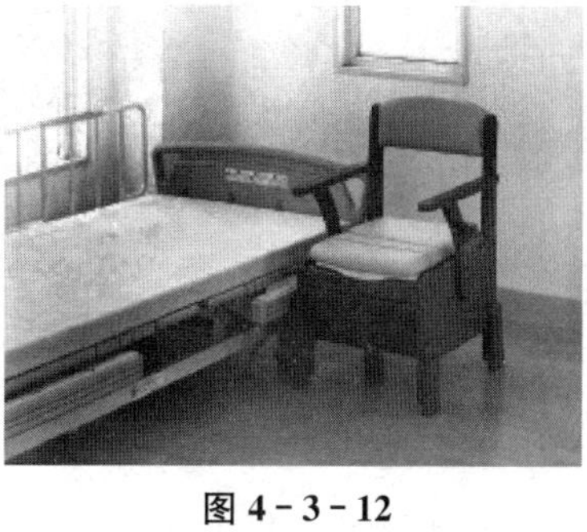

图 4-3-12

（五）升降扶手坐便椅

升降扶手坐便椅（见图 4－3－13、图 4－3－14 和图 4－3－15）为环保材质，扶手可调节高低，方便辅助坐起、蹲起高度调整。坐便椅架上设有自动冲水系统，可自行操作清洁下身，也方便卫生洁厕。升降扶手坐便椅适合身体虚弱、肢体障碍、如厕困难的老年人使用。

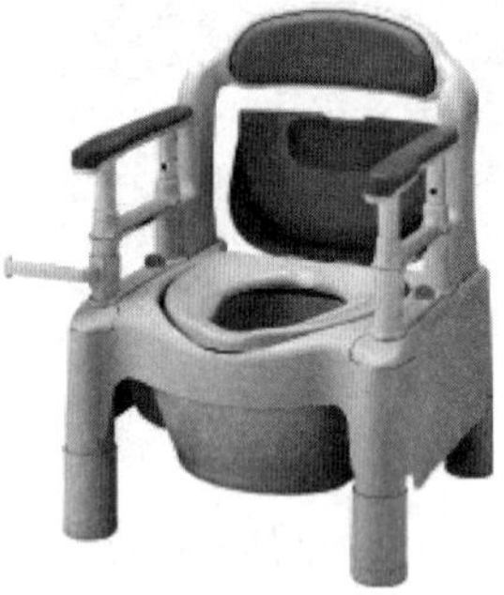

图 4－3－13

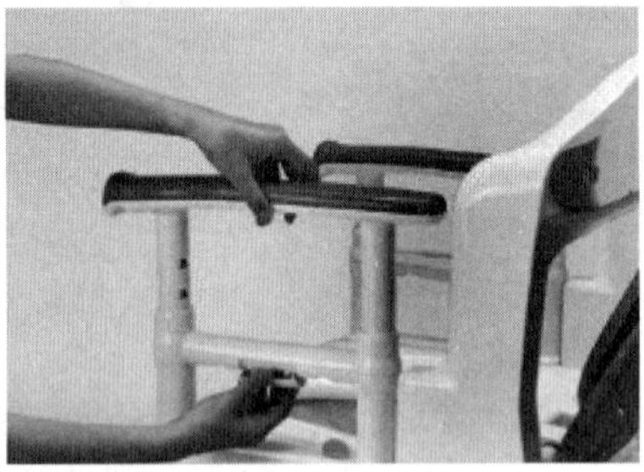

图 4－3－14

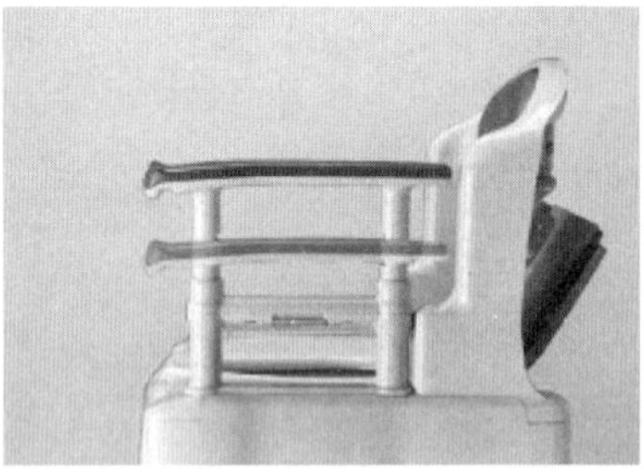

图 4－3－15

（六）带轮坐便椅

带轮坐便椅（见图 4－3－16）为铝合金或钢制电镀材质。坐便椅结构与其他坐便椅相同，椅腿下方设有四个小轮，与轮椅相似，便于坐便椅在室内移动，放置在需要的位置，也方便护理照料。带轮坐便椅适合身体虚弱、肢体障碍及如厕困难的老人使用。

（七）坐便扶手和紧急呼救器

坐便扶手（见图 4－3－17）为防滑尼龙硬塑材料，有各种规格和形状，可以按照需要组装。扶手可以放置在马桶四周，或安装在靠近马桶辅佐蹲起、站立、方便的位置。扶手也可安装在浴室、卫生间、床边、门厅等位置，预防老人跌倒。图 4－3－18 所示的扶手上设有紧急呼叫按钮，方便如厕中发生意外时紧急呼叫用。坐便扶手和紧急呼救器适合 65 岁以上的老年人家庭选用。

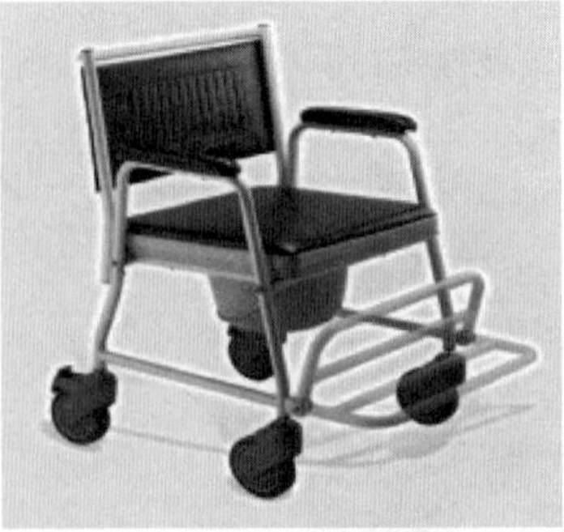

图 4－3－16

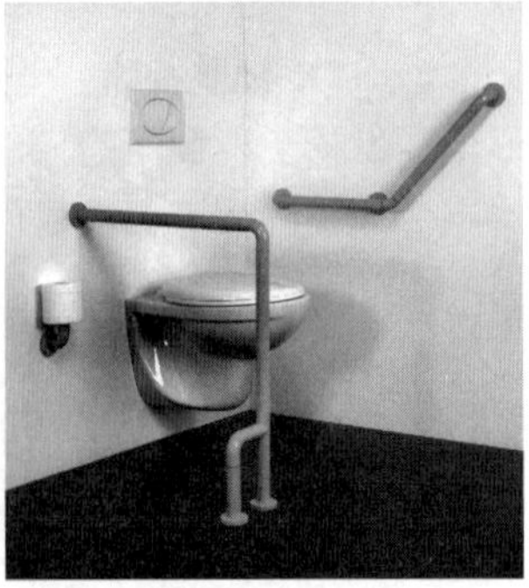

图 4－3－17

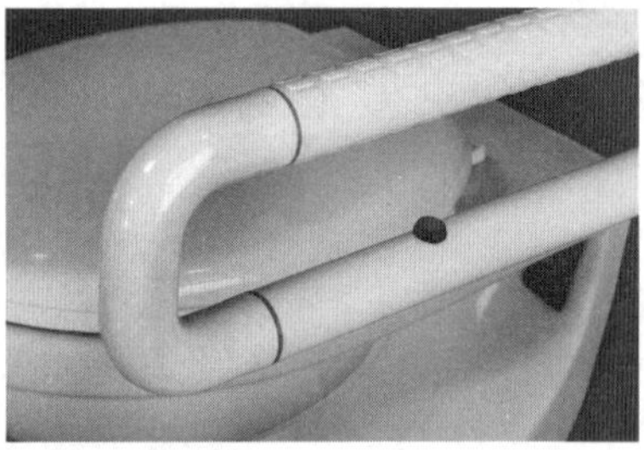

图 4－3－18

（八）智能型坐便器

智能型坐便器（见图 4－3－19 和图 4－3－20）上安装有智能控制系统。在坐便椅盖侧面安装了操作器、加热装置、水管、电源等，打开盖子自动连接电源。通过按压各种功能键按钮，显示加热、冲洗、烘干、调节温度、喷水高度等。智能型坐便器适合身体虚弱、肢体障碍的老年人使用。

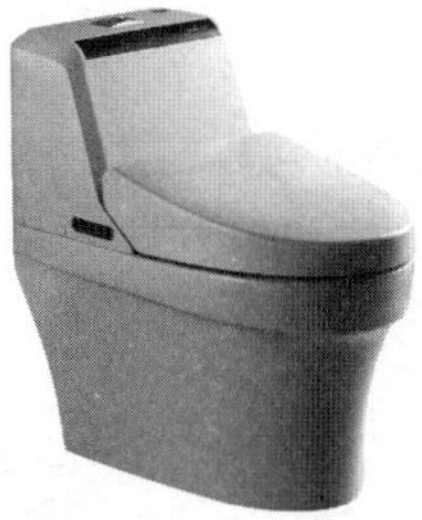

图 4-3-19

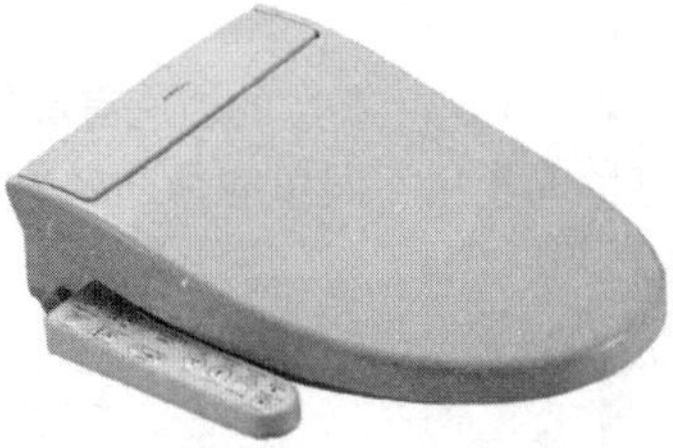

图 4-3-20

二、与洗浴相关的辅助器具

小故事

张大爷81岁，身体硬朗，每天骑三轮车带着老伴到处逛，日子过得很快乐。一天，他在家洗澡时不小心滑倒爬不起来了。急救车把张大爷送到医院，诊断为股骨颈骨折。张大爷打上石膏在床上躺了三个月，出院后坐上了轮椅，每天让老伴推着。张大爷后悔“没有早点采取防滑措施，自己摔残疾了，还拖累老伴”。

选择合适的与洗浴相关的辅助器具，对于预防老年人洗澡时跌倒、保证老年人的生活质量至关重要。洗浴类辅助器具有很多种，选择时应在全面评估老年人身体状况的前提下为老年人适配辅具。

（一）洗浴椅和床类

1. 普通洗浴椅

图4-3-21、图4-3-22和图4-3-23为普通洗浴椅，高硬度塑料材质，铝合金或不锈钢架。椅子高度可以调节，椅靠背或两侧设有扶手，椅面上有小孔或U形缺口，方便渗水或清洗下身。椅腿有四个橡胶头防滑垫，保持椅子稳定无滑动。洗浴椅适合老年人家庭洗浴时使用。

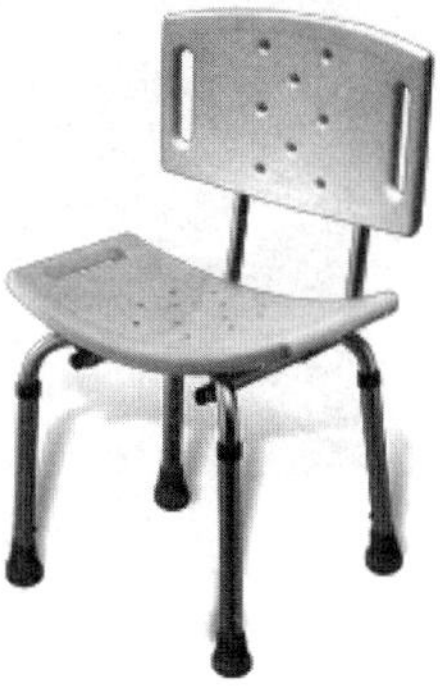

图 4-3-21

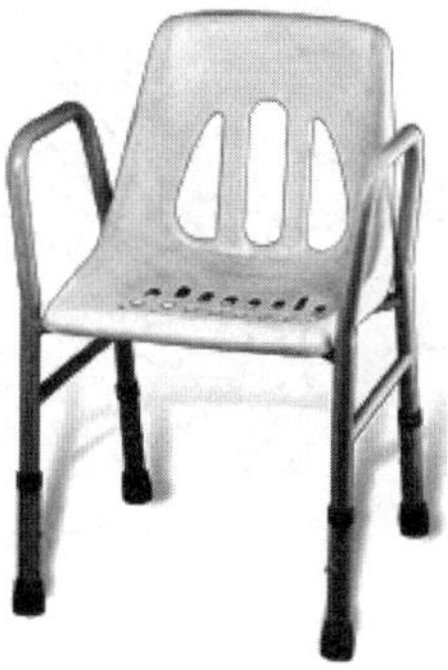

图 4-3-22

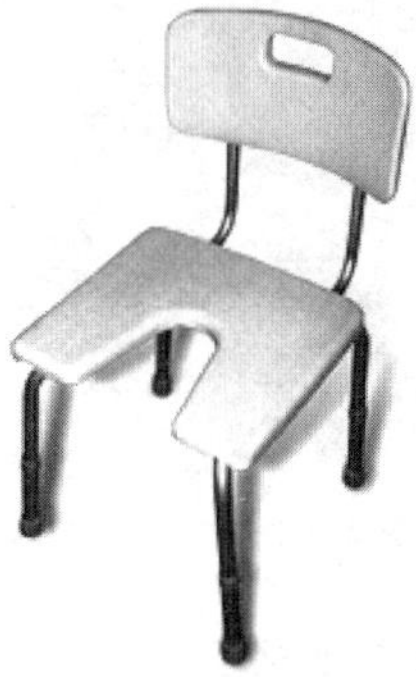

图 4-3-23

2. 折叠式洗浴椅

折叠式洗浴椅（见图 4－3－24）由特殊材料制成，有防水、防味、抗菌功能，椅垫可随时拆卸，方便清洁打扫。洗浴椅可以折叠，体积小巧、收纳方便，适合老年人洗浴时使用。

3. 旋转型洗浴椅

旋转型洗浴椅（见图 4－3－25）的椅座有旋转功能，老人洗浴时可以轻松转动方向。图 4－3－26 为高座位浴椅，方便护理者从不同角度帮助老人洗浴。旋转型洗浴椅适合老年人洗浴时使用，特别是护理照料人员应用。

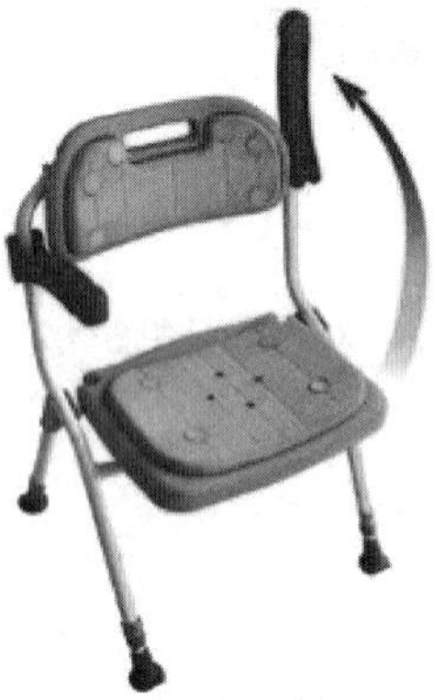

图 4－3－24

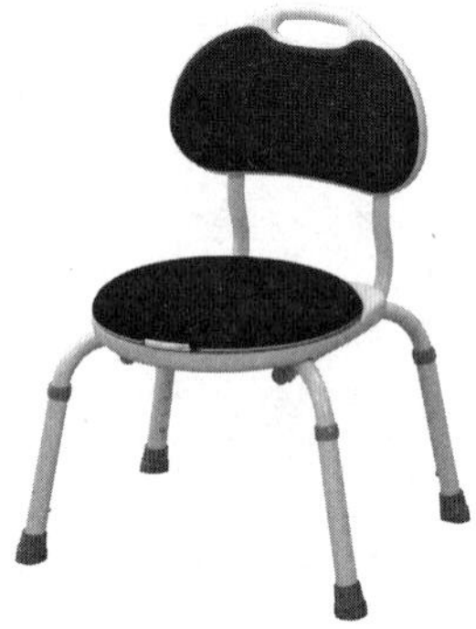

图 4－3－25

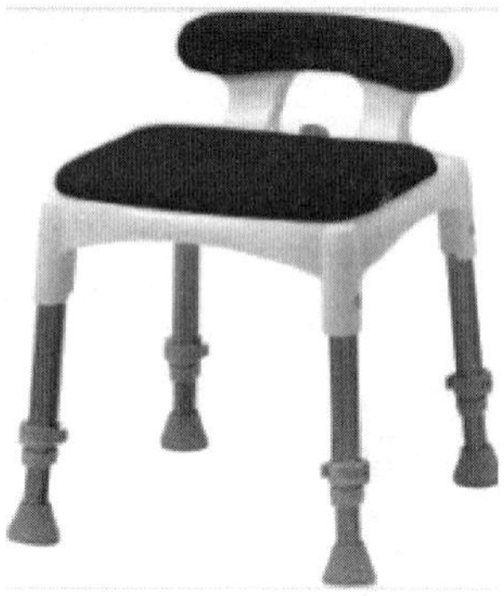

图 4－3－26

4. 带轮洗浴椅

带轮洗浴椅（见图 4－3－27、图 4－3－28 和图 4－3－29）的浴椅架是由特殊铝合金材料制成的，经过防锈处理，不锈不腐。椅座高度可以调节，扶手可以上下抬起，便于身体左右移动和床椅间移动。椅面为防水防菌材质，柔软舒适。U 形座面方便清洗下身。靠背可以拆卸清洗，脚踏可以上下折叠，四个万向轮方便室内移动。后轮有刹车装置，可以保证洗浴椅的稳定安全。带轮洗浴椅适合偏瘫及肢体障碍、长期卧床的老年人使用。

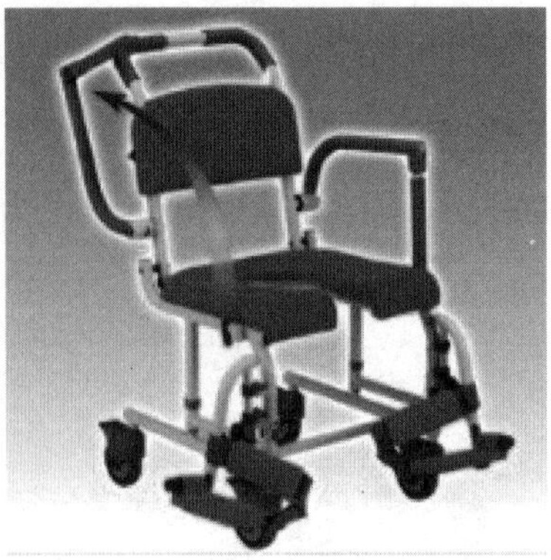

图 4－3－27

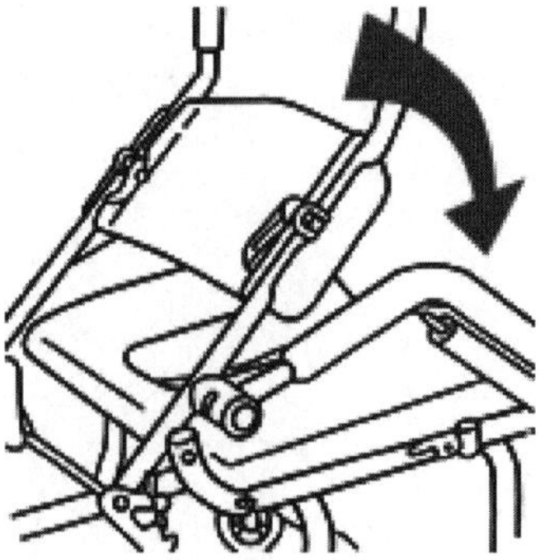

图 4－3－28

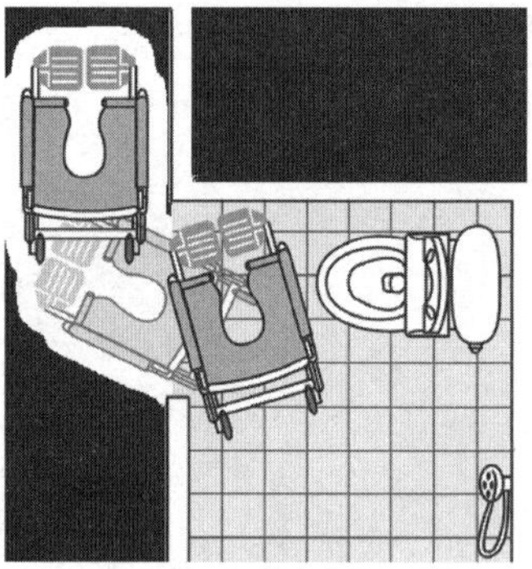

图 4－3－29

5. 墙挂式洗浴椅

墙挂式浴椅（见图 4－3－30 和图 4－3－31）的椅面小巧舒适，安装在浴室墙上，座椅上设有轨道，可以调节高低，一般有 50～62cm 的调节范围。座椅和靠背高度可分开调节，座椅有排水装置，方便清洁。扶手也可上下摆动，便于抓握和移动。座椅和扶手可折叠收纳。墙挂式洗浴椅适合老年人家庭使用。注意要请专业人员安装，安装时要注意墙体状况，保证洗浴椅安装得牢固稳定。

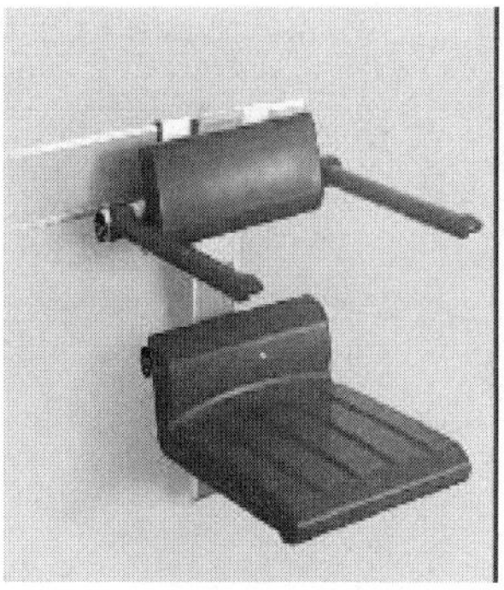

图 4－3－30

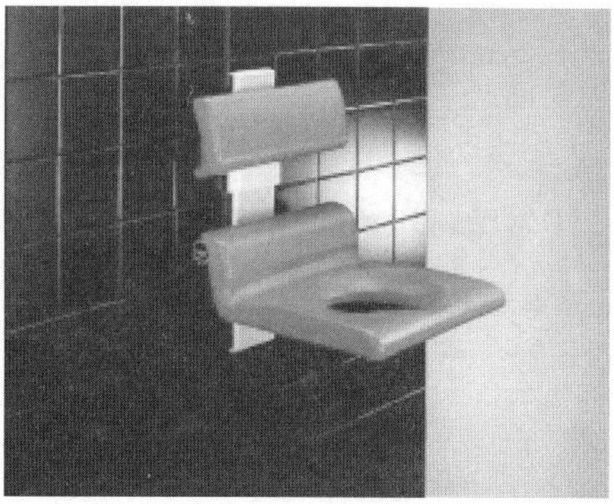

图 4－3－31

6. 淋浴推床

淋浴推床（见图 4－3－32）的床体有升降调节功能，床上有防水泡沫垫，设有排水盘，床边有护栏和护栏锁定插销，保证洗浴时的安全。轮椅床下有 4～6 个万向轮，便于床体移动。淋浴推床主要用于重症病患或严重肢体障碍老年人的洗浴护理照料，适用于养老机构。

7. 挂壁式洗浴床

挂壁式洗浴床（见图 4－3－33）由聚酯纤维防水材料制成，固定在墙体上（要求由专业人员安装）。不用时床体可以收纳折叠，紧贴于墙面。洗浴床的收纳与展开有自动控制系统，依靠电钮按键操作。洗浴床的高度可以按照护理移动床或轮椅的高度调整，方便洗浴者的身体转移。挂壁式洗浴床适合养老机构，用来给重症病患或肢体障碍老年人洗浴。

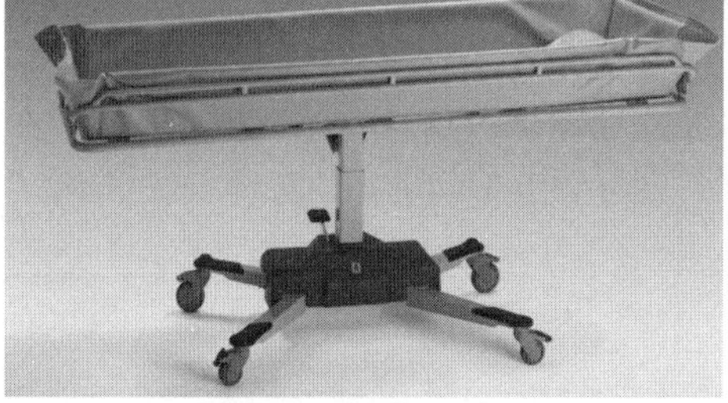

图 4－3－32

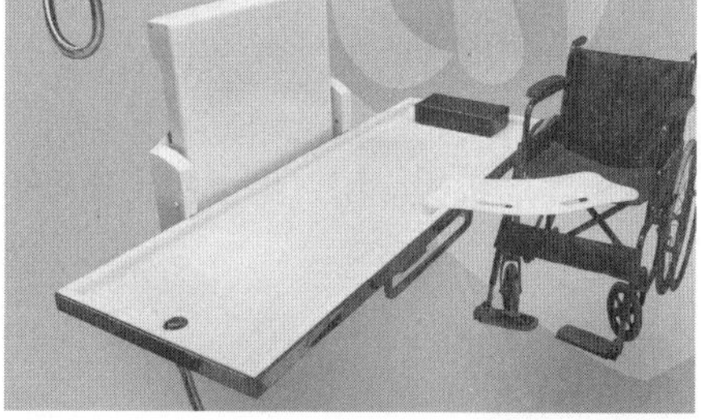

图 4－3－33

（二）洗澡机类

1. 担架式洗浴设备

图 4－3－34 和图 4－3－35 为担架式洗澡机。担架式洗澡机有配套的移动担架车，可将老年人从床边直接推入洗浴机，通过电动控制系统完成冲洗、擦拭、按摩及上下水等全过程。图 4－3－36 所

示洗澡机前端设有洗头装置，头部垫有生理曲线倾斜板，护理人员在最前面，通过淋浴喷洒清洗头部。图 4－3－37 所示洗澡机右侧有窗口，便于观察人体在洗浴机里的状态。担架式洗浴设备用于长期卧床老人的卫生清洁，适合养老机构应用，可以极大地降低护理照料人员的劳动强度，提高老年人卧床的舒适度。

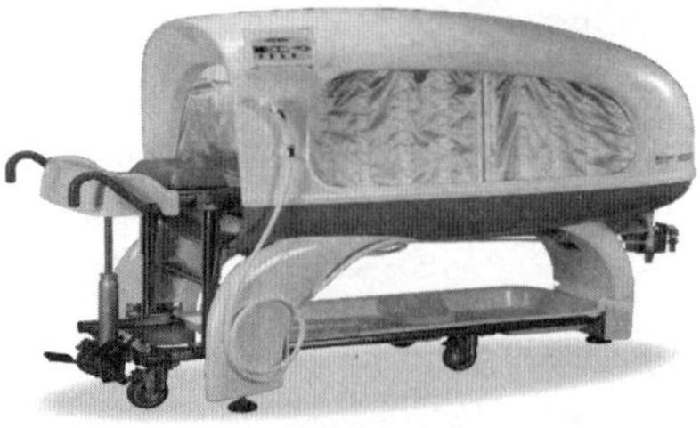

图 4－3－34

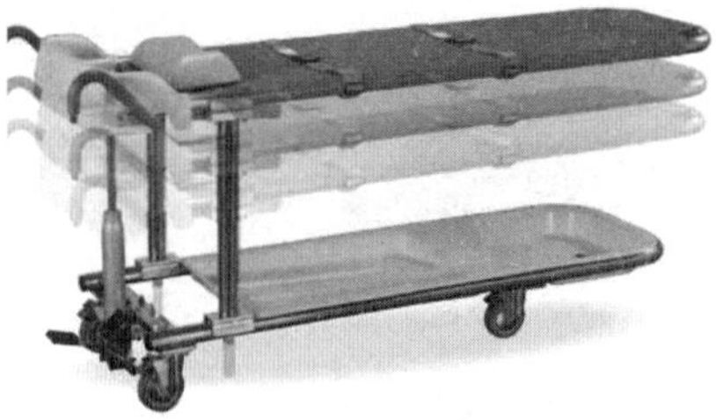

图 4－3－35

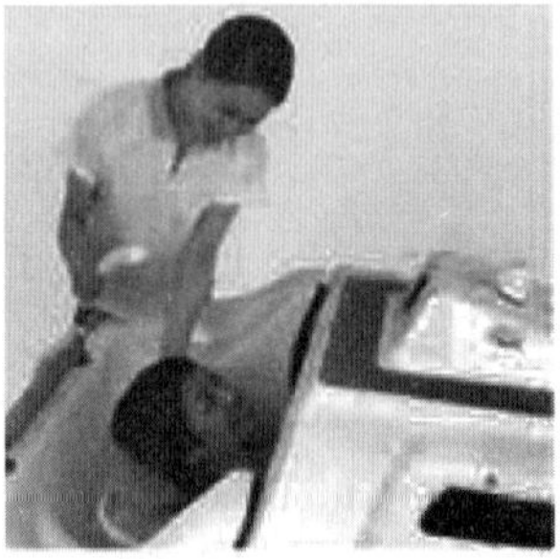

图 4－3－36

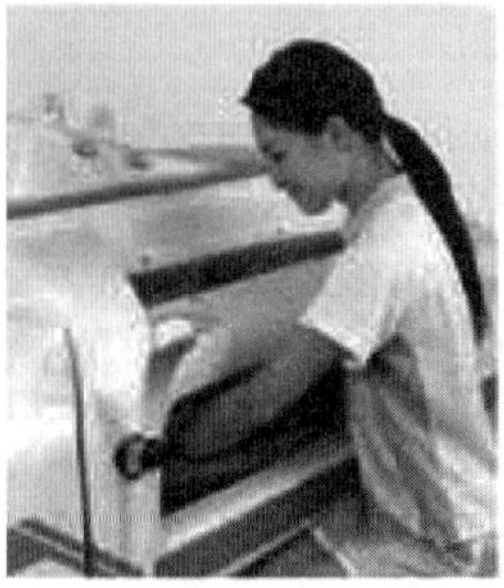

图 4－3－37

2. 轮椅式洗浴设备

图 4－3－38 和图 4－3－39 为轮椅式洗澡机。配套的洗浴椅可将老人从床边或轮椅座位上直接转移进洗澡机，通过电动控制系统完成冲洗、擦拭、按摩及上下水等全过程。洗澡机前端设有洗头装置，通过淋浴喷洒清洗头部。洗澡机右侧有窗口，便于观察人体在浴屋的状态。如图 4－3－40 所示，护理人员可借助轮椅式洗澡机轻松护理洗浴。轮椅式洗浴设备适合长期坐轮椅的老年人卫生清洁使用，适合养老机构应用，可以极大地降低护理照料人员的劳动强度。

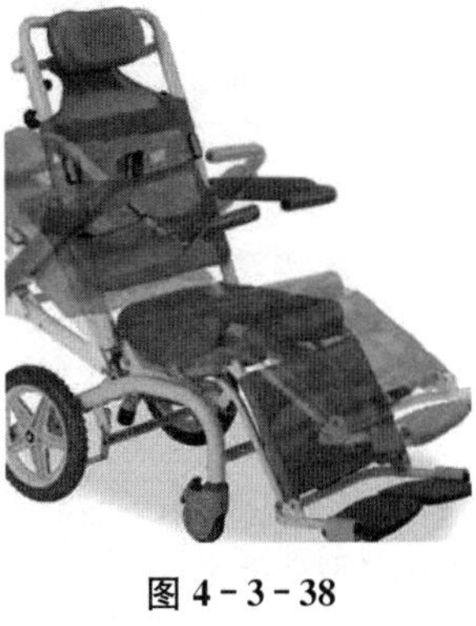

图 4－3－38

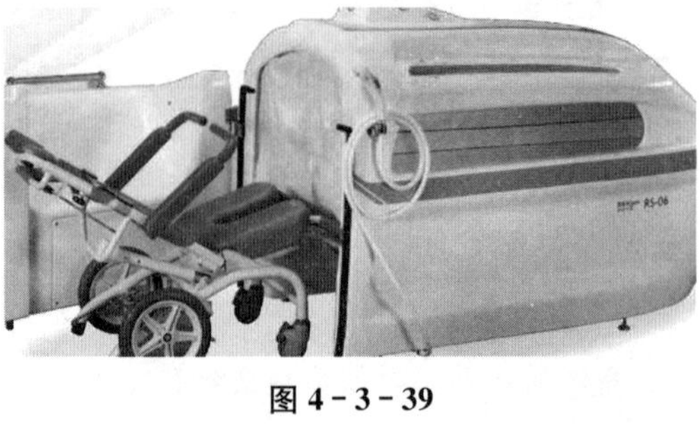

图 4－3－39

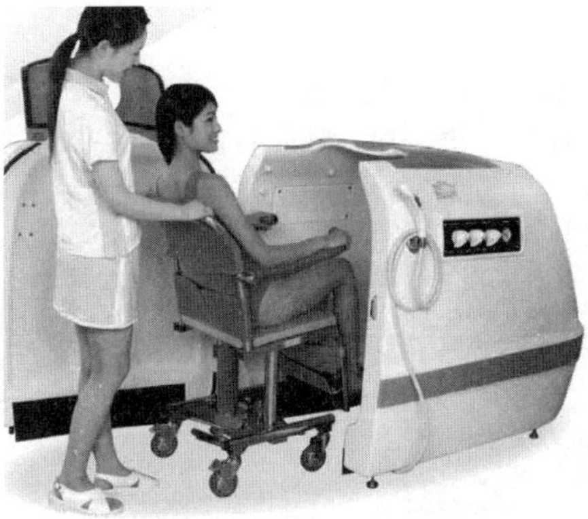

图 4-3-40

(三) 其他与洗浴相关的辅助器具

1. 浴缸凳

浴缸凳（见图 4-3-41、图 4-3-42 和图 4-3-43）由特殊塑料和铝合金制成，设有四个腿和调节孔，方便调节高度。浴缸凳腿有橡胶垫保护，防滑防水。浴缸凳可按照家庭浴缸的大小选择型号。浴缸凳适合身体虚弱或行动不便的老年人洗浴时使用。

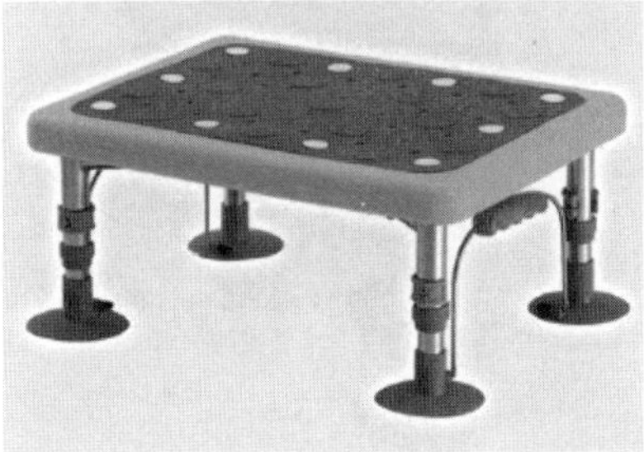

图 4-3-41

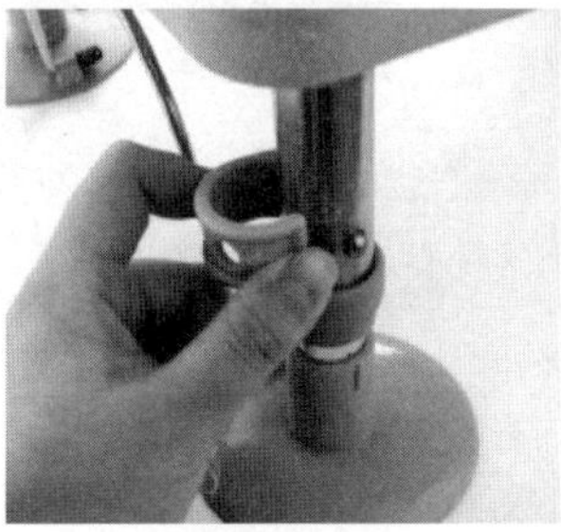

图 4-3-42

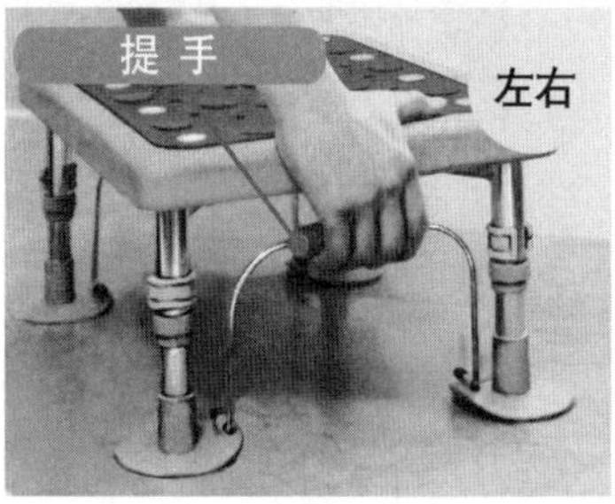

图 4-3-43

2. 洗浴防滑垫

洗浴防滑垫（见图 4-3-44 和图 4-3-45）有各种尺寸和颜色，放置在洗浴出入位置。防滑垫背面有吸盘，可以吸附在地砖上，防滑垫上面有柱状颗粒，踩在上面不易滑倒。洗浴防滑垫适合老年人在家庭浴室使用。

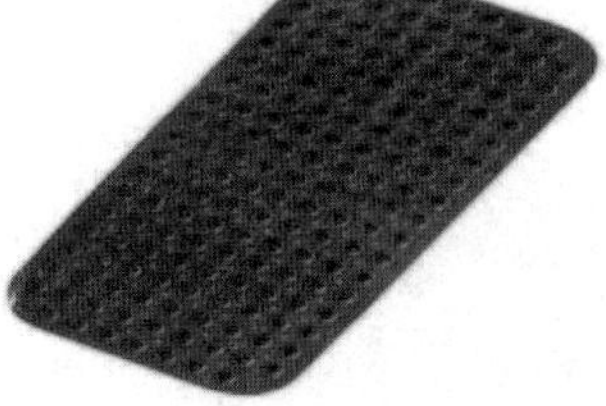

图 4-3-44

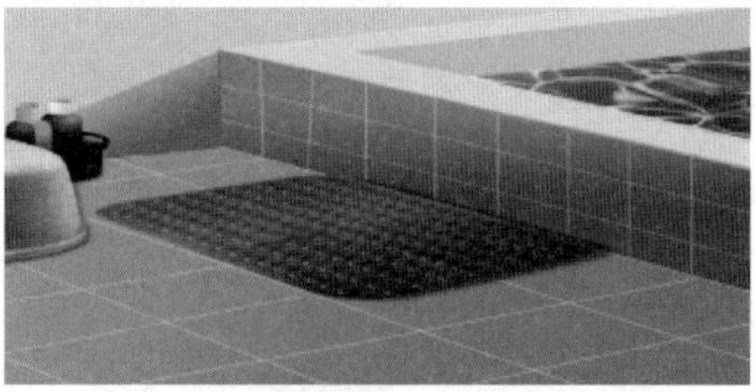

图 4-3-45

3. 浴缸防滑板

浴缸防滑板（见图 4－3－46 和图 4－3－47）为塑胶材质，防滑防水。防滑板的规格多样，可以按照家庭浴缸的大小定制。防滑板上有漏水孔，其一侧设有扶手。浴缸防滑板适合老年人家庭使用。

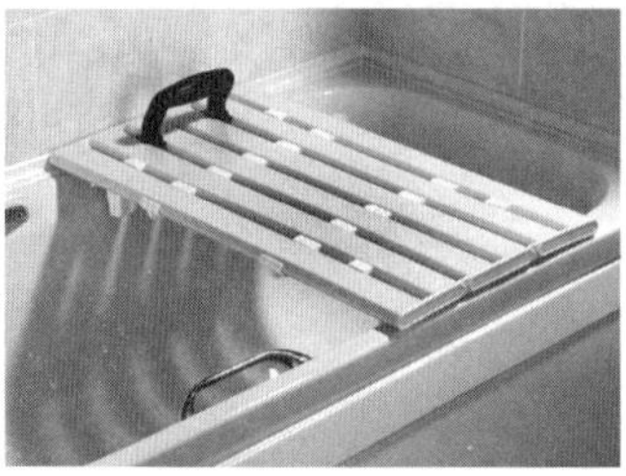

图 4－3－46

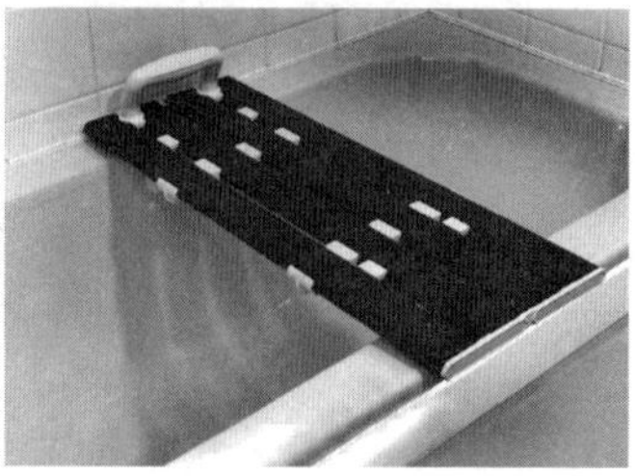

图 4－3－47

4. 洗浴防护腰带

洗浴防护腰带（见图 4－3－48、图 4－3－49 和图 4－3－50）为软尼龙材质，分腰带和腿带两部分，中间有拉扣，可调节松紧度。腰带系在洗浴者的腰部，腿带系在大腿上。护理者轻轻拉起腰带，使洗浴者的身体轻松转移，这样既可保证洗浴者的洗浴安全，也可防止护理照料者腰部损伤。

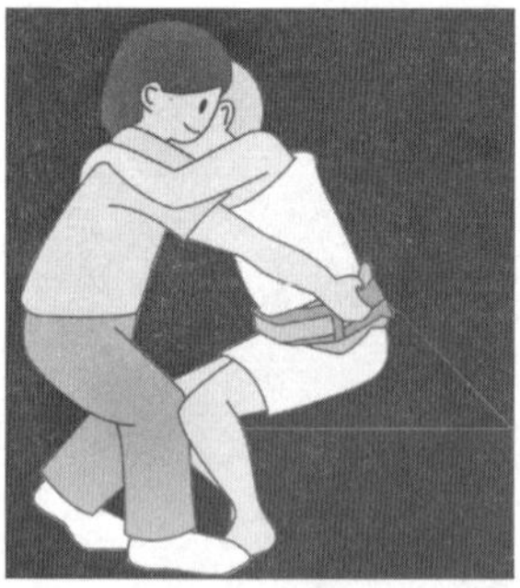

图 4－3－48

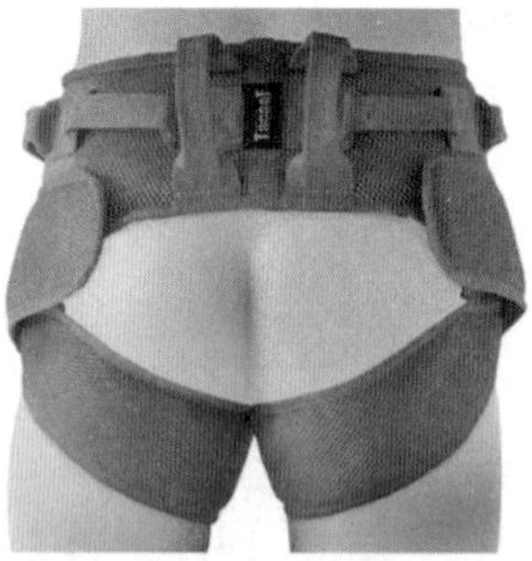

图 4－3－49

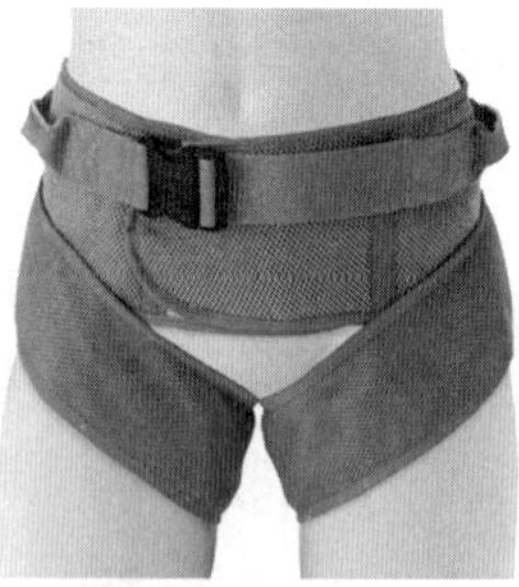

图 4－3－50

5. 洗浴枕

图 4－3－51 所示的浴枕为塑料材质，柔软有弹性。浴枕有各种规格和形状，可按照需求选择。洗浴枕放置于浴盆内或床边，方便洗头，增加使用者的舒适度。图 4－3－52 所示为充气枕，塑胶材质，防水防滑，气囊大小可自行掌握。洗浴枕适合长期卧床或肢体功能障碍的老年人使用，也适合护理照料人员应用。

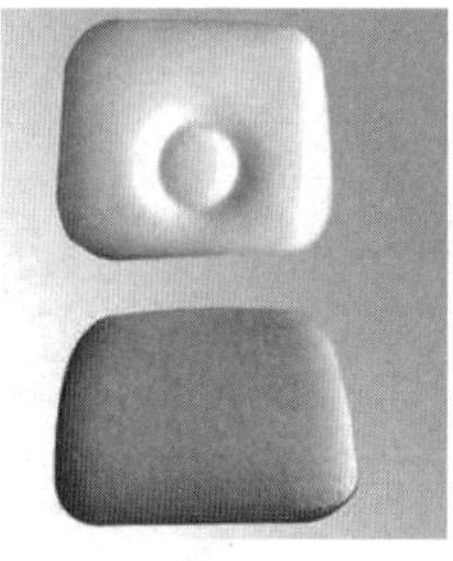

图 4－3－51

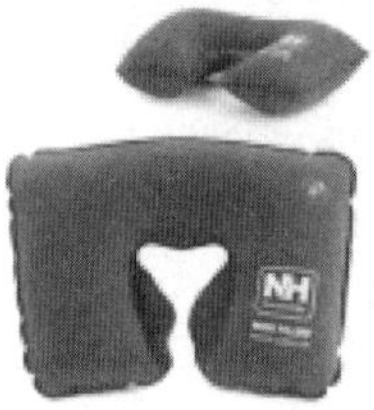

图 4－3－52

6. 搓背刷

图 4-3-53 所示的刷子为塑料材质，长把手柄方便抓握，手柄弯曲度较大，方便搓洗后背。图 4-3-54 为电动搓背刷，有多个多功能刷头可以替换。刷头有丝绒材质刷头、毛刷材质刷头及平滑圆头等，在搓背洗浴的同时还兼有按摩功能。搓背刷适合偏瘫及上肢功能障碍的老人洗浴时使用。

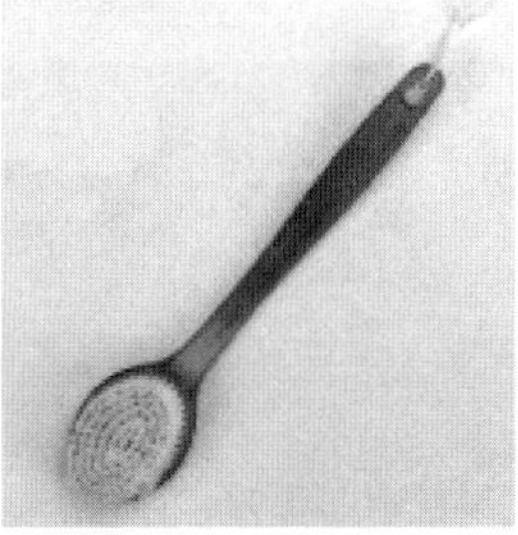

图 4-3-53

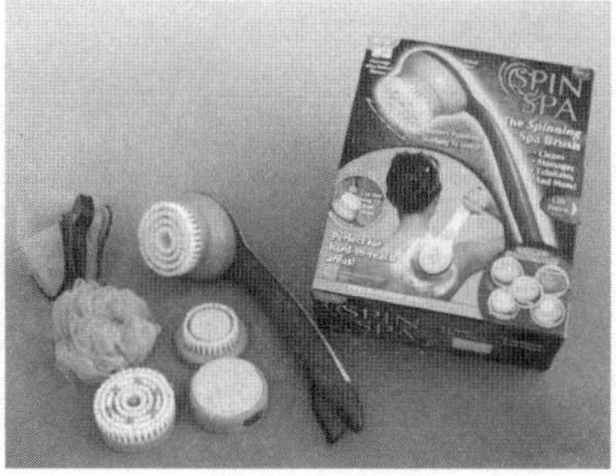

图 4-3-54

7. 搓脚刷

搓脚刷（见图 4-3-55）毛质柔软，手柄宽大，方便手持拿握。图 4-3-56 为塑料长柄搓脚刷，刷头呈长圆形，方便滚动刷洗。搓脚刷用于足部的清洗，特别是有糖尿病足的老人，需要精细护理足部，防止病足的破溃感染。

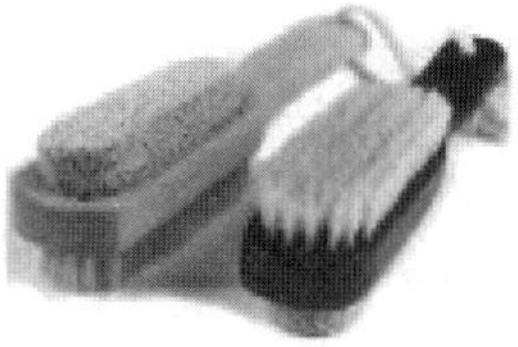

图 4-3-55

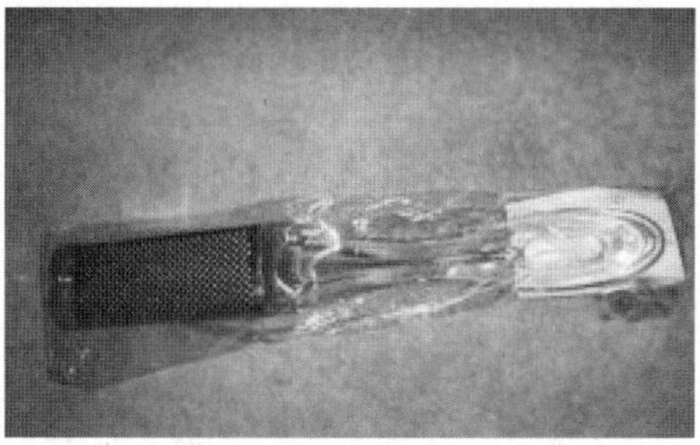

图 4-3-56

8. 感应肥皂盒

图 4-3-57 为摆放式肥皂盒，图 4-3-58 为悬挂式皂盒，内装红外线感应装置。将肥皂溶液放入皂盒内，通过感应装置控制皂液的进出，干净、方便、简洁。感应肥皂盒适合偏瘫及手功能障碍的老年人使用，也适合养老机构及公共卫生区域应用。

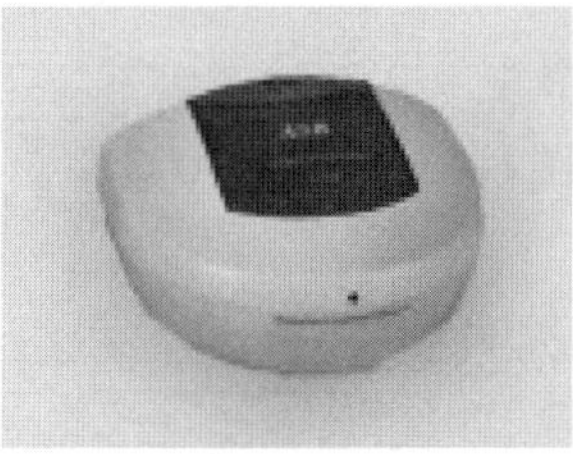

图 4-3-57

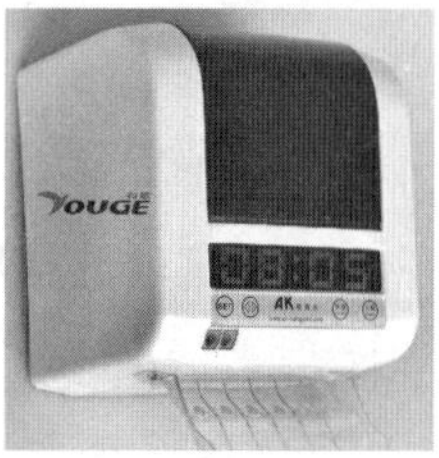

图 4-3-58

日常生活类辅具

9. 防水护浴套

防水护浴套（见图 4－3－59）由塑料套和封胶弹力圈组成，有良好的密闭作用，可防止洗浴时浸湿身体。防水护浴套适合糖尿病老人，尤其适合有坏足病或下肢静脉曲张破溃等肢体局部损伤者使用。使用前注意检查防水护浴套是否有破损。

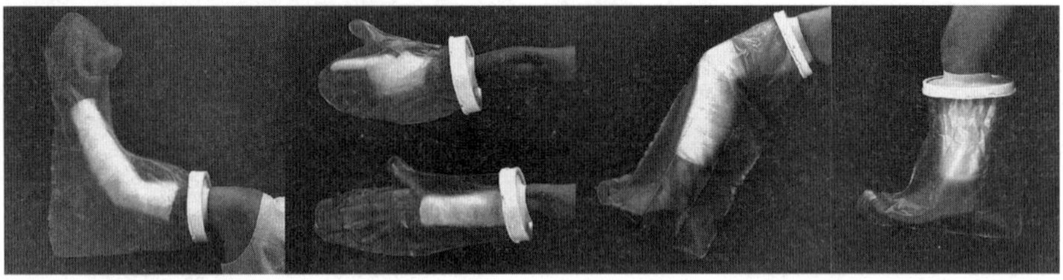

图 4－3－59

同步训练

某养老机构中有 30 位完全卧床老人，洗澡都采用床上擦浴法，每次给他们洗澡都会耗费大量的人力、物力，照护人员经常会累得腰酸背痛，老人也觉得很没有尊严。请为该养老机构推荐一些洗浴类辅助器具，能够既节省人力、物力，又能使老年人满意。

项目小结

本项目介绍了老年人日常生活类辅助器具，包括进食、饮水、穿衣、修饰、如厕、洗浴等方面。日常生活类辅助器具适用于手功能障碍或由于其他原因造成日常生活无法自理的老年人，这些辅具能够帮助半自理老年人更好地自理，使失能老年人生活得更有尊严。

教学做一体化训练

一、填空题

1. 日常生活类辅助器具配置，一般需要在专业人员对老年人进行________的评估后，按其生活自理能力适配辅具。
2. 高低碗的作用在于________。
3. 左右手勺叉用以补偿手指或手腕屈曲功能，适合________老年人用餐，左手障碍选择________向勺叉，右手障碍选择________向勺叉。

二、不定项选择题

1.（　　）适合手精细动作困难的老人在家庭康复训练时使用。

A. 防洒盘　　B. 助食筷

C. 左右手勺叉　　D. 安心饮水瓶

E. 自立饮水壶

2. 张大爷右侧偏瘫，右侧手力量不足，他可采用（　　）协助其完成淋浴。

A. 普通洗浴椅　　B. 洗浴轮椅床
C. 洗浴防滑垫　　D. 洗浴防护腰带
E. 搓背刷

3. 下列（　　）适合使用防水护浴套。

A. 糖尿病老人　　B. 有坏足病的老人
C. 下肢静脉曲张破溃的老人　　D. 有高血压的老人
E. 有脚气的老人

三、简答题

1. 简述洗浴防护腰带的使用方法。
2. 分析洗浴床与洗澡机各自的优缺点及适用人群。
3. 分析普通洗浴椅、折叠式洗浴椅和旋转型洗浴椅的差别及适用人群。
4. 简述如何用穿衣钩穿上衣。

四、实践题

使用安心饮水瓶、吸管杯和长把杯、自立饮水壶及普通水杯分别饮水，体会其不同点，分析各自的功能特点及适用人群。

项目五

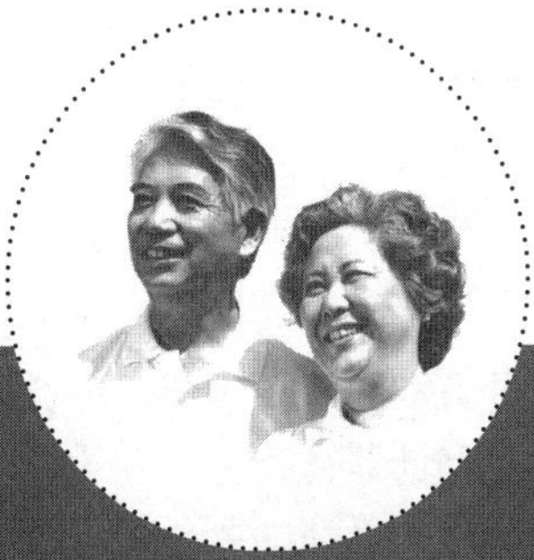

老年人家务管理类辅助器具应用

学习目标

知识目标

1. 了解家务管理类辅助器具的分类
2. 掌握各种家务管理类辅助器具的适用人群
3. 熟悉各种家务管理类辅助器具的应用注意事项

能力目标

1. 能够在全面评估的基础上，为老年人选择合适的家务管理类辅助器具

2. 能够为老年人及其照护者介绍各种家务管理类辅助器具的功能特点及使用方法

3. 能够识别老年人在使用家务管理类辅助器具过程中的问题并协助解决

素养目标

1. 认同家务管理类辅助器具对老年人的意义

2. 从老年人的切身需求出发，为其选择合适的家务管理类辅助器具

3. 发现各种家务管理类辅助器具可能存在的不足，提出辅助器具开发建议

在居家养老中，生活起居、家务管理大部分需要老年人自我照料。但随着年龄增长、功能弱化、活动受限，老年人自己照料自己的能力逐渐下降，在家务管理方面会有诸多不便。

家务管理类辅助器具多数具有手功能补偿作用，一般有体积小巧、便捷、简单、省力、减轻劳动强度、安全防范、提高自我管理能力的特点，可以帮助上肢功能障碍或手精细动作迟缓的老年人进行家务劳动和家务管理。本项目将介绍一些小巧、便捷、简单、省力并能让老年人独立操作的家务管理类辅助器具。

家务管理类辅助器具的品种很多，如备餐做饭、服药备药、清扫卫生、开启瓶盖、使用电器、采购记账、读书看报、社交活动、使用交通工具等，均属家务管理类辅助器具。专业人员需要对老年人进行日常生活能力的评估，按照老年人的能力提供相应的辅助器具，也可将日常生活类用品进行改造或制作，但应遵循以下原则：

增加体积，延长尺寸。

加强密度，改变曲度。

扩大清晰，加强力度。

化繁为简，改难为易。

适应环境，应用便利。

情境导入

李奶奶68岁，以前做家务很麻利，但近两年来糖尿病厉害了，视力和听力减退、行动不灵活，特别是双手动作缓慢，指尖有麻痛感，经常会把自己弄伤。她想咨询专业人员有什么好办法可以帮助自己做家务。

任务一

家务类辅助器具的应用

任务描述

请帮李奶奶选择备餐做饭及清洁卫生类的辅助器具。

相关知识

一、备餐做饭类辅助器具

(一) 手指卫兵和分切针

手指卫兵（见图 5－1－1）是不锈钢材质的指套，可以套在中指、食指和无名指上，保护手指在切菜时的安全。图 5－1－2 为分切针，也是不锈钢材质，用来固定食物，帮助均匀切割，防止切割时手指受伤。手指卫兵和分切针适合手动作迟缓的老年人在家庭备餐时使用。

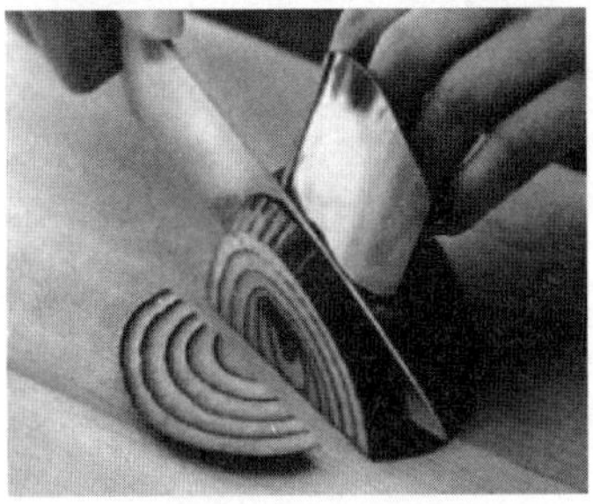

图 5－1－1

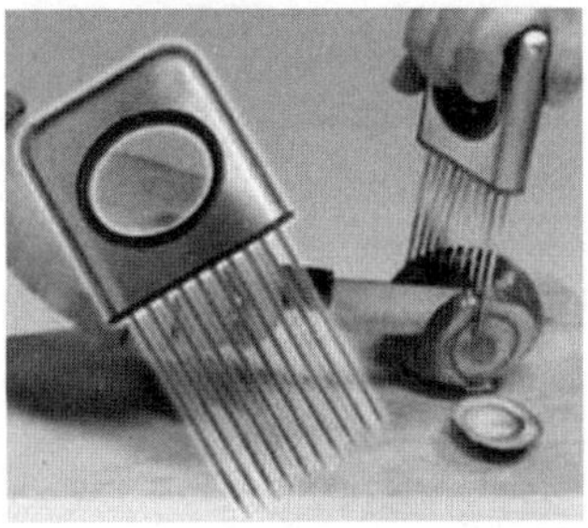

图 5－1－2

(二) 垂直手柄型刀铲

垂直手柄型刀铲（见图 5－1－3、图 5－1－4 和图 5－1－5）具有粗大的塑胶垂直把手，把手加宽加长，向上约 90°弯曲，特殊设计利用了垂直用力法，借助腕部或上肢的力量完成作业，适合手部力量不足、手功能障碍的老年人使用。

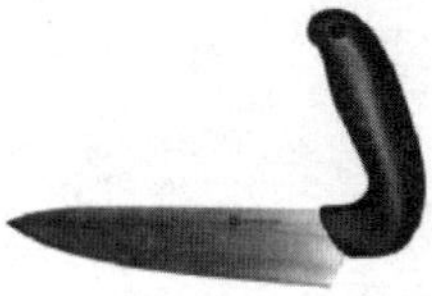

图 5－1－3

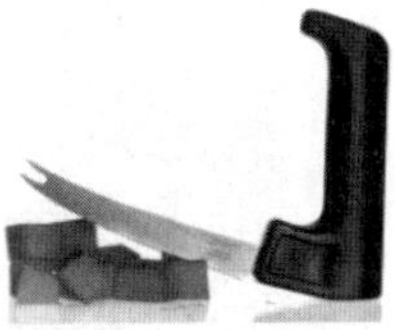

图 5－1－4

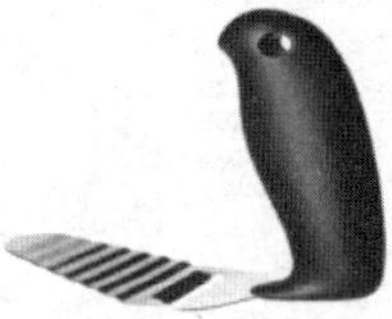

图 5－1－5

(三) 长把铲勺

图 5－1－6 和图 5－1－7 分别为长把铲和长把勺，是在普通铲勺的基础上加长把手。特殊设计加长了曲度和长度，方便手持把握，避免热气、油渍烫伤。长把铲勺结实耐用、使用轻便，适合老年人在家庭备餐时使用。

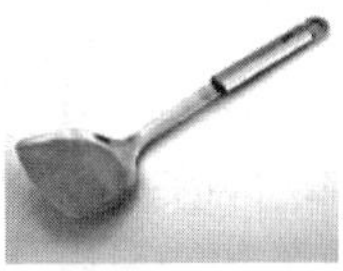

图 5－1－6

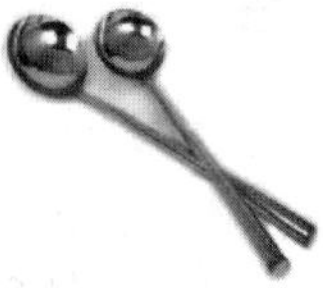

图 5－1－7

（四）开瓶器

开瓶器（见图 5－1－8 和图 5－1－9）的瓶盖内有圆锥形的、用来增大摩擦力的内芯，直径不大于 4.5cm。瓶盖上面有加长手把，开启转动瓶子盖时轻松省力，适于老年人家庭生活备用。

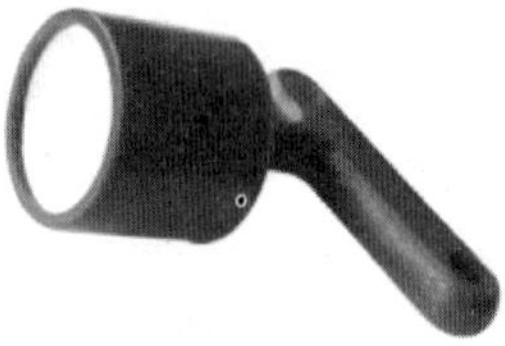

图 5－1－8

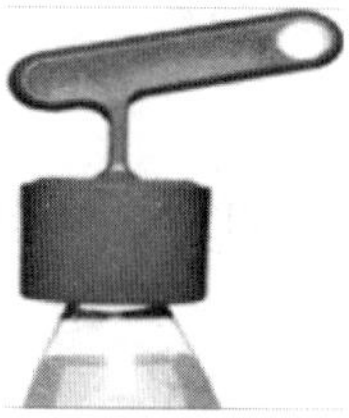

图 5－1－9

（五）开罐器

开罐器（见图 5－1－10）安装在柜子的顶部，利用墙体的力量辅助开瓶。将开罐器放入内径 10～99 毫米以内的瓶子或罐头，单手旋转瓶盖即可轻松打开，适合手力量不足或单手功能障碍的老年人使用。

（六）迷你削皮器

迷你削皮器（见图 5－1－11）呈方圆形，刀片隐蔽在器具内，操作中不触及刀片，使用安全，体积小巧，手持方便，适合老年人使用。

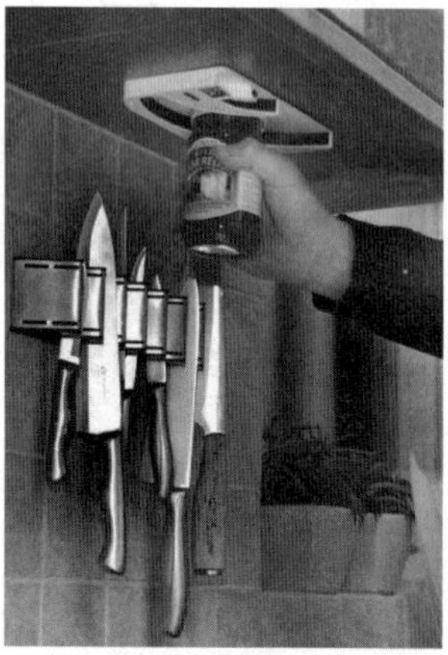

图 5－1－10

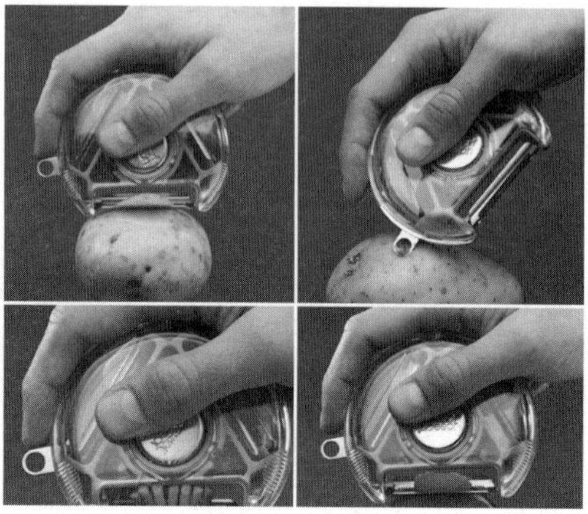

图 5－1－11

（七）压碎器和玉米脱粒器

压碎器（见图 5－1－12）为环保材质，方形小巧的夹板盒上面有不锈钢金属网，将块状食物放入方盒内，单手按压即可将食品压碎。图 5－1－13 为玉米脱粒器，环保材质，中空，将玉米放入中间，按压器具即可脱粒。压碎器和玉米脱粒器适合偏瘫或手功能障碍、精细动作迟缓的老年人在家庭备餐时使用。

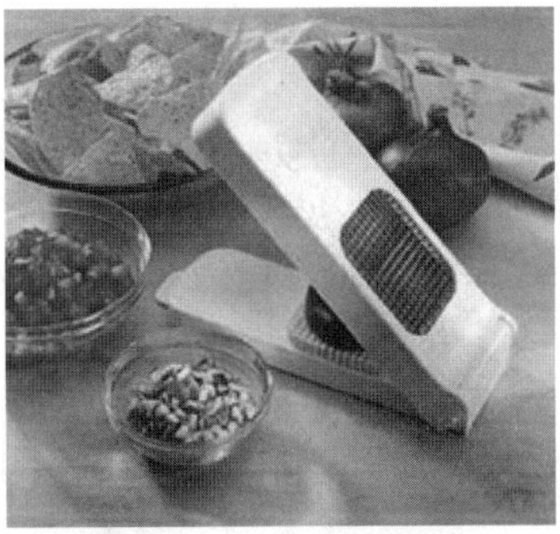

图 5-1-12

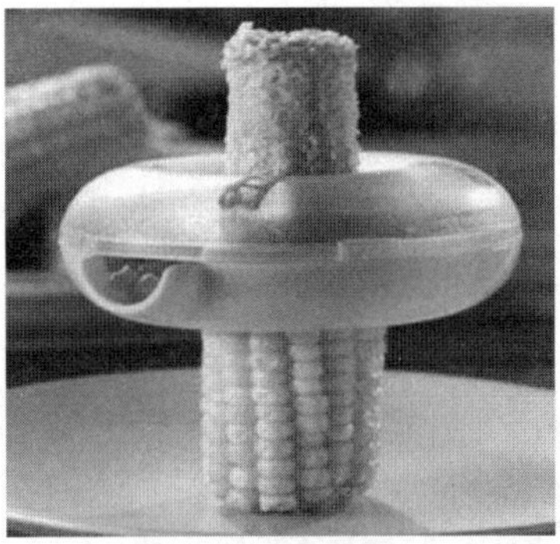

图 5-1-13

（八）刮丝器和切碎剪

刮丝器（见图 5-1-14）呈中空长圆形，将长圆形食材放进器具，轻松转动食材即可成丝。切碎剪（见图 5-1-15）的前段有粗大锯齿，可以将食材分切成碎段。刮丝器和切碎剪适合老年人家庭备餐时使用，也适合偏瘫或手功能障碍者康复训练应用。

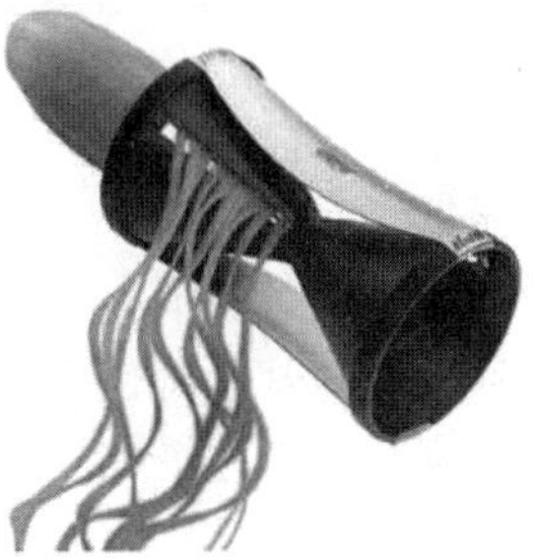

图 5-1-14

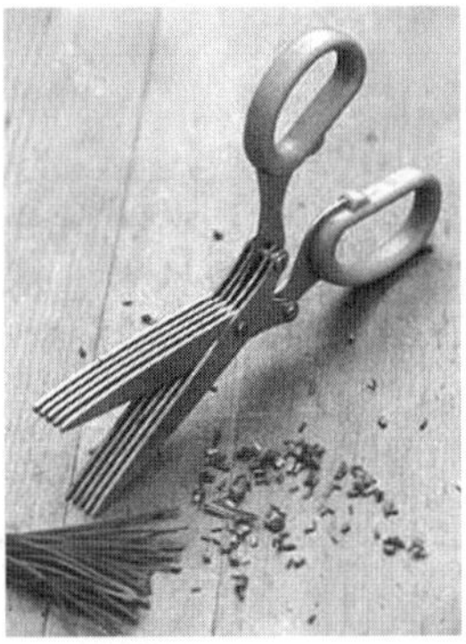

图 5-1-15

（九）水壶架

水壶架（见图 5-1-16）为铁质材料，架子曲线按水壶倾斜方向设计。水壶架上有不同倾倒层次，水壶后端有一个松紧带，控制水壶稳定。水壶架适合偏瘫或单手功能障碍的老年人使用。

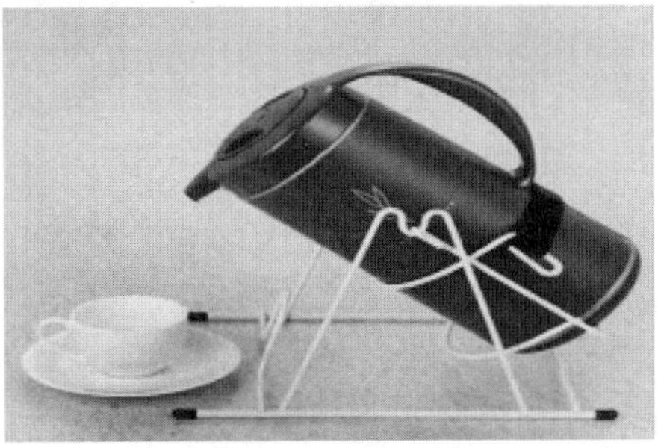

图 5-1-16

（十）开关辅助器

开关辅助器（见图 5－1－17 和图 5－1－18）的头部有数十个有伸缩功能的小柱，将大小不同形态的旋钮嵌入小柱内即可自动变形，抓握旋钮可轻松转动，适用于煤气灶、抽油烟机、烤箱、洗碗机、洗衣机等各种器具上的小型按钮的开关，适合偏瘫、单手功能障碍及精细动作迟缓的老年人使用。

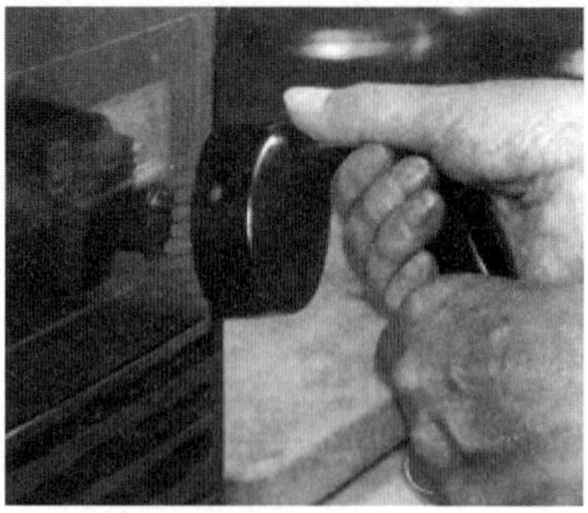

图 5－1－17

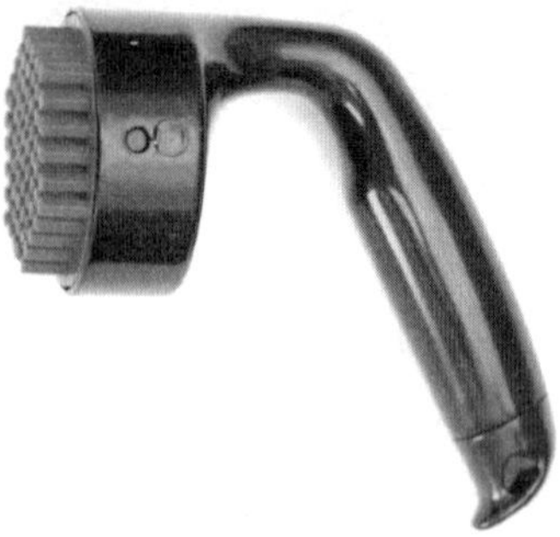

图 5－1－18

二、清洁卫生类辅助器具

（一）红外线感应桶

红外线感应桶（见图 5－1－19）装有红外传感器，当人体靠近垃圾桶 15cm 时，桶盖自动开启，6 秒后自动关闭，不需要人体直接接触。垃圾桶内装有普通碱性电池，可使用 6 个月左右。桶内设有内桶，桶上有把手，拿取和清洗均十分方便，适合老年人家庭备用。

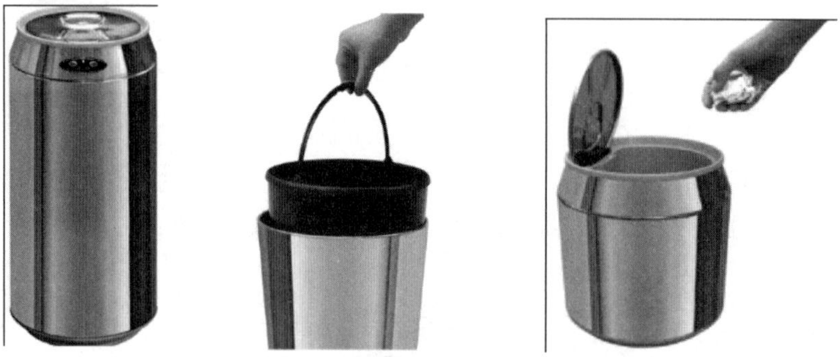

图 5－1－19

（二）电动清扫器

电动清扫器（见图 5－1－20）设有自动操控系统，使用时按动按钮可激活操作系统，自行清除地面残渣、碎片等。电动清扫器适合肢体功能障碍、视力功能障碍的老年人家庭使用。

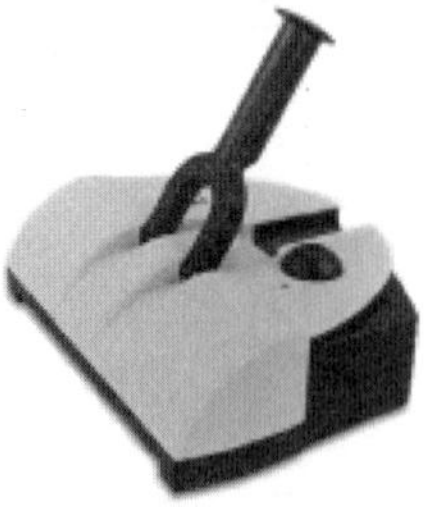

图 5－1－20

（三）地面清理机器人

地面清理机器人（见图5－1－21）内有自动操控系统，通过遥控器掌握位置，体积小巧，方便进入床、柜下面，可清洁地板、瓷砖和地面。将清扫时间、房间面积、清扫模式等设置好以后，机器人可沿墙边、角落自动清洁。地面清理机器人适合肢体运动障碍、视力障碍的老年人家庭使用。

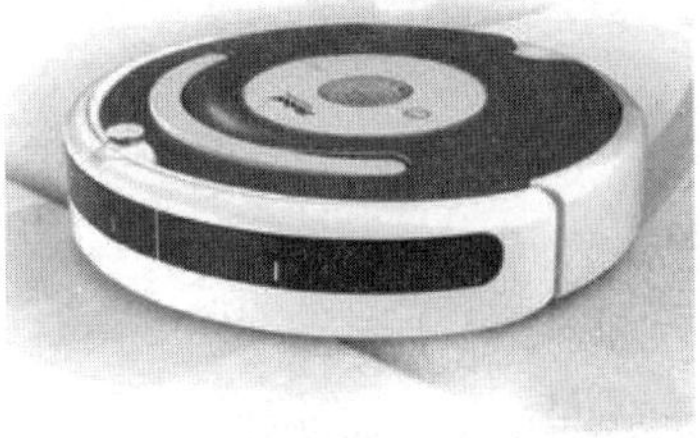

图5－1－21

（四）通用烫衣板

烫衣板（见图5－1－22）一般安装在柜体或墙体上，打开衣板可以平放在轮椅座位的高度，还可上下调节10cm，也能左旋或右旋，板子边上安装工作灯或衣架等。烫衣板通过弹簧控制衣板的折叠，可以随时打开或收纳，不占用室内空间，适合下肢功能障碍或长期使用轮椅的老人使用。

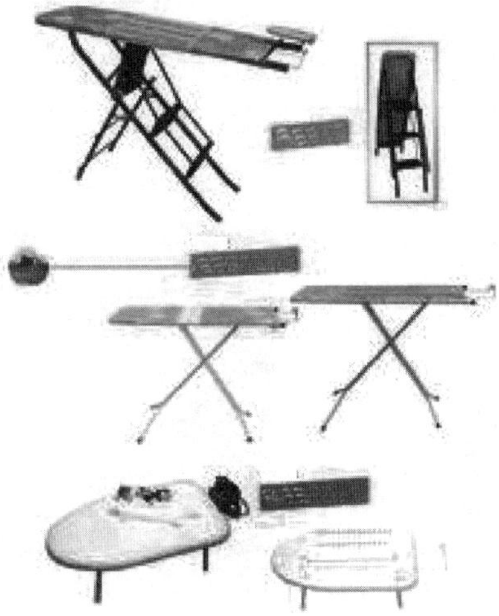

图5－1－22

同步训练

江奶奶72岁，患有帕金森病，由于手部震颤及站立不稳，无法自己做饭和打扫卫生，请帮助其选择合适的辅助器具。

任务二

生活管理类辅助器具的应用

任务描述

请帮助李奶奶选择管理居家物品及药品等的辅助器具。

相关知识

一、居家物品管理类辅助器具

（一）钥匙把和大门把手

图 5－2－1 为钥匙把，其特点为加长加宽加大体积，将钥匙放在钥匙把上，轻松转动即可开锁。图 5－2－2 为加长门把，通过增加门把长度和曲度，方便手持抓握。钥匙把和大门把手适合偏瘫、手功能障碍及精细动作迟缓的老年人使用。

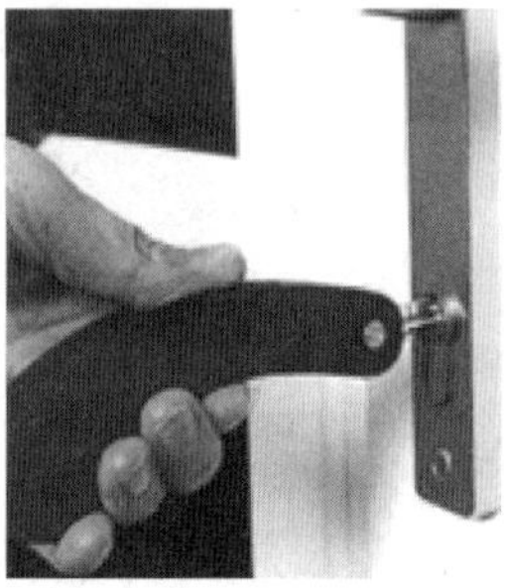

图 5－2－1

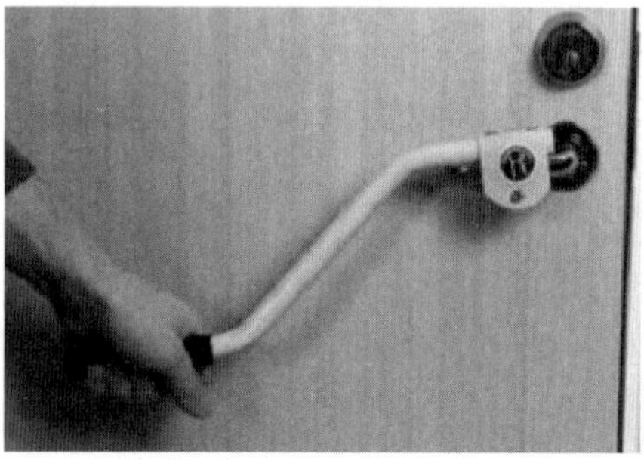

图 5－2－2

（二）长把插销夹和微弹力手钳

图 5－2－3 为长把插销夹，通过加长加大把手使手持抓握方便。握住夹子手柄，可将电源插头轻松插入插座，适合手精细动作迟缓或蹲起动作困难的老年人使用。图 5－2－4 为微弹力手钳，钳子中间设有小弹簧，有自动张开功能，抓握后可轻松展开，适合偏瘫、精细动作迟缓或手力量不足的老年人家庭备用。

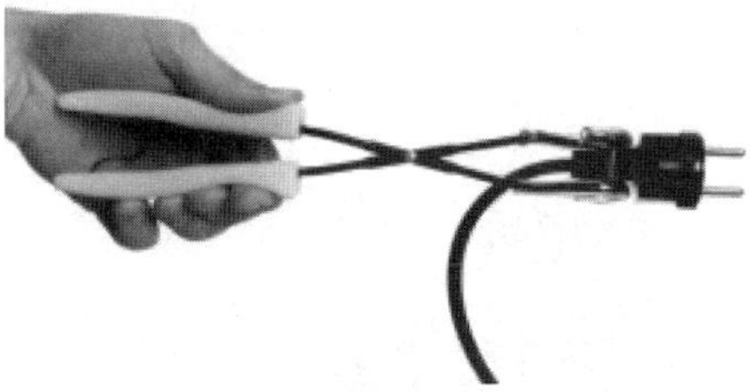

图 5-2-3

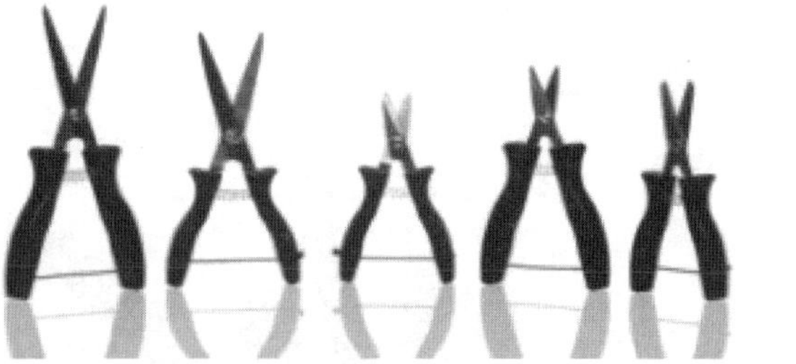

图 5-2-4

（三）多功能长把夹

多功能长把夹（见图 5-2-5 和图 5-2-6）具有长把手柄，曲度适合抓握，夹子可以夹住报纸、毛巾等轻盈物品，如图 5-2-7 所示，长把夹的夹头还有提鞋的功能。多功能长把夹适用于远距离拿取小物件，适合偏瘫或单手功能障碍的老年人家庭备用。

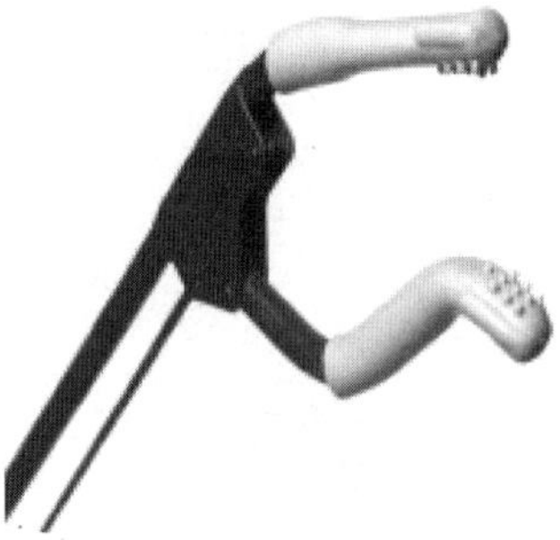

图 5-2-5

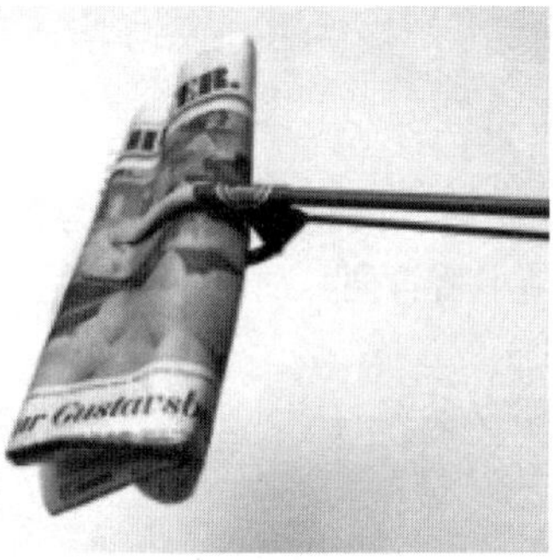

图 5-2-6

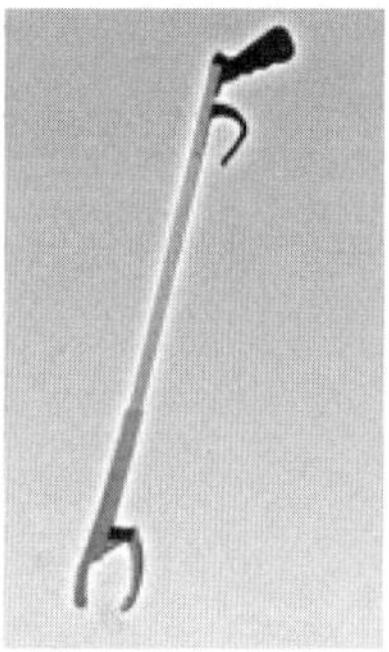

图 5-2-7

（四）长把夹取器

长把夹取器（见图 5-2-8）为铝合金材质，长把手柄适合抓握，夹子一头有钳夹，可以夹小件轻盈物品。长把可以折叠（见图 5-2-9），也可调节长度，方便长期坐轮椅或远距离拿取小物件，适合偏瘫或单手功能障碍的老年人家庭备用。

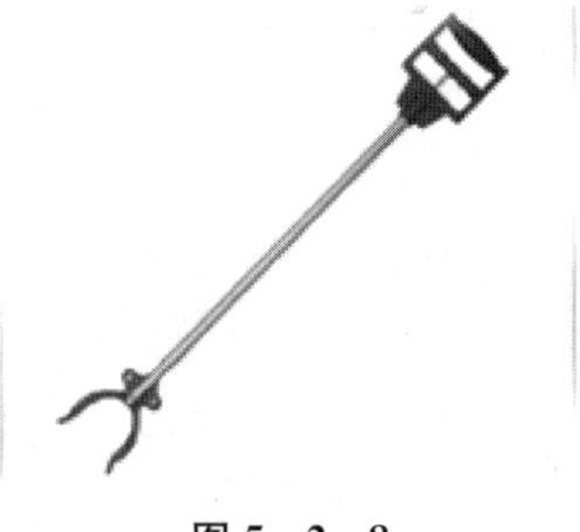

图 5-2-8

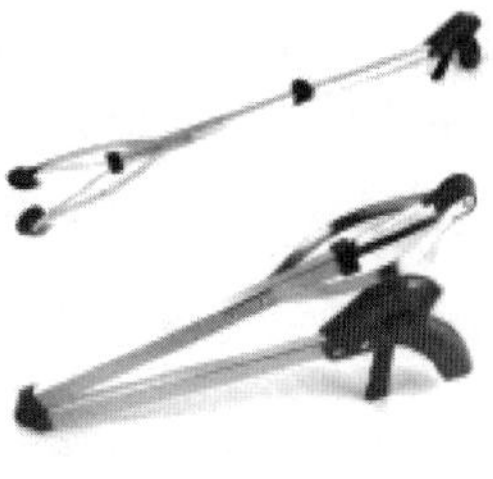

图 5-2-9

（五）胶袋封袋夹

胶袋封袋夹（见图 5-2-10 和图 5-2-11）为塑料材质，大号夹子 10.5cm，小号夹子 8.5cm，夹身印有日期标志，方便用于各种塑料袋的封闭，适合老年人，特别是记忆力减退的老年人家庭备用。

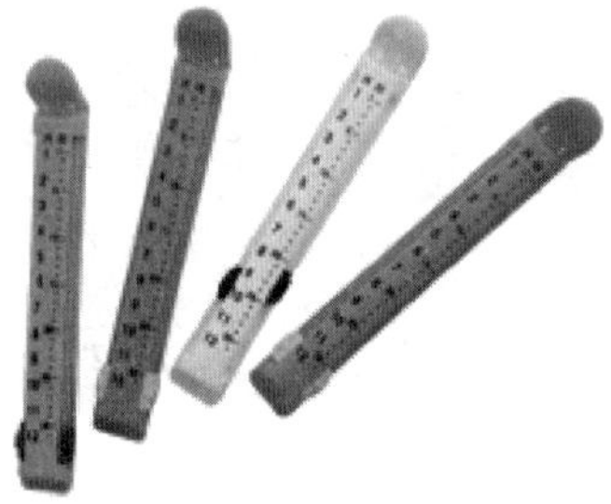

图 5－2－10

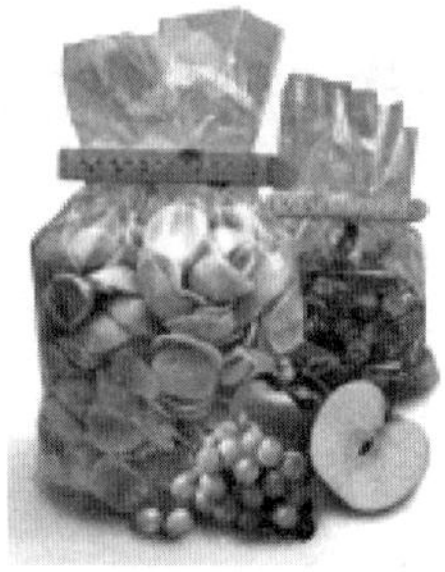

图 5－2－11

二、药物管理类辅助器具

（一）家庭保健药箱

家庭保健药箱（见图 5－2－12 和图 5－2－13）为环保塑料材质，药箱上层有 8～10 个格子，分别放置不同的药品制剂。药箱小巧轻便，便于携带，适合老年人家庭备用。

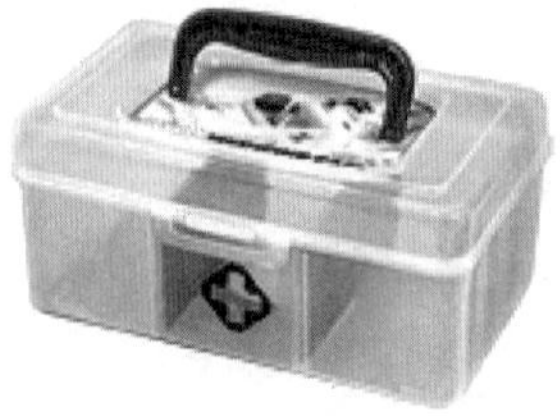

图 5－2－12

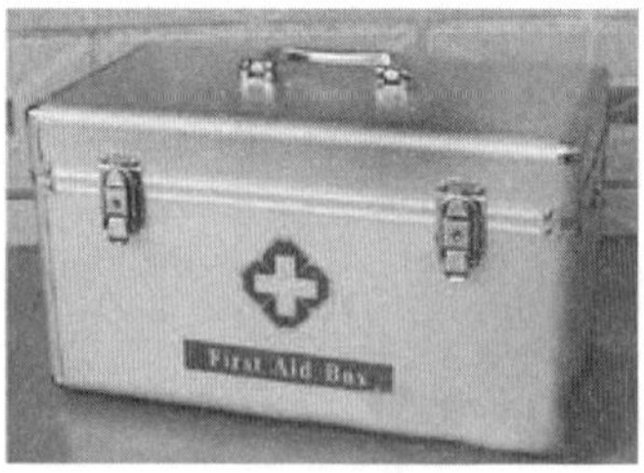

图 5－2－13

（二）分时药盒

分时药盒（见图 5－2－14）有两天、三天、七天等不同型号，分别把每日药量，按早、中、晚时间段放入盒内，防止老年人忘记服药。分时药盒小巧，便于外出旅游携带，适合长期服药的老年人使用。药盒内还可放入糖块，以备老年人低血糖时应急用。

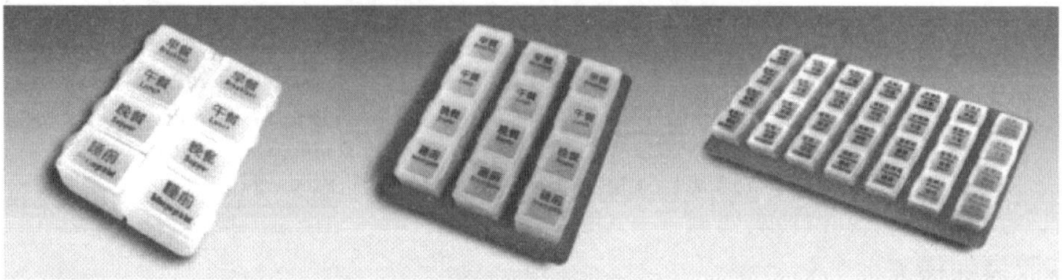

图 5－2－14

（三）切药器

切药器（见图 5 - 2 - 15 和图 5 - 2 - 16）为环保塑料材质，小巧精致，有长形或圆形。将药片放入器内，按压即可切成 1/2 或 1/4 片，精准利落不碎片，适合长期服药、偏瘫或手精细动作困难的老年人家庭备用。

（四）全自动煎药壶

图 5 - 2 - 17 所示为陶瓷壶体的全自动煎药壶，内壁为高效远红外复合涂层，可自动完成煎药，自动保温，可防沸腾溢出，加热时释放远红外热量，促进药材有效成分溶出。全自动煎药壶还可用于煲汤。图 5 - 2 - 18 为另一款自动煎药水壶，环保材质，轻巧透明，有三挡加热调节。全自动煎药壶适合长期服用中药或喜欢煲汤的老年人家庭备用。

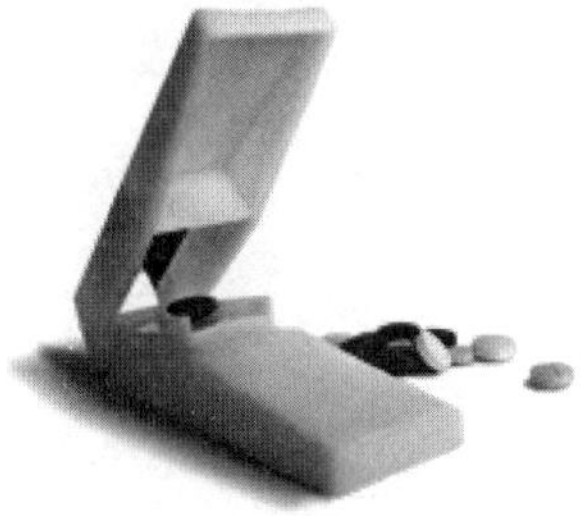

图 5 - 2 - 15

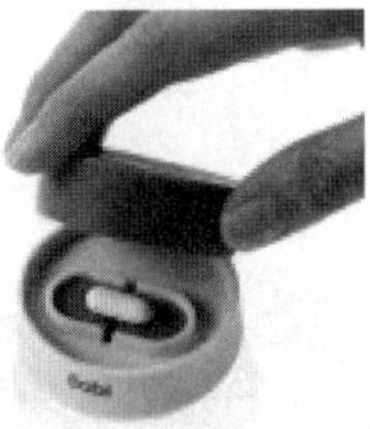

图 5 - 2 - 16

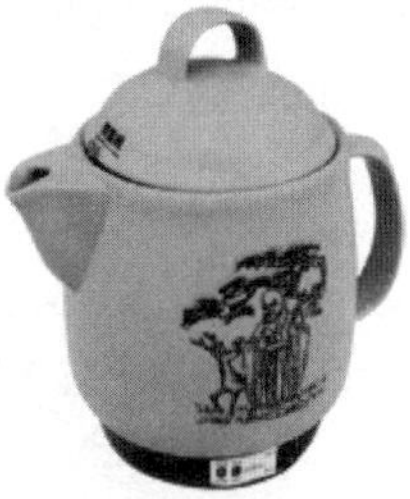

图 5 - 2 - 17

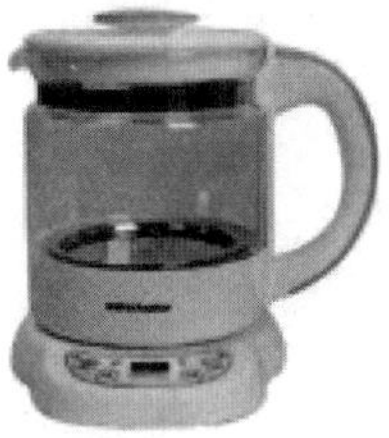

图 5 - 2 - 18

（五）计量勺

计量勺（见图 5 - 2 - 19）为环保材质，不怕烫、摔。勺体有刻度，方便测量液体或粉状药物。加长的勺把方便手持把握。图 5 - 2 - 20 所示的计量勺为环保塑料材质，分六种大小型号，容纳计量不同的液体或粉剂。计量勺适合长期服药的老年人家庭备用，或可用来控制老年人食用糖、盐的摄入量。

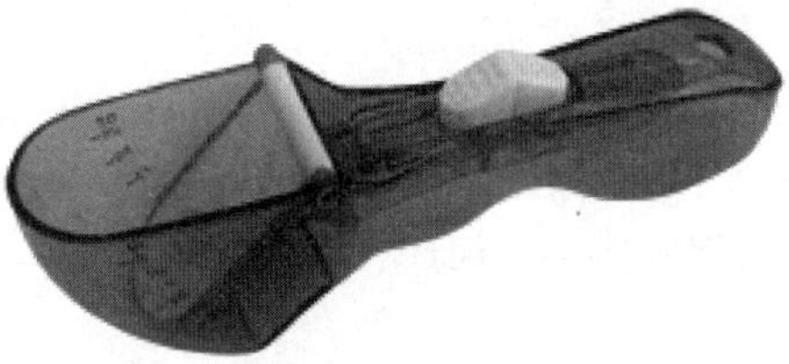

图 5 - 2 - 19

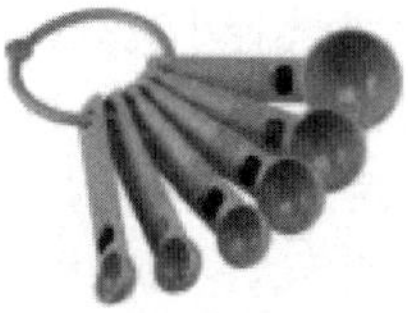

图 5 - 2 - 20

（六）药丸压碎器

图 5 - 2 - 21 所示为圆形的盒式药丸压碎器。药丸压碎器中央有切割刀具和储存格，可以容纳各种形状的药片或药丸。使用时一只手固定药丸压碎器下端，另一只手旋转药丸压碎器上端，可轻松压碎药片。图 5 - 2 - 22 所示为长方形药丸压碎器，使用时将单药片放在药盒中间，按压药盒即可将药丸粉碎成末。药丸压碎器适合长期服药，特别是长期鼻饲用药的老年人家庭备用。

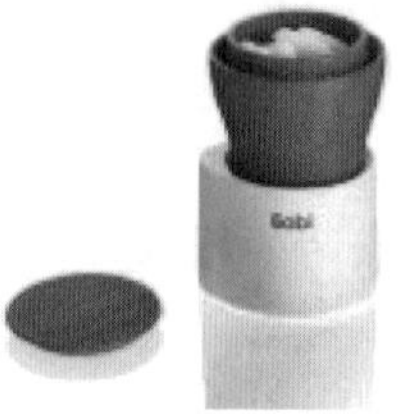

图 5-2-21

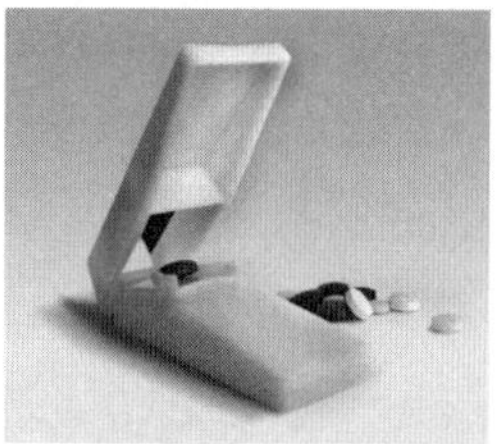

图 5-2-22

（七）滴眼药辅助器

滴眼药辅助器（见图 5-2-23）为框形塑料材质器皿，使用时将眼药瓶放置在器皿内，便于手持把握。器皿柔软，手感舒适，将药盒前端放在眼眶中央，轻轻挤压药盒，药水自动滴入眼内。滴眼药辅助器适合手精细动作困难的老年人家庭备用。

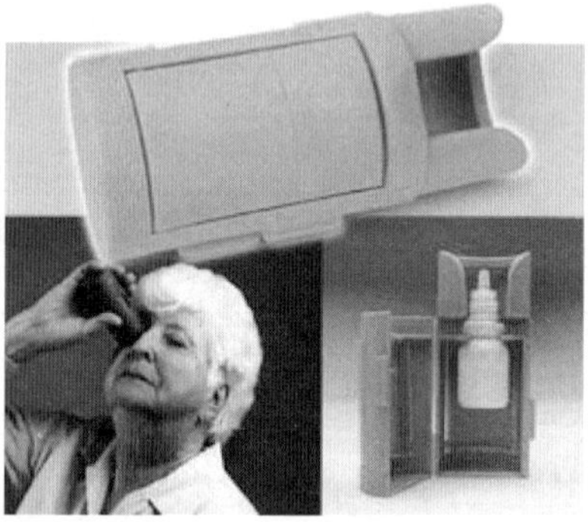

图 5-2-23

三、家庭安全管理类辅助器具

（一）小夜灯

图 5-2-24 为光控小夜灯，可根据室内光线强弱自动启动开关，耗电小于 1W/小时，节能省电，无须每天操作。图 5-2-25 为多彩小夜灯，有多种颜色和款式，光线明暗可调（3W～7W），耗电小。小夜灯用于夜间照明，光线柔和，可放置在卧室、门厅、卫生间等位置，防止老年人起夜时跌倒等，适合老年人家庭备用。

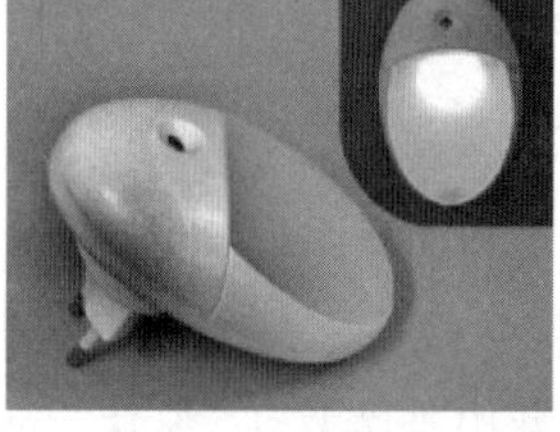

图 5-2-24

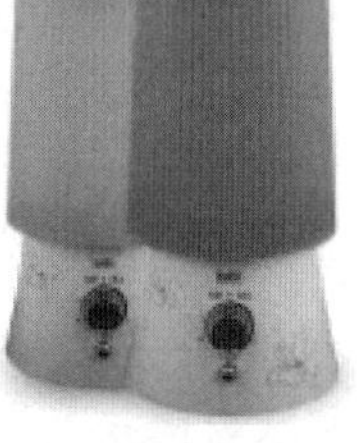

图 5-2-25

（二）家庭搬运器

家庭搬运器（见图 5-2-26 和图 5-2-27）由不锈钢杠杆手柄和四个滑轮支撑垫组成，物小力大。使用时，可将杠杆手柄放在重物的四个边角轻轻撬起，放进四个滑轮支撑垫，就可轻松移动重物，方便老年人家庭使用。

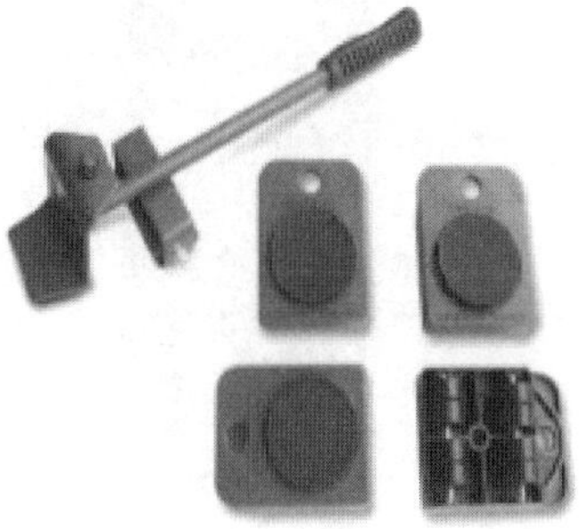

图 5-2-26

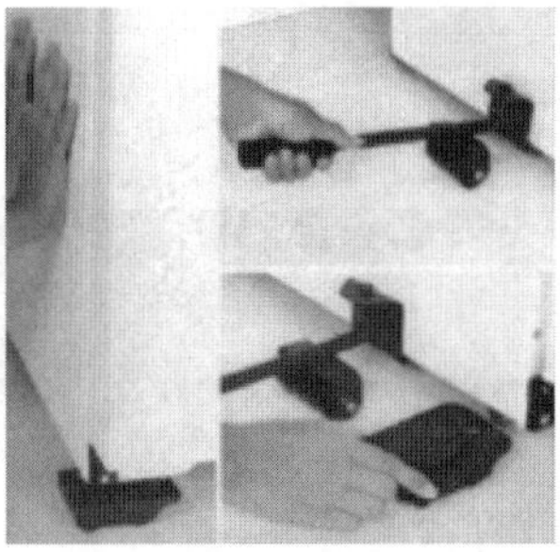

图 5-2-27

（三）老人随身卡

老人随身卡（见图 5-2-28 和图 5-2-29）为纸质卡片，与身份证大小相同，方便放入票夹。卡片上有姓名、年龄、家庭联络人和电话、主要疾病、随身备药等信息。在老人遇到意外时，可提示紧急联络和紧急用药。老人随身卡适合 60 岁以上的老年人随身携带，特别适合心脏病、高血压、糖尿病的老年人随身携带。

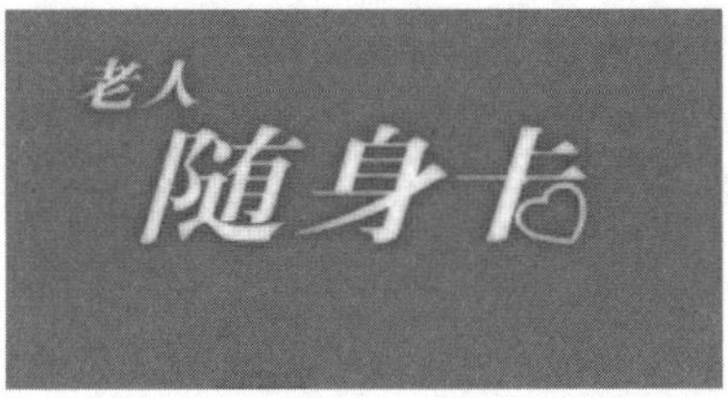

图 5-2-28

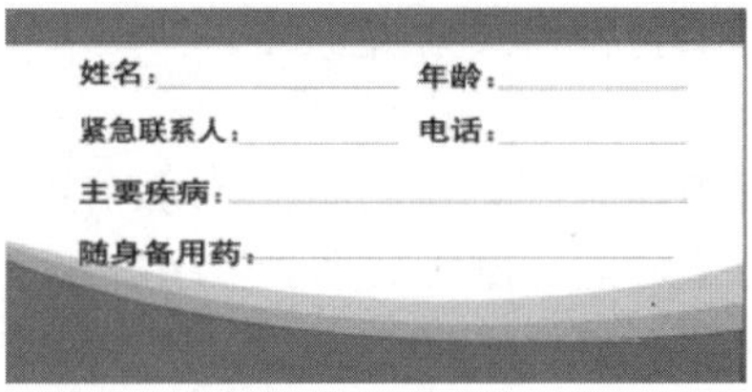

图 5-2-29

（四）磁性手电筒

磁性手电筒（见图 5-2-30 和图 5-2-31）的体积小巧，手柄可加长。手电筒前端有磁性，可以辅助捡拾金属物件，方便远端或细小位置的观察，适合肢体障碍、视力障碍及长期坐轮椅的老年人家庭使用。

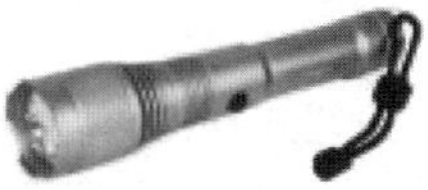

图 5-2-30

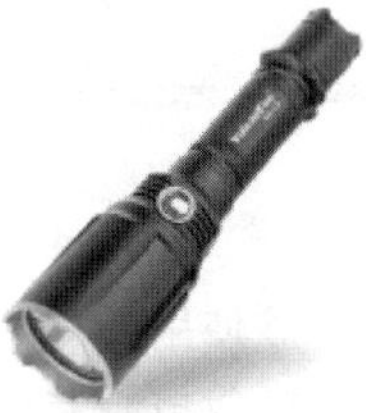

图 5-2-31

（五）大字语音手机

大字语音手机（见图 5 - 2 - 32 和图 5 - 2 - 33）屏幕字大、音量大、按键大，来电显示光线亮，有语音报时及一键求救等多项功能，适合老年人随身携带。

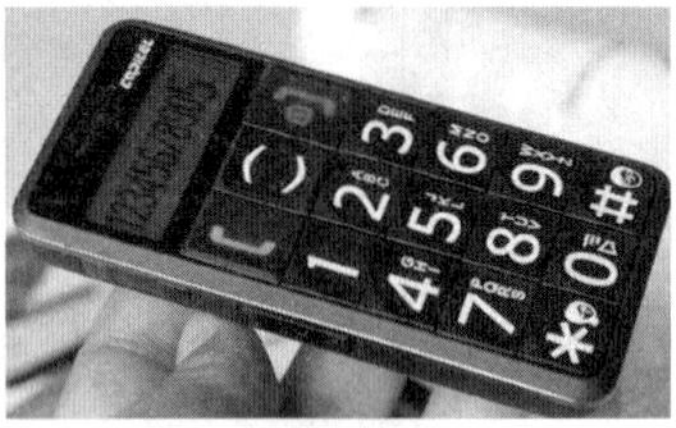

图 5 - 2 - 32

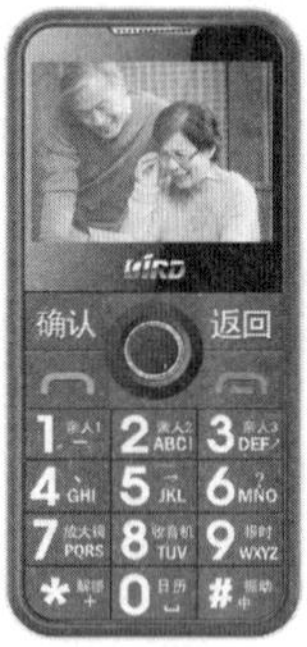

图 5 - 2 - 33

（六）无线呼叫器系统

无线呼叫器系统（见图 5 - 2 - 34）与电话视频系统连接，可进行紧急呼叫。提前设定好几个急救和家庭成员电话号码，储存在电话内。手表式挂件携带在老人身上，有紧急情况时按动随身挂件或预设号码，视屏可出现灯光警示。无线呼叫器系统适合老年人家庭或养老机构使用。

（七）家庭呼救报警器

家庭呼救报警器（见图 5 - 2 - 35）由主机、紧急呼救按钮与 UPS 不间断电源组成。其功能如下：

（1）报警功能：按动按钮发出呼救信号，可循环报警。

（2）录音功能：预录 10 秒钟数字语音留言，向外发出语音求救信号。

（3）鉴别功能：辅助鉴别现场真伪。

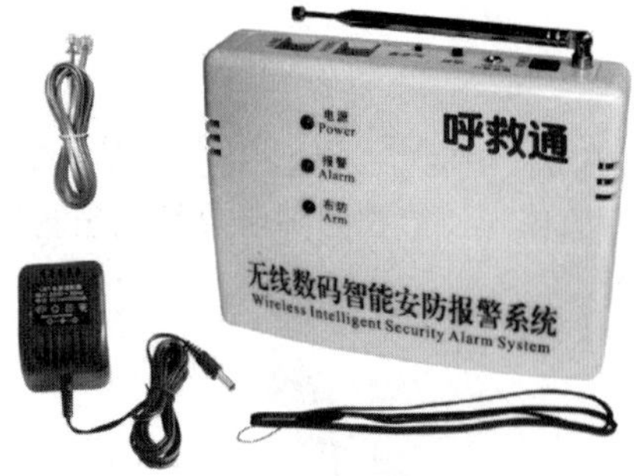

图 5 - 2 - 34

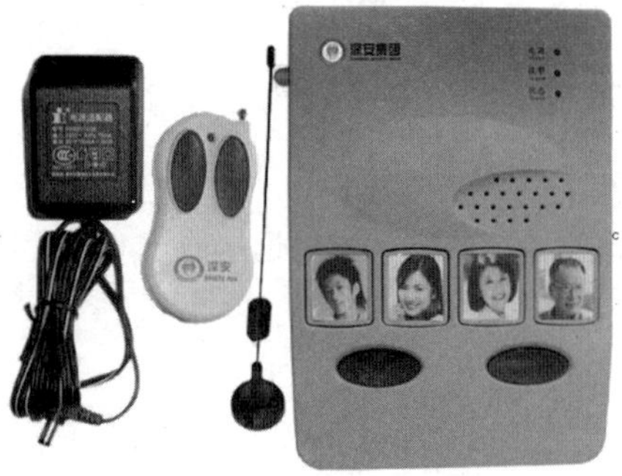

图 5 - 2 - 35

家庭呼救报警器可单独使用，也可输入 6 个联系电话。按钮式挂件可随身携带，无须走近电话，按动按钮即可呼救。家庭呼救报警器可与 120 急救中心、社区卫生中心等联网，完成链接式求助，适用于老年人家庭，特别是空巢老人家庭或养老机构使用。

（八）火炉灭火器

火炉灭火器体积小巧，安装在排风扇或炉灶上方。一旦炉灶起火，灭火器即被激活，自动喷洒小苏打在火焰上，消灭火源。这种灭火器适合肢体动作迟缓、认知功能减退的老年人家庭备用。

同步训练

韩大爷 83 岁，患有高血压、糖尿病等多种慢性疾病，每天要吃七八种药，韩大爷老是忘记吃药，有的中药还需要自己煎，非常麻烦，请你帮助韩大爷选择合适的辅助器具。

任务三

居家家具及配件类辅助器具的应用

任务描述

李奶奶长年坐轮椅，请帮助其选择合适的居家家具及配件类辅助器具。

相关知识

一、居家家具类辅助器具

（一）轮椅工作台

轮椅工作台（见图 5－3－1）可以随轮椅位置调整高度，工作台下有较大空间，方便轮椅自由进出，以满足轮椅使用者的作业操作要求。轮椅工作台适合长期使用轮椅的工作者使用。

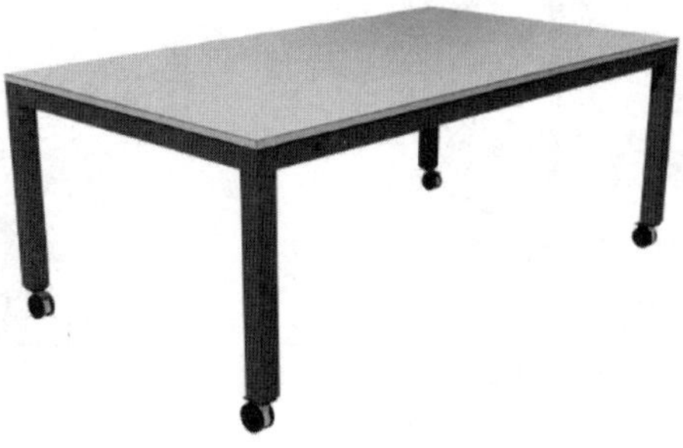

图 5－3－1

（二）轮椅书桌

轮椅书桌由立柱、支架和脚轮组成。轮椅书桌的高度可以调节，书桌下方宽大，方便轮椅出入。轮椅书桌的立柱由钢板制成，支架可调节高度，桌面和桌底四角有带锁定装置的脚轮。轮椅书桌适合长期使用轮椅者办公使用。

（三）衣物收纳柜

图 5-3-2 为新型家具组合柜，全封闭设计，顶面木板防潮防水。柜子箱体装有金属滑轨，开关省力。柜子重量轻、结实耐用，高低适中，方便物品分类保存，易清洁，节省空间，适合老年人家庭使用。

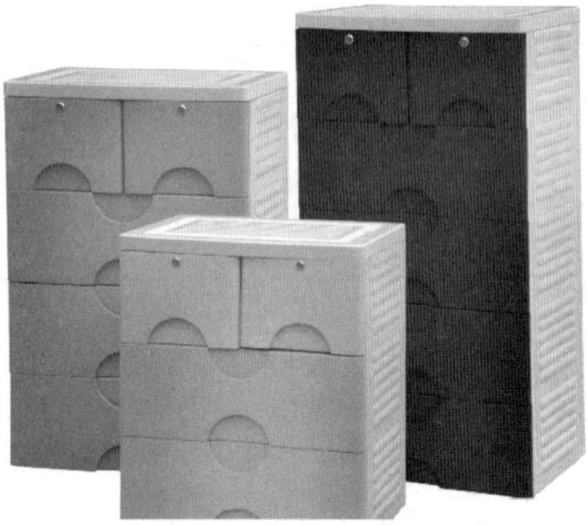

图 5-3-2

（四）升降橱柜

升降橱柜（见图 5-3-3）内安装有升降支架，支架可以上下移动或倾斜移动，方便坐在轮椅上拿取餐具或食物。图 5-3-4 所示升降灶台的底座可以上下移动。电动升降台的开关按钮设在灶台前，按动电钮，灶台升高或下降至需要的位置，便于备餐操作。升降橱柜适合肢体障碍或依靠轮椅生活的老年人家庭使用。

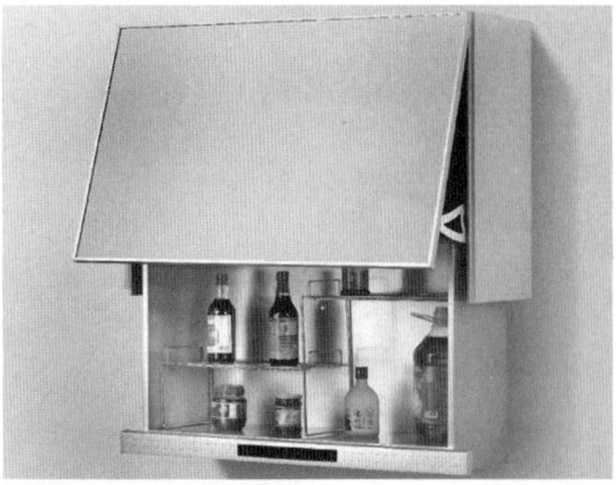

图 5-3-3

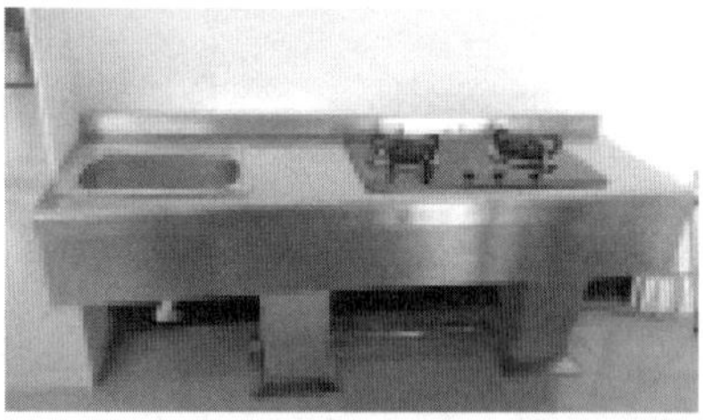

图 5-3-4

二、家具配件类辅助器具

（一）轮椅桌板

轮椅桌板（见图5-3-5）是专门为轮椅使用者设计的桌板。桌子由桌板、座位和支架组成，呈长方形。桌下是交叉形支架，支架是电镀钢材质。桌板可以上下移动，方便轮椅高低调试。轮椅桌板适用于长期使用轮椅者。

（二）轮椅照明灯

轮椅照明灯（见图5-3-6）小巧便利，由3个LED灯管和开关组成。使用时，可将灯固定在轮椅扶手、助行器横杆或助行车扶手等位置，以方便提供近距离照明。轮椅照明灯适合肢体障碍、视力障碍，同时使用辅助器具的老年人使用。

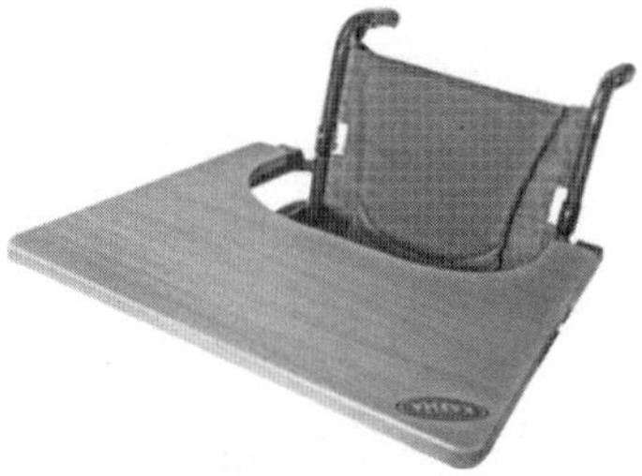

图5-3-5

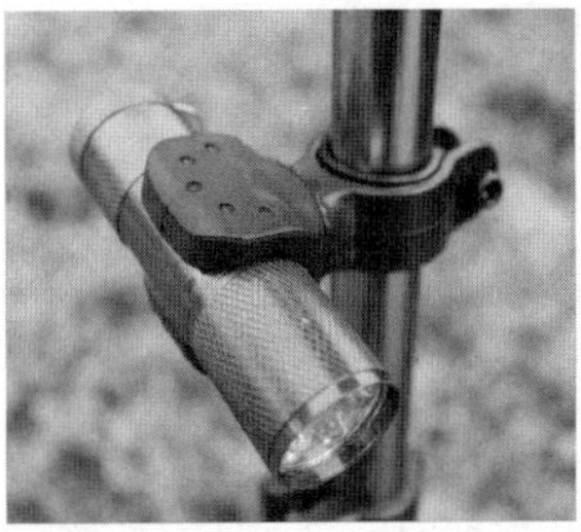

图5-3-6

（三）椅子升降装置

椅子升降装置（见图5-3-7）由钢材料制成，将椅子放在升降装置上，用脚踩踏装置下方的固定杆，手向后拉动把手，椅子自动抬高；再踩踏固定杆向前推动把手，椅子自动落地，将升降装置从椅下撤出。椅子升降装置适合下肢功能障碍的老年人调整坐位姿势和增加舒适度。

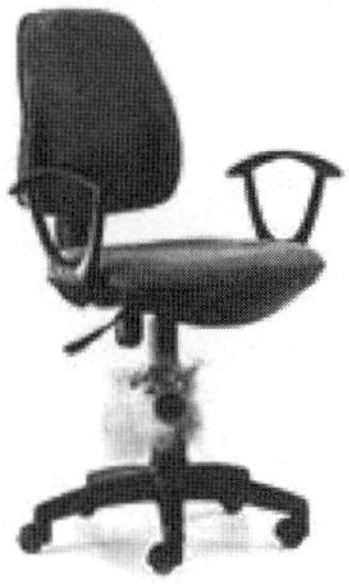

图5-3-7

（四）家具支脚增高器

家具支脚增高器（见图5-3-8）为合成材质，呈倒“Z”形状，方便物体支撑和随时移动。

图 5－3－9 为增高器支脚，呈圆柱状，分不同高度尺寸，放置在椅子、沙发或床腿底下，可调整座位、床体、柜体或桌子高度。家具支脚增高器适用于身体虚弱、肢体功能障碍，特别是蹲起、坐起动作困难及长期使用轮椅的老年人家庭使用。

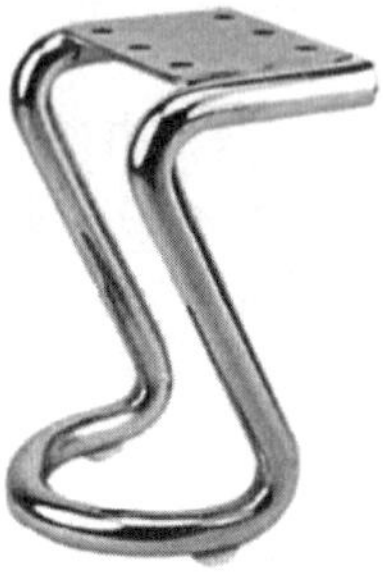

图 5－3－8

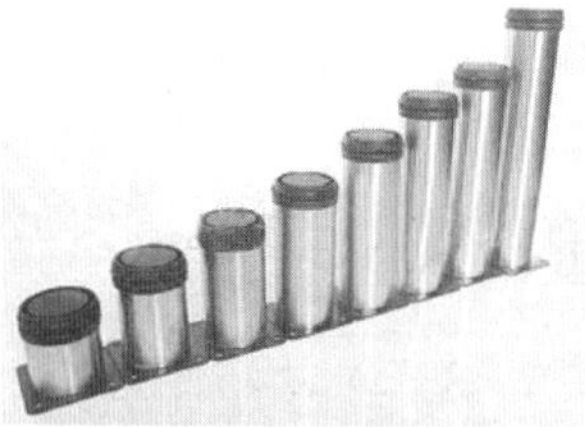

图 5－3－9

（五）遥控开关器

图 5－3－10 所示为遥控装置上的执行机关。图 5－3－11 为人体感应开关，当人体接近感应系统时，开关自动反应。遥控开关器用于住宅大门的电动开关控制，方便出入，适合使用轮椅助行器或拐杖等、肢体功能障碍、视力障碍、老年痴呆等老年人家庭使用。

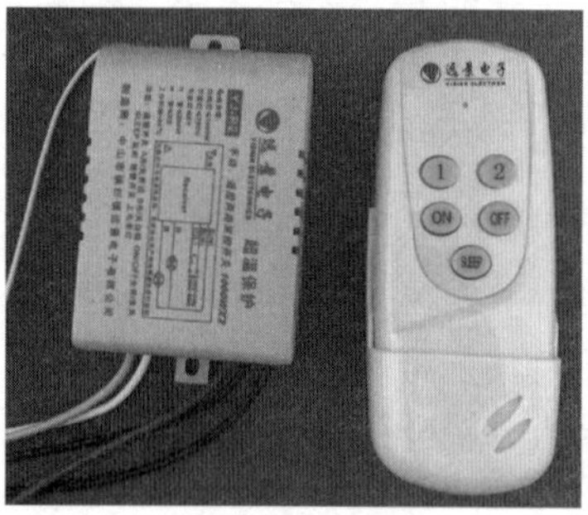

图 5－3－10

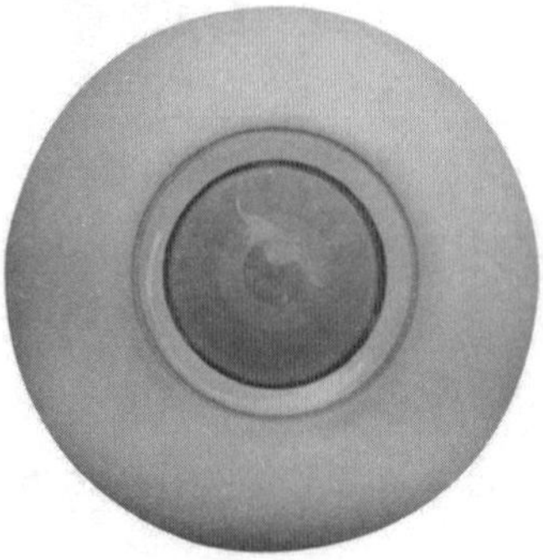

图 5－3－11

（六）开窗器

开窗器由窗帘开关装置、控制盒、遥控器组成，用铝制轨道安装在墙壁内。操作遥控器即可打开或关闭窗户。开窗器适用于老年人家庭安全防护。开窗器适合身体虚弱、肢体功能障碍、视力障碍及老年痴呆的老年人家庭使用。

（七）指纹门锁

指纹门锁（见图 5－3－12 和图 5－3－13）可储存十余种指纹，是传统门把圆柱锁和精密指纹识别技术的结合，它通过指纹识别功能打开门锁，适合手功能障碍、视力障碍及老年痴呆的老年人家庭使用。

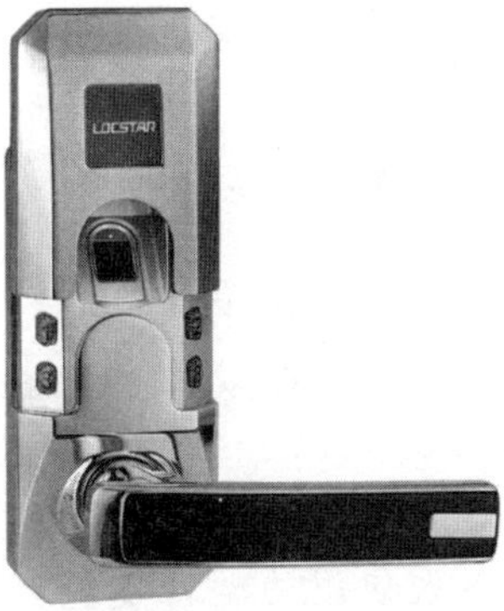

图 5－3－12

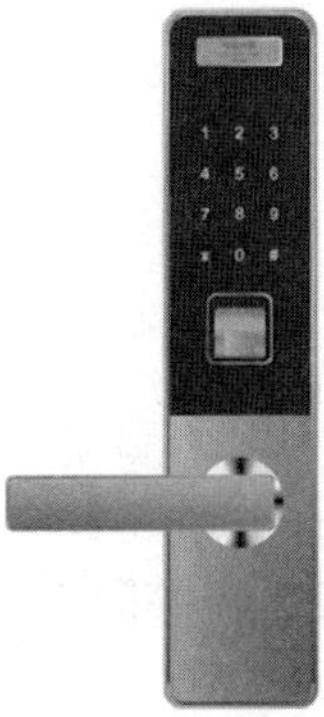

图 5－3－13

同步训练

刘阿姨67岁，由于脑中风造成下肢活动障碍，目前只能坐轮椅活动，可是家里的家具都不适合坐轮椅使用，刘阿姨上不了厕所、进不了厨房，连开门都成了问题，请你帮助刘阿姨选择一些居家家具及配件类的辅助器具。

项目小结

本项目对老年人家务管理类辅助器具进行了介绍，包括家务类、生活管理类、居家家具及配件类辅助器具，这些辅助器具可帮助老年人完成如备餐做饭、服药备药、清扫卫生、开启瓶盖、使用电器、采购记账、社交活动、使用交通工具等日常生活活动。专业人员需要对老年人进行日常生活能力的评估，按照老人的活动能力提供相应的辅助器具。

教学做一体化训练

一、填空题

1. 垂直手柄型刀铲适合________________________的老年人使用。
2. 长把铲、勺的作用在于__________。
3. 开罐器可以放入内径________________的瓶子或罐头，单手旋转瓶盖即可轻松打开。

二、不定项选择题

1. 将日常生活类用品进行改造或制作时，应遵循的原则有（　　）。

   A. 增加体积，延长尺寸　　　　B. 加强密度，改变曲度

   C. 扩大面积，加强力度　　　　D. 化繁为简，改难为易

   E. 适应环境，应用便利

2. 张大爷右侧偏瘫，右侧手力量不足，他想独自削一个苹果，可采用的辅助器具有（　　）。

   A. 迷你削皮器　　　　B. 安全水果刀

C. 垂直手柄型刀铲　　D. 手指卫兵和分切针

E. 压碎器

3. 余奶奶心肺功能不太好，每次打扫卫生总是累得喘不上气，她可以借助（　　）清扫地面。

A. 红外线感应桶　　B. 电动清扫器

C. 地面清理机器人　　D. 旋转拖把

E. 鸡毛掸子

三、简答题

1. 列举 3 种适合坐轮椅老年人使用的辅助器具，并描述其特点及适用人群。
2. 列举 3 种能辅助老年人进行药物管理的辅助器具，并描述其特点及适用人群。
3. 若老年人在家中出现了意外情况，可通过哪些辅助器具呼救?
4. 简述老人随身卡的性质、内容及适用人群。

四、实践题

有很多家务管理类的辅助器具可以在现有物品的基础上进行改造，请你试着改造一个辅助器具，并在全班同学面前进行展示和介绍。

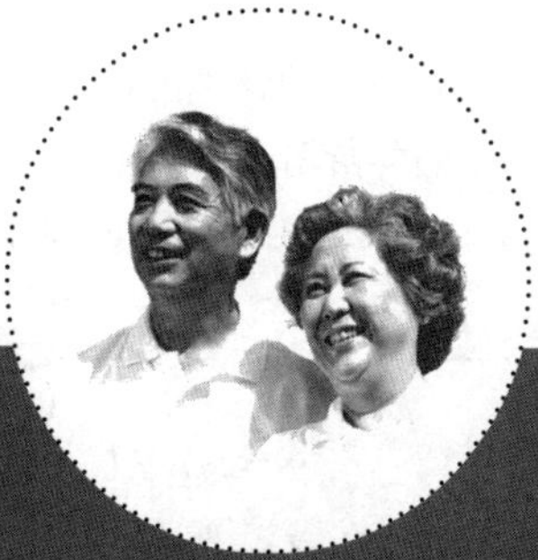

项 目 六

个人医疗护理及康复类辅助器具应用

学习目标

知识目标

1. 了解个人医疗护理及康复类辅助器具的分类
2. 掌握各种个人医疗护理及康复类辅助器具的适用人群
3. 熟悉各种个人医疗护理及康复类辅助器具的应用注意事项

能力目标

1. 能够在全面评估的基础上，为老年人选择合适的个人医疗护理及康复类辅助器具

2. 能够为老年人及其照护者介绍各种个人医疗护理及康复类辅助器具的功能特点及使用方法

3. 能够识别老年人在使用个人医疗护理及康复类辅助器具过程中的问题并协助解决

素养目标

1. 认同个人医疗护理及康复类辅助器具对老年人的意义

2. 从老年人的切身需求出发，为其选择合适的个人医疗护理及康复类辅助器具

3. 发现各种个人医疗护理及康复类辅助器具可能存在的不足，提供辅助器具开发建议

随着我国社会快速老龄化，居家养老已成为老年人选择的主要生活方式。现代老年人都很重视生活质量。但随着年龄增长、身体功能弱化、慢性疾病增加、活动行动受限、生活自理能力下降，生活质量就会降低。恰当地使用家庭护理照料、家庭康复训练辅助器具，能够大幅度提高老年人的生活质量。

情境导入

张大爷71岁，患高血压10余年、糖尿病10年，突发中风送到医院急救，留下后遗症，左侧肢体瘫痪。出院时，左上肢肌力Ⅲ级，左手屈曲伸展困难，有大把抓握、对指动作和精细动作困难；左下肢肌力Ⅱ级，左膝后屈小于90°，左踝活动受限，站立行走需要搀扶。神志清楚，记忆力、计算力有所减退。医生嘱咐老人回家后要做好家庭护理，配合辅助器具康复训练。针对张大爷的这种情况，我们可以给他提供哪些相关的辅助器具呢？

任务一

家庭保健类辅助器具的应用

任务描述

为了监测并维护健康状况，预防再次发病，张大爷需要一些家庭保健类的辅助器具，请你帮助选择。

相关知识

家庭保健类辅助器具是指在家庭中使用方便快捷的，实现对体温、脉搏、血压、血糖等实时监测，并有采集、分析、存储和医疗保健作用的小型器具，以及社区卫生中心或养老机构利用互联网或智能技术，在老年人家庭中设置终端对老年人的身体状态进行远程监护的现代化辅助设施。家庭保健类辅助器具可分为家庭监测护理类、家庭医疗护理类和家庭保健护理类。

一、家庭监测护理类辅助器具

（一）体温计

1. 水银体温计

水银体温计（见图6-1-1和图6-1-2）是最常见的体温计，水银体温计适合家庭使用，体积小且测试体温最准确，但由于刻度数字偏小，老人不易测读，而且容易打碎。

2. 电子数字显示体温计

图 6－1－3 是电子体温计，使用电池，以数字屏显示体温，可以弥补水银体温计不易看读、容易破碎的缺点。电子体温计可以用于测量腋温、口温、肛温，适合老年人家庭使用，但要注意电池防潮，避免重摔。

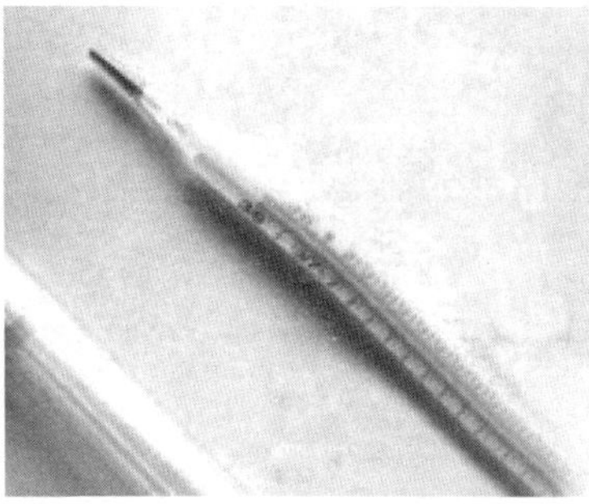
图 6－1－1

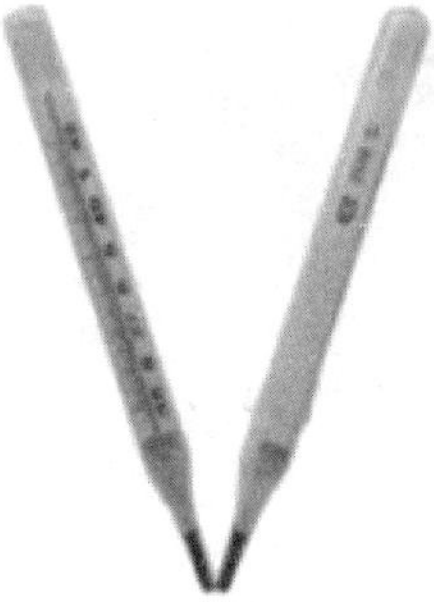
图 6－1－2

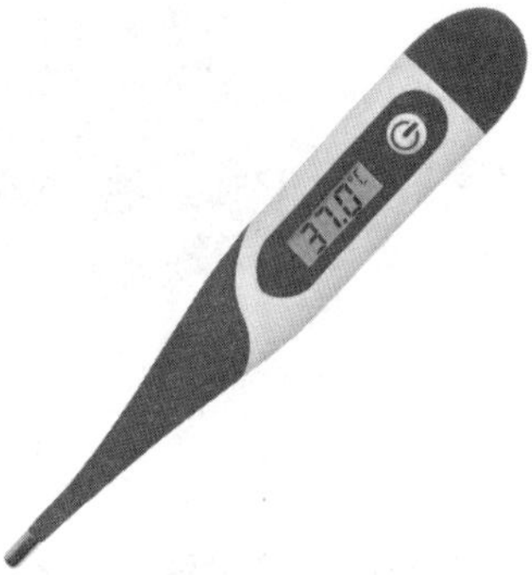
图 6－1－3

（二）血压计

1. 台式血压计

台式血压计（见图 6－1－4）是医疗常用的水银柱血压计，测试结果准确。老年人家庭使用时需要有专业医护人员指导或由他人帮助测量。

2. 电子血压计

图 6－1－5 为臂式电子血压计，臂带收放简单，便于携带和操作。自行按压按钮，显示屏快速显示血压和心率数值，字迹清晰、体积小巧。有时间记忆、次数记忆和高血压提示等功能，AC 稳压电源接口安全，适合老年人家庭使用，但需要对血压计进行妥善保管，注意防止受潮。

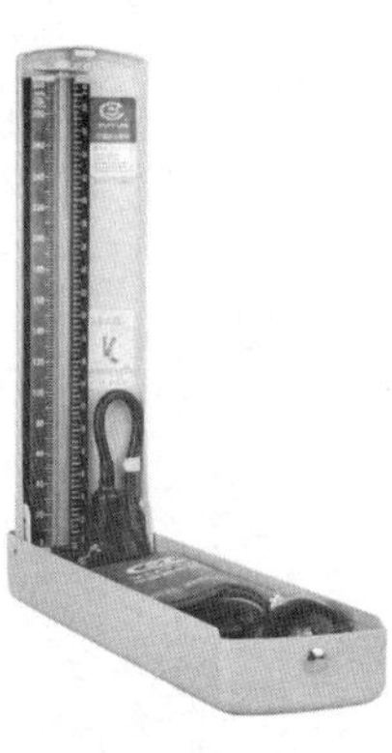
图 6－1－4

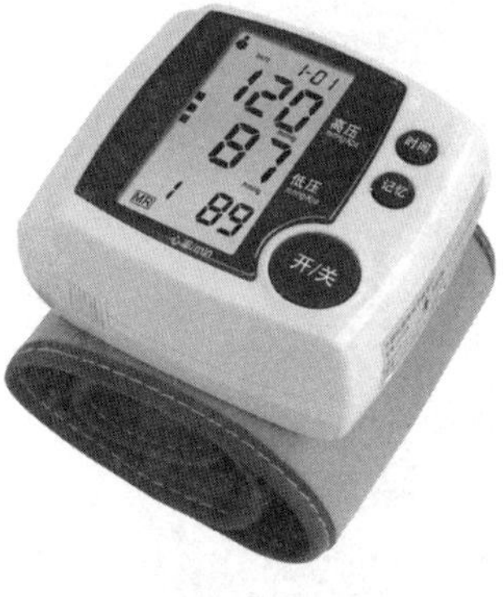

图 6－1－5

（三）家庭心电监测器

家庭心电监测器（见图 6－1－6 和图 6－1－7）的显示屏可以快速显示心电波形和心率，有储存和记忆功能，可帮助老人紧急预警，辅助前期诊断，预防心脏病突发，以便早期采取应对措施，方便老人家庭自我监测。它有十余种心脏状况提示，如：波形异常、心跳稍快、心跳过速、阵发性心跳过速、心跳稍缓、心跳过缓、偶发心跳间期缩短、心跳间期不规则等。家庭心电监测器操作简单、测量便捷、体积小巧，使用前需要有专业人员进行指导，使用和保存时要注意防潮。

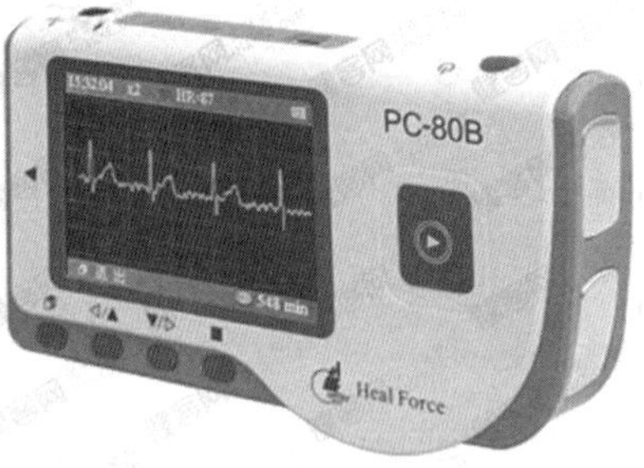

图 6－1－6

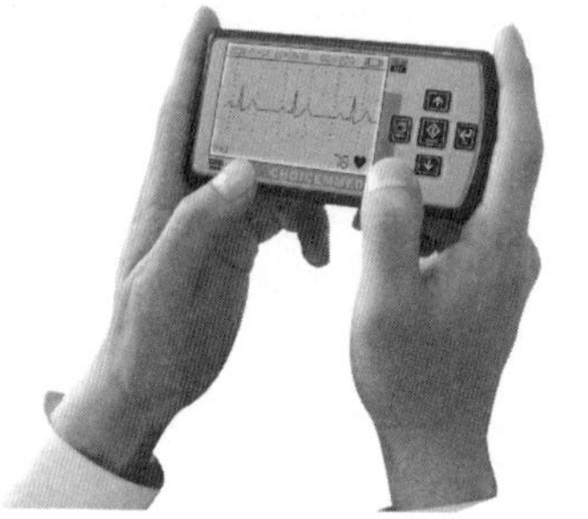

图 6－1－7

（四）血糖监测器

1. 电子血糖测试器

电子血糖测试器（见图 6－1－8）一般由五个部分组成：采血笔、主机、采血针、试纸、监测片。它体积小巧、测试快速、准确性高、操作简单、携带方便，试纸单独包装，易于保存。它适用于糖尿病老年人家庭自我监测。使用过程中要注意保持仪器的干净、干燥、防潮，定期检查试纸是否过期。

2. 电子语音血糖仪

电子语音血糖仪（见图 6－1－9）由血糖监视器、声音输出设备、测试带、检查带、听筒、仪器说明书等组成。测试带可自动读出血糖数值，测试带可储存记忆数十个血糖测试结果。使用前需要有专业人员进行指导，适合糖尿病并发视力障碍的老年人使用。

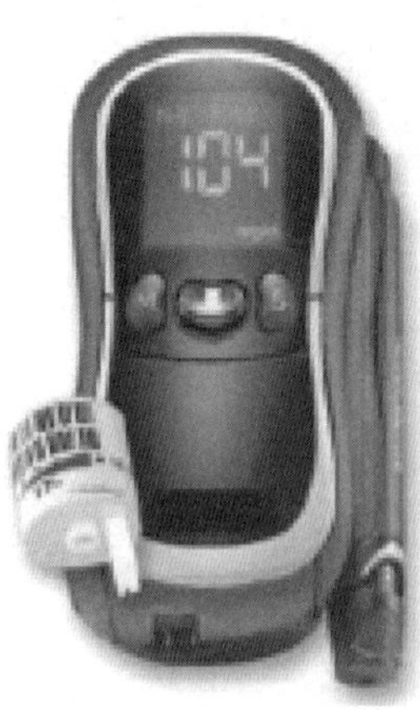

图 6－1－8

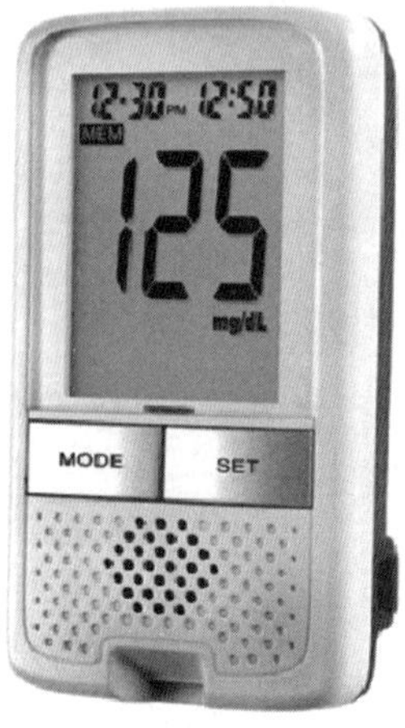

图 6－1－9

（五）血氧监测器

血氧监测器（见图 6－1－10）体积小巧，显示屏上的文字清晰，操作简单，用于血氧水平监测，适合有心肺功能疾病的老年人家庭备用。

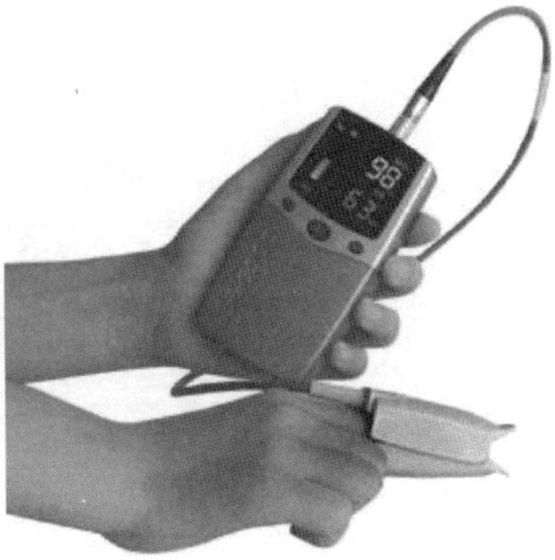

图 6－1－10

二、家庭医疗护理类

（一）家庭氧气袋

家庭氧气袋（见图 6－1－11）由气囊、气嘴、胶管、调压阀体、塞头等组成，操作简单、充气便捷、携带方便，适合有心肺功能障碍的老年人家庭备用。使用时要注意保持气袋清洁、避光、避热、避尖锐物、避化学物、避挤压，定期充氧。

（二）家用制氧机

家用制氧机（见图 6－1－12 和图 6－1－13）由湿化瓶、定时指示、流量指示、开关钮、出氧孔、制氧箱等组成。氧气流量 0.5～5 升/分钟，氧气浓度和氧气流量可以自选，带低氧浓度报警监控，噪声仅 40～44 分贝，体积小巧，移动方便，适合有心肺功能障碍的老年人家庭备用。使用时需要注意保持机体清洁，防止尘土和潮湿。

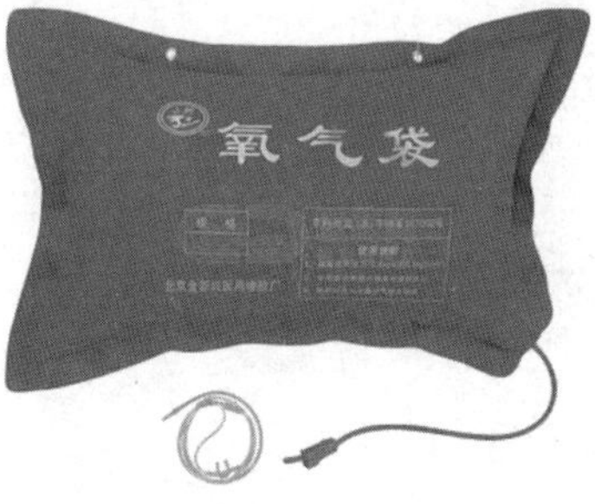

图 6－1－11

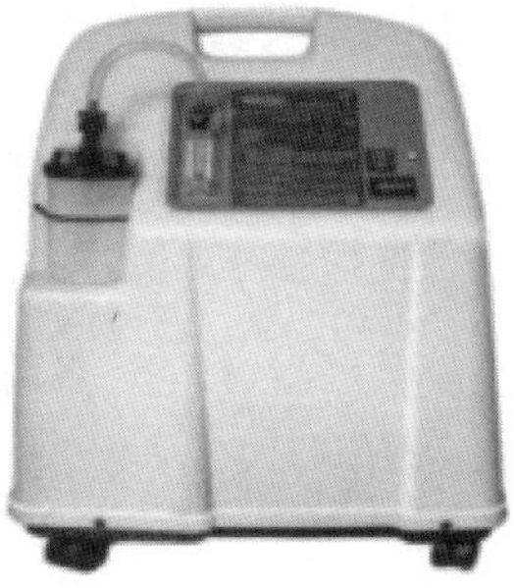

图 6－1－12

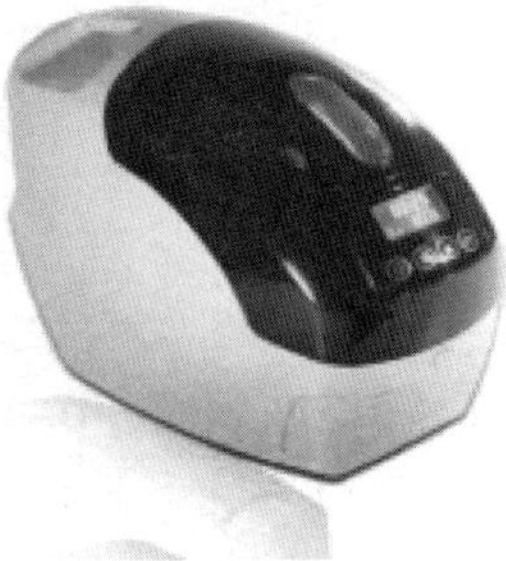

图 6－1－13

（三）氧收集器

氧收集器（见图 6－1－14）由氧气收集箱、面罩、装载架、携带包、充电器、锂电池等组成，体积小巧，携带方便，可按键操作调试氧流量和氧气浓度等，适用于有心肺功能疾病的老年人家庭氧疗。

（四）空气净化器

空气净化器（见图 6－1－15）一般有 4 个调节挡速，通过 6 个过滤步骤去除室内细菌，改善空气质量。空气净化器适合长期卧床或有心肺功能疾病的老年人家庭清洁空气使用。

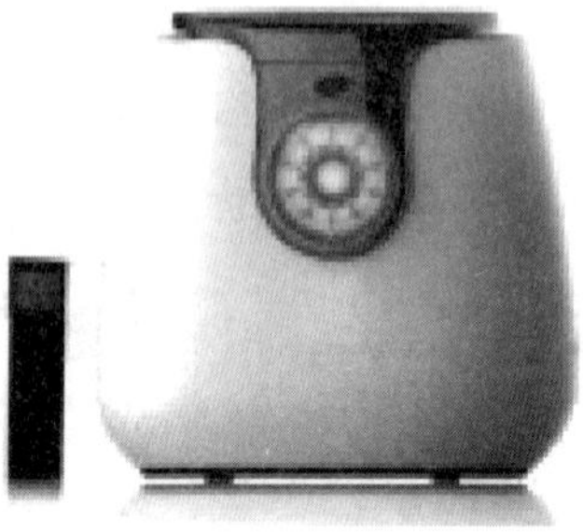

图 6－1－14

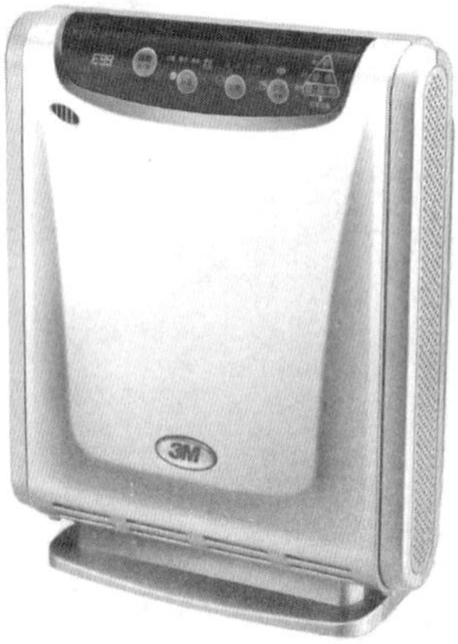

图 6－1－15

（五）家用吸痰器

家用吸痰器（见图 6－1－16 和图 6－1－17）主要用于吸痰、吸唾、吸脓血等黏性液体。其负压值为 0.06Mpa，拉力为 100N（10kg），储液瓶容积为 50ml。体积小、重量轻，移动方便。家用吸痰器适用于有心肺功能障碍的老年人家庭护理，可由非专业人员操作。使用时需要注意保持仪器的清洁和防潮。

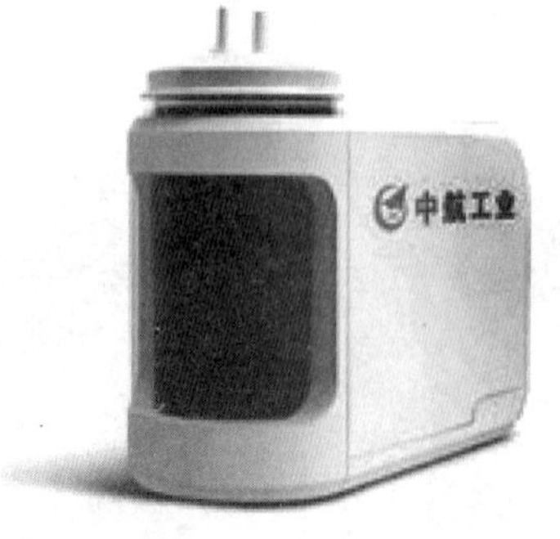

图 6－1－16

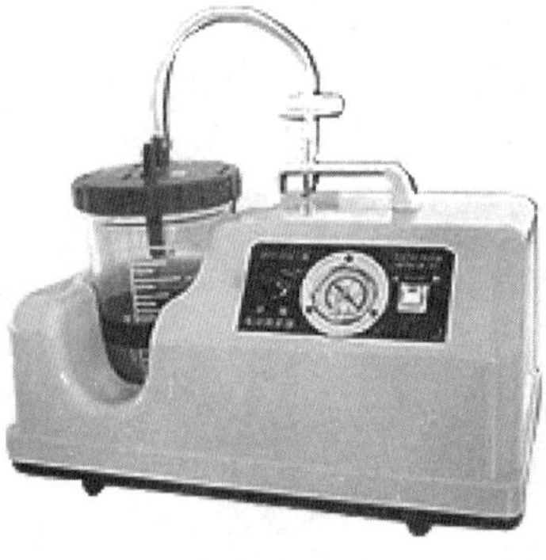

图 6－1－17

（六）家用雾化器

家用雾化器（见图 6－1－18 和图 6－1－19）的封闭式风道和机芯形成分离，湿气不内流，设有自动保护功能，体积小巧、操作简单、移动方便，适用于有慢性呼吸系统疾病、心肺功能疾病的老年人家庭雾化治疗。雾化片寿命一般为 3 000 小时。家用雾化器的使用寿命与水质有关，雾化片沉积的水垢要用柔布清洗。

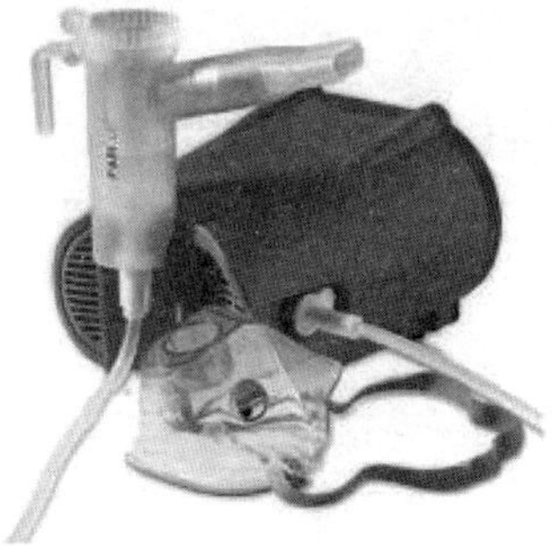

图 6－1－18

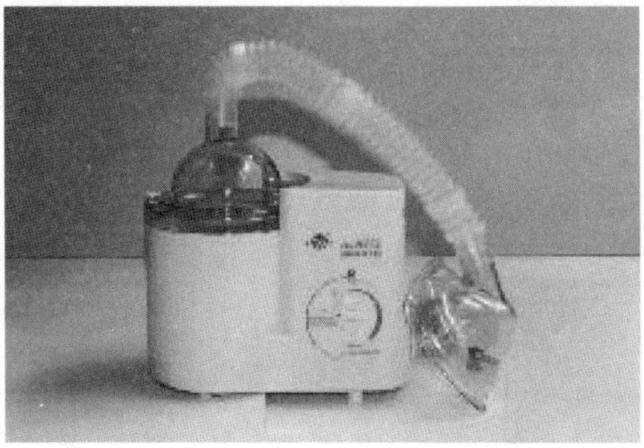

图 6－1－19

（七）家庭自动呼吸机及呼吸训练器

1. 家庭自动呼吸机

家庭自动呼吸机（见图 6－1－20 和图 6－1－21）设有智能调压、独特传感器装置。呼吸机体积小、重量轻，有自动开关功能。在治疗过程中自动跟踪患者呼吸，依呼气气流变化自动输出降低压力，让呼吸保持顺畅。有记录窒息、半窒息、鼻鼾、气流受限、漏气等功能，加温加湿一体化。主机具有智能存储诊断功能，医生可远程调整机器设置，适合有慢阻肺疾病的老年人家庭使用。

2. 家用呼吸训练器

家用呼吸训练器（见图 6－1－22）由鼻夹、衔嘴刻度盘和阀门圆柱管状带等组成。连接管与外壳接口可以垂直摆放。手持训练器，含住咬嘴吸气，深长均匀吸气使管内浮球升起，保持球浮起时间。移开呼吸训练器再呼气，反复呼吸，每次训练 10～15 分钟。训练器用于深呼吸训练，刻度盘可调节阀门空气量，阀门越小阻力越大，阀门越大阻力越小。家用呼吸训练器用于调节呼吸力度，锻炼呼吸肌功能，适用于呼吸肌康复训练的老年人。

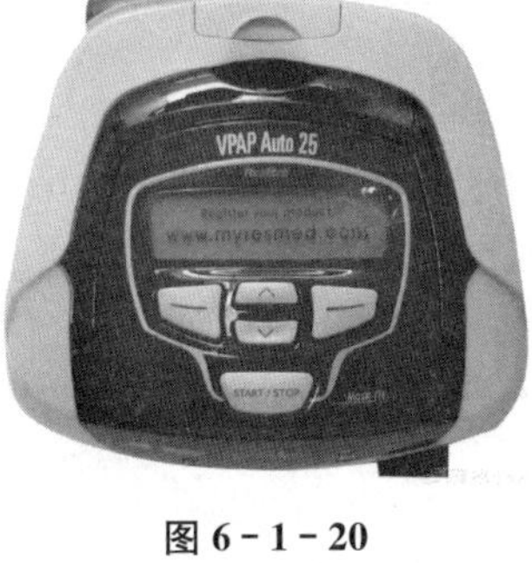

图 6－1－20

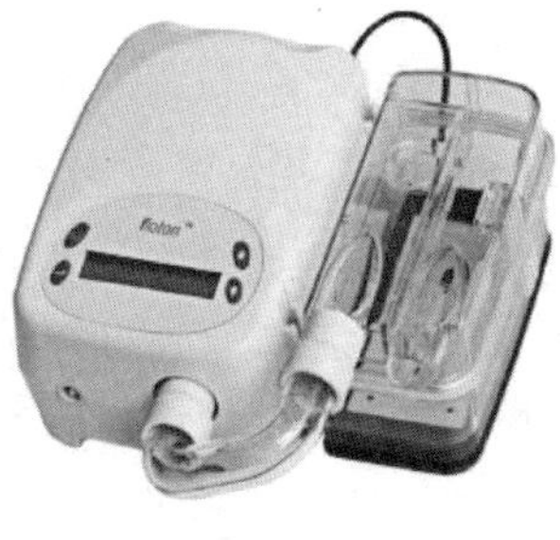

图 6－1－21

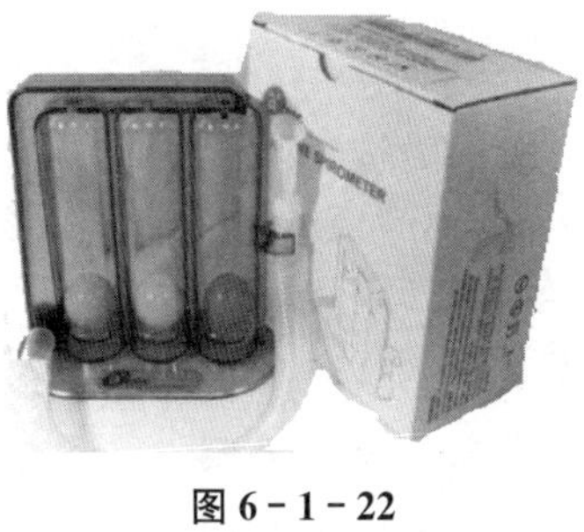

图 6－1－22

（八）红外线灯

红外线灯（见图 6－1－23 和图 6－1－24）是由红外线灯具、灯罩、灯架、开关钮、电线等组成。一般功率为 100W，电压为 220V～240V。红外线可以透过衣服作用于治疗部位，透过皮肤使肌肉、皮下组织产生热效应，加速血液循环，增加新陈代谢，减少疼痛等。红外线灯灯体小巧、操作简单、移动方便，适合老年人家庭保健备用。

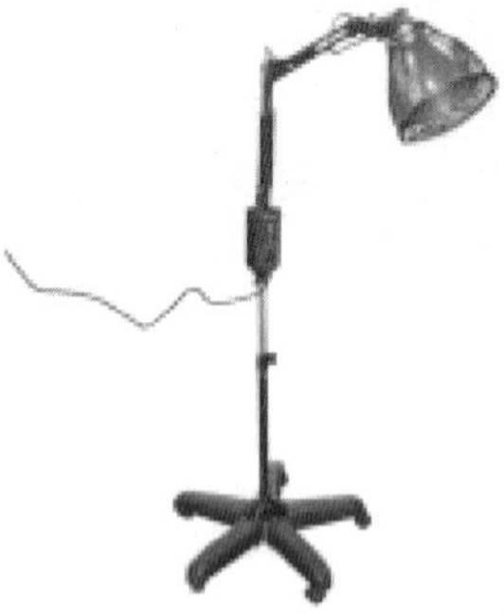

图 6－1－23

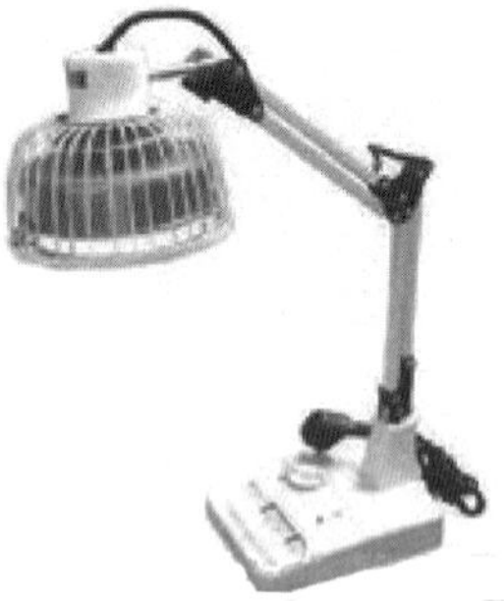

图 6－1－24

（九）家用按摩器

1. 颈部按摩器

颈部按摩器（见图 6－1－25 和图 6－1－26）一般呈 U 形袋状，为绒织材质。袋中设有调节器，可进行按摩频率、热度、振动等调节。颈部按摩器放置在颈部，通过振动、热疗等作用放松颈部肌肉，促进颈部血液循环。颈部按摩器适合老年人家庭保健使用。

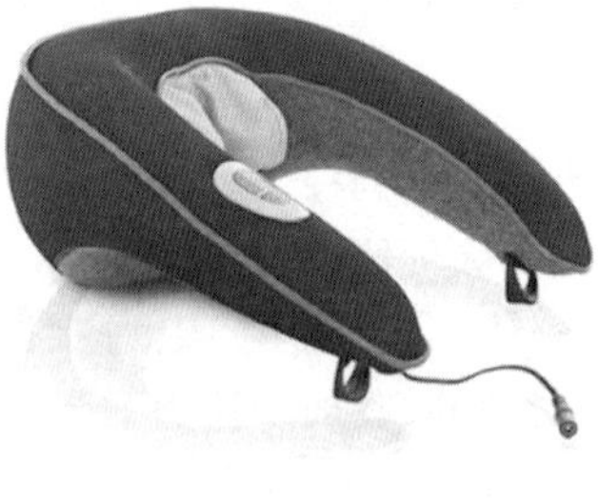

图 6－1－25

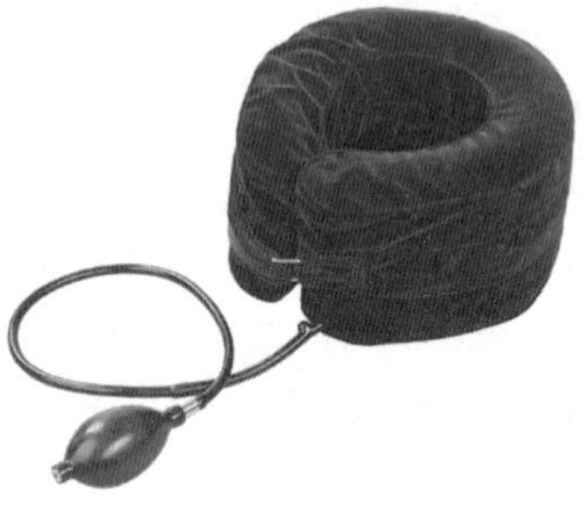

图 6－1－26

2. 腰背按摩器

腰背按摩器（见图 6－1－27 和图 6－1－28）的种类很多，一般由尼龙纺织材料做皮面，形状大小各异，可以安放在椅子、沙发或床上。按摩器内设有多个按摩头，可以上下左右摆动，有 3～4 个挡速调节键，具备推拿、揉捏、震动和温热四大功能。通过按摩器的震动、按摩、温热等作用，可以促进腰背部的血液循环，缓解肌肉疲劳和增加身体舒适度，适合老年人家庭保健使用。

3. 足部按摩器

足部按摩器（见图 6－1－29 和图 6－1－30）品种繁多，形状各异。按摩器上有许多凹凸小柱，滚动时对足部皮肤进行刺激，促进局部血液循环，带红外线灯的按摩器还有红外热疗作用。按摩器上一般设有挡速调节键，控制按摩频率和速度。足部按摩器适合老年人家庭保健使用。

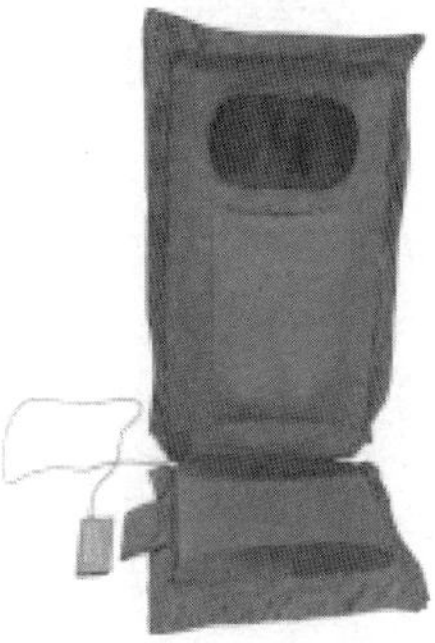
图 6-1-27

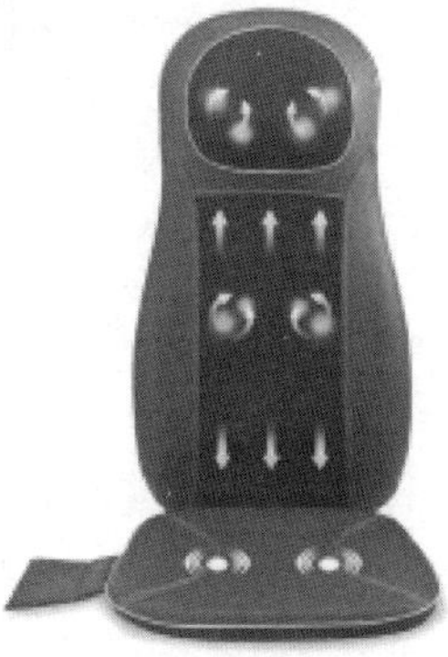
图 6-1-28

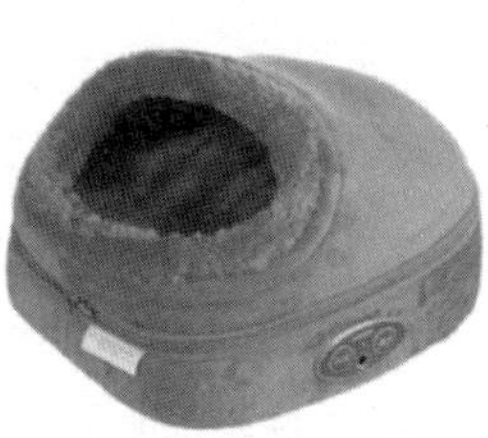
图 6-1-29

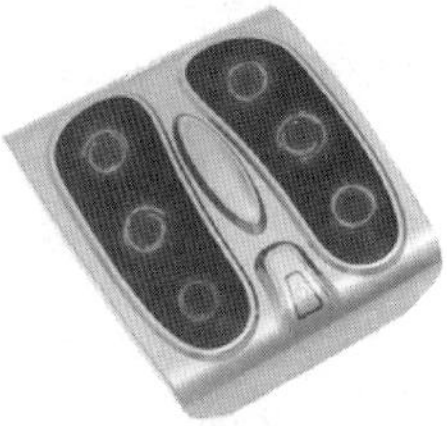
图 6-1-30

（十）循环治疗辅助带

1. 抗水肿袜套

图 6-1-31 为高弹力棉质尼龙袜套，图 6-1-32 为塑胶靴型袜套。弹力袜套依靠其收缩力度，对下肢局部有加压作用，促进血流，减轻水肿，改善下肢血液循环，适合下肢循环不良的老年人使用。购买时注意选择品牌、质量与合适型号。

2. 手足部冰袋

手足部冰袋（见图 6-1-33）为塑胶口袋，防水良好，便于携带。袋内放入冰块，对身体局部进行冷敷，可减轻疼痛和炎性水肿等，适合老年人手指、膝关节、足部等局部疼痛的冷敷。

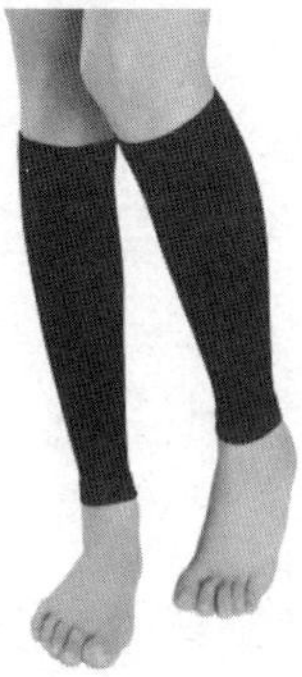
图 6-1-31

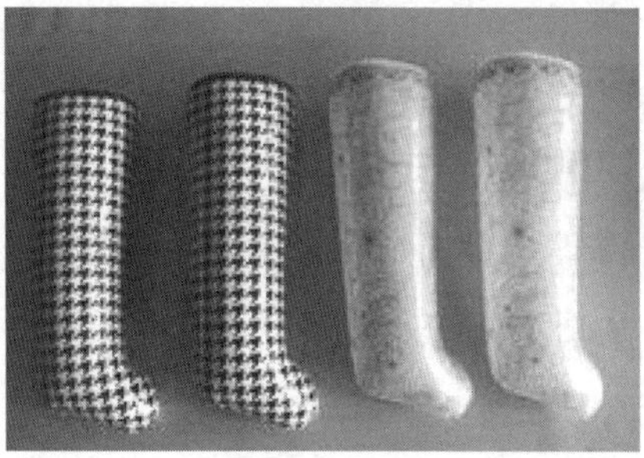
图 6-1-32

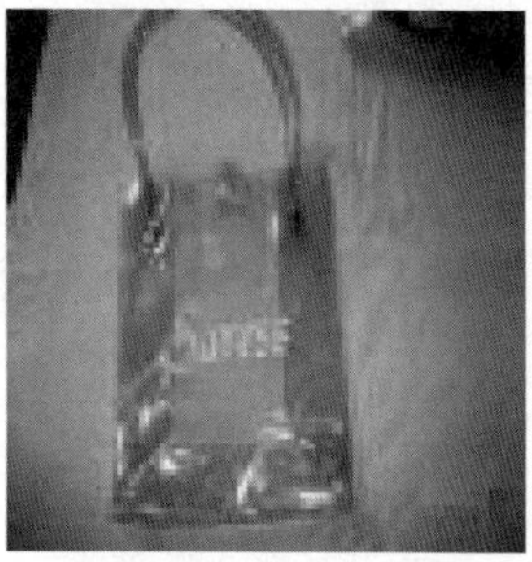
图 6-1-33

3. 充气加压带

充气加压带（见图 6-1-34 和图 6-1-35）由充气袋和加压装置组成，可用于上下肢或单双肢充气加压，通过加压装置在身体局部的压力，促进局部血液循环，减轻局部肿胀，适用于上肢和下肢循环障碍（乳腺癌术后患侧上肢肿胀、偏瘫患者肩手综合征、下肢循环障碍等）的老年人使用。充气加压带操作简单，使用方便。

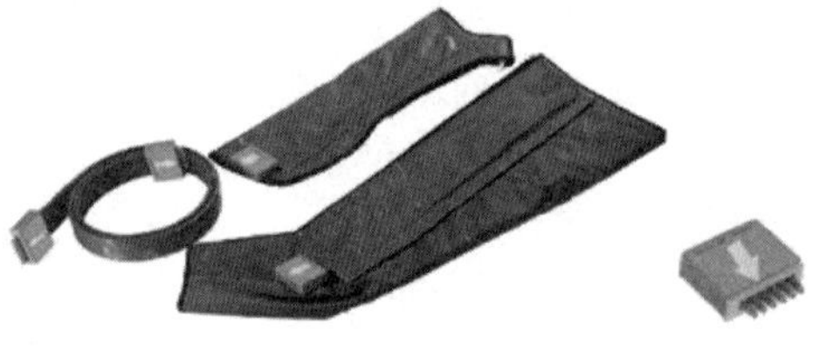

图 6-1-34

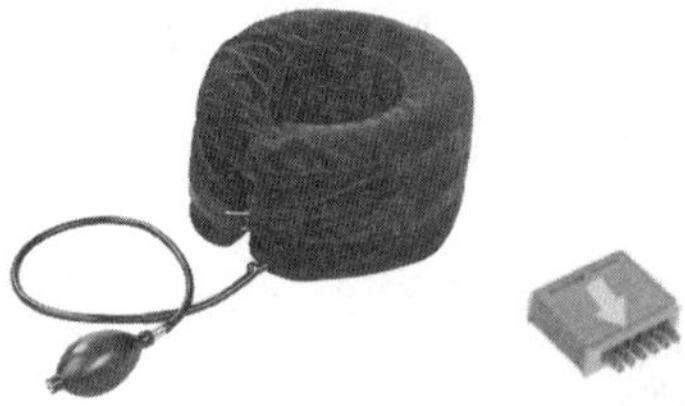

图 6-1-35

小故事

乳腺癌术后

一天，康复中心来了位女士，说自己两年前做了乳腺癌手术，患侧上肢经常肿得像个大萝卜，肿得厉害的时候连上衣都穿不进去，生活自理严重受到影响。我们让她试了试上肢循环带，一周后她来电致谢，说肿胀的上肢明显好转了，还可以干家务活了。

三、家庭保健护理类

（一）关节保护带

图 6-1-36 至图 6-1-45 为各种关节保护带。关节保护带由富有弹性的网织棉布制成，具有良好的保护关节作用。关节保护带是按照不同关节形态设计的，有护肩、护腰、护肘、护手腕、护膝、护踝等各种类型的产品，其作用是增加局部压力，减少肿胀，促进血液循环，减少摩擦，限制关节活动，让受伤关节静养。关节保护带适用于老年人偏瘫、肩关节半脱位、慢性关节疾病、骨性退行性病变及关节活动障碍的关节保护。

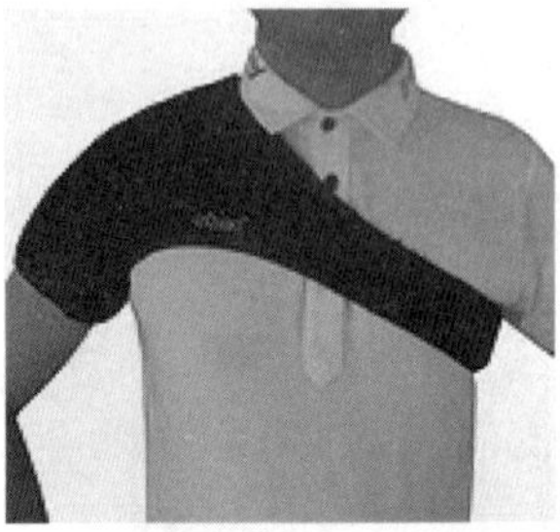

图 6-1-36

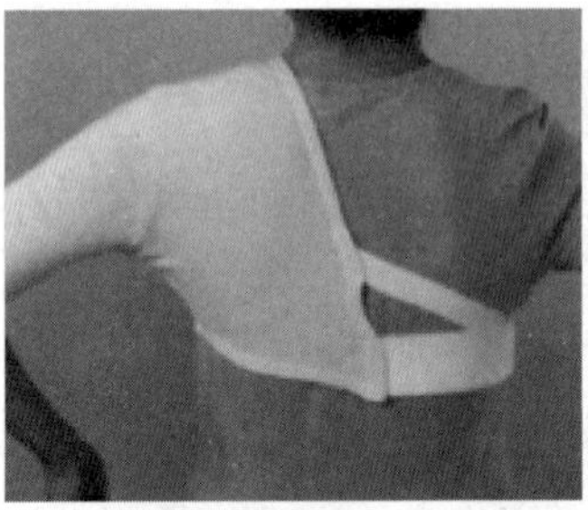

图 6-1-37

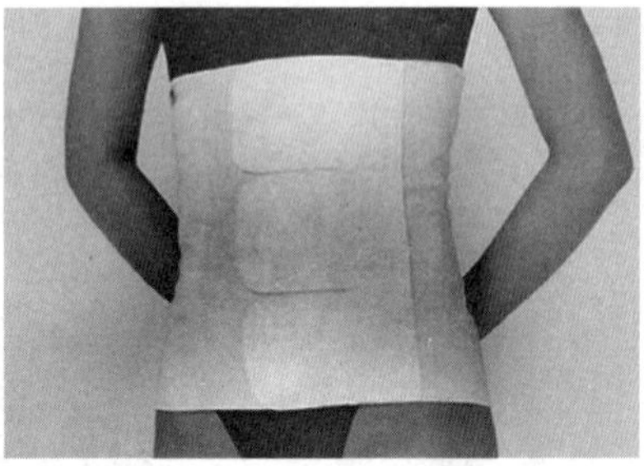

图 6-1-38

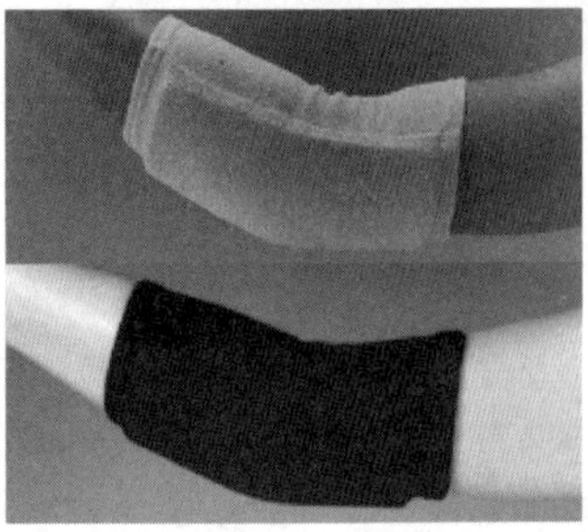

图 6-1-39

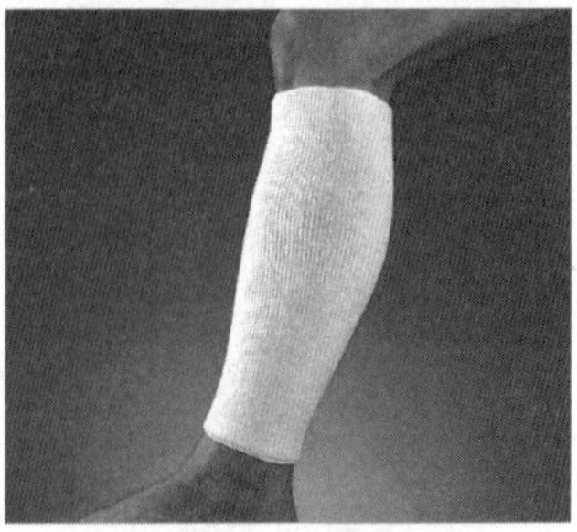

图 6-1-40

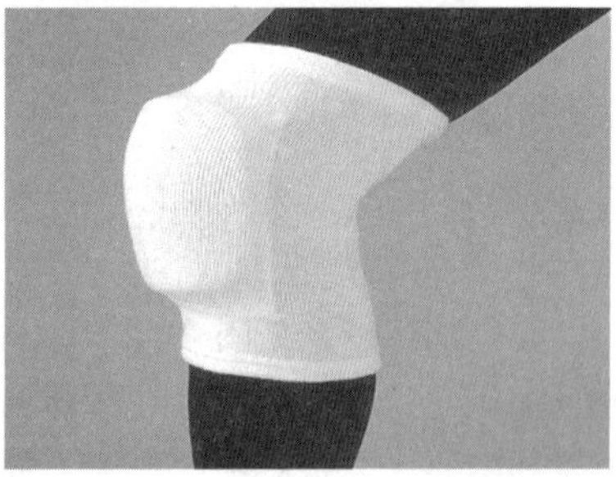

图 6-1-41

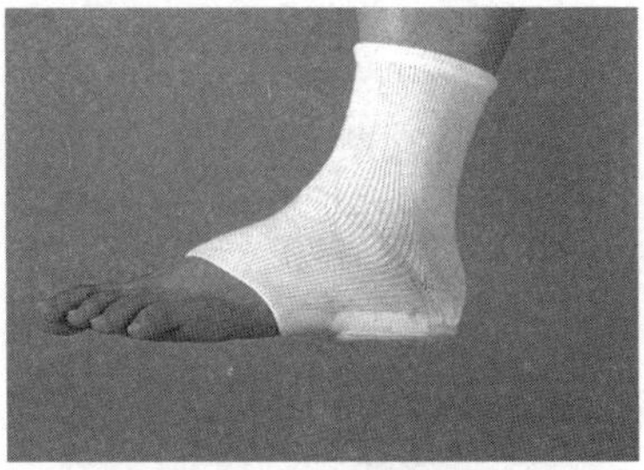

图 6-1-42

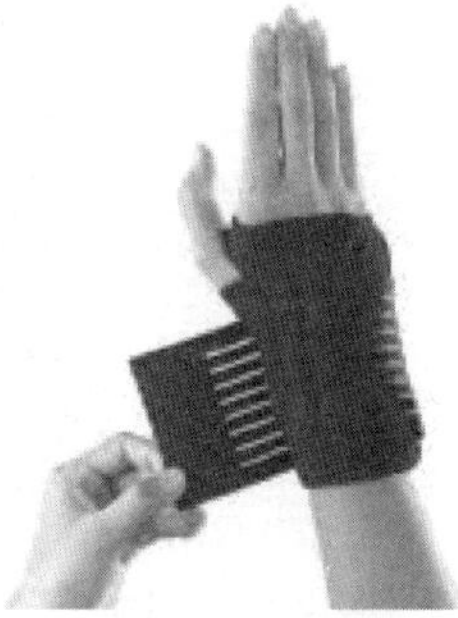

图 6-1-43

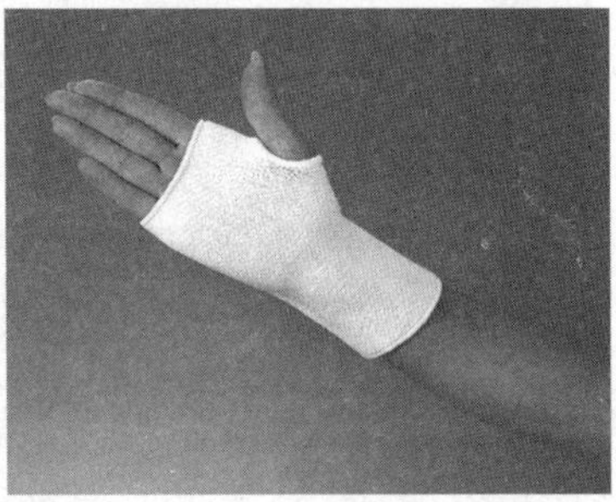

图 6-1-44

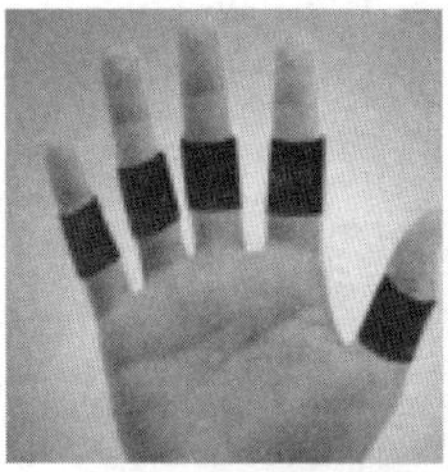

图 6-1-45

（二）两用热敷垫

两用热敷垫（见图 6-1-46 和图 6-1-47）一般为绒织材质，可干湿两用热疗。热敷垫的阻燃布料材质柔软、升温迅速、发热均匀，布料部分可以水洗。热敷垫有加热保护装置，2 小时自动断电，分四段温度控制调节挡，方便用于身体各个部位，适合老年人肌肉痛、关节痛及生理性疼痛的热敷。对于急性创伤、感染及恶性肿瘤等有禁忌。

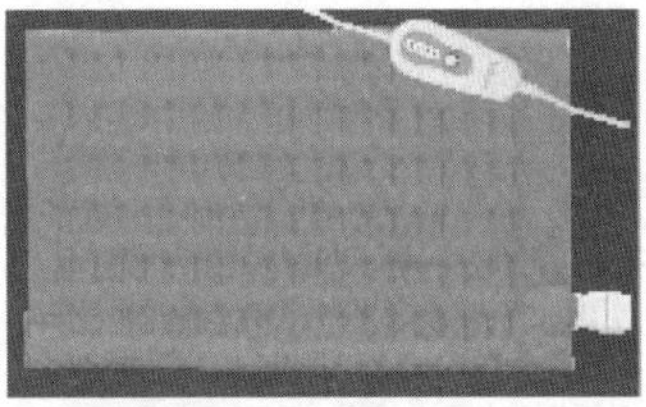

图 6-1-46

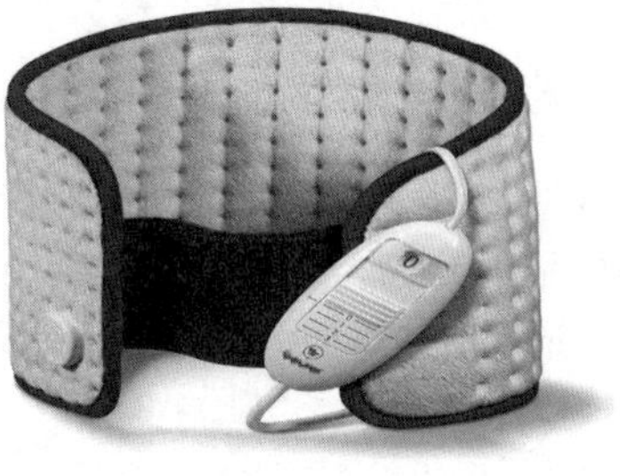

图 6-1-47

（三）取暖垫

取暖垫（见图 6-1-48）呈长方形，聚氯乙烯材质，柔软耐用。垫内调节器设有 4 挡热度调节控制，有自动断电功能，热度一般维持在 1 小时左右，垫子外包层可以清洗，适合身体虚弱、关节炎、风湿病、手足循环障碍的老年人家庭保健使用。

（四）羊毛暖手筒

羊毛暖手筒（见图 6-1-49）呈两面翻，一面是羊绒材料，一面是羊皮材质。暖手筒穿戴方便，

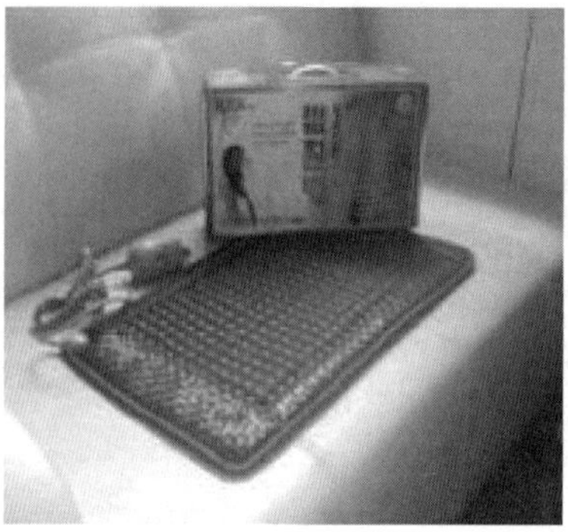

图 6-1-48

较手套宽大，保暖效果好，清洗便利，适合身体虚弱、偏瘫、上肢循环障碍及长期坐轮椅的老年人使用。

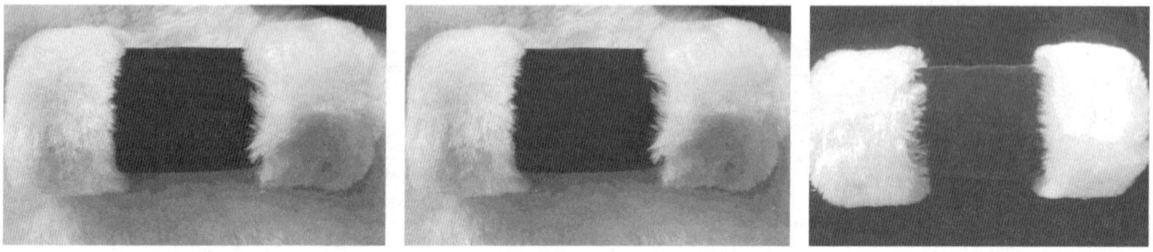

图 6-1-49

（五）热敷包

热敷包（见图 6-1-50）为长方形或圆形袋状包，一般为毛巾布材质。袋内可装入各种草药或填充物，两端设有环形带，便于抓握携带。将袋子放置于微波炉，对填充物加热，再敷于身体局部。热敷包适合有关节炎、腰背肌肉劳损的老年人家庭保健使用。

（六）足部保暖套

足部保暖套（见图 6-1-51）呈袜筒形状，是羊毛绒纤维材料的软底布艺保暖套。它是介于袜与鞋之间的护脚用品，质地厚实，软硬适度，对足踝有轻度支撑。足部保暖套在室内或睡眠时均可穿戴，清洗方便，适合身体虚弱、下肢循环障碍、偏瘫及长期坐轮椅的老年人使用。

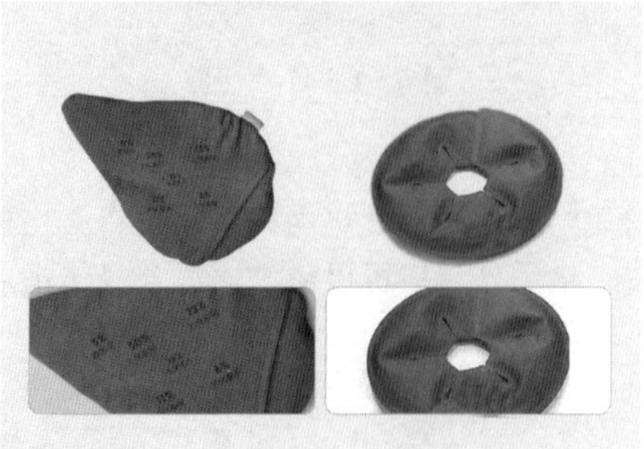

图 6-1-50

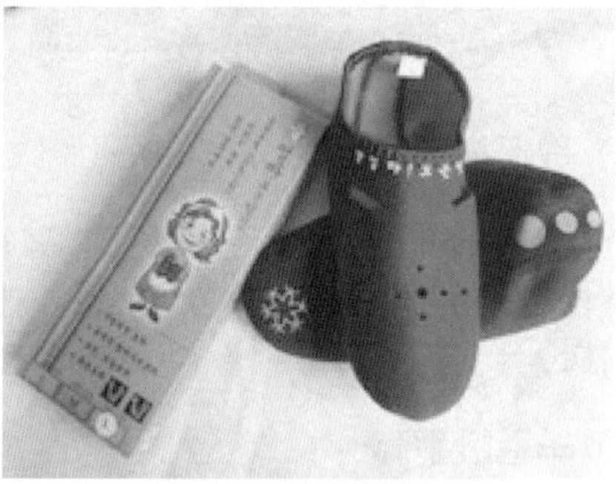

图 6-1-51

同步训练

张奶奶患有高血压、糖尿病、关节炎等多种疾病，医生嘱咐她平时要勤测量血压、血糖，关节要注意保暖，关节疼痛时可热疗，请为其介绍合适的辅助器具。

任务二

家庭护理照料类辅助器具的应用

任务描述

为了更好地照顾张大爷，他的子女想为其买一些护理照料类的辅助器具，使得张大爷能够更加舒适，照料者也比较省时省力，请为其介绍相关辅具。

相关知识

家庭护理照料类辅助器具是指在家庭使用方便，便于护理照料和生活照顾的辅助器具，如护理床、床边桌、防水床单、防压疮垫等相关的辅助器具。

一、清洁护理类

(一) 洗头盆

洗头盆（见图 6－2－1 和图 6－2－2）为高强度塑料材质，盆中间有凸起，盆边有凹陷，是专为卧床患者洗头设计的。盆内设有伸缩排水管，可自动排水。洗头盆可方便对长期卧床老人的清洁护理和照料。

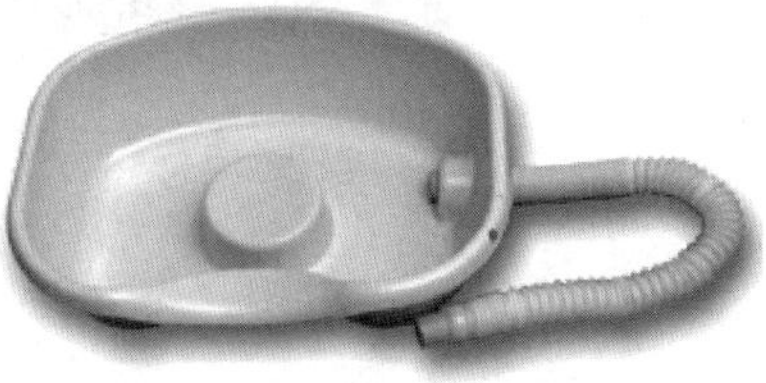

图 6－2－1

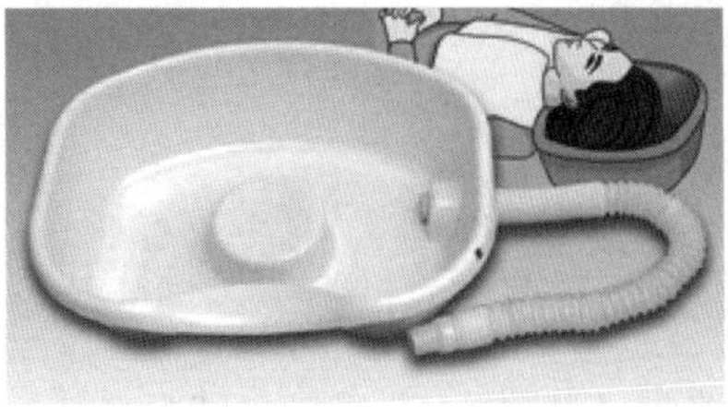

图 6－2－2

（二）洗头机

洗头机（见图 6－2－3）为塑料材质，由洗头盆、吊管水囊、上下水道、阀门等组成。洗头机放在床头，充气阀门有自动开关功能，充气不费气力。上下水按钮可自动操作流水。盆的体积适中，移动方便，随时可泄气收纳。图 6－2－4 所示的洗头盆呈凹字形，便于颈部姿势调整，增加洗头舒适感。洗头盆适用于长期卧床或肢体功能障碍的老年人，也适合社区照料中心及养老机构应用。

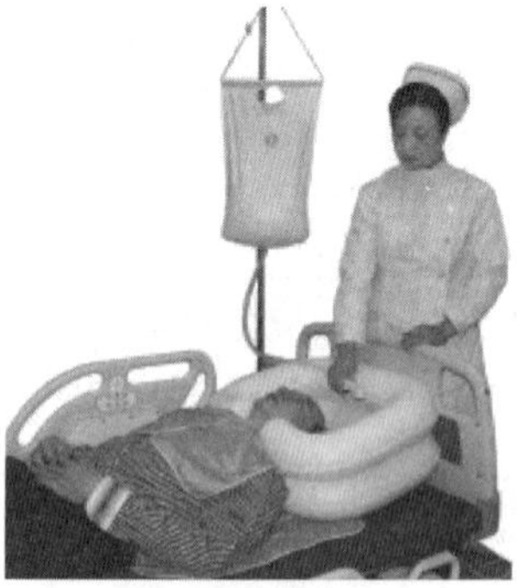

图 6－2－3

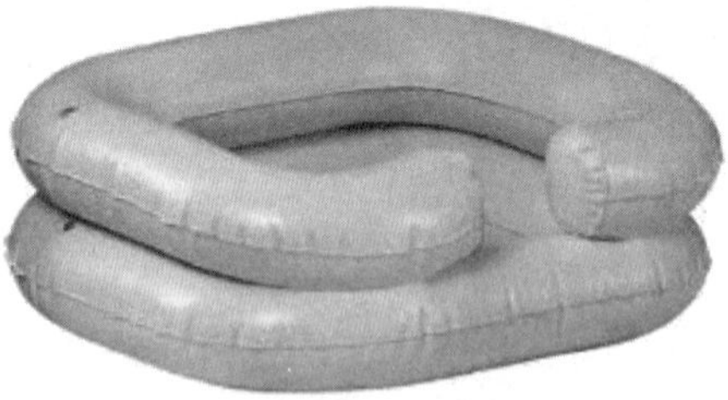

图 6－2－4

（三）移动式体洁器

移动式体洁器（见图 6－2－5、图 6－2－6 和图 6－2－7）由小型塑料水箱、调温器、开关按钮、伸缩水管、手动拉杆、电线等组成。水管设有两个喷头，伞式喷头洗头、淋浴式喷头冲洗下身。入水口和出水口安装简单，操作便捷。移动式体洁器体积小巧、移动方便，适合对长期卧床老年人的护理照料，也适合社区照料中心和养老机构应用。

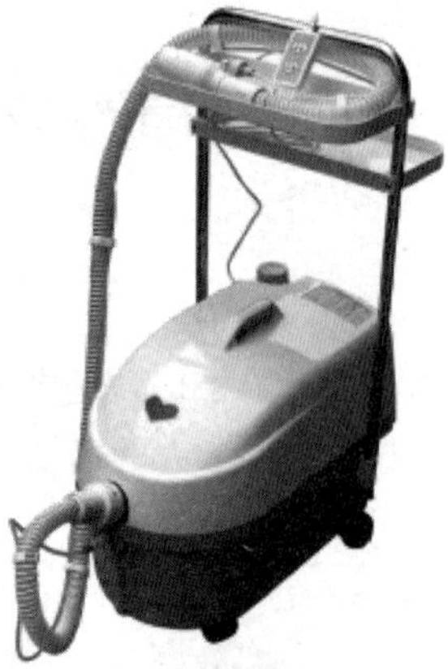

图 6－2－5

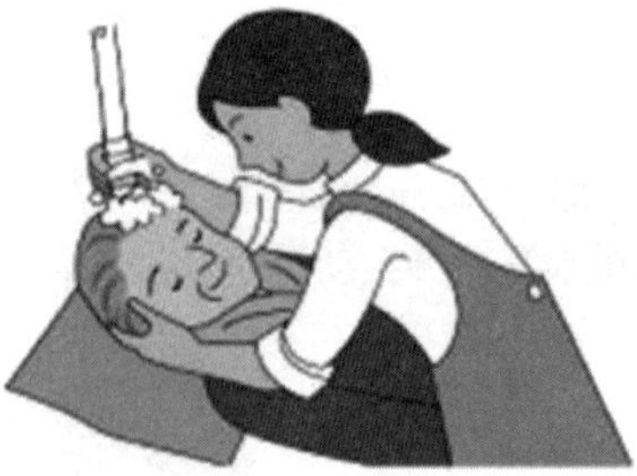

图 6－2－6

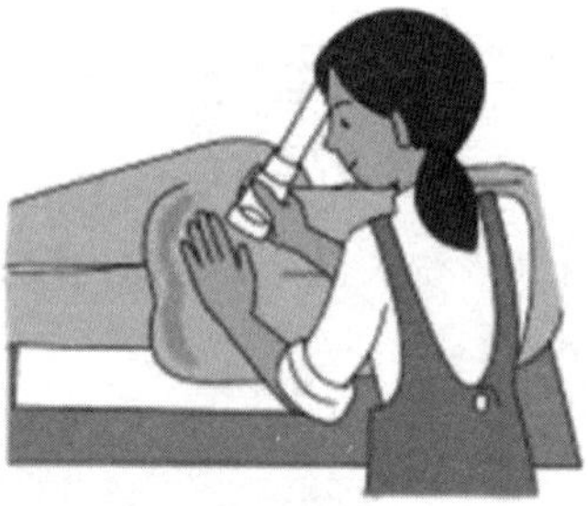

图 6－2－7

（四）男女便壶

男女便壶（见图 6－2－8）为硅胶材质，硬中带柔，肌肤感舒适。便壶外侧有刻度记录尿量。壶后端有加盖放水孔，特点是使壶内形成负压，便壶装满或移动时不打开后盖，尿液就不会外溢洒出，开盖后液体自动流出，方便卫生，防止异味。女性专用尿壶（见图6－2－9）质地柔软，前口宽大，可紧贴身体使尿液不外溢。便壶有盖和把手，方便移动和清洁冲洗。

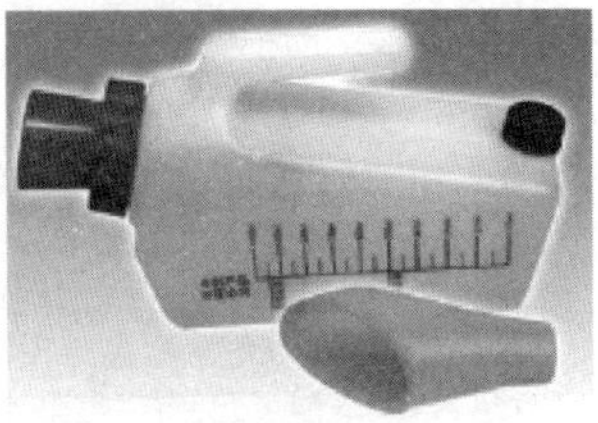

图6－2－8

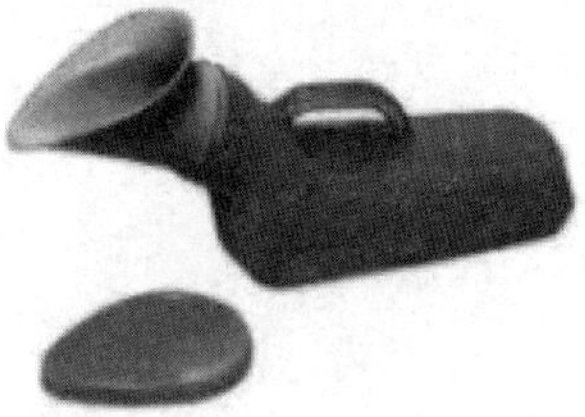

图6－2－9

（五）大便器

大便器（见图6－2－10和图6－2－11）为硅胶材质，硬中带柔，体感舒适，造型适合人体生理曲线，移动便捷，冲洗方便，还配有盖子，适合长期卧床的老年人使用。

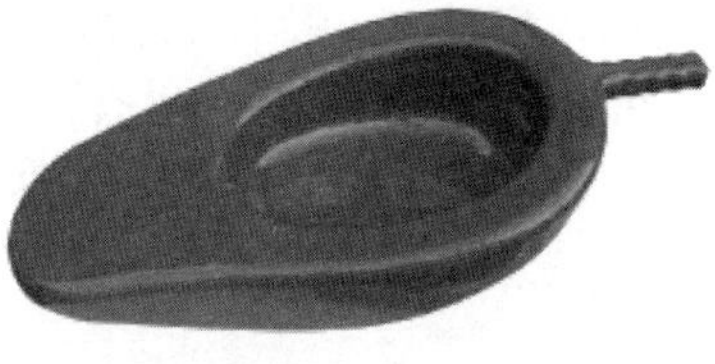

图6－2－10

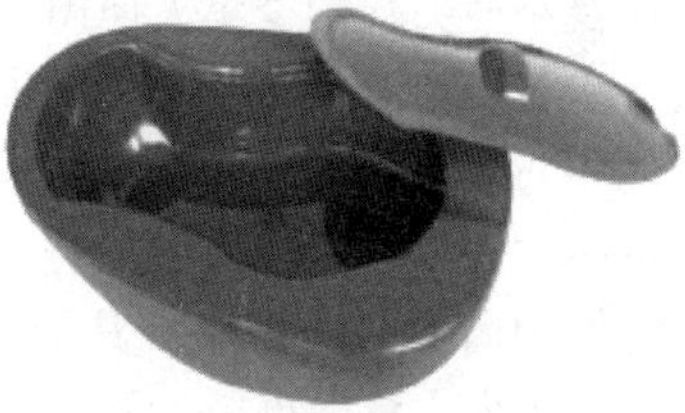

图6－2－11

（六）充气便盆

充气便盆（见图6－2－12和图6－2－13）为塑料材质，由充气阀和充气盆组成。充气阀有自动打气功能。便盆大小适中，不用时可以收纳保存及携带，适合长期卧床的老年人使用。

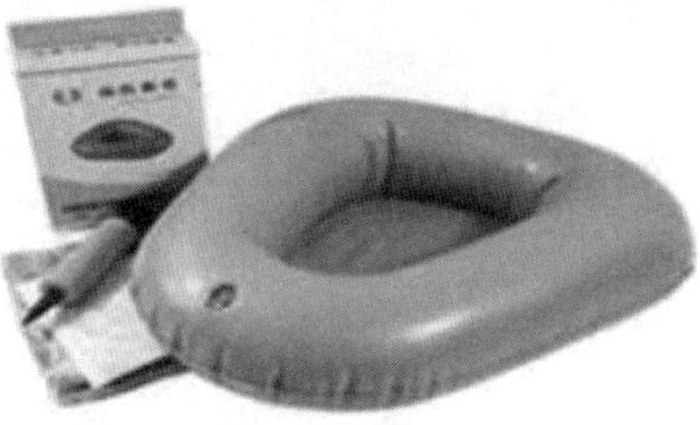

图6－2－12

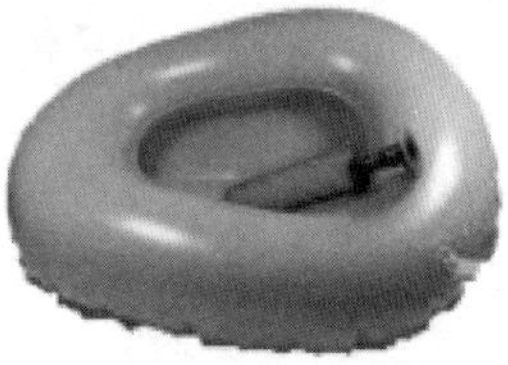

图6－2－13

（七）导尿收集袋

导尿收集袋（见图6－2－14和图6－2－15）为尿失禁男性或女性设计，不含PVC，不含引流管，收集尿液的柔软容器无开口，袋子和导尿管一体。尿袋可以收集尿液，贮尿袋和导尿管固定在身上，穿戴隐蔽安全。导尿收集袋适合尿失禁或排尿障碍，以及外出活动时间长、环境受限等情况，老年男性或女性均可使用。

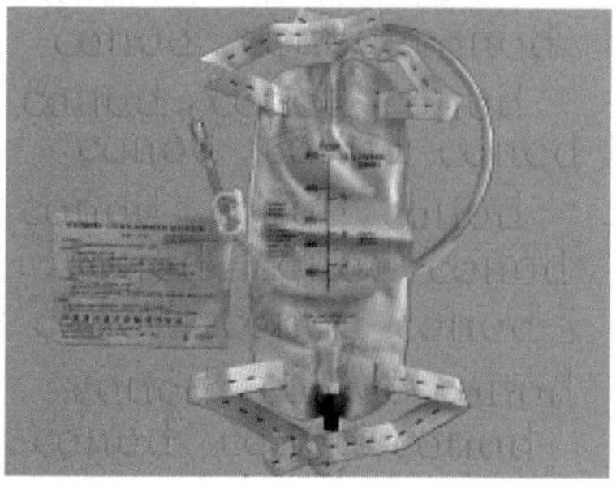

图 6-2-14

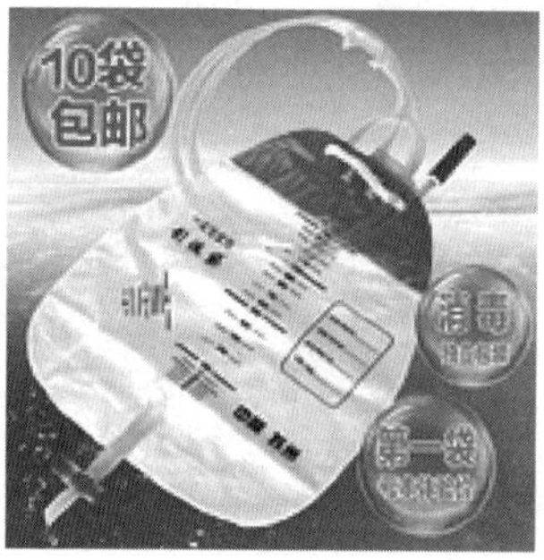

图 6-2-15

（八）穿戴式集尿器

穿戴式集尿器（见图 6-2-16）由弹性裤、软包胶集尿器、集尿袋、硬性弹力支架等组成。每个集尿袋配有高分子吸水树脂（SAP），使小便变成果冻状。患者无须脱裤，无须搬动。穿戴式集尿器适合长期卧床及小便失禁的老年人使用。

使用方法：将 SAP 包装撕开一端，开口端以水平方向插入集尿袋。将集尿袋扣在软包胶集尿器出口处，通过倒扣与软包胶集尿器连成一体。将弹性裤穿在腰间，腰带与腹部贴合。集尿袋对准排尿口，男性阴茎通过集尿器口伸入集尿袋，女性会阴与集尿器下端贴合，将固定带粘在腰部两侧。更换集尿袋时将倒扣向内按压即可。其特点是：具有 1 500 毫升大容量；隔离尿液保持皮肤干爽；无须导尿管，避免感染；穿戴更换方便。

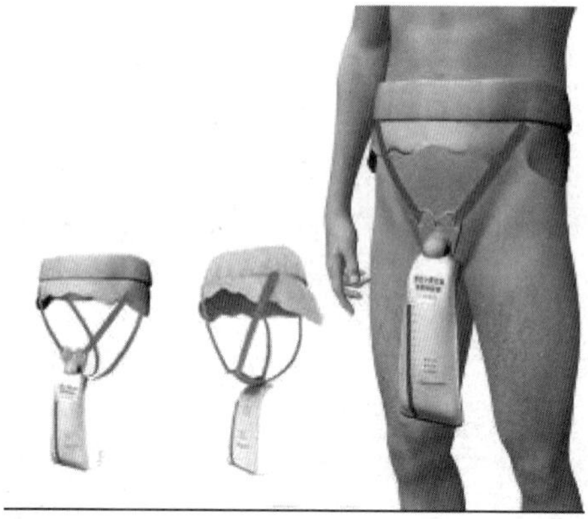

图 6-2-16

（九）成人尿不湿

成人尿不湿（见图 6-2-17、图 6-2-18 和图 6-2-19）一般表层为柔软舒适的无纺布材质，中层为新型抗菌高分子吸水剂，底部采用防漏 PE 膜，透气不透水，快速吸纳尿液，有效抑制异味散发。其内层设有独特的导流槽，起到快速分流和吸收的作用。成人尿不湿透气性好，可保持皮肤干燥，立体护围可紧贴皮肤，避免身体侧卧液体外溢。纸尿裤有双重立体吸收结构，除了特殊的导流结构外，中间还有浮桥，对不慎排出的稀便有稳固作用，避免人体大面积接触污物。成人尿不湿的设计符合成人生理曲线，有不同型号。腰部固定粘扣可反复使用。成人尿不湿穿着舒适、行走自如、方便远行路途更换等，适合轻度尿失禁、排尿淋漓的老年人日间外出使用，长期卧床尿失禁者也可将成人尿不湿与防水床单交替使用。

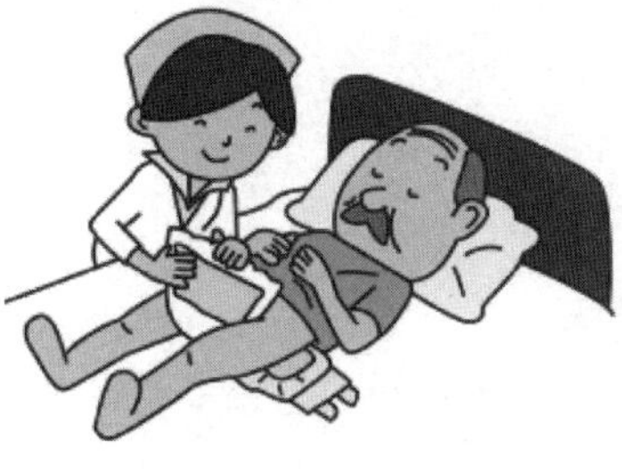

图 6-2-17

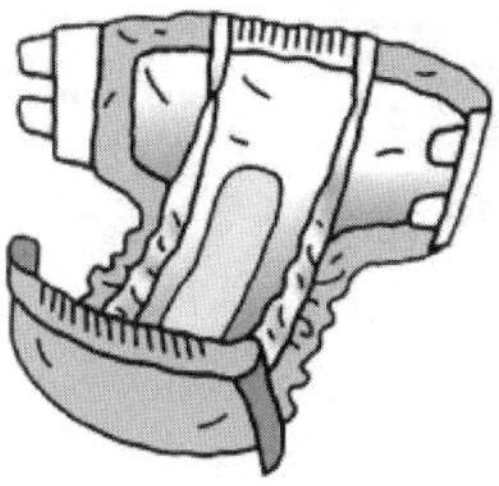

图 6-2-18

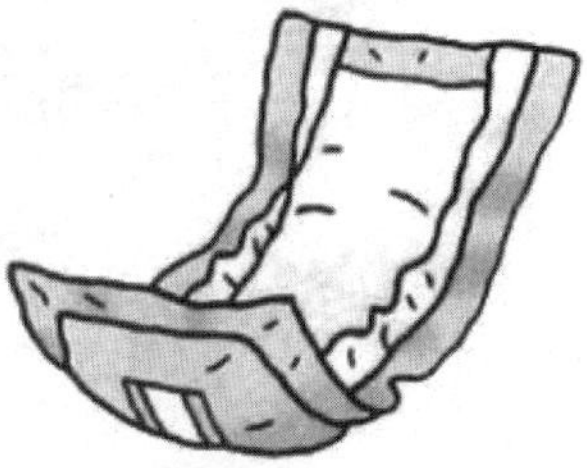

图 6-2-19

（十）成人纸尿裤

成人纸尿裤（见图 6-2-20）一般为 PVC 材质，样式品种很多。成人纸尿裤的特点是包裹严实、质地柔软、方垫厚实、吸水力强，适用于轻度尿失禁、排尿淋漓的老年人日间外出使用，也适合长期卧床、久坐轮椅的老年人外出活动时使用。

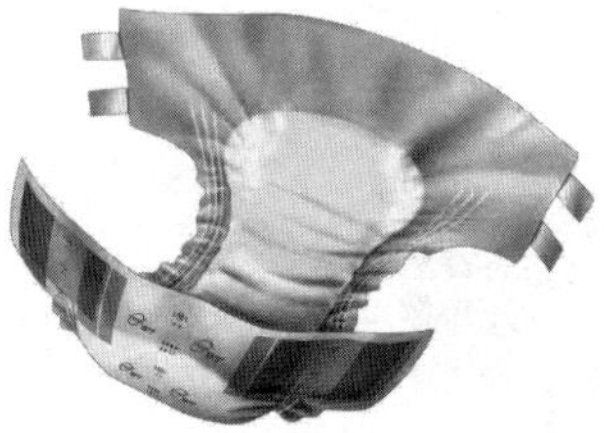

图 6-2-20

小故事

有位老大爷 79 岁，患前列腺疾病，裤子总是湿的，家门都不敢出，很苦恼。家人给老大爷做了许多尿布，每天在家晒尿布味道很重。邻居们总问：你家怎么每天这么多尿布呢？老大爷很难为情，让家人赶快想办法。他们还不知道超市里早就有成人专用尿不湿和纸尿裤在卖了。

二、护理床类

（一）高档电动护理床

高档电动护理床（见图 6-2-21 和图 6-2-22）采用了特殊钢材床架，床架中部设有帘式软连接，可大幅度减少背部抬起对腰椎的压力。床体还有背膝联动功能，膝部先抬起，背部再抬起，防止身体下滑。床体高度可调节 25～58cm，方便进食、看书、上网等坐位活动，也方便上下床及身体与轮椅间移动。床体设有自控电钮，可自行调节背部或膝部的姿势，增加床上舒适度。床头板和床尾板可拆卸，方便更换床单或清洗身体。床体易拆易装，搬运方便。高档电动护理床适合长期卧床的老年人使用，使用时要求卧室空间宽敞。

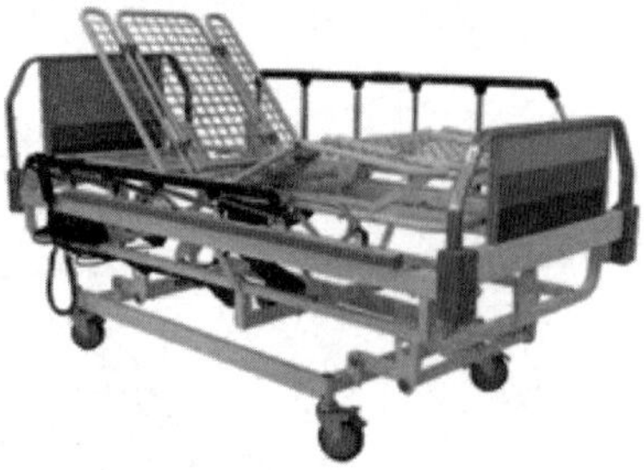

图 6-2-21

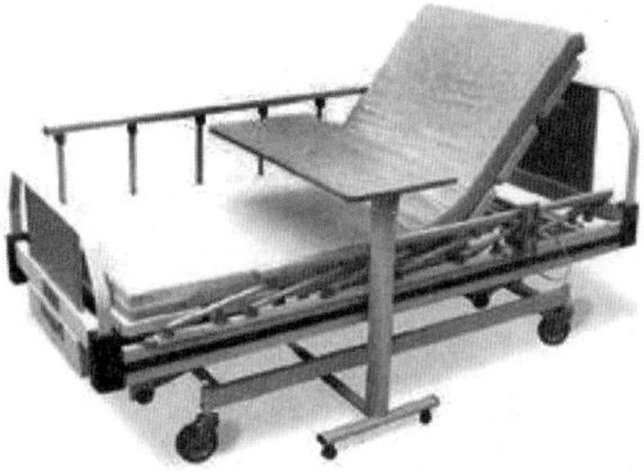

图 6-2-22

（二）电动护理床

电动护理床（见图 6-2-23 和图 6-2-24）的床架为不锈钢材质，两侧设有护栏，可前后移动，有防水床垫和活动餐桌板，还带有刹车装置、全制动脚轮和无线遥控器等。床体有背膝联动功能，可以调整膝背姿势，背部可调整 0°～65°，膝部可调整 0°～15°。床头床尾可以拆卸，方便床边照料护理。电动护理床适合长期卧床老人和护理照料人员使用。骨折术后卧床的老年人使用时，要保持下肢平卧固定姿势，不需要应用背膝联动功能。

护理床操作

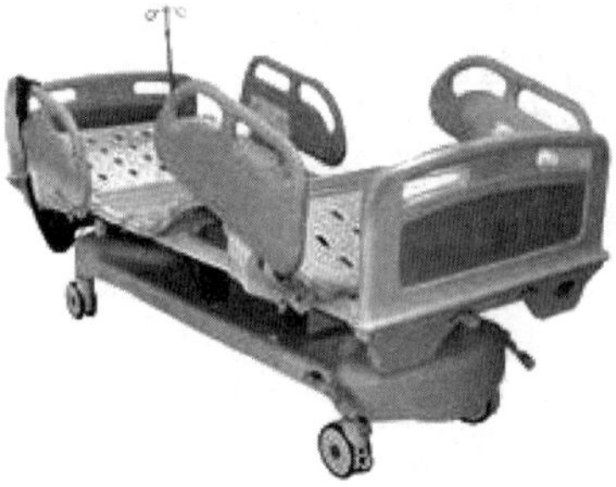

图 6-2-23

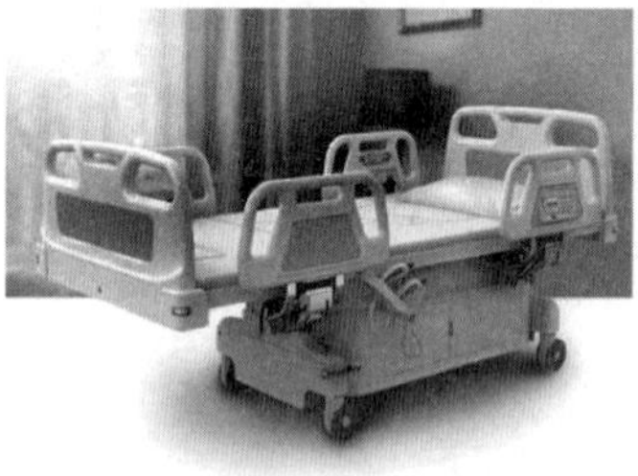

图 6-2-24

（三）智能自动升降床架

智能自动升降床架（见图 6-2-25）由喷塑钢管支架、蝶花形弹力架和电钮操控系统等组成。智能自动升降系统用于调整床体的高度和角度。床垫放置在床架上，利用遥控器自行调节卧姿角度。智能自动升降床架适用于长期卧床的老年人。

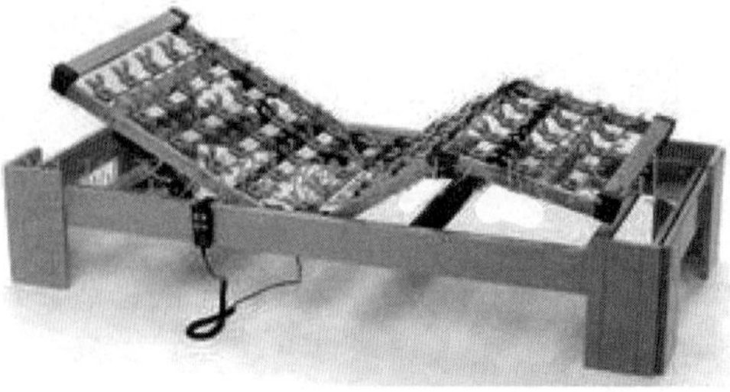

图 6-2-25

(四) 手摇护理床

手摇护理床（见图 6-2-26 和图 6-2-27）为不锈钢喷塑钢管和钢板材质，床长 200cm、宽 90cm、高 50cm。手摇可以调节床体背部 0°～70°、腿部 0°～40°。手摇护理床均配有海绵床垫、移动护栏和移动脚轮，适合长期卧床的老年人家庭使用。

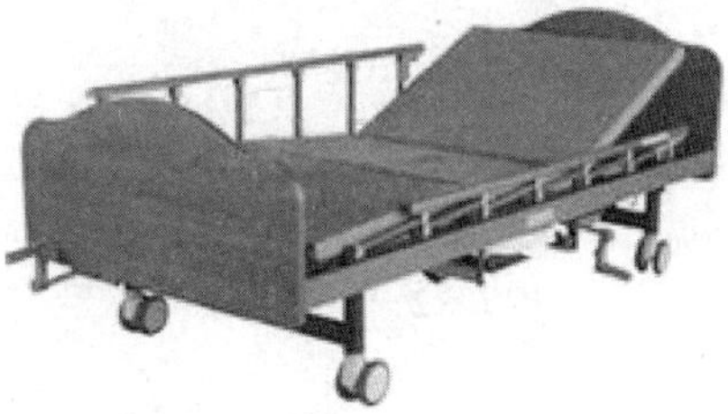

图 6-2-26

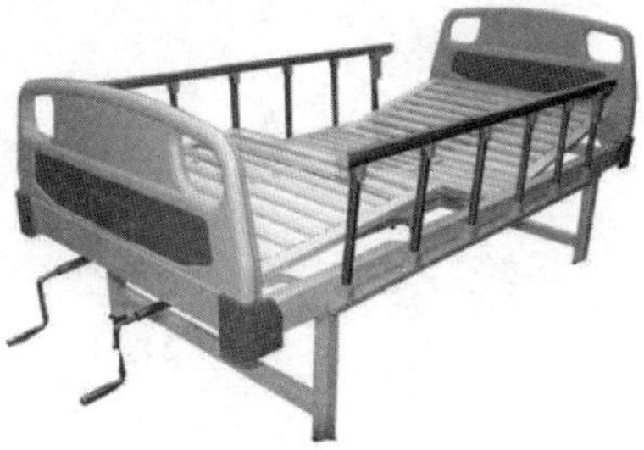

图 6-2-27

三、护理床附件类

(一) 床边护栏

床边护栏见图 6-2-28，护栏有不锈钢喷漆、木质、高强度塑料管等材质和形态，可安装在床边左右任何一侧，护栏有升降调节和前后移动的功能。有些护栏控制杆上装有安全锁控装置，开关时可自动调节，防止老年人上下床不慎坠床。床边护栏适合长期卧床的老年人、社区养护中心和养老机构使用。

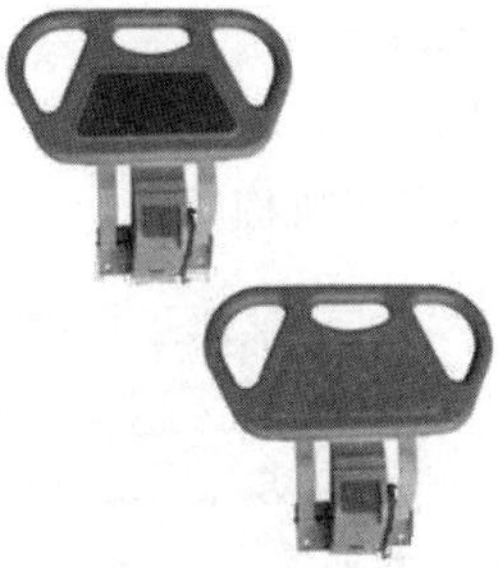

图 6-2-28

(二) 床高低调节架

床高低调节架（见图 6-2-29 和图 6-2-30）由矩形板、钢管支架、螺钉固定器等组成。钢管支架放置在床下，有四个支脚，以调整床体高低。矩形板、钢管支架和螺钉固定床体。床高低调节架适用于长期卧床的老年人。

(三) 床边桌

床边桌（见图 6-2-31）一般由木质桌板和喷漆架等组成，长 76cm、宽 38cm、高 74～

125cm，可以按照需求调整高度。床边桌可方便在床上进餐、看书、上网、手功能康复训练等。图 6-2-32 所示的床边桌带有四个脚轮，便于在床、轮椅、沙发间移动。床边桌适合长期卧床或坐轮椅的老年人家庭、社区养护中心及养老机构应用。

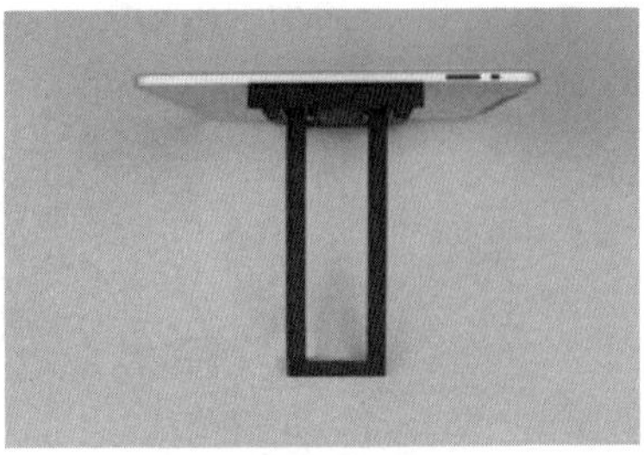

图 6-2-29

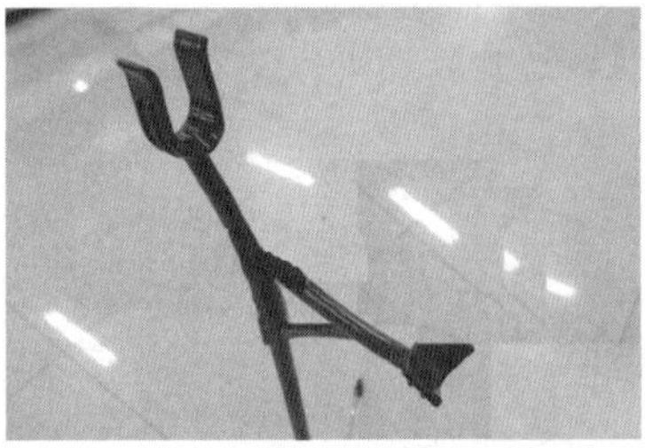

图 6-2-30

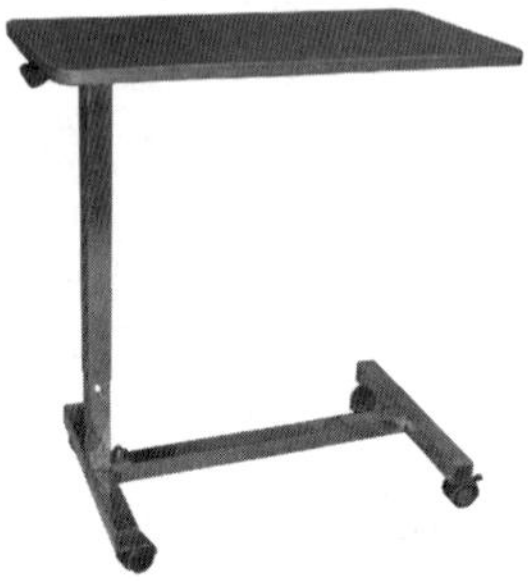

图 6-2-31

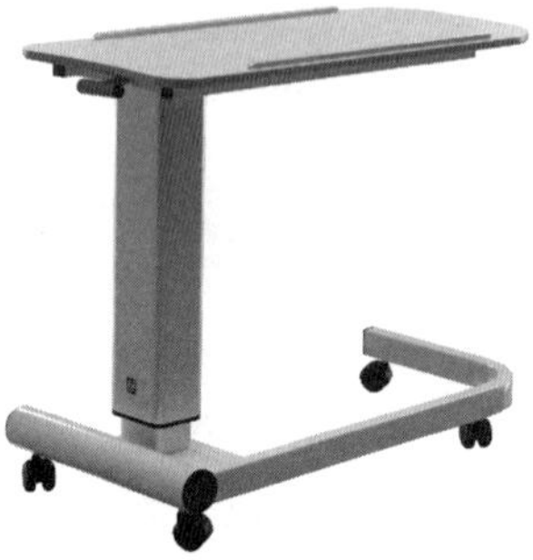

图 6-2-32

（四）床上靠背

床上靠背（见图 6-2-33）由铝合金材质、喷塑钢管支架、尼龙布面材料等组成，分别有 30°、45°、70°姿势调节挡。支架底部可平坦放置床上，支撑稳定，辅助床上坐姿支撑和调整。床上靠背适合长期卧床的老年人、社区养护中心及养老机构应用。

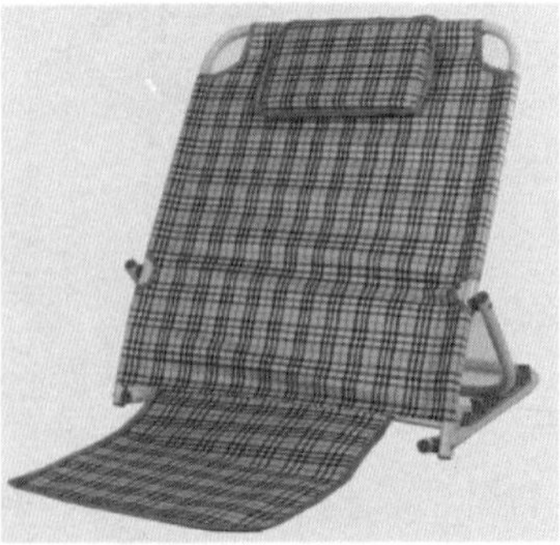

图 6-2-33

（五）腿支撑架

腿支撑架由喷塑钢管和压条形支架组成。支架形成倒“L”形硬支撑。硬支撑平面有软性弹力

PVC材质的软支撑。腿支撑架方便放在床上，可以调整高中低三个角度，适宜腿足伸展高度的调整，促进下肢血液循环，适合长期卧床或下肢循环障碍的老年人使用。

（六）移位辅具

移乘板（见图6-2-34）是常见的移位辅具，一般由高硬塑料或硬木材料制成，呈长方形或椭圆形，一侧或两侧有扶手孔。移乘板放在轮椅与床之间，方便体位移动。移乘板放在轮椅与坐便椅之间（见图6-2-35），利用平滑移动作用辅助身体转移。移乘板适用于长期卧床或久坐轮椅，且上肢臂力支撑力良好者自行完成坐位姿势转移，或照料护理人员辅助老人身体转移，适合长期卧床或坐轮椅的老年人使用。

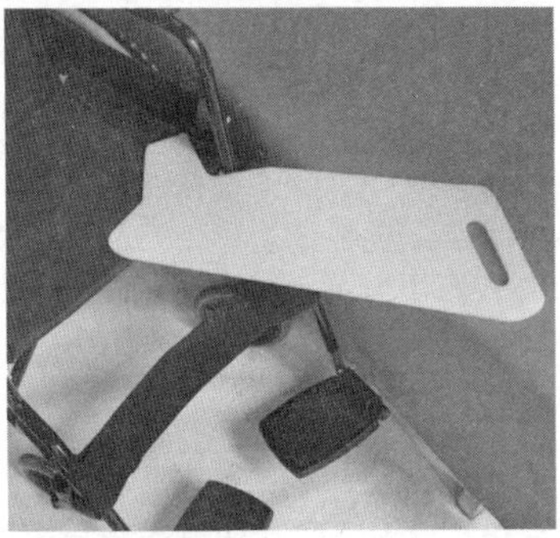

图6-2-34

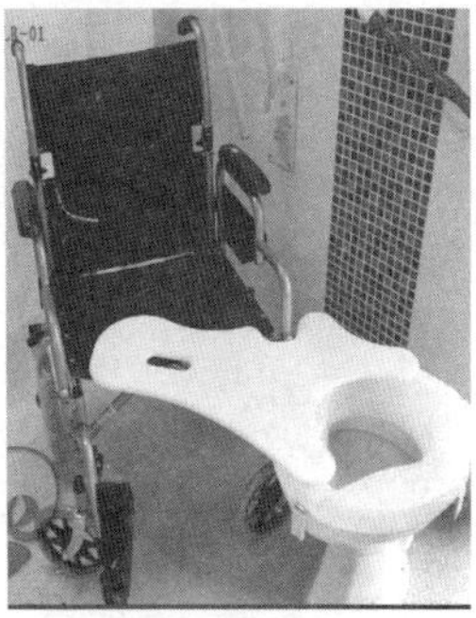

图6-2-35

移乘板的使用　　移位辅具　　轮椅转移带

（七）过床器

过床器由特殊材料制成（见图6-2-36），一般长164cm、宽49cm，可折叠成长方形床板。使用时将床板放置在两床之间，板上放中单，轻轻移动中单，利用平滑移动作用轻松实现体位转移，防止患者在体位转移时发生坠床，有效地减轻病人痛苦和护理照料人员的劳动强度。过床器适用于肢体重度障碍、长期卧床等老年人家庭、社区养护中心及养老机构。

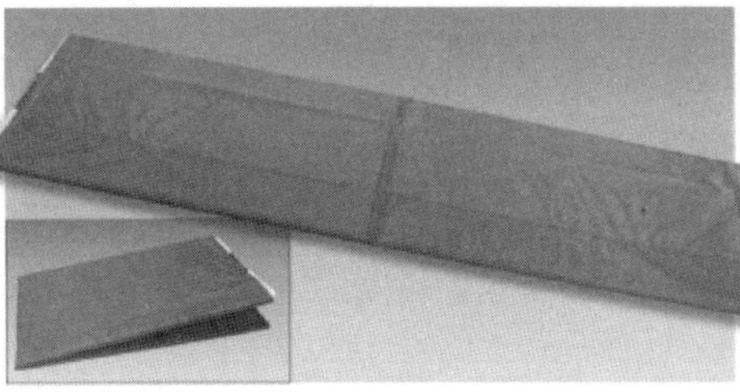

图6-2-36

特殊个案一：定制轮椅和移乘板

档案分类	肢体残疾	社区	###	编号	029
姓名	G. S. H.	性别	女	年龄	65 岁
家庭住址	东城区####	住宅电话	###		
致残原因	儿麻后遗症				
诊断	1. 儿麻后遗症　2. 脊柱畸形（脊柱侧弯）　3. 双下肢运动功能障碍（截瘫型）			残疾等级	肢残 2 级
评估小组	首席评估师：王××　工程师：高××　工程师助理：巩××　评估员：孙×× 评估日期　2024 年 4 月 6 日				

辅助器具处方：

一、评估报告摘录

患者 2 岁时患脊髓灰质炎，诊断：儿麻后遗症，双下肢运动功能障碍，脊柱发育畸形。

（1）ADL 评估：44 分，日常生活活动能力大部分自理。

（2）运动功能障碍：患者双上肢正常。脊柱左侧弯曲后凸、肩胛骨变形。双髋关节变形不对称，右高左低、臀位压力失均匀。双膝伸展困难、右膝屈曲挛缩 30°，双下肢萎缩、双足内翻，左足重于右足、平放呈外八字。

（3）运动姿势障碍：患者端坐位、不能站立行走、不能上下台阶。

（4）其他功能障碍：智力正常、语言正常。

（5）身高和体重：130cm，50kg。

（6）特殊体位：双下肢挛缩，右肢重于左肢，不能站立、行走，床椅间移动依靠家庭自制小凳，双上肢支撑小凳辅助室内行走。

二、辅助器具现状

家庭自制小板凳辅助移动。普通轮椅过高不能上下，申请定制。

三、轮椅定制要求

降低轮椅座位高度：患者坐位姿势水平低，轮椅高度应与床平行，方便床椅间移动。

移动扶手：设上下移动式扶手，方便床椅间或如厕身体左右移动。

靠垫定制：靠背软垫，弥补右肩胛骨凹陷缺失，增加靠背舒适度。

坐垫定制：坐垫要弥补坐位姿势压力不均衡的不足，增加坐位姿势舒适度，防止压疮。

腿靠舒适附带：增加腿靠附带，帮助双下肢平放稳定。

调试脚踏高度：减少椅座与脚踏距离，方便双下肢收纳和双足平放。

设置移动脚踏：左右或上下移动脚踏，便于患者上下轮椅。

配置移乘板：患者双上肢肌力关节活动度良好，移乘板可方便床椅间体位转移。

自走型轮椅：大轮加外圈，前轮万向轮，注意旋转半径，方便自推轮椅在室内移动。

四、室内环境要求

室内环境 $20m^2$ 左右，自走型轮椅主要在卧室、厅房及卫生间移动。

五、移动方式

依靠双上肢支撑，自己使用移乘板在床椅间移动。

六、操作方法

训练上肢驱动能力，室内自行驱动轮椅，室外依靠他人帮助。

七、维修保障

5 年。

八、经费

东城残联支持。

九、定制测量

转交工程师（测量表略）。

十、跟踪服务

6 个月。

特殊个案二：定制移动床

档案分类	肢体残疾	社区	###	编号	025
姓名	G. C.	性别	男	年龄	37 岁
家庭住址	东城 ###			住宅电话	###
致残原因	腹腔间质瘤非上皮性肿瘤				
诊断	1. 巨大腹腔瘤　2. 下肢运动障碍（肿瘤压迫性）			残疾等级	2 级
评估小组	首席评估师：王××　工程师：高××　工程师助理：巩××　评估员：孙×× 评估日期　2024 年 4 月 6 日				

辅助器具处方：

一、评估报告摘录

出生时健康，9 岁发现腹部肿物逐渐增大，诊断：腹腔间质瘤非上皮性肿瘤，军区总医院手术三次，术后肿物继续增长。

（1）ADL 评估：24 分，日常生活活动大部分依靠帮助。

（2）运动功能障碍：双上肢正常；双侧髋关节屈曲障碍、双膝关节屈曲受限。

（3）运动姿势障碍：主动翻身困难，端坐困难，坐位姿势依靠支撑，双腿外展活动受限，不能独立站及行走。

（4）其他功能障碍：心功能障碍（心衰）。

（5）身高和体重：身高为 172cm，体重为 150kg。

（6）特殊体位：体态肥胖、腹部肿物巨大、阴囊肿物下垂、腹腰臀围 2.4m。双下肢双踝中度水肿，伴有重度静脉曲张；不能独立站立行走，床上下移动完全依靠帮助。

二、辅助器具现状

三轮摩托（他人搀扶移动，自行开启三轮摩托），申请轮椅床定制。

三、轮椅床的定制要求（加宽式移动床）

（1）移动式高靠背：靠背角度 0°～70°，调整坐姿至卧姿，保持体位稳定。

（2）加长加宽靠背：靠背宽大同肩，增加靠背舒适度。

（3）固定扶手：扶手与床体固定连接，增加扶手支撑稳定。

（4）加长腿靠：保证卧位姿势双腿平放，提高下肢支撑力。

（5）床体平面大小：靠背高度 1m，座面 0.80m，床平放长度 1.8m，宽度 1m，方便坐位姿势与卧位姿势调整。

（6）六轮式移动床：六个万向轮，小轮前中后三组，方便室内外移动与转弯。

（7）移动床阶梯：患者居住一层门口有 3～4 级台阶，移动阶梯方便室内外出入（患者体重超重，搬动困难，日常生活完全依赖床上，包括上医院看病）。

四、室内外环境要求

室内环境 $20cm^2$ 左右。特制床平放 1.8m，室内可前后移动，无法左右移动。

五、移动方式

不能自行移动，完全依靠家属护理照料。

六、操作方法

本人无操作能力，依靠家属操作。

七、维修保障

5 年。

八、经费

东城残联支持。

九、定制测量

转交工程师（测量表略）。

十、跟踪服务

6 个月。

特殊个案三：定制电动护理床

档案分类	肢体残疾	社区	＃＃	编号	017
姓名	Z. Y. B.	性别	男	年龄	60 岁
家庭住址	西城＃＃＃			电话	＃＃＃＃
诊断	1. 儿麻后遗症（双下肢软瘫）　2. 脑梗死后遗症（左侧偏瘫）				
致残原因	儿麻后遗症、脑血管意外			残疾等级	肢残 1 级
评估小组	首席评估师：王××　工程师：高××　工程师助理：巩××　评估员：孙×× 评估时间　2024 年 3 月				

辅助器具处方：

一、评估报告摘录

2 岁时患脊髓灰质炎，诊断：儿麻后遗症，双下肢软瘫，长期使用腋拐。2019 年患脑梗死，左侧肢体偏瘫，三肢体瘫痪，肢残一级。智力正常、语言正常。

（1）ADL 评分：31 分，日常生活大部分依赖帮助。

（2）运动功能障碍：患者右上肢运动功能正常，左上肢和双下肢运动功能障碍。左上肢抬举不过肩，左手肌力 3 级，肩、肘、腕关节活动受限，五指对指困难，可大把抓握动作，精细动作不能；双下肢软瘫，双下肢重度萎缩，双足下垂。

（3）运动姿势障碍：患者长期卧床，翻身坐起困难，端坐需要帮助，不能站立行走。

（4）其他功能障碍：患脑血管疾病，平日血压 140～160/90～100，每日遵医嘱服降压药。

（5）身高和体重：身高 170cm，体重 90kg。

（6）特殊体位：长期卧床、翻身坐起困难，端坐需要帮助，不能站立、行走；日常生活依赖在床上。床上下移动、床椅间移动和室内外移动需要帮助；无压疮。

二、辅助器具现状

已配置充气压疮垫，要求定制电动护理床；双手有按动电钮能力。

三、电动护理床

（1）电动护理床：家庭房间空间狭小，床长、宽、高受房间限制，床高度应适合轮椅高度，方便从床至轮椅间移动。

（2）床板移动功能：上半身床体移动，调整 15°～70°为宜。

（3）电动按钮：设置活动按钮可左右两侧使用；右手肌力正常，左手肌力 3 级，有按动电钮能力。

（4）床边护栏：护栏设上下移动式，要求坚固稳定，患者偏胖，防止坠床。

（5）床上移动式餐桌板：方便调整位置，床上进餐、看书、上网等。

（6）床间便孔：方便处理大小便。

（7）充气床垫：继续使用原有充气垫，防止压疮。

四、室内环境要求

室内环境不足 $10m^2$，床体长、宽、高测量要求准确。

五、移动方式

不能自行移动，完全依靠父亲护理照顾。

六、操作方法

双手有按动电钮能力，部分依靠父亲护理。

七、维修保障

5 年。

八、经费

东城残联支持。

九、定制测量

转交工程师（测量表略）。

十、跟踪服务

6 个月。

（八）移动吊臂

1. 直立式提升机

直立式提升机（见图 6－2－37 和图 6－2－38）由吊带、身体支撑架、膝关节支撑架、操作控制装置、脚踏板等组成。图 6－2－39 和图 6－2－40 所示的直立式提升机承重 158kg。多功能吊带辅助身体站立或床-卫生间的移动支撑。身体支撑架辅助身体支撑，护膝软垫辅助双腿固定和腿部支撑。防滑脚踏板宽大稳固，保持踩踏安全。低摩擦小脚轮多方向移动灵活。操作控制装置调节移动速度和动静状态。直立式提升机适合社区养护照料中心及养老机构应用。

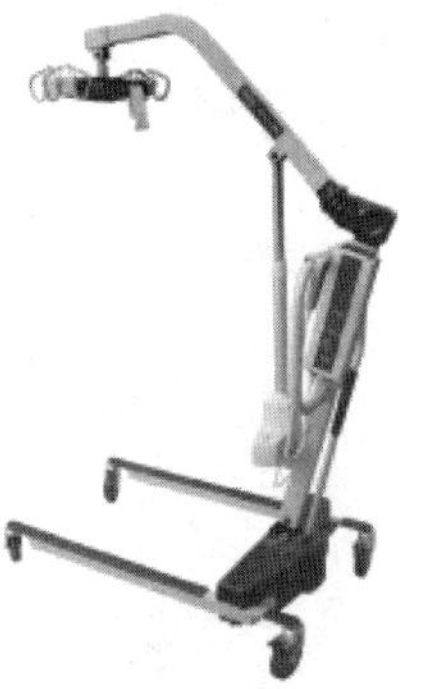

图 6－2－37

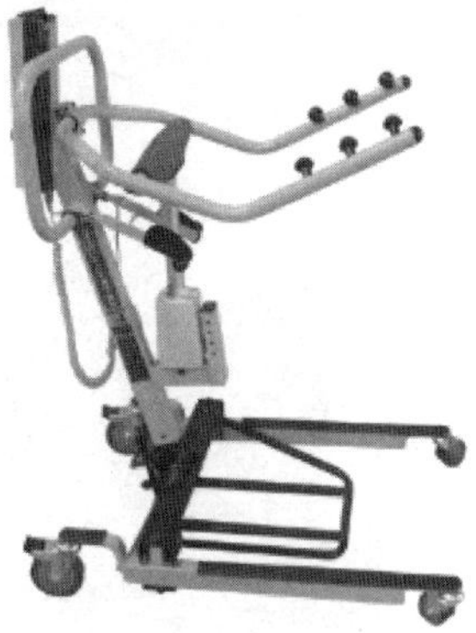

图 6－2－38

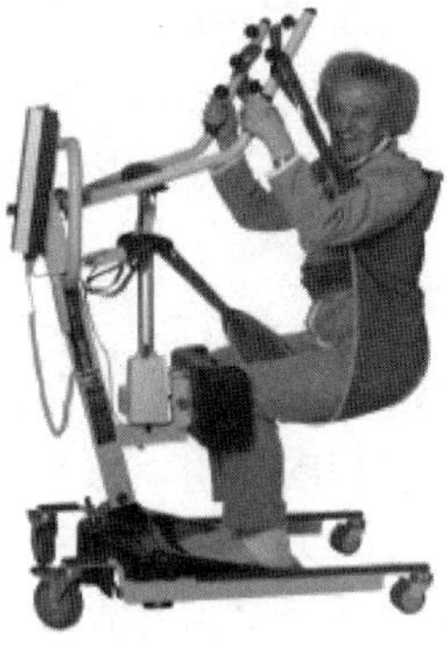

图 6－2－39

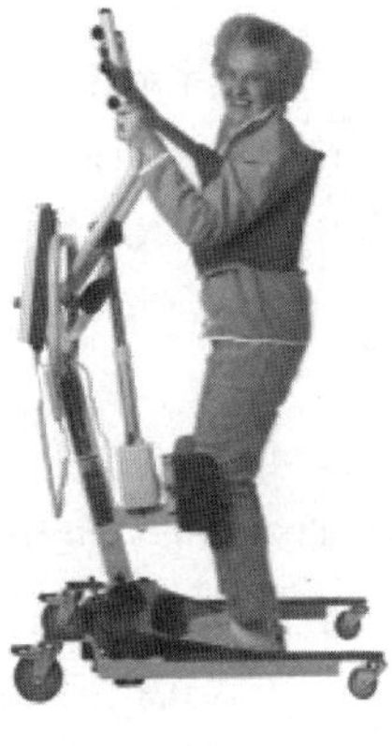

图 6－2－40

2. 液压式提升机

图 6－2－41 模拟液压式提升机的操作过程。液压式提升机采用液压式升降器，把手灵活，底座宽大稳定，四个万向轮可轻松转动方向。吊带有头颈支撑，呈四点吊挂式，可承重 200kg 以内，移动平稳安全。操作控制装置调节移动速度和动静状态。液压式提升机可帮助护理人员轻松完成老人从床到卫生间浴盆、马桶，以及房间的身体转移，防止护理照料人员因搬动老人时用力不当损伤腰部，适合社区养护照料中心及养老机构应用。

3. 吊带式移动轨道

吊带式移动轨道是不锈钢材质专用轨道。轨道安装在室内天花板上，可按房间长度和曲线等需

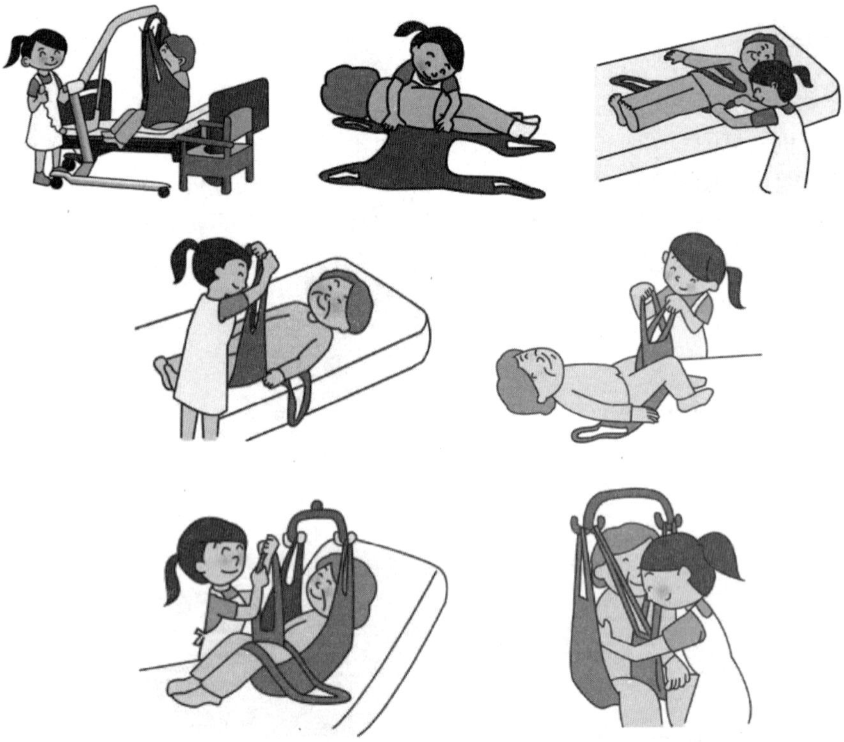

图 6－2－41

求定制。轨道上设有电动调动器和吊带挂钩。通过操作调动器按钮，吊带挂钩在轨道上移动。挂钩上有四点吊带将人托起。按动电钮可轻松完成老人从床到卫生间或其他房间的身体转移。吊带式移动轨道适合长期卧床的老年人家庭、社区养护照料中心及养老机构应用。

（九）担架及担架车

图 6－2－42 和图 6－2－43 为四折担架，一般由铝合金或铁质长管、尼龙挂带、支脚等组成。长 203cm、宽 54cm。担架有伸缩功能，便于在狭窄场所及电梯内使用。图 6－2－44 为车载式担架车，用高强度管材制成。担架承重 120kg，有分拆和组合功能，可按需求进行坐位或卧位的转换，靠背和腿部可按需要调整角度。车载式担架用导向轮脚踏制动器锁定车的静与动，车体小巧，便于在狭窄场所使用。担架车上配有点滴架等，方便急救。

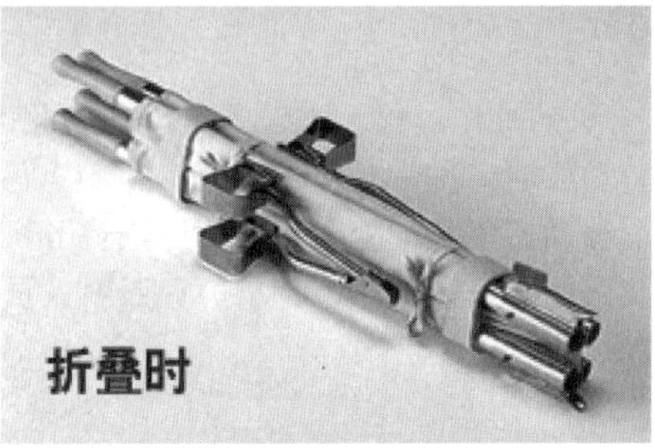

图 6－2－42

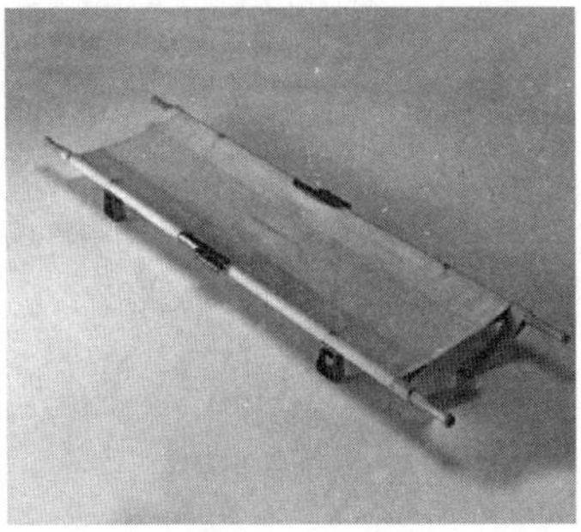

图 6-2-43

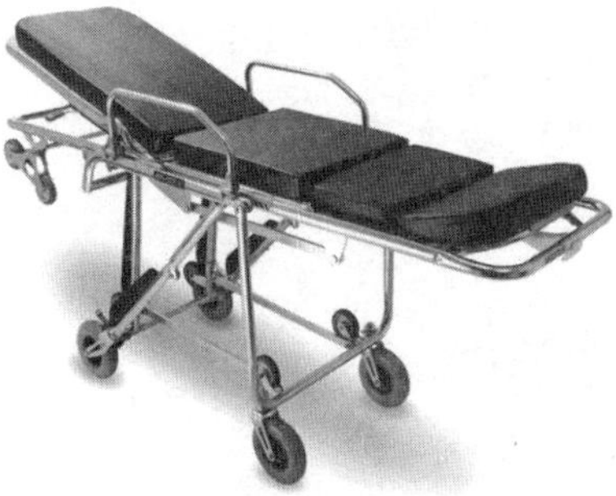

图 6-2-44

四、预防压疮的辅助器具

小故事

(1) 一次，辅具中心开展参观活动，有位大学生一边参观一边感慨地说：“现在的老年人真幸福啊，我奶奶没有福气。”他说，小时候，奶奶偏瘫长期卧床，臀部有了压疮，妈妈想尽各种办法，把家里所有的被褥都垫上，找了厚厚的海绵缝成垫子都不行。每天定时给奶奶翻身是全家人的任务。爸爸想了一个招，买了许多自行车内胎，充好气绑在一起，垫在压疮的部位，但还是不行。最终奶奶因压疮感染去世了。他说：“老人可别得压疮，一家都得跟着着急啊。”

(2) 有位客人来到辅具中心，要求买一个电动压疮垫。她说：“婆婆卧床十年了，开始因为翻身排便问题，天天发脾气，做儿媳的又受气又受累。后来托朋友从国外买了个电动压疮垫，解决大问题了。用了 6～7 年老人没有压疮，也不再发脾气了，还感谢我们为她买了这么舒服的垫子。”

(一) 防水床单

图 6-2-45 和图 6-2-46 为防水床单，有三层，表层涂有 PU 膜，透气隔水，中层有纤维，吸水贮水，底层有聚氨酯薄膜，防水。独特的防水设计，可有效阻隔尿液污渍渗入棉絮或针织品内，减少对被褥或床垫的污染，减少室内异味。床单正反面均可使用，可反复洗涤，清洗方便。图 6-2-47 和图 6-2-48 所示床单分大、中、小号和不同颜色，铺在床中间，可减少大床单更换次数，减轻护理照料的强度。床单质地柔软，与皮肤接触时质感柔和，适合长期卧床或大小便失禁的老年人使用，也适合养护中心和养老机构应用。

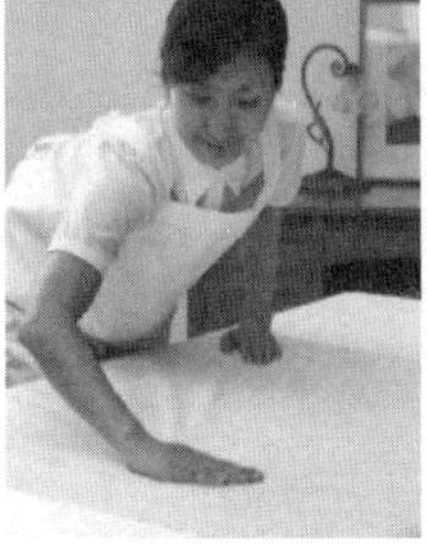

图 6-2-45

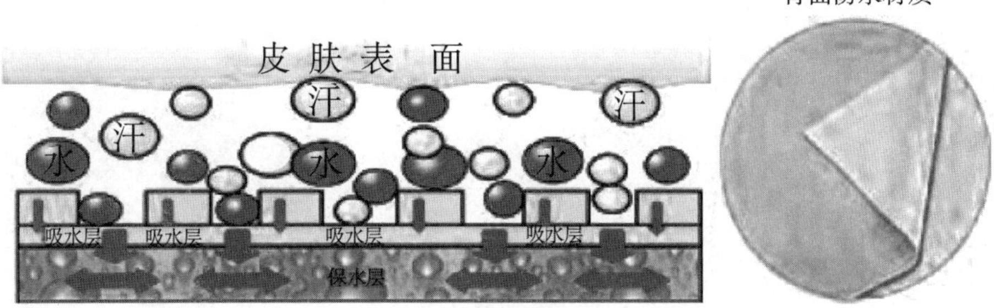

图 6-2-46

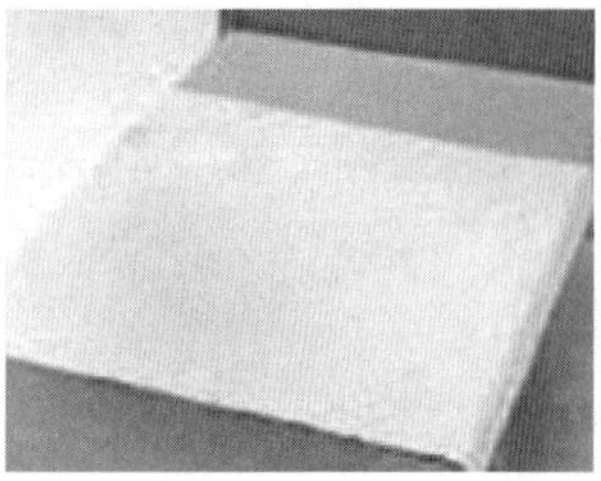

图 6-2-47

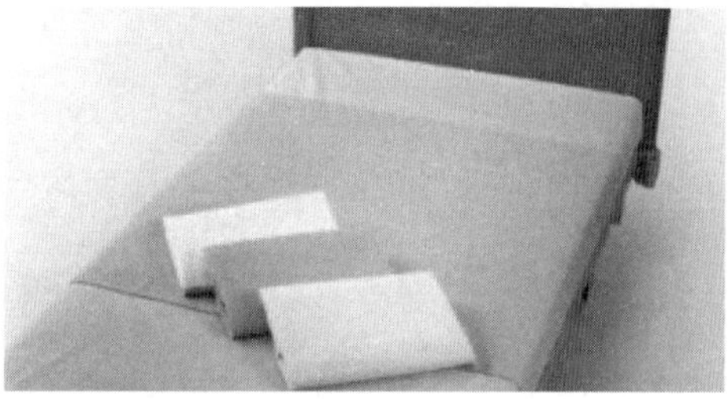

图 6-2-48

（二）翻身移位滑动布

翻身移位滑动布（见图 6-2-49 和图 6-2-50）质地柔软、结实牢固、防水防潮。旧式床单在更换过程中易与身体产生摩擦剪力，对皮肤刺激形成压疮。滑动布质地柔滑，在更换中不易产生摩擦剪力，对皮肤没有刺激，可以反复洗涤消毒，无须晾晒即刻干燥，适用于长期卧床或大小便失禁的老年人家庭、养护照料中心和养老机构应用。

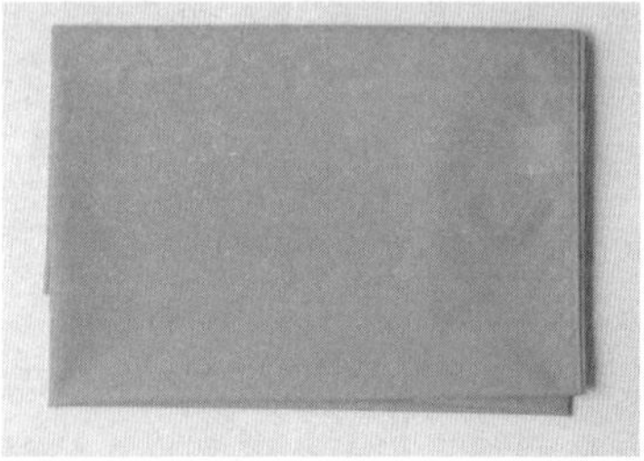

图 6-2-49

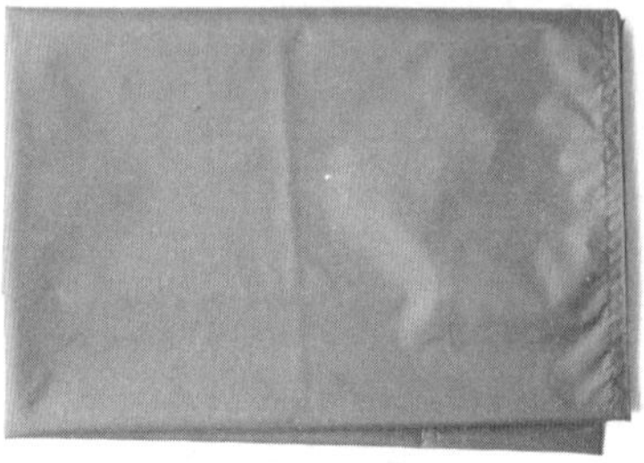

图 6-2-50

（三）体位调节垫

1. 长方形或三角形体位调节垫

长方形或三角形体位调节垫（见图 6-2-51、图 6-2-52 和图 6-2-53）可分大、中、小号，垫内装有氨纶海绵或无毒无害颗粒填充物，长期使用不易变形。垫子外套有毛巾或质感强的布艺材料，便于清洗。图 6-2-54 为长方形垫，辅助身体侧卧位 30°倾斜支撑，适用于胸背肌、腰背肌、臀大肌、脊柱等大面积支撑，有助于卧位姿势调整和左右侧翻，预防压疮。长方形或三角形体位调节垫适合偏瘫或长期卧床的老年人家庭、养护照料中心和养老机构应用。

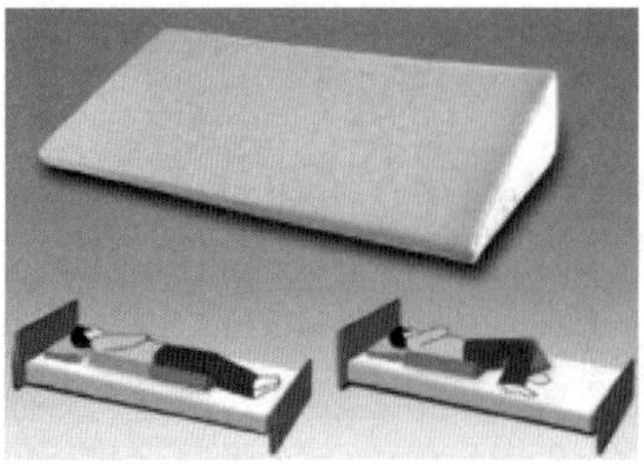

图 6-2-51

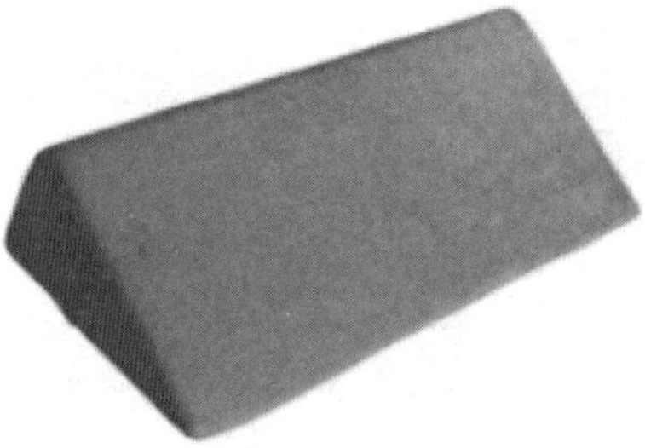

图 6-2-52

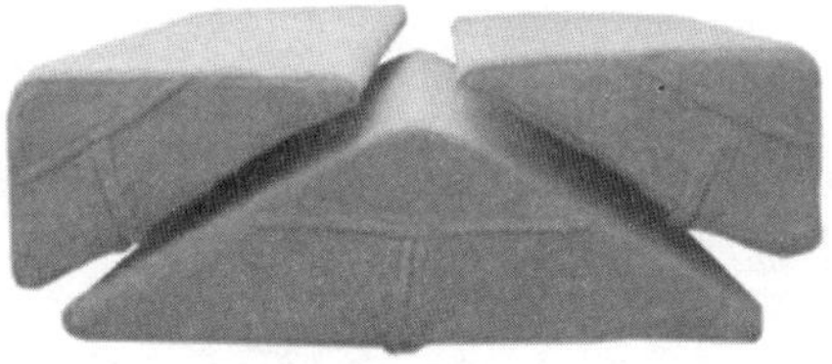

图 6-2-53

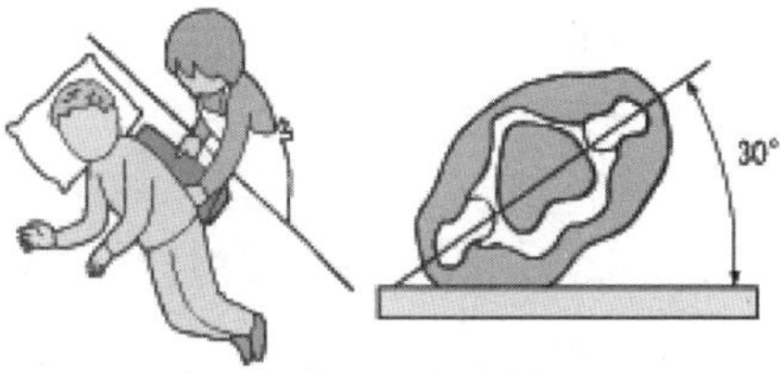

图 6-2-54

2. 圆形体位调节垫

图 6-2-55 为圆形体位调节垫常用位置模拟图。图 6-2-56 至图 6-2-58 为形态不同的圆形垫，可分大、中、小号。垫内装有无毒无害颗粒状填充物，长期使用不易变形。垫套多为布艺材料，便于清洗。圆形体位调节垫适用于头枕、肩肘腕、臀骶髂、髋膝踝等骨骼凸出部位的局部支撑和减压通气，以防止压疮，适合长期卧床老年人家庭、养护照料中心和养老机构应用。

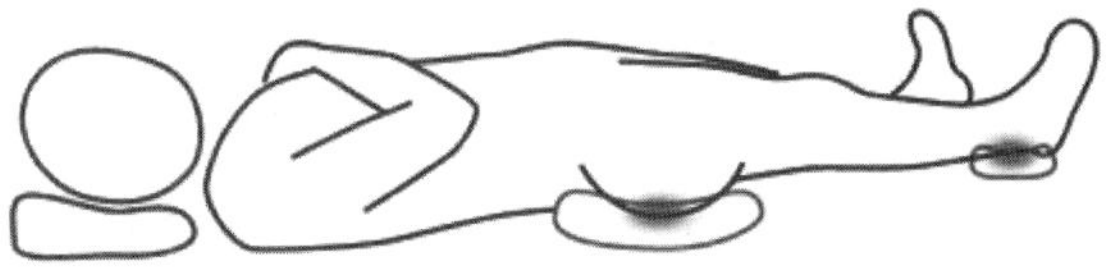

图 6-2-55

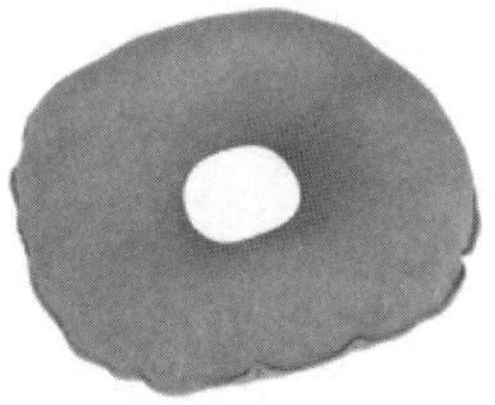

图 6-2-56

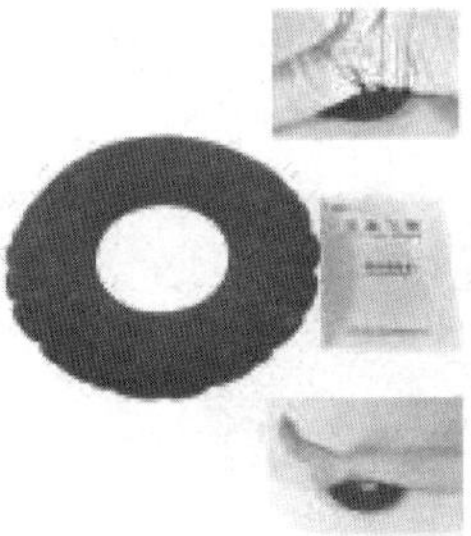

图 6-2-57

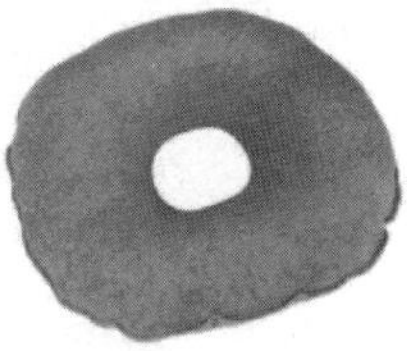

图 6-2-58

3. 局部体位调节垫

图 6-2-59 为颈垫，图 6-2-60 为前臂垫，图 6-2-61 为腿垫。局部体位调节垫通过局部支撑减压通气，增加体位舒适度，防止压疮，适合偏瘫、长期卧床或肢体功能障碍的老年人、养护照料中心和养老机构应用。

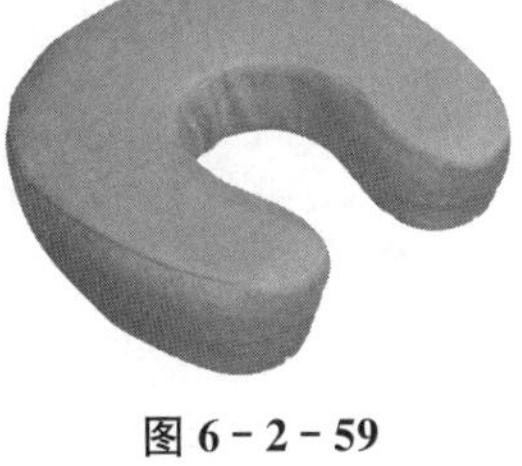

图 6-2-59

图 6-2-60

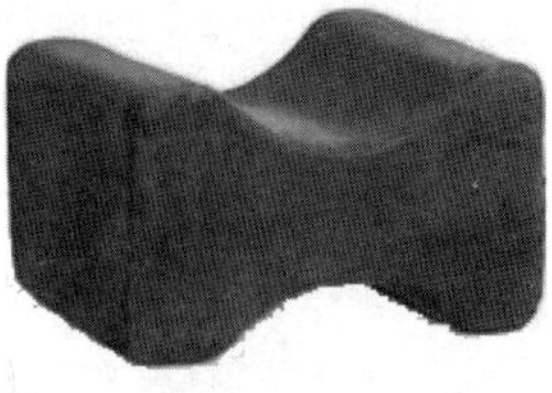

图 6-2-61

4. 指趾调节垫

图 6-2-62 为手指分指垫，图 6-2-63 为足趾分趾垫。指趾调节垫用于手指或足趾间隙的分隔和支撑通气，防止手足指趾变形、指间相互挤压或长期摩擦破溃形成压疮。指趾调节垫适用于偏瘫、手足功能障碍、爪形手、足变形等压疮预防，也适合糖尿病患者手足溃烂的预防保护。

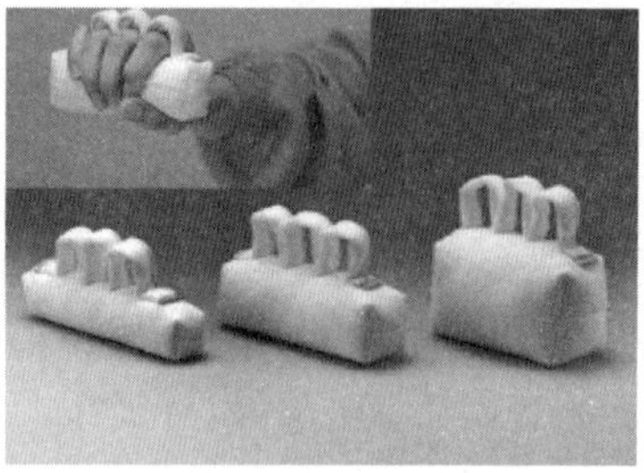

图 6-2-62

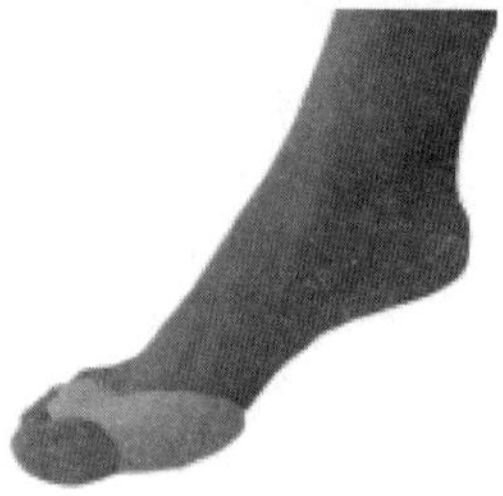

图 6-2-63

（四）防压疮床垫

1. 复合面海绵床垫

复合面海绵床垫（见图 6-2-64）表面有 PU 薄膜复合表层，环保材质，无异味，透气性好，污液极少残留，容易清洗，有防霉、防菌、防螨功能。海绵垫采用无接点缠绕方式和拉网式支撑，软硬度适中，透气散热，抗冲击，不易变形，适合长期卧床的老年人预防压疮，也适合养护照料中心和养老机构应用。

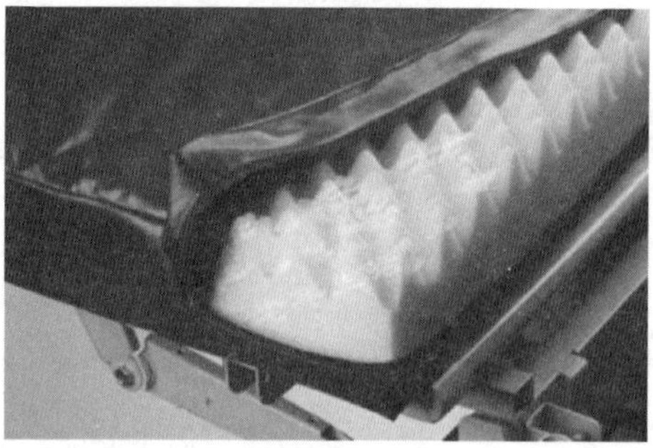

图 6-2-64

2. 高档海绵床垫

高档海绵床垫（见图 6-2-65 和图 6-2-66）结构致密，弹力强，透气性好，经过防霉抗菌处理。床垫设计适合人体生理曲线，波浪形高弹力海绵结构有吸附转移人体体表潮气汗渍功能，可保持皮肤舒适干爽。海绵垫顶层可均摊床垫压力，预防和减轻压疮。高档海绵床垫适合长年卧床老年人使用，也适合养护照料中心和养老机构应用。

3. 电子双芯防压疮气垫

电子双芯防压疮气垫（见图 6-2-67 和图 6-2-68）为尼龙防水布料。双机芯气泵可自动交替式工作。条形充气袋支撑压力不断变换，每十分钟循环自动充放气一次。气条上有激光打孔，使身体与压疮间有轻柔气流通过，保持身体受压部位空气流通，使皮肤干爽，防止压疮。电子双芯防压疮气垫适合长年卧床老年人使用，也适合养护照料中心和养老机构应用。

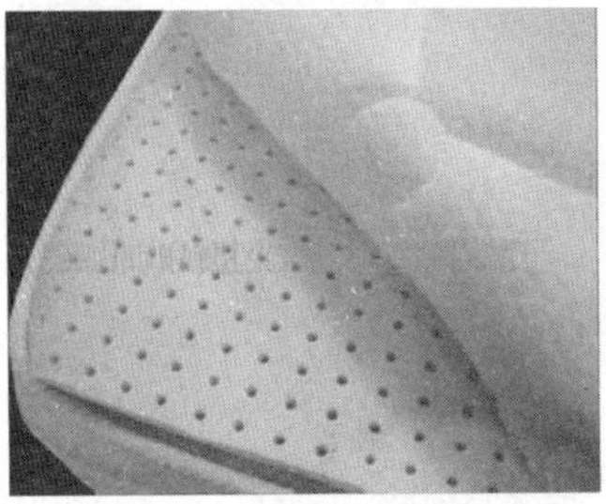

图 6-2-65

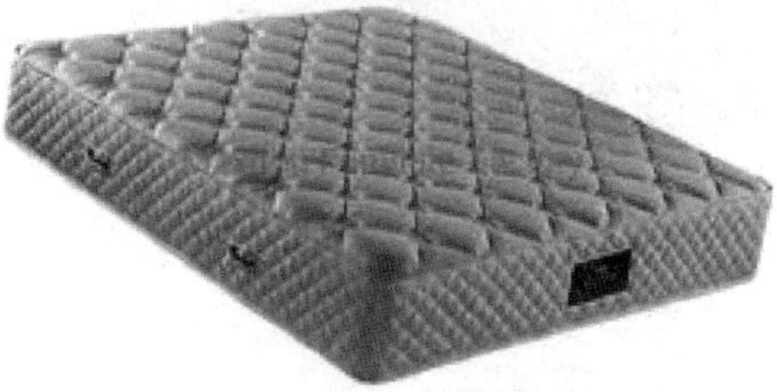

图 6-2-66

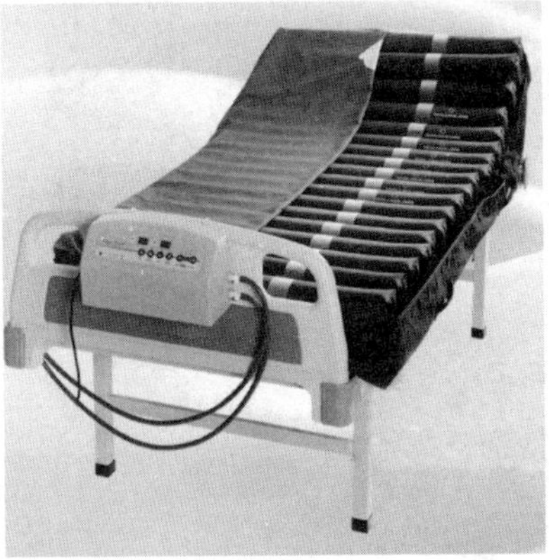

图 6-2-67

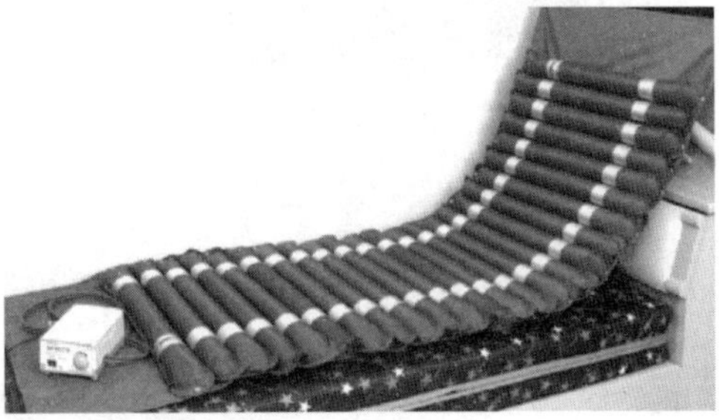

图 6-2-68

4. 电动防压疮气垫

电动防压疮气垫（见图 6-2-69）是一款有规律自动变化体位和自动翻身功能的电动床垫。上部垫是压力转换气垫，由有气室的空气筒排列而成，以 5 分钟为一个周期，相邻气室重复交替膨胀和收缩，通过交替进行压力转换，减轻体压，预防压疮。下部垫是自动体位变换垫，配合选定的动作模式左右倾斜。防止转落气室在体位变换倾斜的同时膨胀，防止身体出现滑落或转落，倾斜角度有 8°、15°、20°三种。电动防压疮气垫通过按按钮即可自动调节体位，一小时内可缓慢进行。图 6-2-69 中的（2）～（4）为仰卧位—左侧抬起—右侧抬起，倾斜时间需用 5 分钟，不会引起眩晕和影响睡眠。电动防压疮气垫适合长期卧床老年人使用，也适合养护照料中心和养老机构应用。

5. 高性能电动护理气垫

高性能电动护理气垫（见图 6-2-70）为氨基甲酸乙酯泡沫尼龙材质，表面是球面形态，使得床垫与身体接触面积扩大，实现体压分散。三层独立结构，A 层通过压力切换除压，B 层和 C 层避免暄软，具有支撑、通气、除压功能。气垫泵将空气充入气垫内，对气垫内压力和运动进行控制。气垫可自动调节压力，以 7 分钟为一个周期，交替转换 B/C 层压力。气垫利用空气循环除湿，改善气体环境，解除汗渍潮湿，此外，该气垫还有紧急排气功能，可用于急救时迅速转换体位，回到平卧体位状态。高性能电动护理气垫适合长期卧床的老年人使用，也适合养护照料中心和养老机构应用。

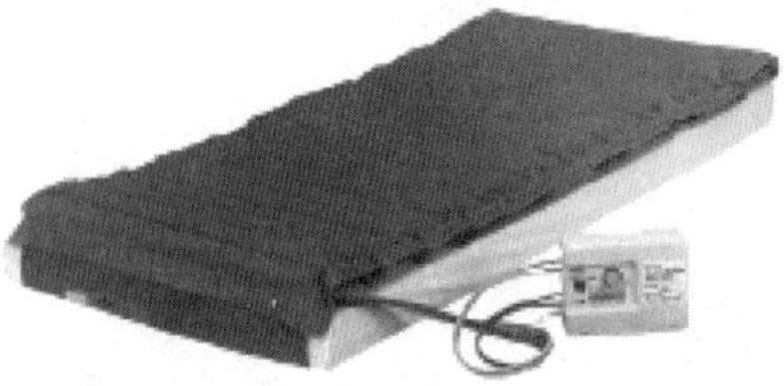

（1）

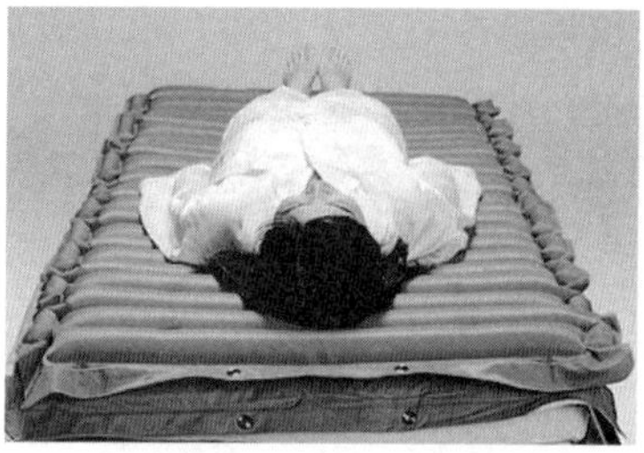

（2）

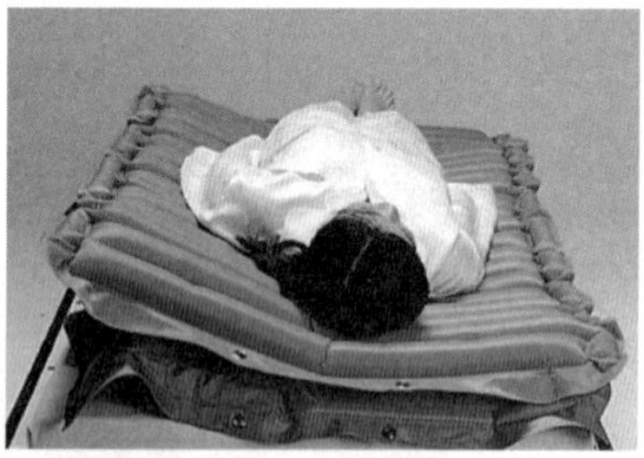

（3）

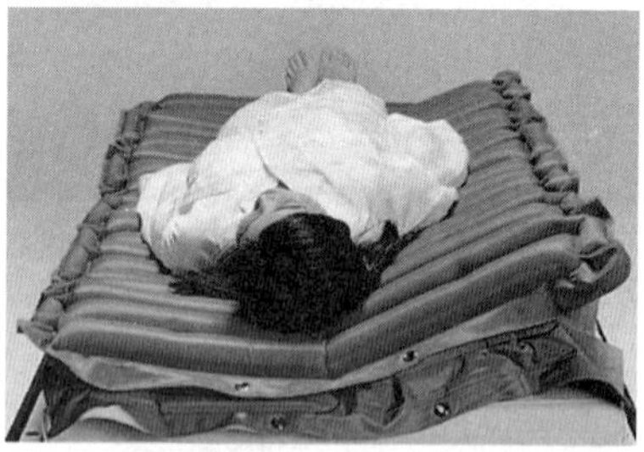

（4）

图 6－2－69

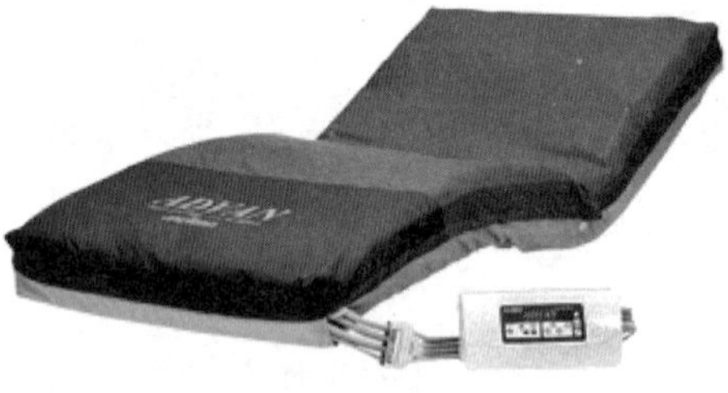

图 6－2－70

（五）防压疮坐垫

防压疮坐垫有多种材质。图 6－2－71 为棕榈垫，图 6－2－72 为透气垫，图 6－2－73 为竹炭垫，图 6－2－74 为充气垫。防压疮坐垫的规格有大、中、小型号。坐垫弹性好、透气性好、防潮、防菌、防异味，有减轻坐位压力和摩擦剪力的作用。防压疮坐垫适合长期卧床坐位或长期使用轮椅的老年人使用。

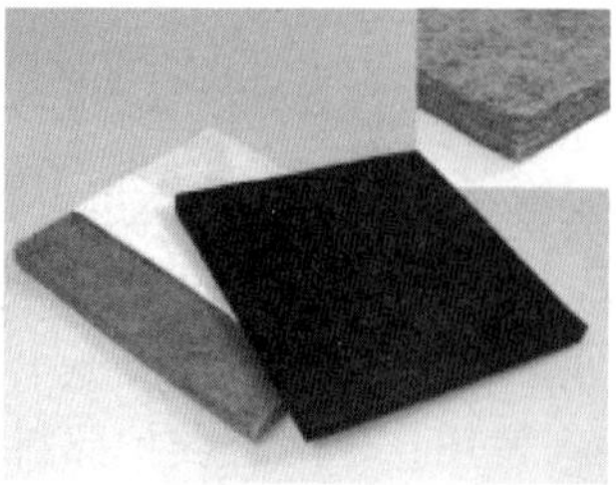

图 6－2－71

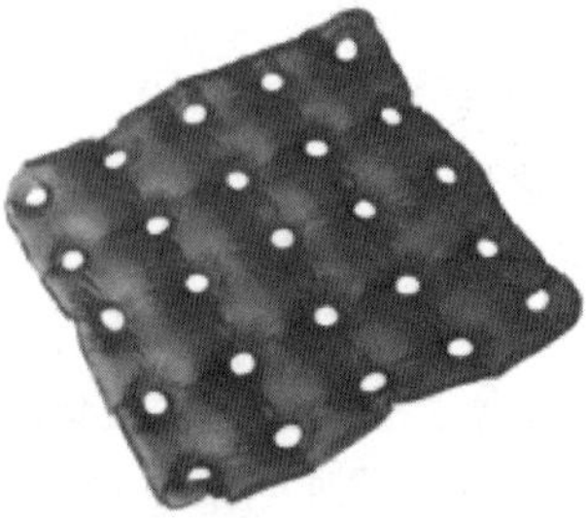

图 6－2－72

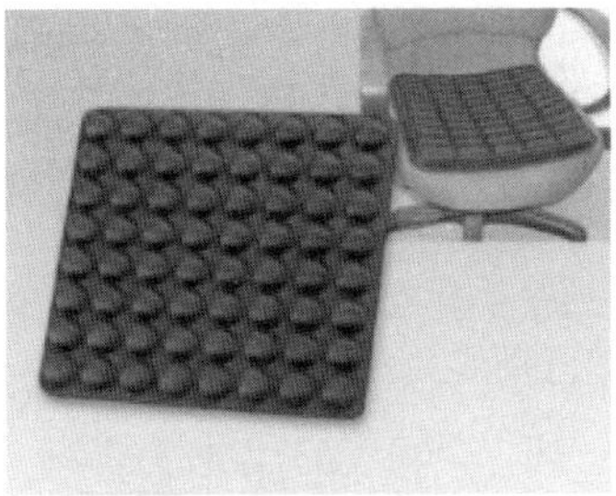

图 6-2-73

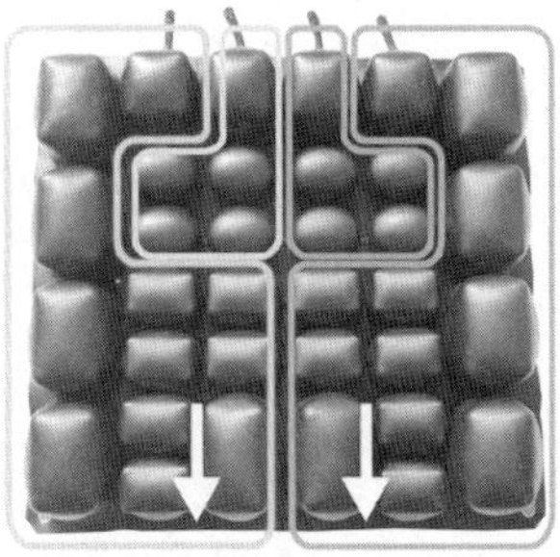

图 6-2-74

特殊个案四：适配体位调节垫和防压疮床垫

档案分类	肢体残疾	社区	###	编号	047
姓名	S. C.	性别	男	年龄	61 岁
家庭住址	东城###			电话	####
诊断	1. 儿麻后遗症（双下肢软瘫） 2. 脑出血后遗症（左侧肢体偏瘫）				
致残原因	儿麻后遗症、脑血管意外			残疾等级	肢残一级
评估小组	首席评估师：王×× 工程师：高×× 工程师助理：巩×× 评估员：孙××				
评估时间	2024 年 5 月				

辅助器具处方：

一、评估报告摘录

患者 2 岁时患脊髓灰质炎，诊断：儿麻后遗症，双下肢软瘫。2022 年患脑出血昏迷抢救，左侧肢体偏瘫。三肢瘫痪，肢残一级。智力正常、语言正常。

（1）ADL 评分：20 分，日常生活完全依赖帮助。

（2）运动功能障碍：患者右上肢运动功能减弱，右手动作迟缓，精细动作困难。左上肢和双下肢重度运动障碍。左上肢抬举不过肩，左手肌力 2 级、肩肘腕关节活动受限、五指对指困难、可大把抓握、精细动作不能；双下肢软瘫、双下肢重度萎缩、双足下垂。

（3）运动姿势障碍：患者长期卧床、翻身困难、坐位需要帮助，不能站立行走。

（4）其他功能障碍：脑血管意外，平日血压 140～160/90～100，每日遵医嘱服降压药。

（5）身高和体重：身高 170cm，体重 50kg。

（6）特殊体位：长期卧床，被动翻身，端坐需要帮助，不能站立行走。日常生活全部依赖床上。床上下移动、床椅间移动、室内外移动均需要帮助。无压疮。

二、辅助器具现状

无辅助器具应用。申请护理床（其爱人脑瘫、四肢瘫），依靠女儿日常照料。

三、辅助器具适配

（1）护理床：家庭房间空间狭小，床的长、宽、高受房间大小限制。其爱人脑瘫，长期卧床。定制双人护理床（受家庭空间限制，单人护理床摆放困难）。

（2）床上靠背架：被动座位，调整坐姿 15°～70°。

（3）体位调节垫：长方形和梯形垫，有助侧卧翻身支撑，预防压疮。

（4）护理压疮垫：放置床上，增加床上舒适度、预防压疮。

（5）床边移动餐桌：便于床上进餐、看书等。

四、室内环境要求
室内环境不足 $10m^2$，东西多而杂乱，无法摆放护理床。适配床边桌有移动功能，不用时可放至室外。
五、移动方式
不能自行移动，依靠女儿护理照顾。
六、操作方法
无操作能力，指导家属应用。
七、维修保障
5 年。
八、经费
东城残联支持。
九、定制测量
见测量表（略）。
十、跟踪服务
6 个月。

评估单位：北京×××老年用品服务公司

五、护理徘徊监视器

（一）监视器

监视器（见图 6-2-75）有两种类型：有线型和无线型。监视器利用压感原理，通过压力反应提示警报。监视器体积与手提电脑大小相似，可以放置在办公桌或操作台及床边等，一般由护理人员操作，提前设定好程序和预警区域，适合养护照料中心和养老机构应用。

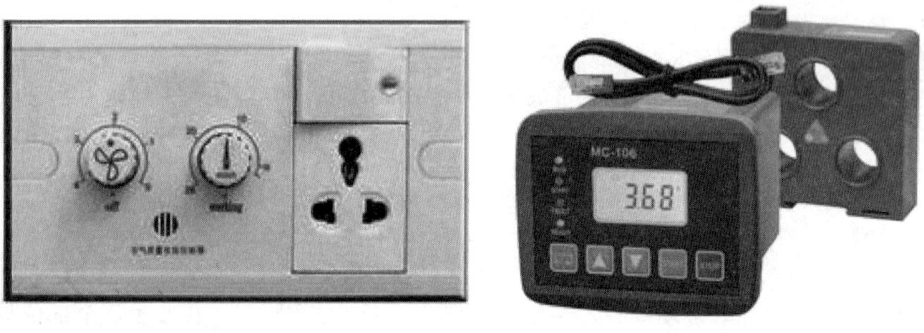

图 6-2-75

（二）徘徊监视器系统

徘徊监视器系统（见图 6-2-76）由感应垫、监视器和系统操作器等组成。感应垫放在设定好的区域内，当老人足部接触到垫子或离开控制区域范围，徘徊监视器即刻发出警报声或闪灯，提示护理人员注意老人状况。在无人值守情况下，长期卧床及老年痴呆老人突然下床或掉落，以及离开控制区域，徘徊监视器系统会发出警报。该系统适合养护照料中心和养老机构应用，对老年人安全事故有良好的防范作用。

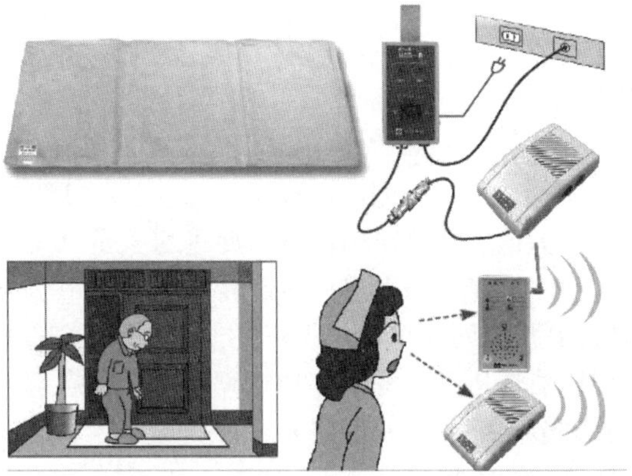

图 6－2－76

同步训练

刘奶奶由于患病而长期卧床，家人没有时间经常为其翻身，又怕刘奶奶出现压疮，请你为其介绍预防压疮的辅助器具。

任务三

家庭康复类辅助器具的应用

任务描述

为了帮助张大爷尽快康复，可以帮其选择哪些家庭康复类辅助器具？

相关知识

家庭康复类辅助器具是指能长期在家庭进行康复训练，能提高肌力，改善关节活动度，增强手精细动作能力，提高坐、站、行走及平衡等能力的相关的小型辅助器具。

康复训练类辅助器具的种类很多，在康复机构进行康复训练，需要有专业康复师进行指导。家庭康复类辅助器具的选择原则是安全、轻巧、简单、便利、易操作。在使用前需要由康复师进行专业指导，有些训练需要有专人保护，防止因辅助器具使用不当出现二次损伤。

一、上肢康复训练器

上肢康复训练器是指用于辅助上肢康复训练，提高上肢肌力，增加肩肘腕关节活动度和手精细动作能力的小型辅助器具。

（一）肩关节康复训练器

套环支架（见图 6-3-1 和图 6-3-2）固定在门上方，左右手各握一环，利用健肢手运动带动滑轮使患侧上肢摆动，可变换体位（正位、侧位、背靠位）。图 6-3-3 和图 6-3-4 所示为肩梯，手指扶阶梯从下向上移动，按能力适度调整阶梯高度，促进肩关节活动度。图 6-3-5 为肩关节旋转杆，手握杆柄，从下向上移动，视能力增强肩关节旋转范围，有牵引关节、改善关节活动度的作用。图 6-3-6 和图 6-3-7 为上肢协调训练器，移动曲线上的珠子随线路摆动，促进肩肘腕关节活动的协调能力。肩关节康复训练器适用于偏瘫上肢功能障碍、肩周疾病、肘关节疾病或上肢协调能力差的老年人，不适用于上肢关节挛缩者。使用前需要康复师指导。使用过程中要注意避免用力过猛，防止过度屈曲或伸展，训练初期需要有人监护。

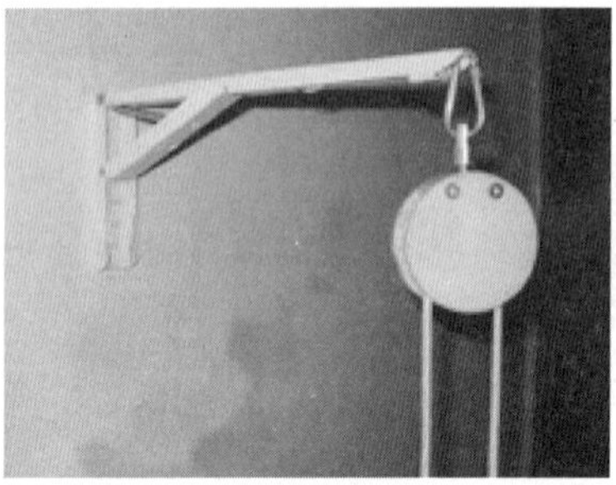

图 6-3-1

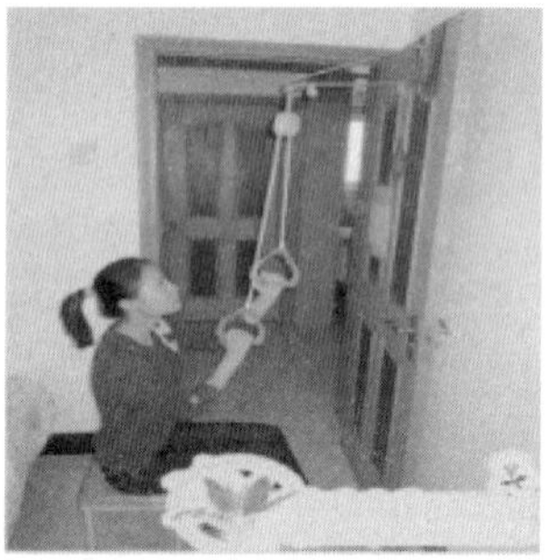

图 6-3-2

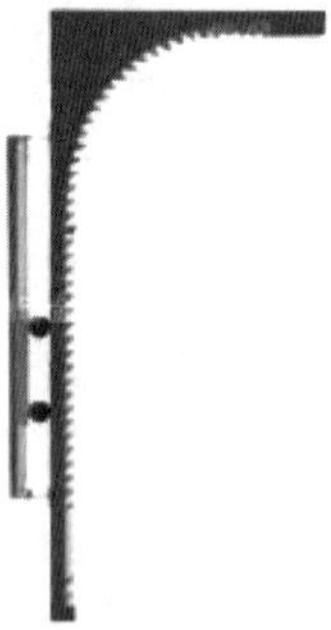

图 6-3-3

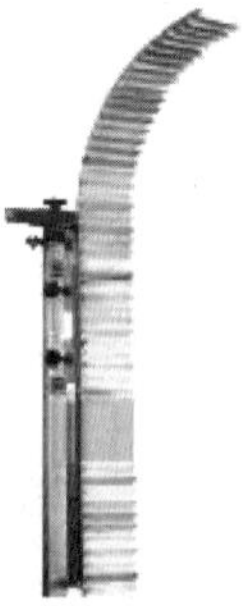

图 6-3-4

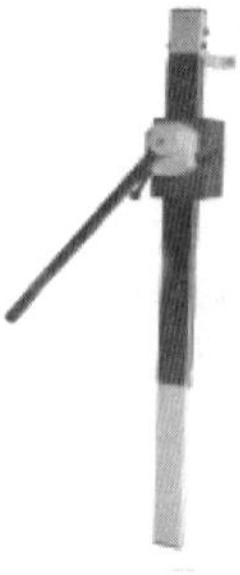

图 6-3-5

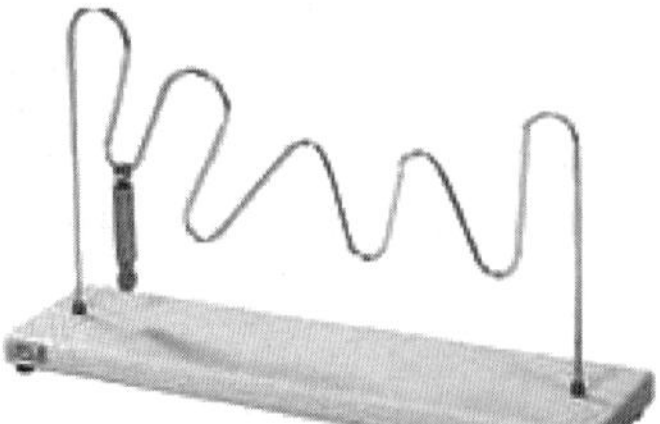

图 6-3-6

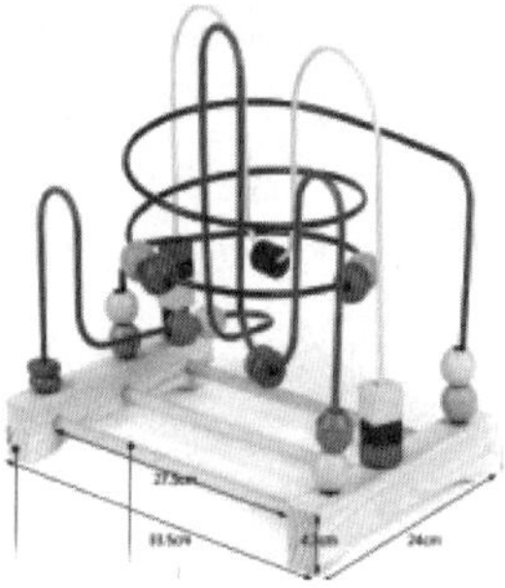

图 6-3-7

（二）肘关节康复训练器

图 6-3-8 为肘关节袖套，套在肘关节上，借助吊环力量，将肘关节牵拉逐渐延伸展开，防止肘关节挛缩。图 6-3-9 为肘关节固定带，辅助固定肘关节，减少肘关节活动。肘关节康复训练器适用于偏瘫患侧上肢及肘关节功能障碍者，使用前需要康复师指导。注意避免强硬伸展，防止过度牵拉造成肌腱损伤；训练时间适度，训练初期需要有人监护。

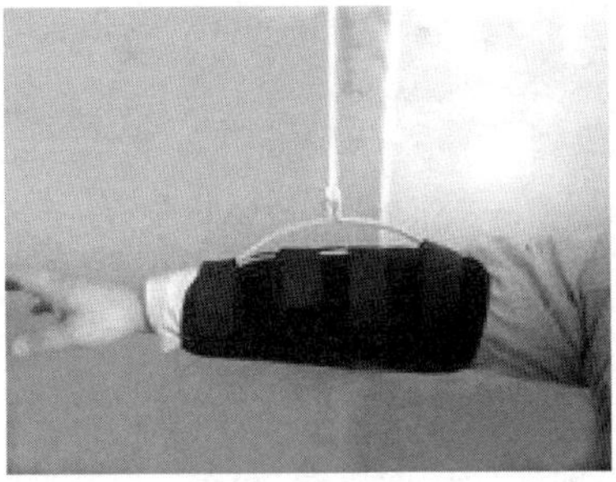

图 6-3-8

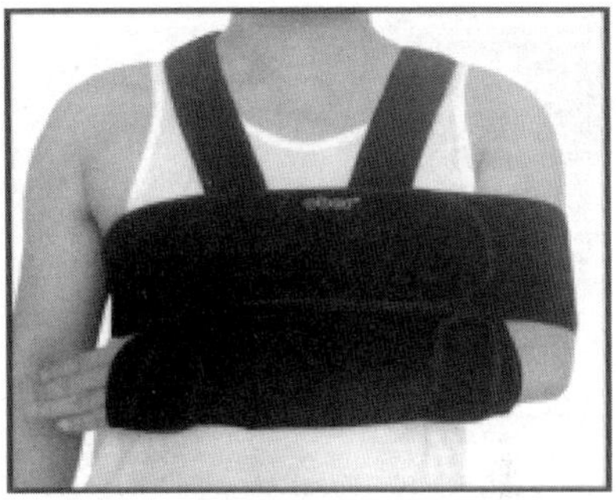

图 6-3-9

（三）腕关节康复训练器

1. 弹簧式手腕训练器

弹簧式手腕训练器（见图 6-3-10 和图 6-3-11）依靠弹簧支架的反作用力，辅助牵拉手指手腕伸展，增强腕部肌力和手指手腕关节活动度。图 6-3-11 为手套和护垫，是对手指手腕的保护。使用前需要康复师指导，注意弹簧拉力不能过度强硬，要逐渐增加训练力度和时间。

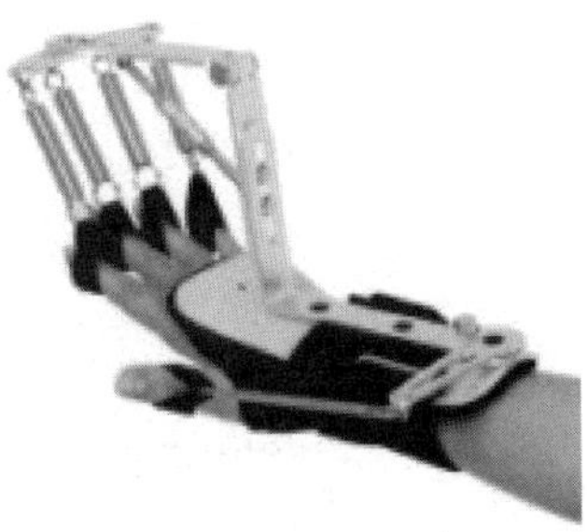

图 6-3-10

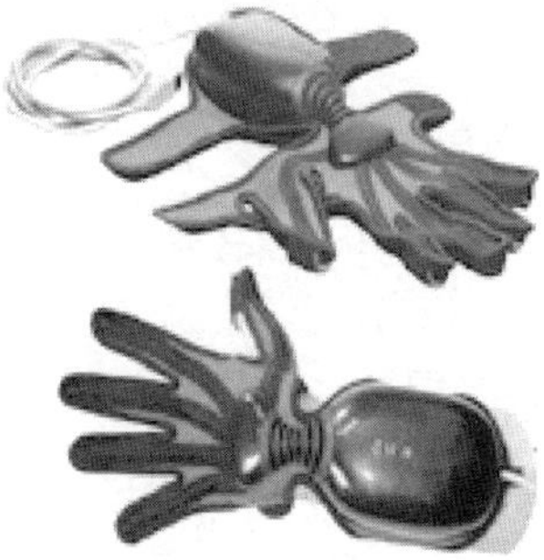

图 6-3-11

2. 腕功能训练器

腕功能训练器（见图 6-3-12 和图 6-3-13）以木质结构为主，训练器固定在桌子或台子上，手握活动，或前臂套在训练器上握住手柄左右旋转，可增强上臂和腕部肌力，增加关节活动度。图 6-3-14 为立式腕功能训练器，可调节平台高度，向上扳动平台升降手柄，用手托起平台使其上下调整到合适的位置，然后双手握住手柄前后旋转。手柄分细端和粗端，先从细端开始，逐渐增加腕力活动度。腕功能训练器适用于偏瘫或腕关节活动障碍者。使用前需要康复师指导；注意训练器上的调节挡，逐渐增加训练力度和时间；训练时需要有人监护。

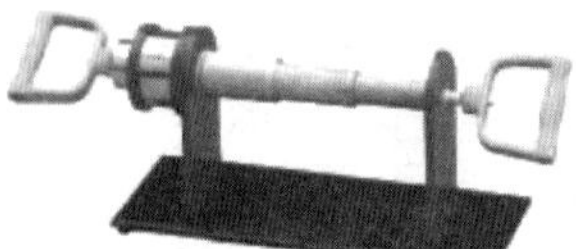

图 6-3-12

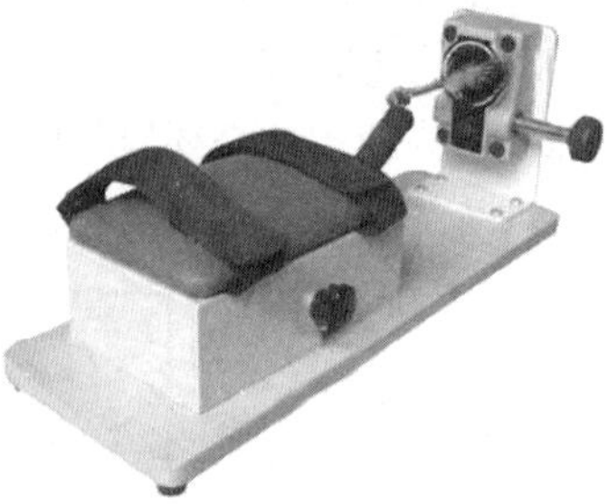

图 6-3-13

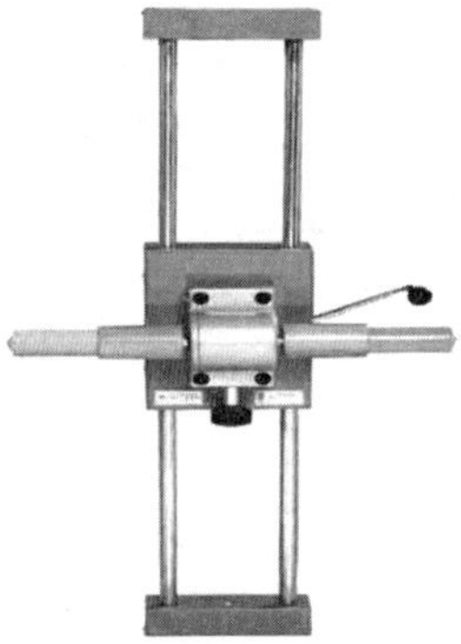

图 6-3-14

3. 腕关节旋转器

腕关节旋转器（见图 6-3-15 和图 6-3-16）是硬塑材质，形似椭圆形哑铃。使用时，左右手掌持握器械两端的圆头，圆头有螺旋钮和活动弹性。通过前后反方向旋转螺旋钮（左手向前，右手向后），增加腕部力度。腕关节旋转器适用于腕力不足或腕关节活动障碍者的康复训练。

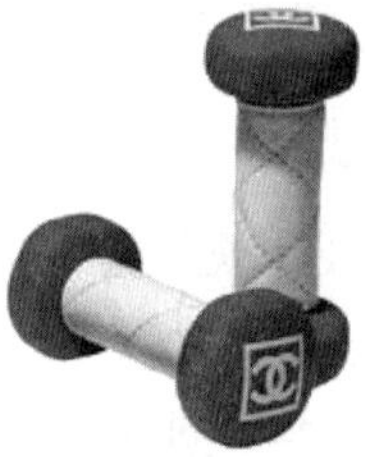

图 6-3-15

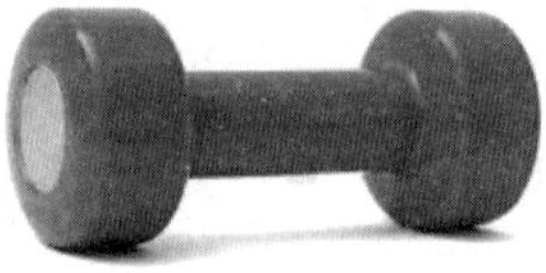

图 6-3-16

（四）手及手指康复训练器

1. 手康复训练器的结构与功能

（1）手指训练器。

手指训练器的种类很多，如插钉插板类（见图 6-3-17 至图 6-3-19）、螺丝螺母类（见图 6-3-20 和图 6-3-21）、手握力球（见图 6-3-22 和图 6-3-23）、指梯（见图 6-3-24），等等，多由木头、海绵、硅胶等材料制成，体积小巧、携带方便、手感舒适，主要用于提高手肌力、手指关节屈曲伸展活动度、手精细动作等康复训练，适合偏瘫及手功能障碍的老年人家庭康复训练使用。使用插钉插板、螺丝螺母训练时，要防止老年人误服误伤。

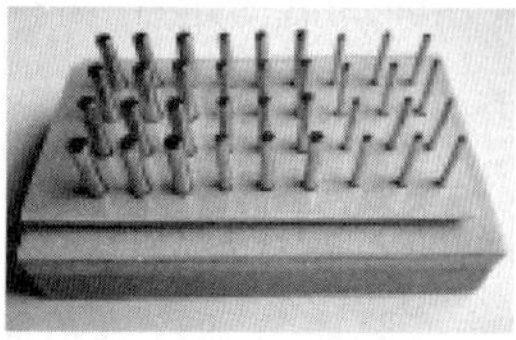

图 6-3-17

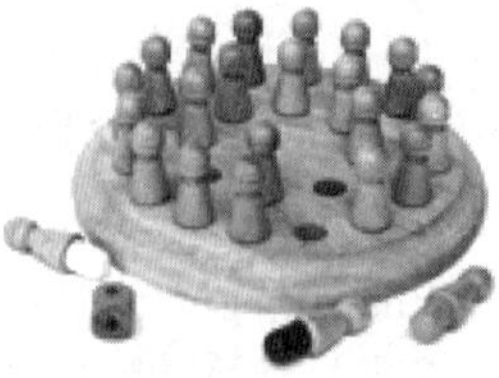

图 6-3-18

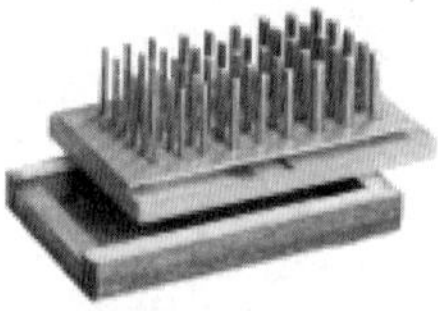

图 6-3-19

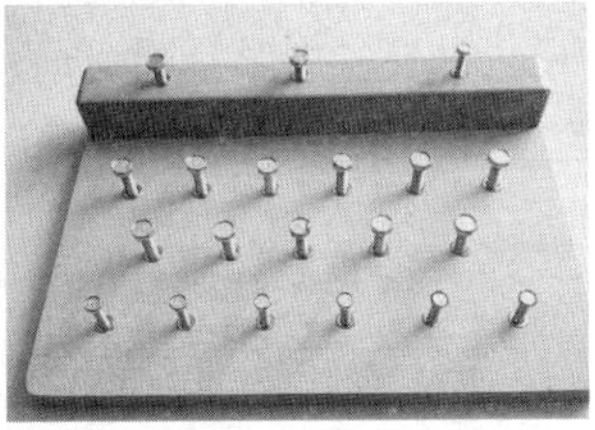

图 6-3-20

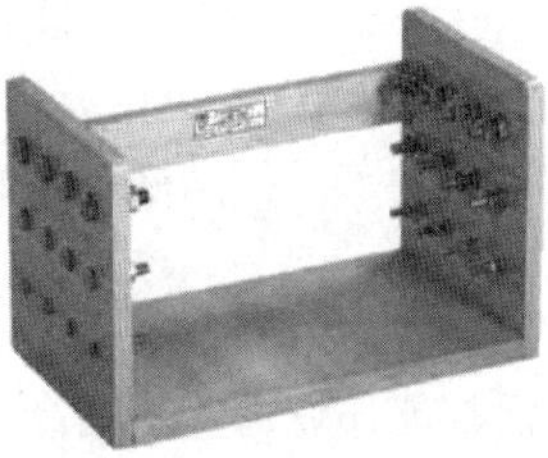

图 6-3-21

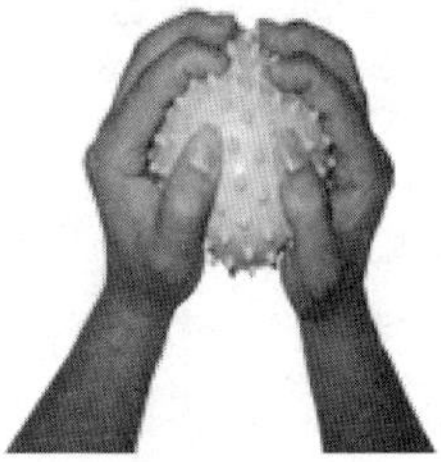

图 6-3-22

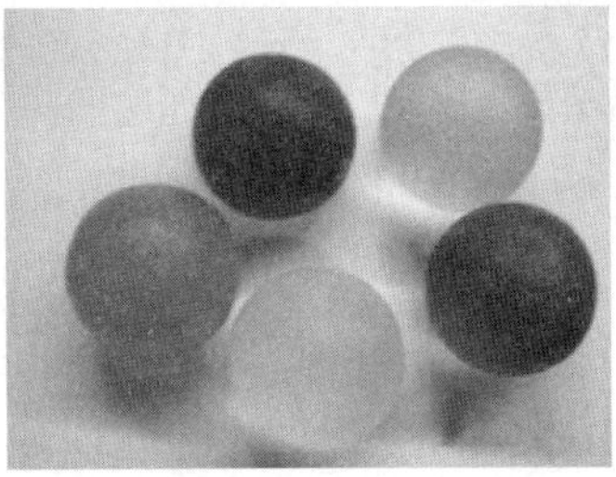

图 6-3-23

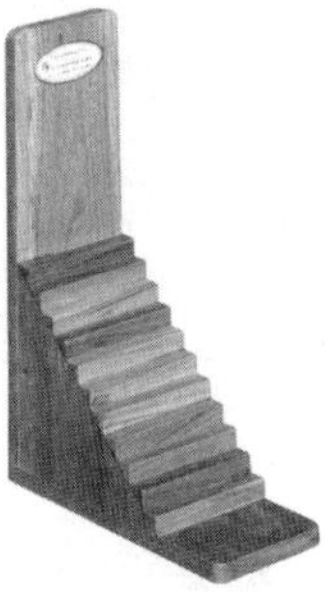

图 6-3-24

（2）手功能训练器。

1）手握力器。图 6-3-25 为握力圈，图 6-3-26 和图 6-3-27 为手握力器，一般为塑料材质或铝合金材质。握力器可提高手抓握能力和手屈曲伸展活动度，适合偏瘫或手功能障碍者，特别是抓握困难者的康复训练。

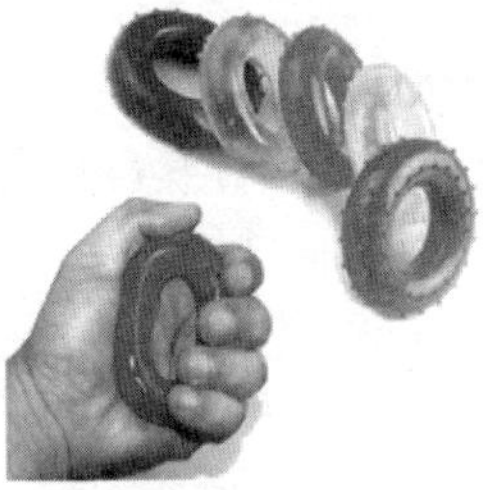

图 6-3-25

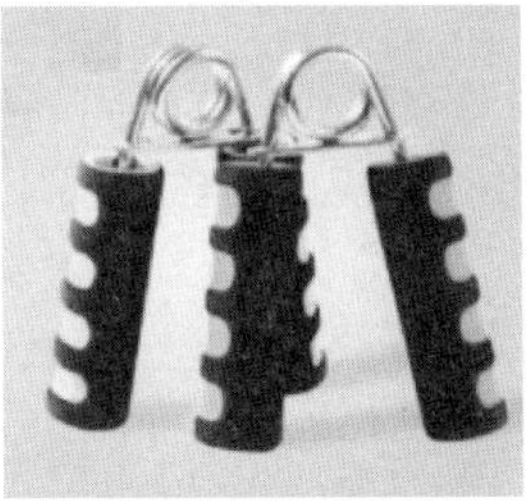

图 6-3-26

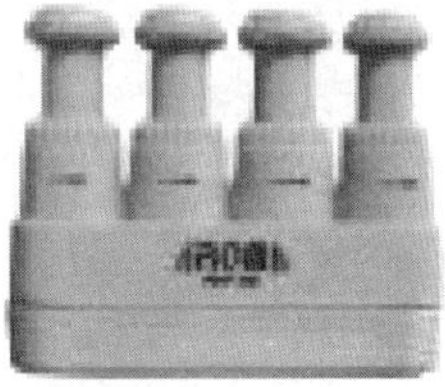

图 6-3-27

2）分指板。图 6-3-28 和图 6-3-29 为分指板，多用塑料或木质材料制成。分指板一般设有 5 个分隔带，将手掌平放，五指进入指板内，利用隔板带辅助五指伸展打开，借助辅助带固定手指和手掌。分指板适合偏瘫或手屈曲伸展困难的老年人的家庭康复训练。

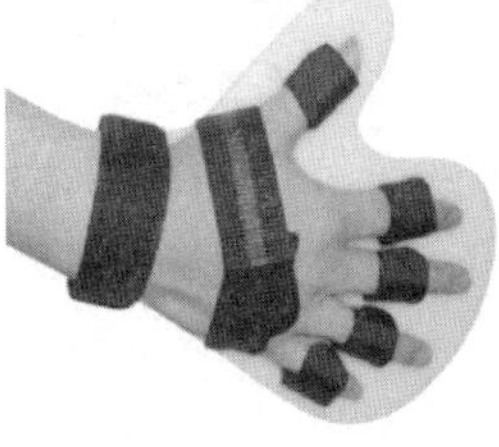

图 6-3-28

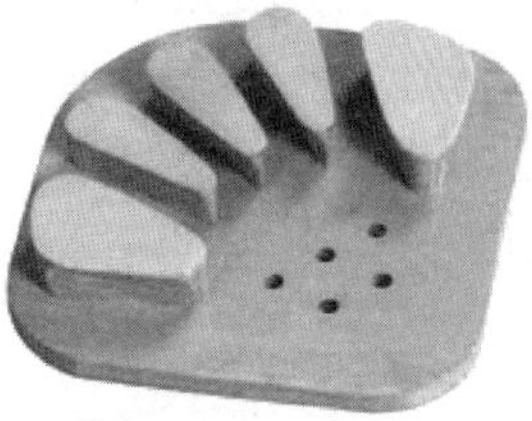

图 6-3-29

3）手套圈。手套圈（见图 6－3－30 和图 6－3－31）多由木质材料制成，方便拆卸组装。平板上树立 6～7 个高低、宽窄不同的立柱，每个立柱上可以放进多个套环或一个多边形套圈。通过套环放入立柱，反复拿取，促进手腕关节和手指关节活动度。手套圈适合上肢协调功能障碍或手腕关节活动障碍者的康复训练。

4）手功能作业箱。图 6－3－32 为手功能作业箱，模拟各种生活常用的开关按钮、把手拉链、锁头钥匙、插销插座等物品。通过生活技能作业训练，提高老年人手灵活动度和生活自理能力。手功能作业箱适合偏瘫及手功能障碍、精细动作困难的老年人进行家庭康复训练。

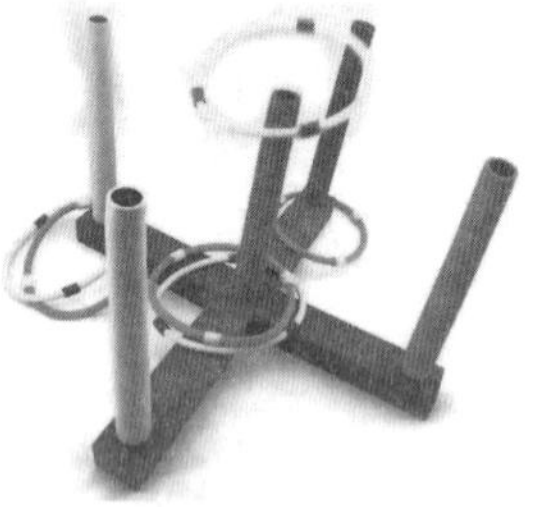

图 6－3－30

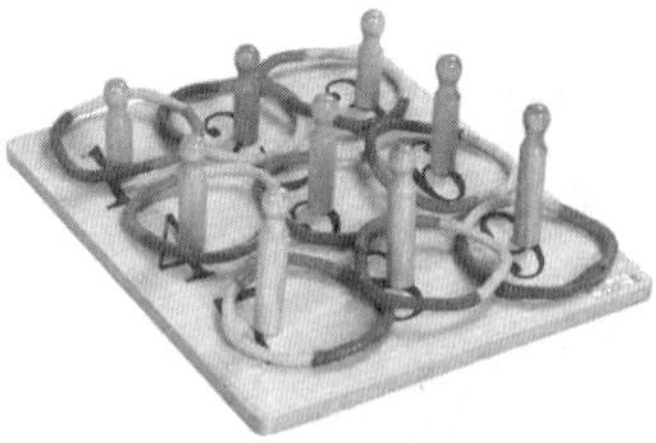

图 6－3－31

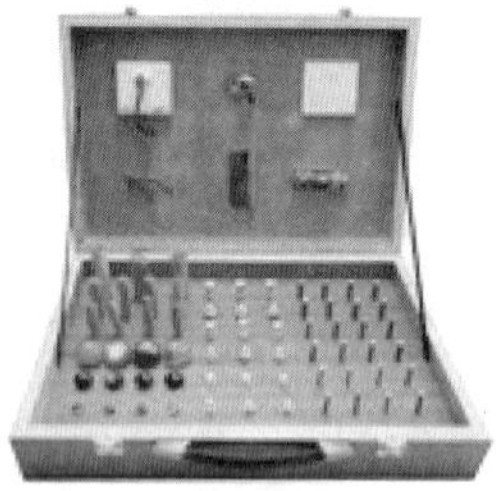

图 6－3－32

2. 手功能康复训练器的适用范围与要求

（1）适用范围。

偏瘫或手功能障碍、抓握或精细动作困难者。

（2）使用要求。

使用前请康复师进行专业指导。

（3）注意事项。

选择合适自己的康复训练器。注意训练强度和训练时间。手功能训练器的部件多数小巧零散，在训练过程中需要有人监测，防止老人将小插板或小球等误服口中，以及螺钉螺母伤及手指、皮肤等。

二、下肢康复训练器

下肢康复训练器是指用于辅助下肢康复训练，提高下肢肌力，增加髋、膝、踝关节活动度的小型辅具。

（一）髋关节康复训练器

图 6－3－33 和图 6－3－34 为髋关节椅，有液压弹簧装置，方便自行操作，用于髋关节的外展和内收康复训练。图 6－3－35 为髋关节旋转训练板，使用时双手扶支架站在活动板上，利用活动板左右摆动，增强髋关节活动度。髋关节康复训练器适用于髋关节活动障碍者，使用前需要康复师指导。

注意事项：运动量不宜过大，时间不宜过长；使用前检查训练器有无螺丝松动及椅子的稳固性；训练时要有人监护。

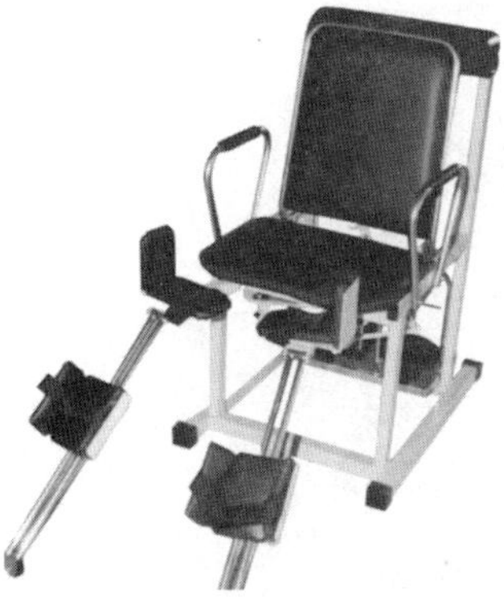

图 6 - 3 - 33

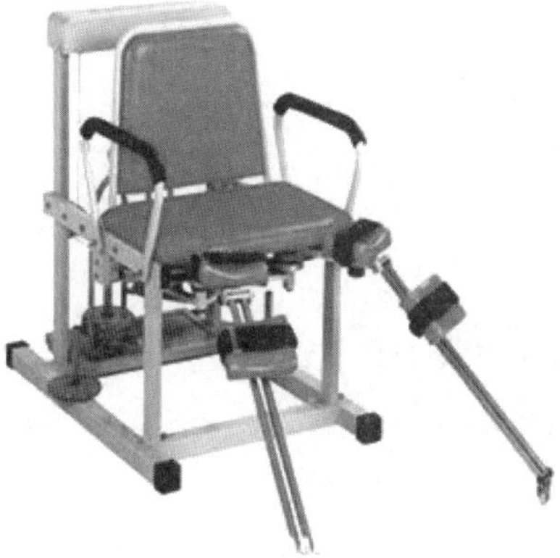

图 6 - 3 - 34

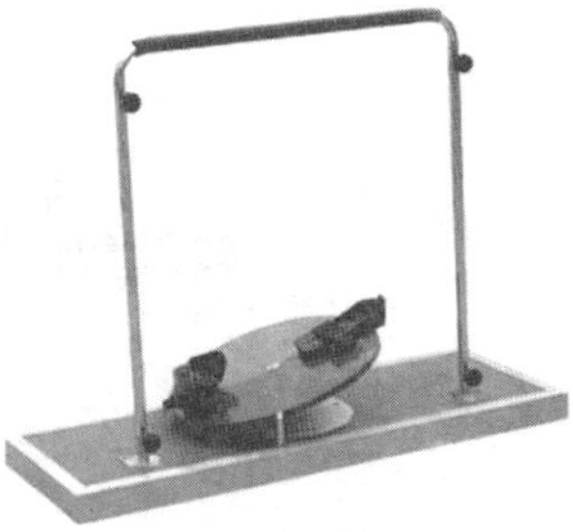

图 6 - 3 - 35

（二）膝关节康复训练器

图 6－3－36 为膝关节训练椅，通过椅腿轴上下摆动，促进膝关节活动。图 6－3－37 和图 6－3－38 为踩踏式膝关节训练椅，通过双脚踩踏脚板，下肢上下摆动，增强膝关节活动。膝关节康复训练器适用于偏瘫或膝关节活动障碍者，使用前需要康复师指导。注意事项：运动量不宜过大，时间不宜过长；使用前检查关节椅的稳定性；训练时需要有人监护。

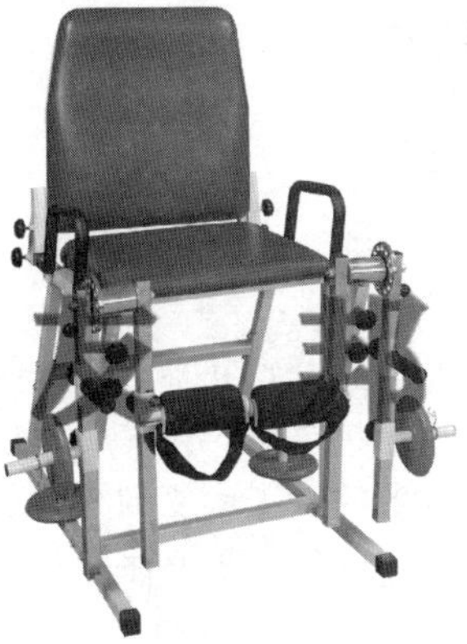

图 6 - 3 - 36

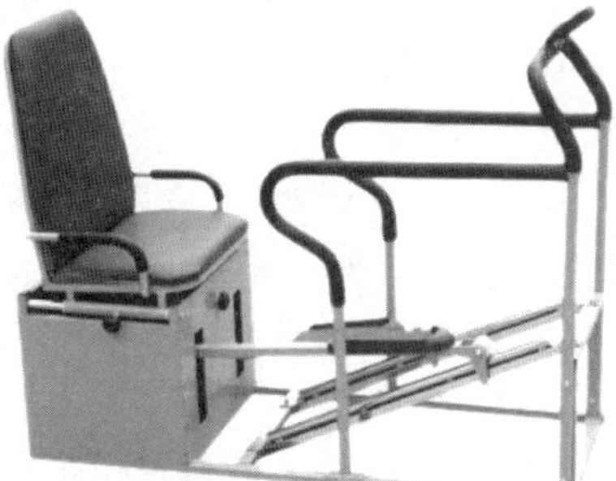

图 6 - 3 - 37

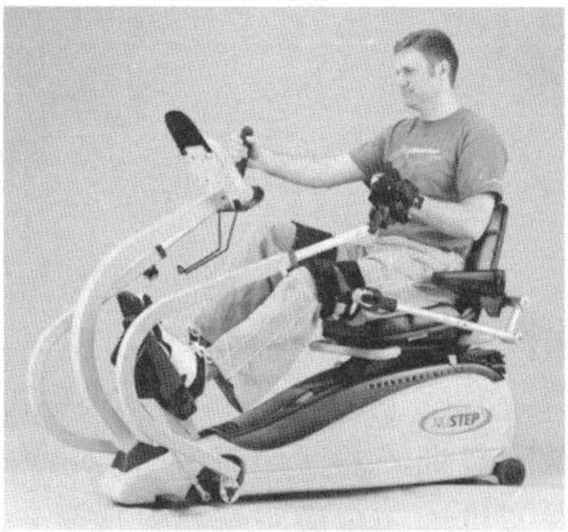

图 6 - 3 - 38

（三）踝关节康复训练器

图 6－3－39 和图 6－3－40 为脚踏板。脚踏板设有液压弹力装置，利用液压弹力调节上下活动度，弹性好，踩踏感舒适。脚踏板可增加踝关节背屈及屈曲活动能力，体积小巧。图 6－3－41 为楔形板，适合足踝下垂或足内外翻患者的康复训练。图 6－3－42 为脚踏训练器，使用时双手扶住把手，双足站在脚踏上上下活动，增强踝关节活动度。

踝关节康复训练器适用于足踝关节活动障碍者。使用前需要康复师指导。注意事项：运动量和时间适度；使用前检查螺丝有无松动，脚踏器摆放是否牢固；放置于地毯或垫子上，防止运动中滑动；避免穿长裤，防止牵绊；训练初期需要有人监护。

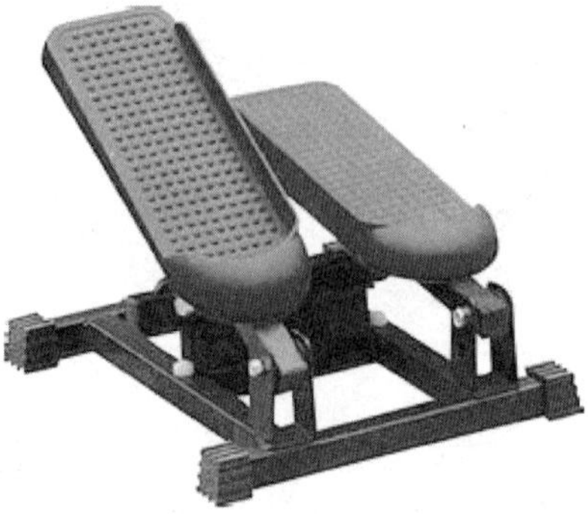

图 6-3-39

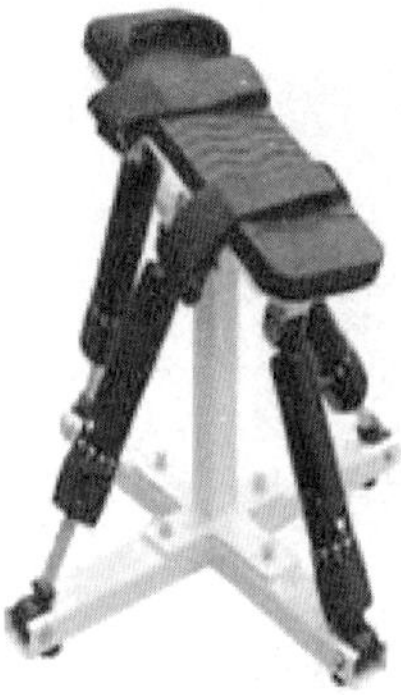

图 6-3-40

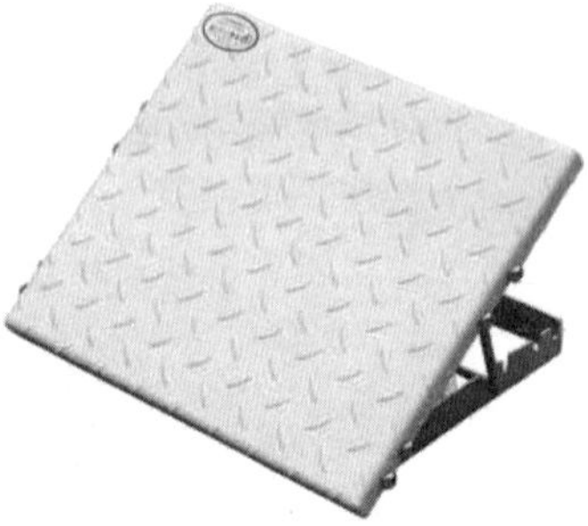

图 6-3-41

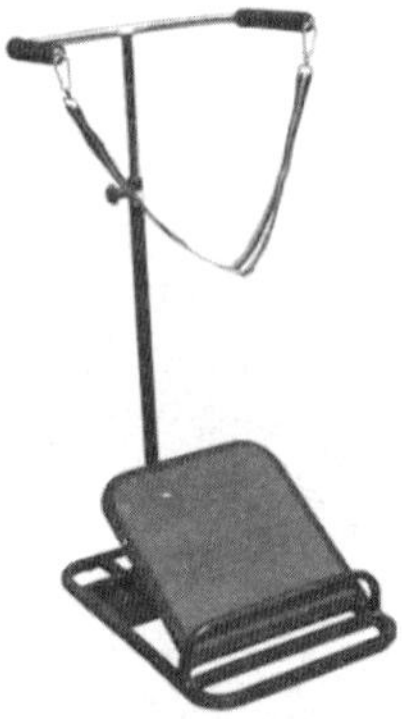

图 6-3-42

（四）足趾康复训练器

图 6-3-43 和图 6-3-44 为足托矫正器，多为硬质塑料或硬质尼龙制成。足托矫正器可以按照足趾不同状态如尖足、足下垂、足内翻或足外翻进行调整。图 6-3-45 和图 6-3-46 为木质矫正器，有两个 U 形固定带，模板可以向外或向内调节方向，利于足内翻或外翻者的矫正康复训练。足趾康复训练器适用于偏瘫或足内翻、足外翻、足下垂等障碍者。训练初期需要有人监护。注意要在专业机构购买或定制足趾康复训练器。

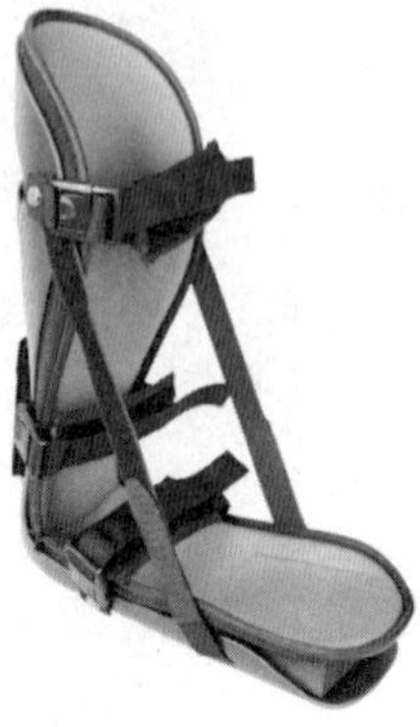

图 6-3-43

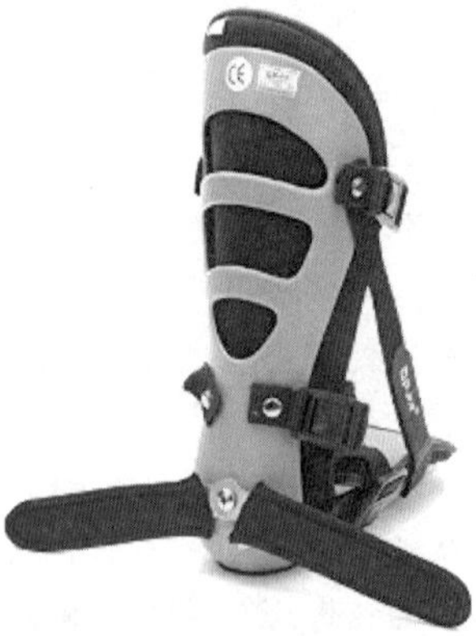

图 6-3-44

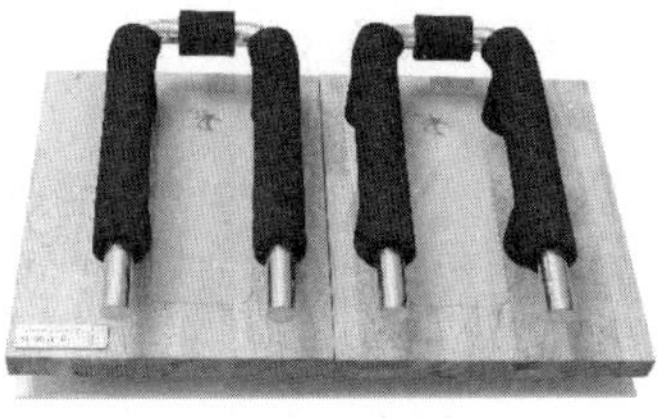

图 6-3-45

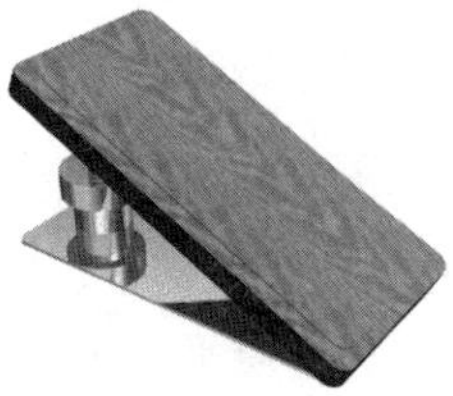

图 6-3-46

小故事

（1）某地残联组织咨询服务，见到一个30岁左右的男人在地上爬行。经检查诊断：脑瘫，痉挛型四肢瘫，四肢关节重度挛缩，站不起来，可爬行。认知和语言轻度障碍。因为家庭贫穷，没有康复和辅具应用知识，家人放弃了对他的康复帮助。当残联给他配置了站立架、坐姿椅、轮椅等辅助器具后。他哭着说："我像狗一样爬了30年，今天终于能抬起头来了。"

（2）某地有个老农，50多岁才有了个儿子，出生后便被诊断为脑瘫。老人喜欢这个儿子，每天抱着，孩子快10岁才听说能康复训练。跑到康复中心，求康复人员让他儿子站起来，可惜孩子错过了最佳康复时间，肢体全都挛缩了。中心给孩子配置了站立架、坐姿椅和儿童轮椅等相关辅具。老农十分高兴。

三、姿势平衡康复训练器

姿势平衡是指在不同环境情况下维持身体直立姿势的能力。平衡能力好，指站立时身体支撑倾斜最大角度的稳定性。姿势平衡是由躯体感觉、视觉、前庭系统、骨骼肌协同运动、中枢神经系统配合共同完成的。任何一方面出现问题，都可以引起平衡失调。当姿势失平衡时，站立架、坐姿椅等辅助器具可以起到辅助身体支撑保护和姿势调整等作用。

（一）坐姿椅

坐姿椅（见图6-3-47和图6-3-48）多由木质板材、皮革软垫、固定绑带、木质桌板、分腿板等组成，可分大、中、小型号，适用于偏瘫或神经肌肉疾患引起的肌力不足、坐姿支撑困难者的姿势矫正或姿势调整。使用前需要康复师指导，训练时要有人监护。要注意坐姿角度的调整，训练时间不宜过长。家庭使用少，多见于社区养护中心。

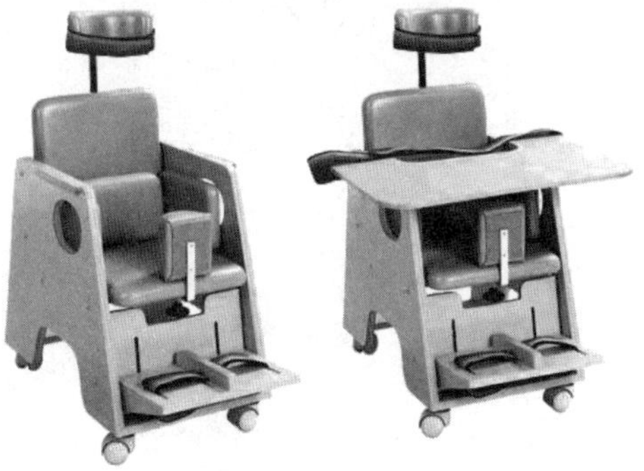

图 6-3-47

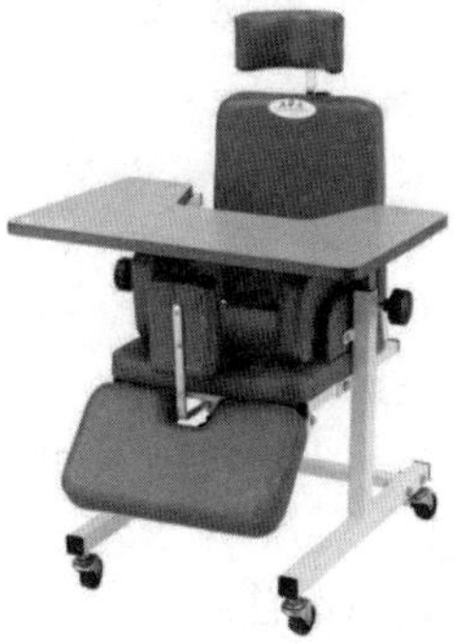

图 6-3-48

（二）站立平衡康复训练器

图 6－3－49 所示为肋木，是木质材料制成的直立梯，用于肌力和站立平衡训练。使用时可单手或双手扶握肋木横杠，正位、侧位、后位做引体向上前屈动作，增加腹肌和四肢肌力，辅助站立平衡训练。图 6－3－50 为木质平衡板，板子上面呈平面，下面呈弧形，站在平面上随平衡板左右摆动，用于站立平衡训练。站立平衡康复训练器适用于平衡协调能力障碍者。使用前请康复师指导，训练时要有专人保护。注意训练场地平坦宽敞，周边无障碍。家庭使用少，多见于社区养护中心。

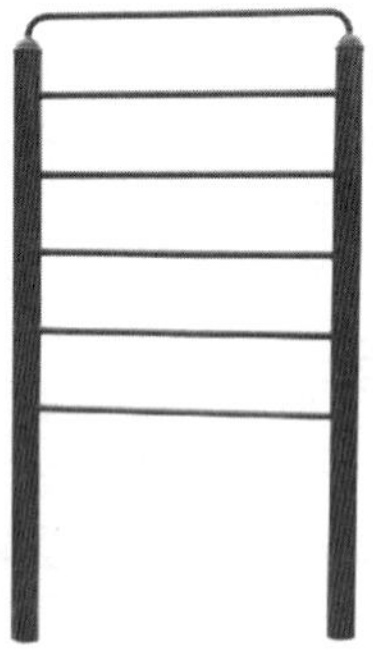

图 6－3－49

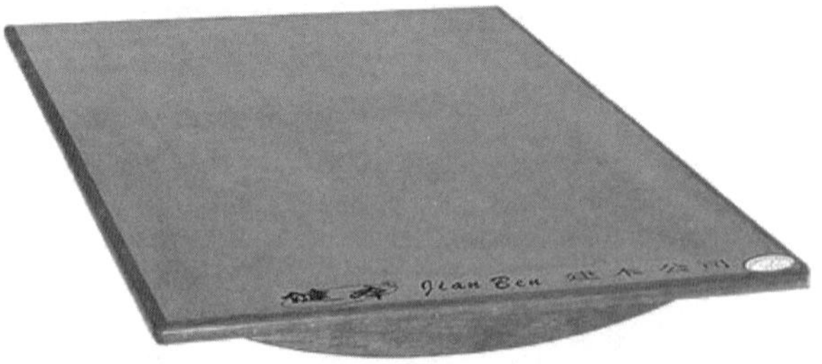

图 6－3－50

（三）站立康复训练器

图 6－3－51 和图 6－3－52 为站立架，由木质板、金属架、尼龙绑带等组成，用于站立姿势困难者的支撑保护和康复训练，适用于偏瘫或站立姿势障碍者。使用前需要康复师指导，训练时要有专人监护。注意站立时间不宜过长。使用前检查站立架的螺丝、绑带和摆放是否稳定牢固。家庭使用少，多见于社区养护中心。

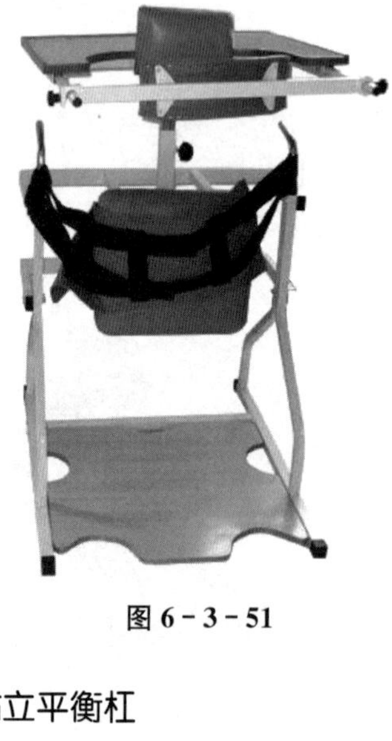

图 6－3－51

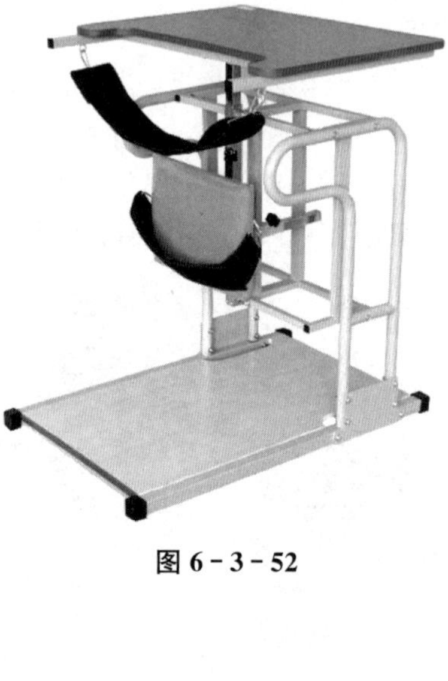

图 6－3－52

（四）站立平衡杠

图 6－3－53 和图 6－3－54 为站立平衡杠，由钢管和木质板组成，分大、中、小号，可按照不同

身高、体重选择，双管高度在人体腋下或腰以上为宜，适用于偏瘫或行走困难、平衡能力低下者。使用前需要康复师指导，训练时需要有人监护。注意摆放牢固稳定，周边环境无障碍。家庭使用少，多见于社区养护中心或社区活动广场。

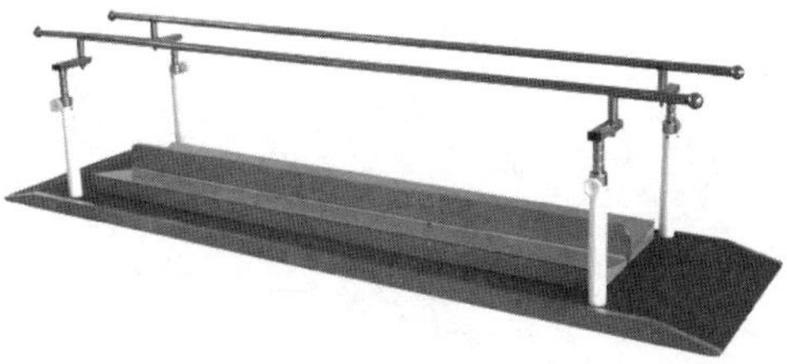

图 6-3-53

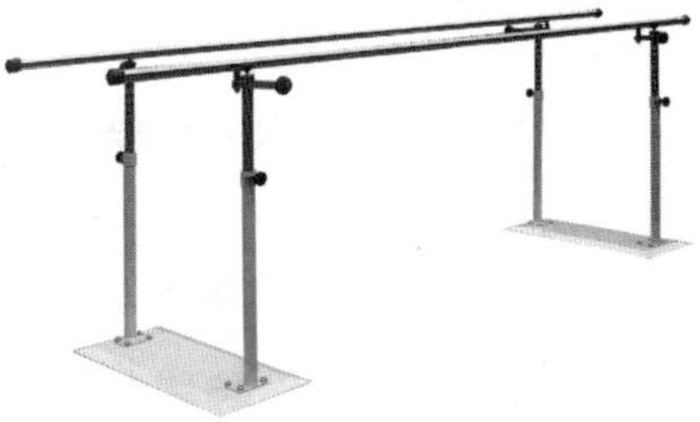

图 6-3-54

（五）阶梯训练器

阶梯训练器（见图 6-3-55 和图 6-3-56）由木质板和木箱组成，有大、中、小号，可以按照不同身高、体重选择，每层阶梯高度有所不同，适用于偏瘫或上下阶梯困难者康复训练。使用前需要康复师指导，训练时要有人监护。注意箱体摆放要平稳牢固，周边环境无障碍。家庭使用少，多见于社区养护中心。

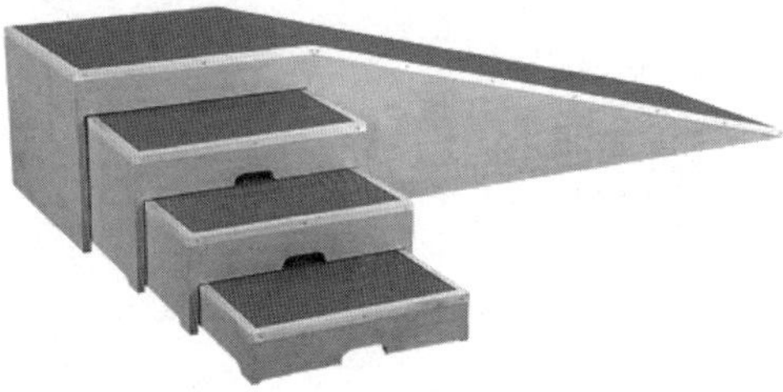

图 6-3-55

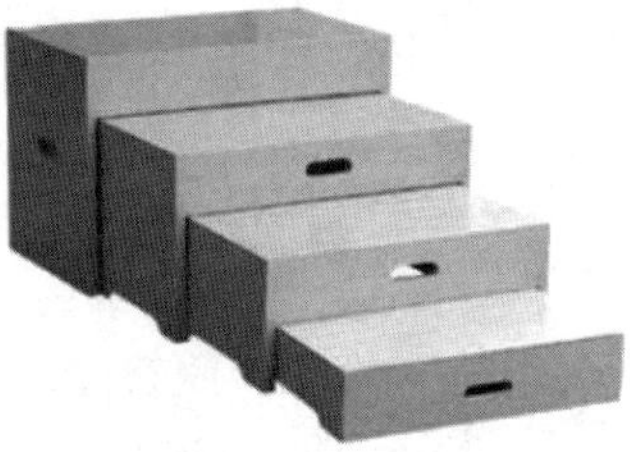

图 6-3-56

同步训练

每两人一组，分别扮演功能障碍者和照护者，练习各种家庭康复类辅助器具的使用方法，总结使用体会，尤其要注意总结在使用过程中可能会造成哪些二次伤害，以及如何避免。

项目小结

本项目介绍了个人医疗护理及康复类辅助器具，包括家庭保健类、护理照料类及康复护理类辅助器具的应用，帮助老年人进行身体健康状况监测、疾病预防、生活照料及家庭康复等，其中许多辅助器具需要在专业人员的辅导下使用，否则可能达不到预期结果，甚至可能造成二次伤害。

教学做一体化训练

一、填空题

1. 测量体温最准确的辅具是____________。
2. 家庭血糖监测器有多种样式，一般有五个部分，即______、______、______、______、______。
3. 家用雾化器的雾化片寿命为____________小时。

二、不定项选择题

1. 下列不属于电子血压计特点的是（　　）。
   A. 便于携带操作　　B. 字迹清晰、体积小巧
   C. 有高血压警示提示功能　　D. 电源接口安全
   E. 测试准确
2. 下列属于红外线灯作用的是（　　）。
   A. 可以透过衣服作用于治疗部位
   B. 透过皮肤，使肌肉、皮下组织产生热效应
   C. 加速血液循环
   D. 增加新陈代谢
   E. 减少疼痛
3. 关节保护带的作用是（　　）。
   A. 增加局部压力，减少肿胀
   B. 促进循环，减少摩擦
   C. 限制关节活动，让受伤关节静养
   D. 减轻疼痛和炎性水肿
   E. 保暖

三、简答题

1. 简述穿戴式集尿器的使用方法。
2. 简述成人尿不湿的功能、特点及适用人群。
3. 分析直立式提升机、液压式提升机和吊带式移动轨道的异同点。
4. 列举 3 种预防压疮的辅助器具，并描述其特点和适用人群。

四、实践题

选择一种你感兴趣的家庭康复类辅助器具，介绍给身边有需要的老年人使用，询问其使用体会，总结该辅助器具的优缺点，提出你的改进建议。

项目七

老年人信息交流类辅助器具应用

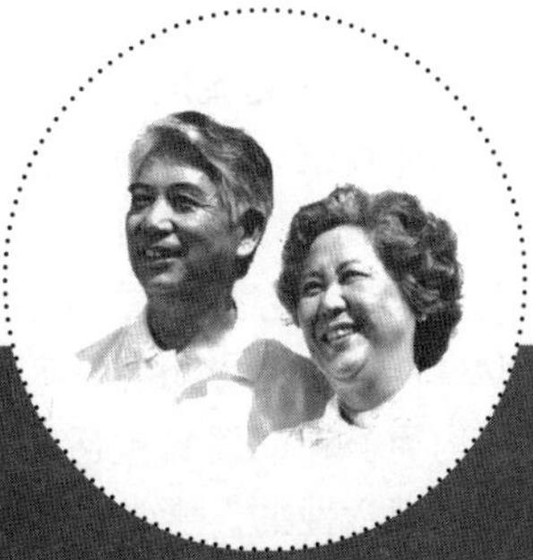

学习目标

知识目标

1. 了解信息交流类辅助器具的分类
2. 掌握各种信息交流类辅助器具的适用人群
3. 熟悉各种信息交流类辅助器具的应用注意事项

能力目标

1. 能够在全面评估的基础上，为老年人选择合适的信息交流类辅助器具

2. 能够为老年人及其照护者介绍各种信息交流类辅助器具的功能特点及使用方法

3. 能够识别老年人在使用信息交流类辅助器具过程中的问题并协助解决

素养目标

1. 认同信息交流类辅助器具对老年人的意义

2. 从老年人的切身需求出发，为其选择合适的信息交流类辅助器具

3. 发现各种信息交流类辅助器具可能存在的不足，提供辅助器具开发建议

人类社会信息交流的发展有五个阶段：语言交流、文字交流、印刷交流、电子交流和网络交流。老年群体在信息交流中，随着生理结构和生理功能的弱化，沟通能力会出现相应的问题，如语言表达障碍、语言理解障碍、视力障碍、听力障碍、心理障碍、感觉障碍等，这些障碍会直接影响到老年人与家人、与社会的信息交流。在信息交流不通畅的时候，会影响老年人的生活质量。如果出现突发事件，还会影响老年人的身体健康、家庭安全，甚至危及生命。

信息沟通类辅助器具包括助视类、助听类、认知类、助写助读类，等等。视觉辅助器具包括视觉性的和非视觉性的。听觉辅助器具包括助听类和信号媒介传递类。还有如语音提示扩音类、计算机类、电脑及软件类、环境控制类，等等。

老年人遇到交流障碍，首先要弄清楚问题出在哪里，并进行相关测试评估，如进行视力、听力、记忆力、认知力、心理等方面的测试评估，以及老年痴呆等相关专业测试评估，按照检查结果，配置相应的辅助器具。本项目主要介绍与沟通相关的如书写、阅读、计算、提示信息以及使用计算机等辅助器具，帮助老年人与外界联络沟通，提高老年人的生活质量。

情境导入

赵大爷76岁，患骨关节病10余年，肢体动作缓慢，生活基本自理。但视力、听力有明显下降。赵大爷特别喜欢逛街购物，但因看不清物价、听不清介绍，东西买得总是不太如意，算账更是有困难。针对这种情况，有什么与信息沟通相关的辅具可以帮助赵大爷呢？

任务一

视觉辅助器具的应用

任务描述

请帮助赵大爷选择合适的视觉辅助器具。

相关知识

视觉辅助器具是指能够改善或提高低视力患者视觉能力的装置或设备。视觉辅助器具可分为光学与非光学两类，光学助视器包括凸透镜、棱镜、平面镜、望远镜等，非光学助视器包括大字印刷品、计算器等。

一、光学助视器

光学助视器分为近用光学助视器和远用光学助视器。

（一）近用光学助视器

近用光学助视器也称放大镜，是低视力者用来观察近距离物体的辅助器具。近用光学助视器通过各种透镜将目标物体外观放大，使视网膜上的成像增大，从而提高视觉效果，方便日常生活中阅读、书写及精细手工等。近用光学助视器还可分为眼镜式助视器、立式助视器等。

1. 眼镜式助视器

（1）结构与功能：眼镜式助视器（见图 7-1-1）的外观与一般眼镜相似，镜片多为+4D 以上凸透镜，放大倍数为 2～6 倍。眼镜式助视器的树脂框架轻盈，适合低视力老年人佩戴，提高老年人看书、写字、学习及购物便利，特别是有助于老年人对药物说明等小字体的识别。

（2）适用范围：高度屈光不正、青光眼、角膜白斑、角膜混浊等眼病引起低视力障碍的老年人。

（3）使用要求：老年人自愿佩戴，携带方便。

（4）注意事项：体积小，易丢失或遗忘，可加上系带或标记物。

2. 立式助视器

（1）结构与功能：立式助视器（见图 7-1-2）为固定在一个立式架子上的凸透镜，放大倍率固定，屈光度越高，放大镜直径越小，带有光源。凸透镜与观察物空间较大，方便单手操作，与手持式助视器相比，立式助视器适合较长时间阅读或书写。立式助视器与阅读眼镜配合使用，可增加放大效果。

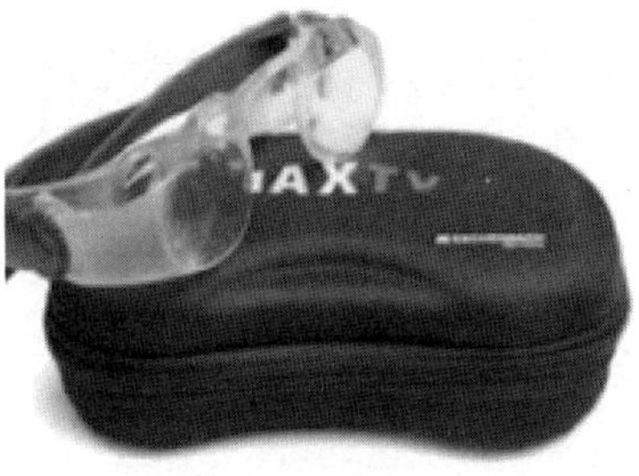

图 7-1-1

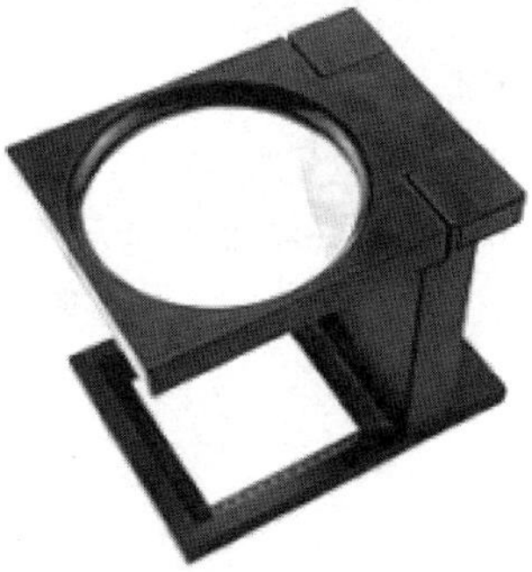

图 7-1-2

（2）适用范围：低视力障碍者均可使用，但要求老人能保持端坐姿势，双手动作稳定良好。

（3）使用要求：立式助视器体积略大且较重，不宜总挪动。

（4）注意事项：书页不平、读物移动时会影响清晰度。不用时要在凸透镜上加盖布，以保持干净，防止潮湿。

（二）远用光学助视器

远用光学助视器（见图 7－1－3 和图 7－1－4）也称望远镜，由两组镜片组成，结构较为复杂，可根据物体不同的距离进行调节。放大倍数越大，手持观察效果越差，视场也越小。远用光学助视器适合静态使用，用来看清远处目标，如看电视、看黑板、交通信号灯、公交站牌等，低视力障碍者均可使用，不属于低视力者不需要使用，要注意保护好镜面，防止潮湿，不用时应放在盒子里。

远用光学助视器可分为双目式望远镜（见图 7－1－3）和单目式望远镜（见图 7－1－4），单目式望远镜的清晰度更高一些。

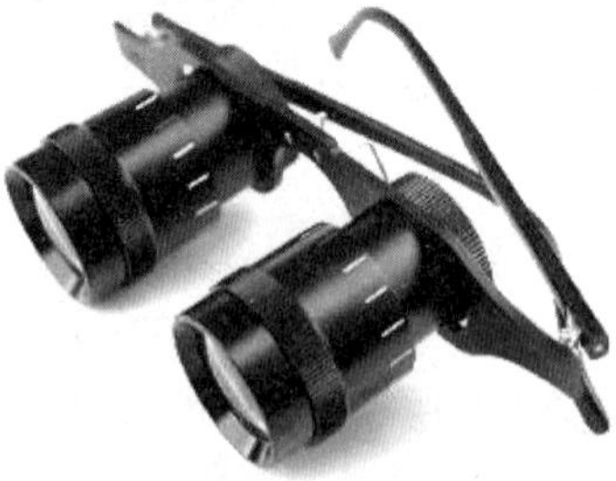

图 7－1－3

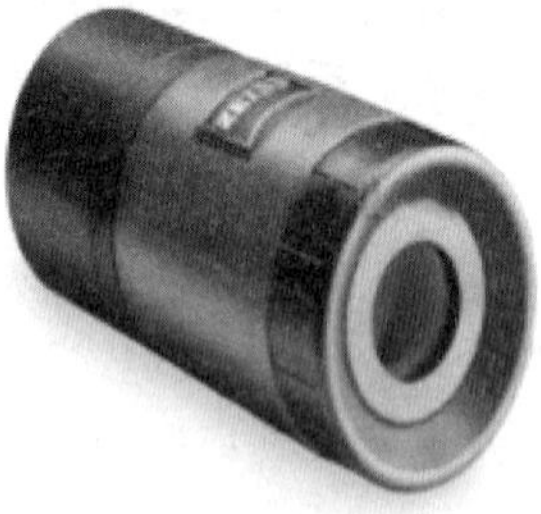

图 7－1－4

二、电子助视器

电子助视器可以让低视力老人有限的视力得到最大化改善和利用，帮助老人阅读、书写及从事精细眼、手协调动作等。电子助视器可分为便携式电子助视器、台式电子助视器、远近两用电子助视器。

（一）便携式电子助视器

1. 结构与功能

便携式电子助视器（见图 7－1－5）有高清晰、高对比度液晶屏，光学放大与电子放大相结合，有 32 倍放大效果，一个按键即可显示画面定格，便于移动阅读，在不同光线环境下可主动发光使用，支架固定，不用长时间手持。便携式电子助视器形似大屏智能手机，体积小巧，易于携带，方便老人购物时阅读价签、账单、药物说明书等。

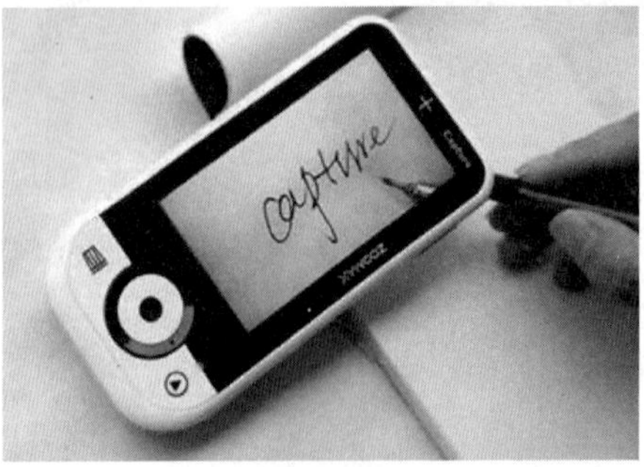

图 7－1－5

2. 适用范围

低视力老年人均可使用便携式助视器，但使用者要双手稳定性良好，有帕金森病或手颤手抖等问题者不宜使用。注意：不属于低视力者不需要使用，使用前看说明书，注意防止潮湿。

（二）台式电子助视器

1. 结构与功能

台式电子助视器（见图 7－1－6）的外形与电脑屏幕相似，有记忆存储功能，可摘录显示或整文显示。台式电子助视器有摄像头和阅读台，集成屏幕图片可调整对比度，放大倍数可自选，带有 VGA 和 AV 接口，可以移动阅读。台式电子助视器便于低视力老年人书写、画图、雕刻、编织、浏览照片等，清晰阅读可使老年人开阔眼界，改善老年人的精神生活。

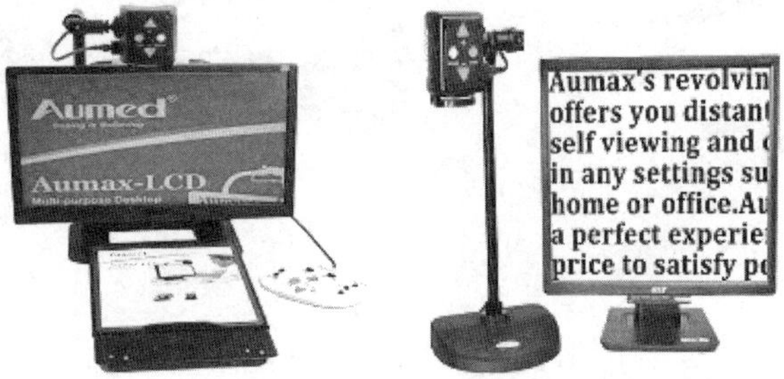

图 7－1－6

2. 适用范围

高度屈光不正、白内障、青光眼、中心视野缺损、小角膜、视神经萎缩、黄斑变性、角膜白斑、角膜混浊等眼病引起低视力的老人；康复机构或老年机构；图书馆、社区阅览室。

3. 使用要求

适合能保持端坐位，双手稳定性良好，能自行操作助视器的老人使用。非低视力者不需要使用。使用前要看说明书，要用干布擦拭，防止潮湿。

（三）远近两用电子助视器

远近两用电子助视器（见图 7－1－7）的镜头可以转向，可远近两用，用于看文字图片或看远处的景物。它可调节屏幕投影大小、对比度、明暗度，可保存屏幕，可放大 2～100 倍，有拍照储存、回放等功能，使用时需要外接显示器，也可连接投影，适合老年人学习及办公。

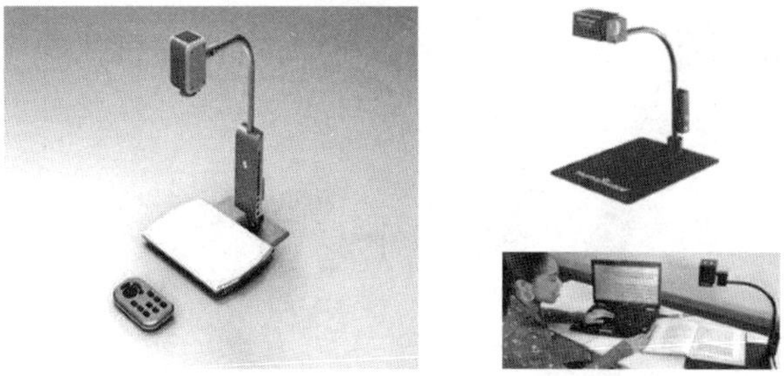

图 7－1－7

（四）头戴式电子助视器

头戴式电子助视器（见图 7－1－8）是显示眼罩和安装在眼罩前面的摄像头综合起来的系统，体积小巧，方便低视力老人携带，可静态观看、阅读或看电视等。它有眼镜式显示器，可放大 6～28 倍，图像显示彩色，附有摄像头辅助轨道架，可连接计算机和电视机，但不方便在行走时使用。

（五）鼠标式电子助视器

鼠标式电子助视器（见图 7－1－9）有类似于鼠标的摄像头，摄像头通过一个连接线连接到电脑或者其他显示屏上，摄像头在文本上面移动进行阅读，摄像头上有 LED 灯来照亮阅读材料。鼠标式电子助视器多数可连接电视，但观看时不方便。

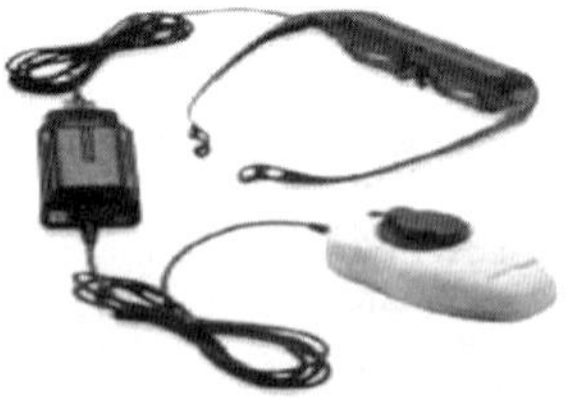

图 7－1－8

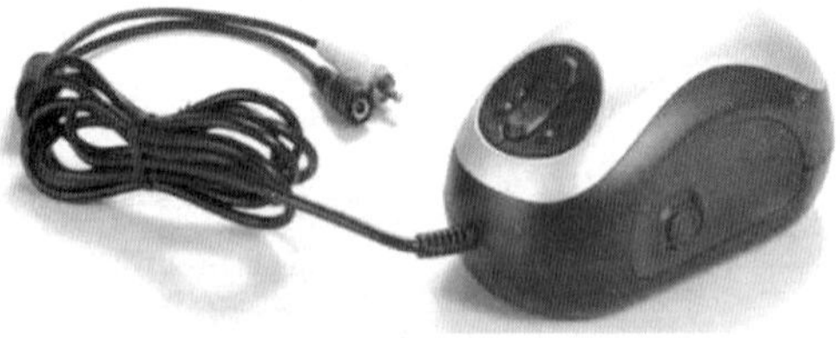

图 7－1－9

三、其他视觉辅助器具

（一）非光学助视器

非光学助视器通过改变周围环境，或改变注视物体光照度、对比度或眩光，或增大物体本身尺寸等方法，使图像比原来清晰，以提高视觉效果。

1. 照明灯具

图 7－1－10 为可调节式台灯，可以按照室内光线调整亮度、角度、灯光颜色等。不同视力障碍对照明光线的要求不同，可调节式台灯有利于提高视障者视觉亮度和清晰度。

2. 带磁性座荧光灯

图 7－1－11 为带磁性座荧光灯，由荧光灯、柔性管灯座和磁性底座组成。磁性底座方便将灯放置在不同的位置，柔性管方便不同角度的变化，可固定在所需的位置，光线强度好。带磁性座荧光灯适合视力障碍或肢体障碍的老年人家庭照明。

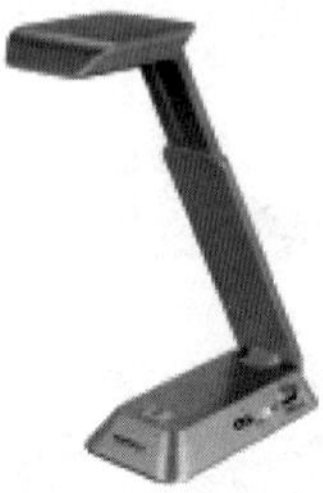

图 7－1－10

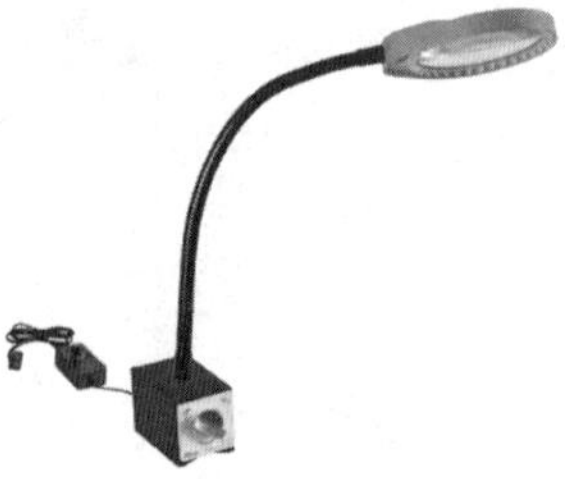

图 7－1－11

3. 大字物品

将物体本身放大，增加图像清晰度和识别度，可减轻视觉疲劳，提高视觉效果。图 7－1－12 为大字读物，图 7－1－13 为大字电话，图 7－1－14 为大字扑克。

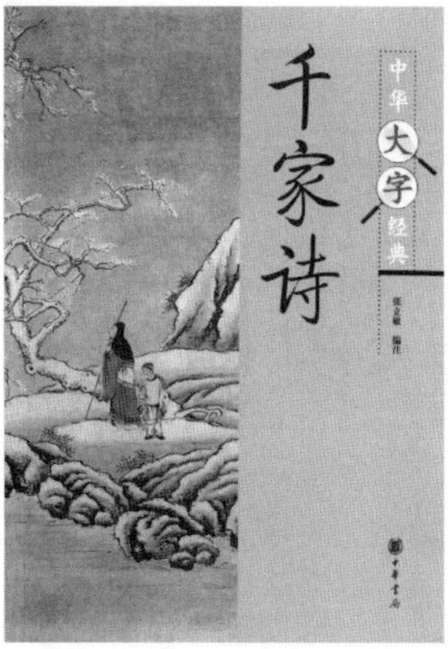

图 7－1－12

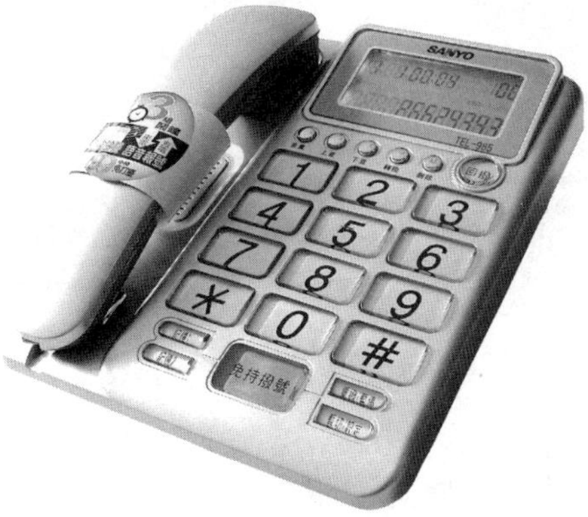

图 7－1－13

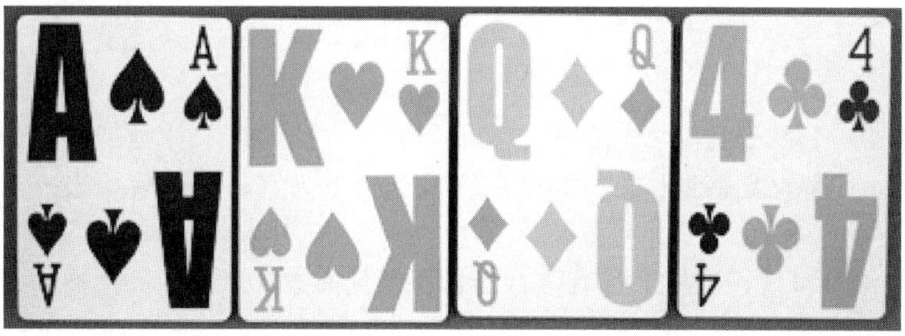

图 7－1－14

4. 阅读架

图 7－1－15 为阅读架，图 7－1－16 为多功能支架。通过支架位置的调整，改善放书位置或角度，可调整视觉光线，提高视觉效果。

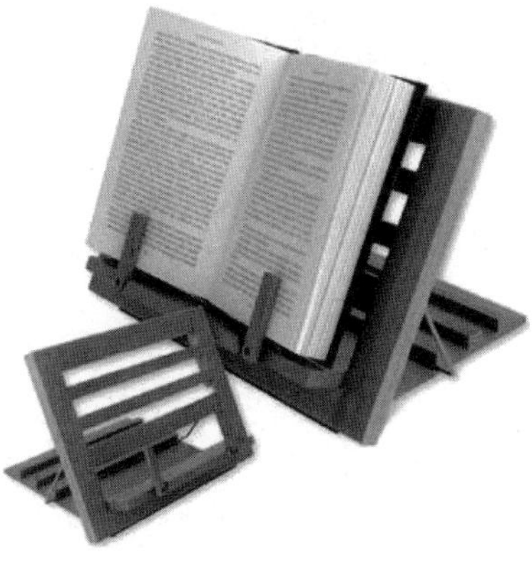

图 7－1－15

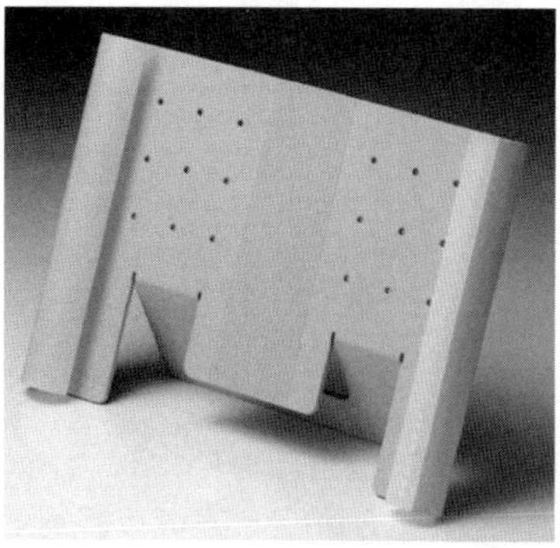

图 7－1－16

5. 滤光镜

滤光镜（见图 7－1－17）为玻璃或塑料材质，它通过滤掉部分光线提高视觉对比度、校正色光、调节反差、剔除颜色，不同颜色的滤光镜能够发挥不同的作用。

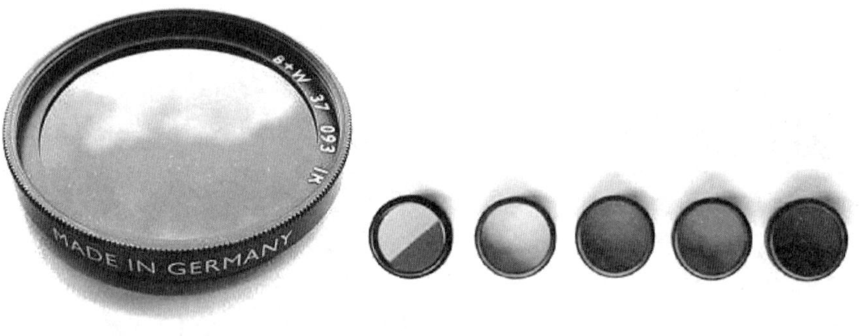

图 7－1－17

（二）非视觉性视障辅助器具

非视觉性视障辅助器具是指利用视觉外功能，如听觉、触觉等弥补视觉功能缺陷的装置或设备。

1. 盲杖

盲杖（见图 7－1－18）是视障者最常用的辅助器具。盲杖通过手臂延伸盲杖的碰触感，判断是否有障碍物或台阶，代替视觉感觉。盲杖高度以胸骨剑突下为宜，盲杖前探出一米左右摆动，帮助盲人行走。

图 7－1－19 为语音盲杖，盲杖上带有语音器，探测到前方 3 米以内的障碍物时，会自动发出蜂鸣声和振动。此外，语音盲杖还设有语音报时和夜间指示标识功能（防止别人碰撞）。

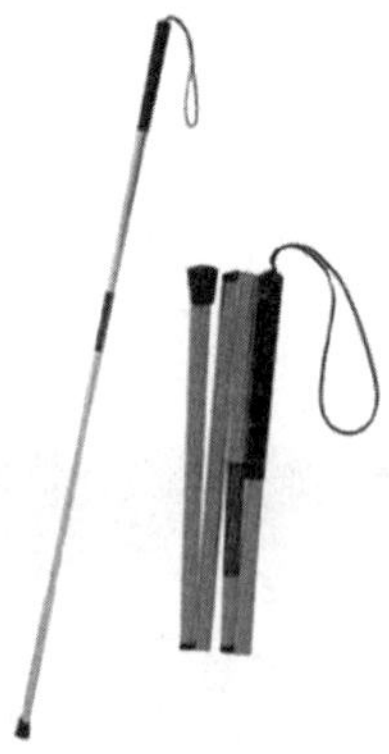

图 7－1－18

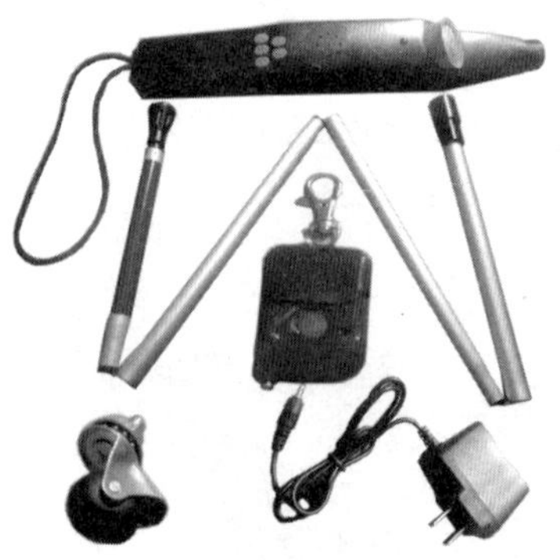

图 7－1－19

2. 读屏软件

读屏软件（见图 7－1－20）是为视力障碍者设计的屏幕朗读软件。它通过数字键盘切换操作，通过大键盘几个功能键的切换，就可以轻松查找和处理文件，屏幕字体可调试放大数倍，对网页进行导航浏览、编辑和收发电子邮件。读屏软件适合视力障碍的老年人使用。

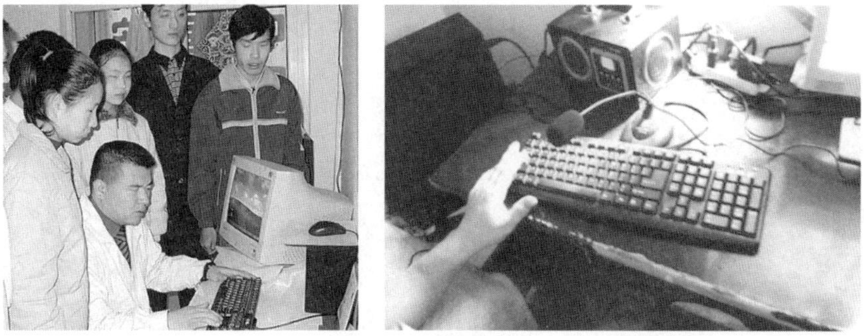

图 7－1－20

3. 盲用手表

盲用手表（见图 7－1－21）的表盘上设有可触摸的凸点，通过触摸表盘了解时间，手表一般设有语音报时功能，适合视力障碍的老年人使用。

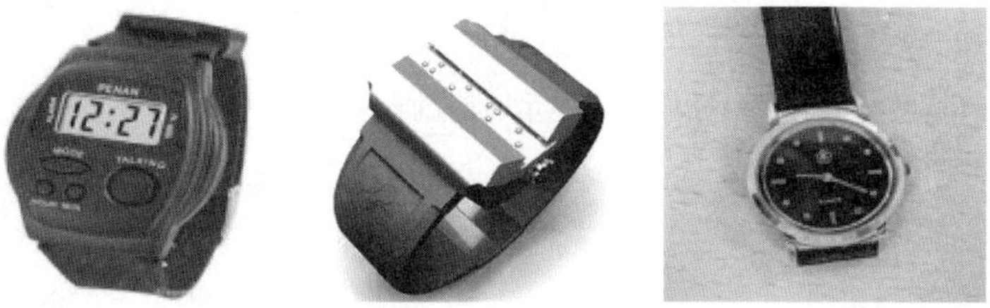

图 7－1－21

4. 视障-语言阅读机

视障-语言阅读机（见图 7－1－22）把拍摄出来的图形经过处理器，再用语音合成系统把处理好的图片，通过扬声器播放出来，信息反馈简单快捷，便于视障老年人阅读。

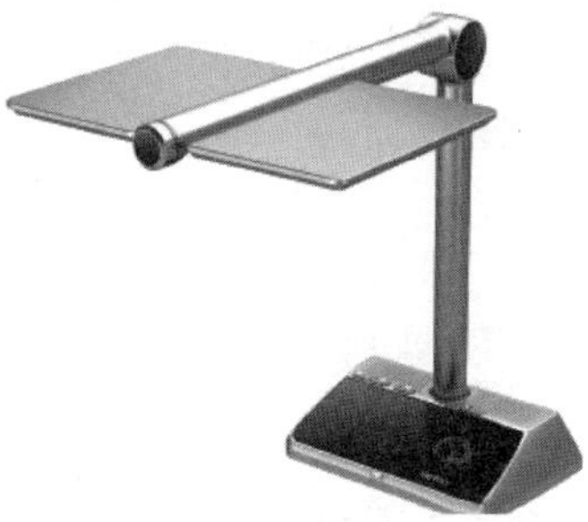

图 7－1－22

同步训练

针对视觉性辅助器具有需求的老年人，为其介绍各种视觉性辅助器具的功能特点及适用人群，为其推荐合适的辅助器具。

任务二

听觉辅助器具的应用

任务描述

请帮助赵大爷选择合适的听觉辅助器具。

相关知识

听觉辅助器具包括两类：一类是助听器类听觉辅助器具；另一类是非助听器类辅助器具。

一、助听器类听觉辅助器具

助听器是指有助于听力障碍者改善听觉，提高与他人对话交流的工具、设备、装置和仪器等。助听器可以改善听觉，克服语言交流及心理障碍，还可以防止残留听力进一步受损。助听器是为听力下降的老年人提供生活便利的听觉辅助器具。

声音的传送有气导和骨导两种形式。助听器也分为气导助听器和骨导助听器。气导，是指声音振动空气传入外耳道，通过鼓膜传到中耳，再传入内耳耳蜗淋巴液后传给听觉神经。气导助听器是把放大的电信号转换成声信号传入耳道。骨导，是指声音振动信号通过颅骨直接传递给内耳和听神经，触动内耳耳蜗淋巴液内的听觉神经。骨导助听器是将放大的电信号转换成机械能，振动耳蜗内部传递声音。骨传导振动器一般放置在乳突部位。

（一）气导助听器

气导助听器可分为盒式助听器、耳背式助听器、耳道式助听器、深耳道式助听器和人工耳蜗。

1. 盒式助听器

盒式助听器（见图 7－2－1）由话筒、电池和放大器组成，装在盒内，接收器和耳膜通过导线与盒连接。盒式助听器功率大、调整简单、操作方便、价格便宜，适用于听力障碍，有自行操作能力的老年人。使用时要放入专用袋携带，防止与衣物摩擦导致声音失真。盒式助听器体积大，隐蔽性差。日常维护要注意防潮。

2. 耳背式助听器

耳背式助听器（见图 7－2－2）的传音器、放大器、电池、音量调节装置、接收器等均装在呈长钩形的小盒内，挂于耳后，放大后的声音通过塑料管传入耳内。它的功率大、噪声低、失真小、佩戴方便，适合各种听力障碍者。使用时注意要防止出汗受潮，可经常擦拭以保持干燥。

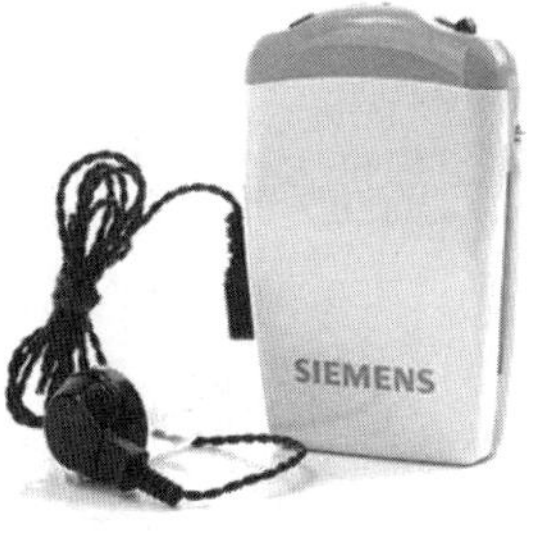

图 7-2-1

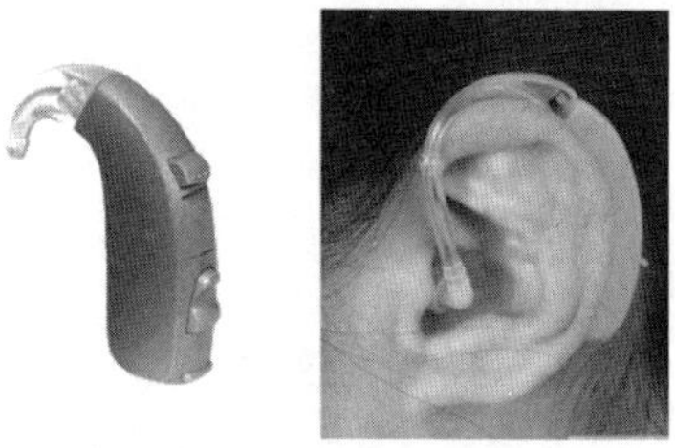

图 7-2-2

3. 耳道式助听器

耳道式助听器（见图 7-2-3）可按照使用者的耳样定做，无外接导线，助听器外壳与患者耳道完全吻合，确保声音密闭。它体积小，放置于耳道内，佩戴隐蔽。耳道狭窄、耳郭皮肤疖肿、耳郭溃疡者不宜使用耳道式助听器。

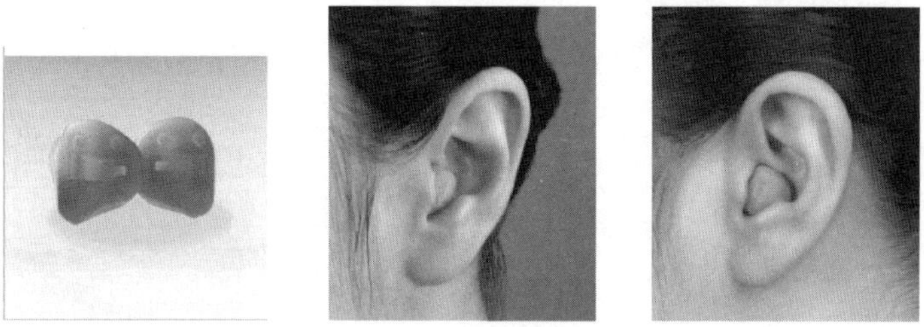

图 7-2-3

4. 深耳道式助听器

深耳道式助听器（见图 7-2-4）可根据个人耳道定做，声音放大性能好。助听器距鼓膜约 5mm，声波能量损失最小，声音真实。它适用于轻中度听力下降者，听力损失在 65 分贝内的患者使用的效果最佳。它按个人耳道定制，价格高、体积小、携带方便，但容易丢失。深耳道式助听器的最佳作用距离为 1～2m。

5. 人工耳蜗

人工耳蜗（见图 7-2-5）是电子装置，可使极重度全聋者获得或恢复听觉，它代替受损的听觉器官把声音转换成编码电信号传入内耳耳蜗。人工耳蜗安全有效，适于儿童早期植入，言语康复效果极佳。助听器和人工耳蜗的最佳作用距离为 1～2 米。

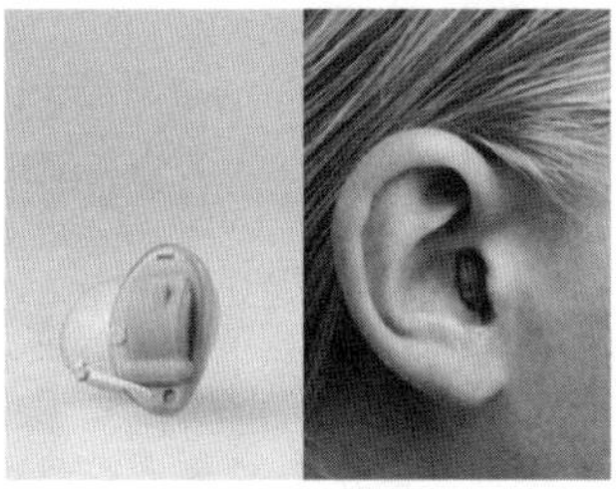

图 7-2-4

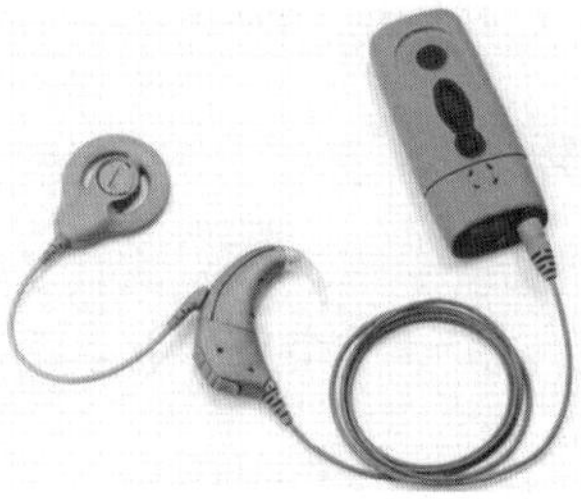

图 7-2-5

（二）骨导助听器

1. 眼镜式骨导助听器

眼镜式骨导助听器（见图7-2-6）形似眼镜，戴在耳外，携带方便，还可在镜腿上挂上系带，以防止丢失。

2. 头夹式骨导助听器

助听器

头夹式骨导助听器（见图7-2-7）形似耳机，挂在头上，也可挂上丝带，防止丢失。

骨导助听器简便美观，佩戴方便，适用于外耳道闭锁、狭窄、外耳疾病、外耳中耳畸形、中耳疾病、传导性听力损失严重，但不宜佩戴气导助听器的老年人。骨导助听器使用前需要由专业人员进行调试，使用时要保持助听器干燥。

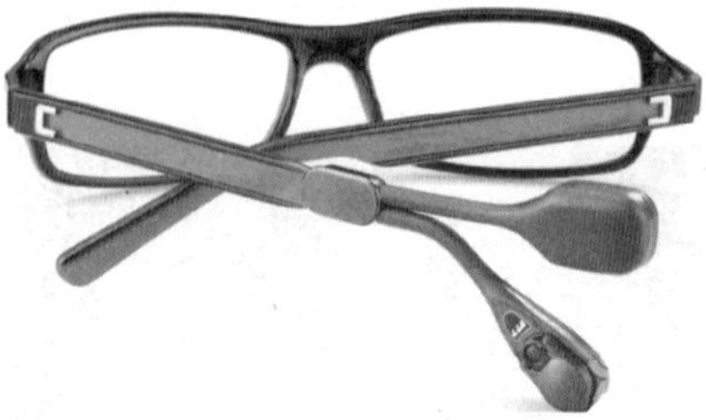

图7-2-6

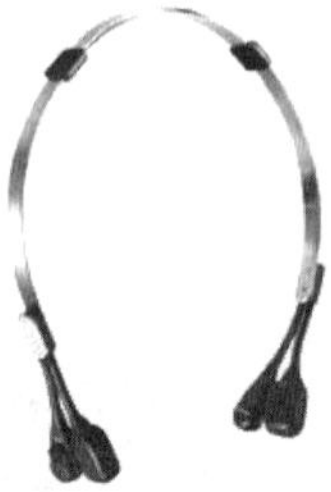

图7-2-7

二、非助听器类听觉辅助器具

非助听器类听觉辅助器具是指通过文字、声光、震动等媒介向听障者传递信息的辅具。

（一）电话接听扩音器

电话接听扩音器（见图7-2-8）安装在电话座机与电话手柄间，放大电话听筒声音，方便听力障碍者通话，适用于听力减退的老年人。

（二）语言沟通板

语言沟通板（见图7-2-9）有触摸式面板、薄膜开关，背面有防滑脚垫壳和充电器。它通过语音、视觉、触觉的刺激进行言语沟通交流，有录放音功能和语言训练图库，适用于听力、语言、认知能力下降的老年人的生活应用和康复训练。

（三）语言训练卡

语言训练卡（见图7-2-10）设计了不同的符号、图片、标签等，提示日常生活的各类物品、颜色、形状、词汇、数字等内容，为听力、语言、认知障碍的老年人提供交流或语言认知训练。

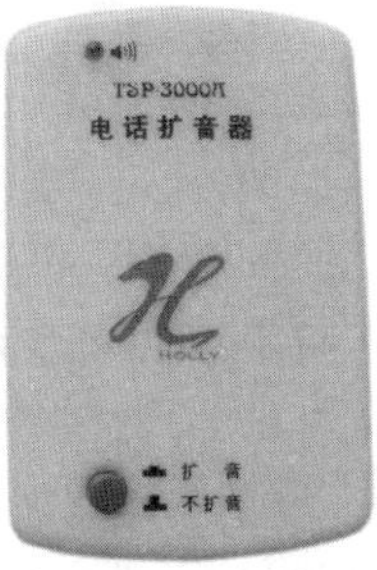

图 7-2-8

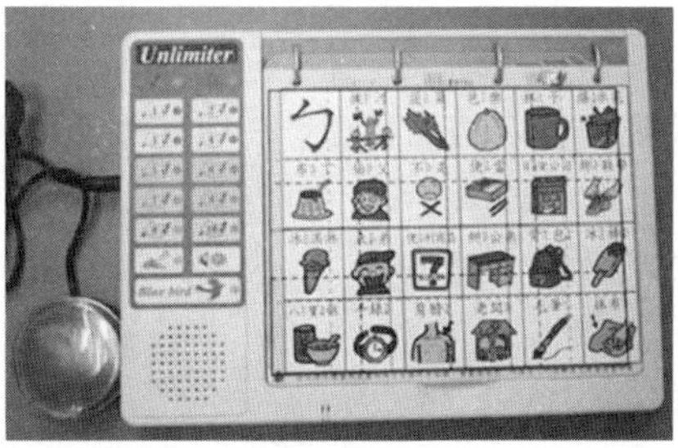

图 7-2-9

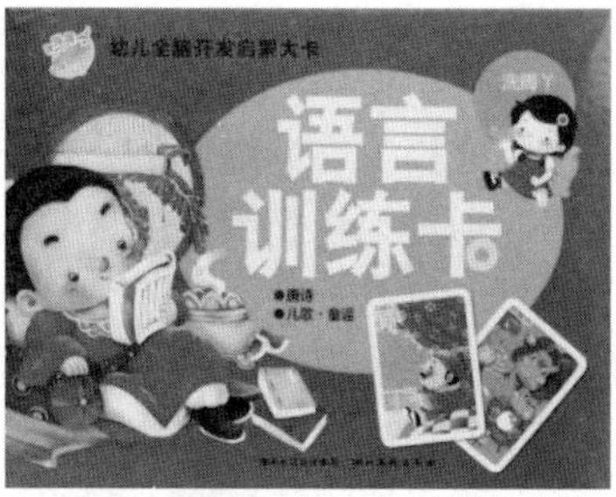

图 7-2-10

(四) 手写板

手写板（见图 7-2-11）利用手动笔移动光标，输入文字或图片进行表达和交流，适合有语言理解能力但语言表达障碍的老年人使用。

(五) 助听器遥控器

助听器遥控器（见图 7-2-12）为双耳无线通信系统，通过遥控器控制助听器，隐蔽性良好，液晶屏显示音量、电池电量等信息，方便听力减退的知识型老年人使用。

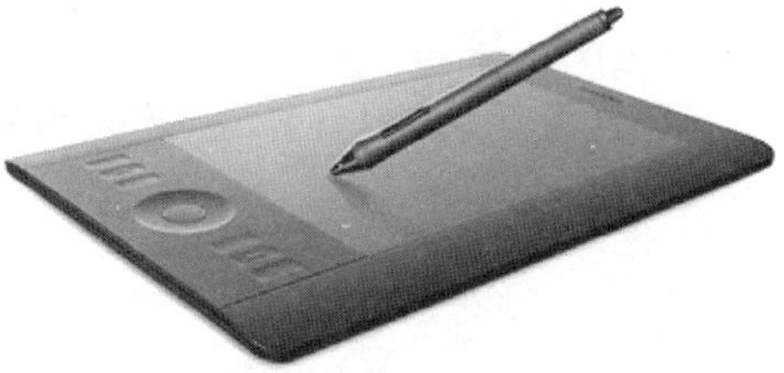

图 7-2-11

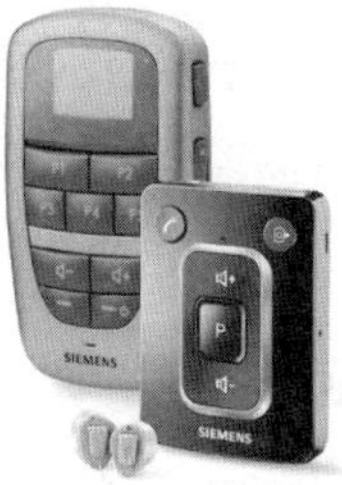

图 7-2-12

(六) 电话紧急报警系统

电话紧急报警系统（见图 7-2-13）由一个主机和几个无线挂件组成，紧急情况时按动设置好的按钮可自动报警。提前设置好 5～6 个联系电话，包括家庭成员电话及 110、120、119 等，同时可播放求助语音。电话紧急报警系统适合老年人家庭备用。

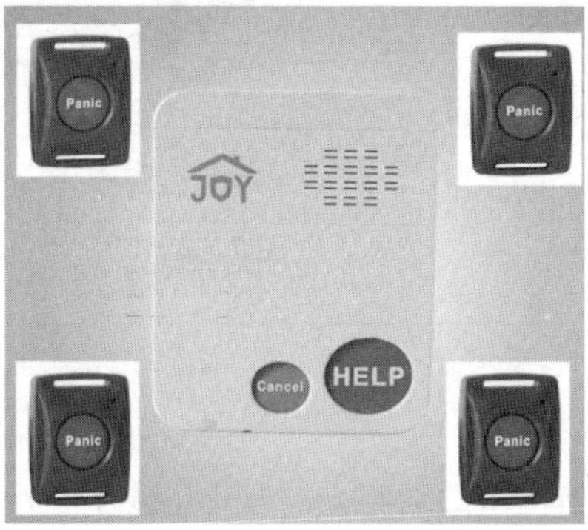

图 7-2-13

（七）闪光门铃和多功能闹钟

闪光门铃（见图 7－2－14）小巧美观，可以随意移动，一般摆放在方便位置，如门厅、卧室或厨房，通过闪灯提示有敲门声。多功能闹钟（见图 7－2－15）有大字显示屏、大字时间数字、可调闪光灯、可调音量、声音报时器和震动铃声等。闪光门铃和多功能闹钟适合视力、听力、认知能力低下的老年人家庭应用。

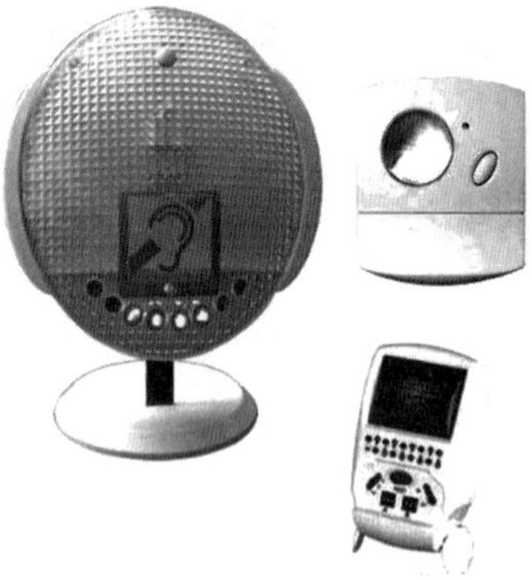

图 7－2－14

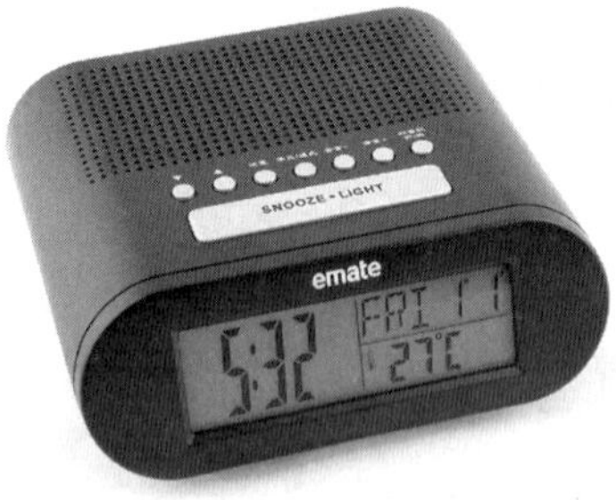

图 7－2－15

（八）闪光、音乐报警水壶

报警水壶（见图 7－2－16）有多功能提示，闪光为听力减退者警示，音乐为视力减退者警示，适合老年人家庭生活使用。

（九）烟雾报警器

烟雾报警器（见图 7－2－17 和图 7－2－18）一般安放在厨房、门厅或卧室墙壁上。当室内烟雾达到一定浓度时，报警器的闪光灯亮起，自动报警鸣笛提示。烟雾报警器适合老年人家庭安全备用。

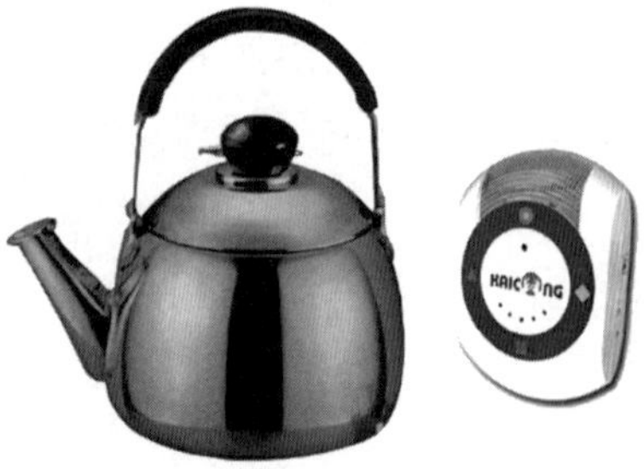

图 7－2－16

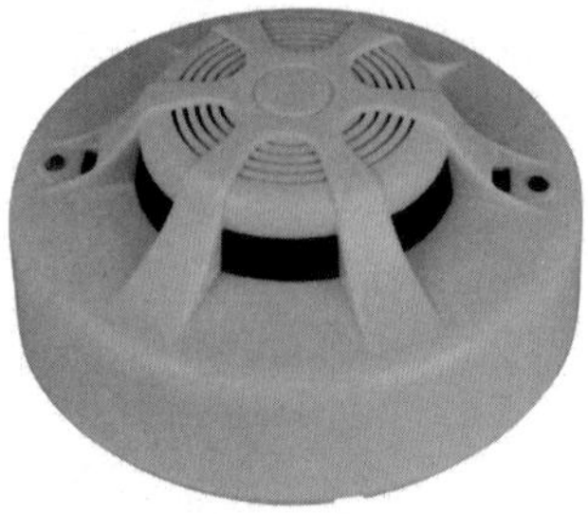

图 7－2－17

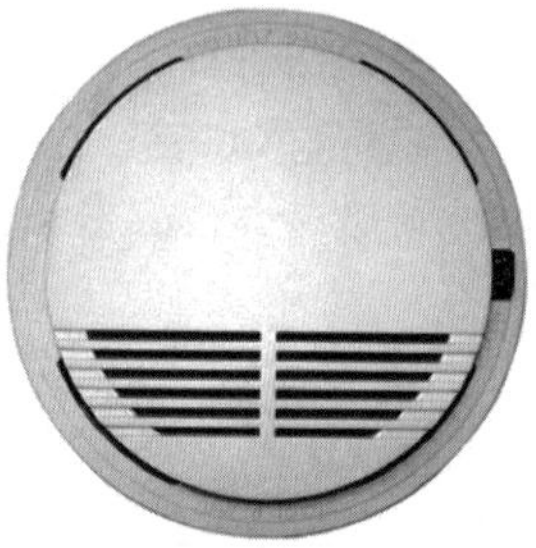

图 7－2－18

同 步 训 练

选择身边一位对听觉辅助器有需求的老年人，为其介绍各种听觉辅助器具的功能特点及适用人群，为其推荐合适的辅助器具。

任务三

其他信息交流类辅助器具的应用

任务描述

请帮助赵大爷选择其他有帮助的信息交流类辅助器具。

相关知识

一、失物追踪器

失物追踪器（见图7－3－1）是一个时尚钥匙扣，挂在老人手包或容易忘记的小物件上，定位范围60米左右，使用手机配合寻找。它通过追踪器发出的声音或震动寻找物件，适合记忆力减退的老年人使用。

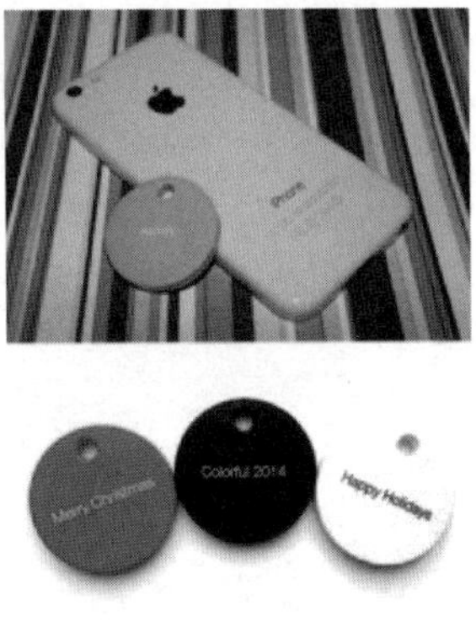

图7－3－1

二、大字键盘和单手键盘

图7－3－2为大字键盘，放大按键、数字键、功能键设有不同颜色和标识。图7－3－3为单手键盘和轨迹球鼠标，图7－3－4为轨迹球鼠标，鼠标呈球形放置在固定盘内，通过手掌或足触摸球型鼠标进行操作。大字键盘和单手键盘适合偏瘫、单手功能障碍及精细动作困难的老年人使用。

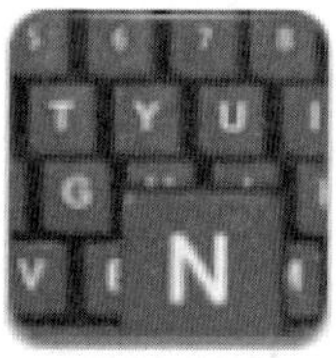

图7-3-2

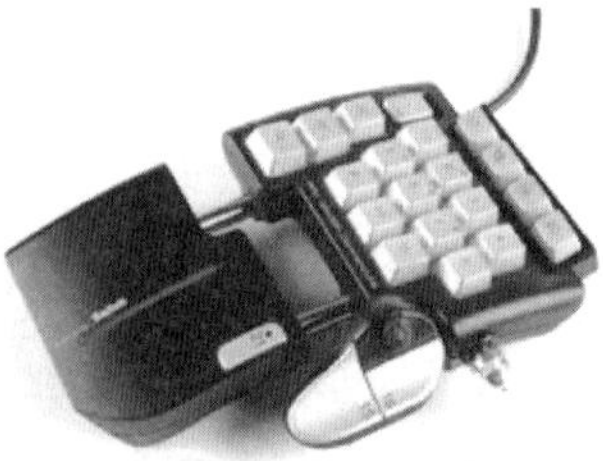

图7-3-3

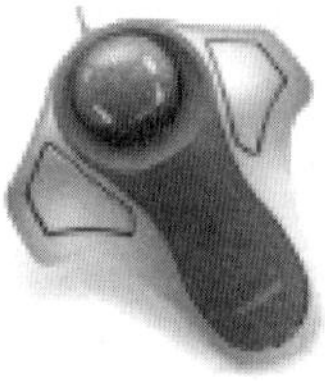

图7-3-4

三、大字计算器

图7-3-5为大字计算器，配有大号显示屏和放大液晶数字，有大字键盘和色彩艳丽的面板。数字键、功能键、计算键都有不同颜色标志，方便识别。图7-3-6为语音计算器，有语音提示系统。大字计算器适合低视力或精细动作困难的老年人使用。

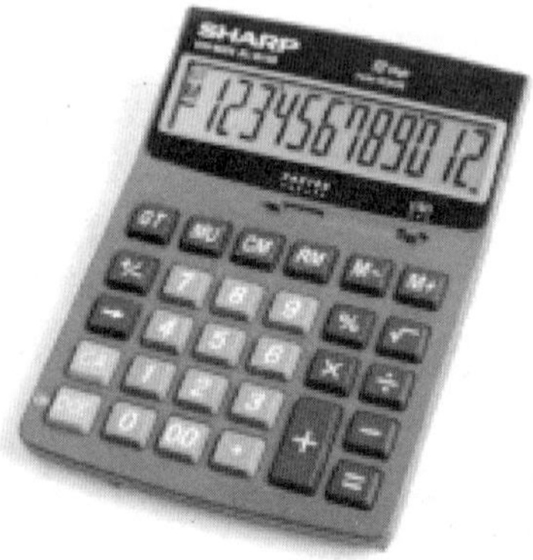

图7-3-5

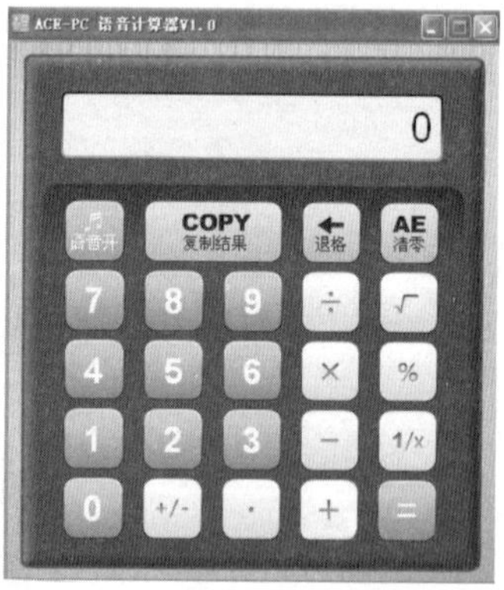

图7-3-6

四、握笔器和增粗笔

图7-3-7为握笔器，呈椭圆空心状，套握在四个手指中，依靠手或手腕的摆动实现书写。图7-3-8为增粗笔，即加粗加大笔杆，方便拿握。握笔器和增粗笔适合手功能障碍或精细动作困难的老年人持笔书写。

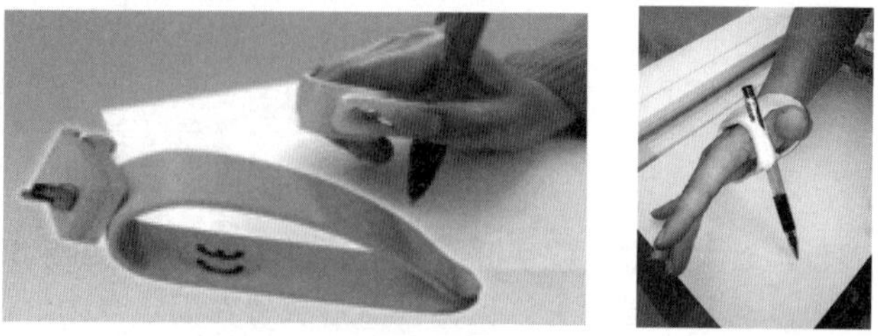

图7-3-7

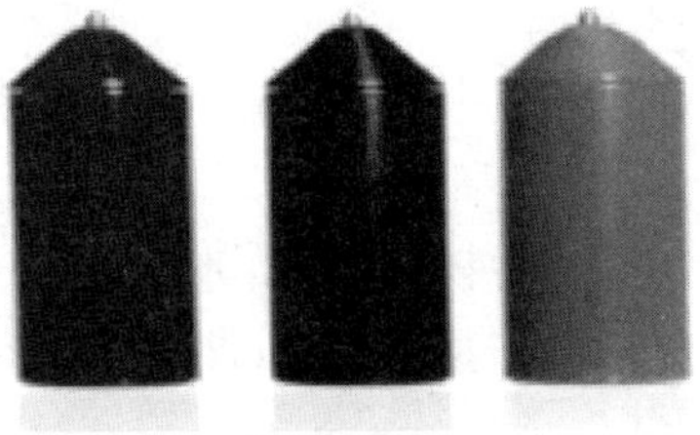

图 7-3-8

五、阅读框架和翻书器

图 7-3-9 为阅读框架，有木质的，也有塑料材质的，可呈 90°向后调节，方便支撑书籍。图 7-3-10 为翻书器，利用加长的手柄和带有橡皮头的手棒翻书，方便手功能障碍、精细动作迟缓的老年人看书阅读。

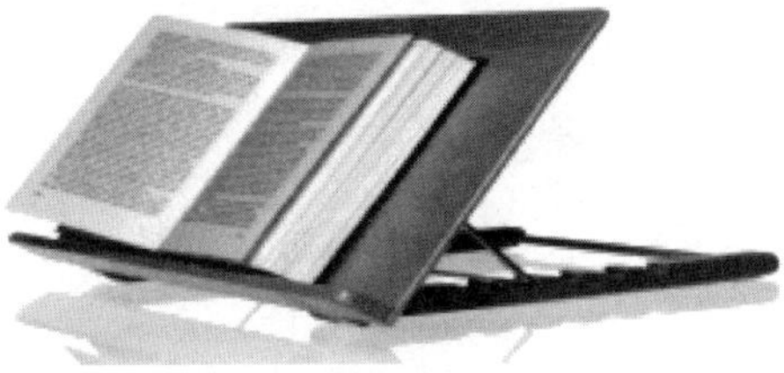

图 7-3-9

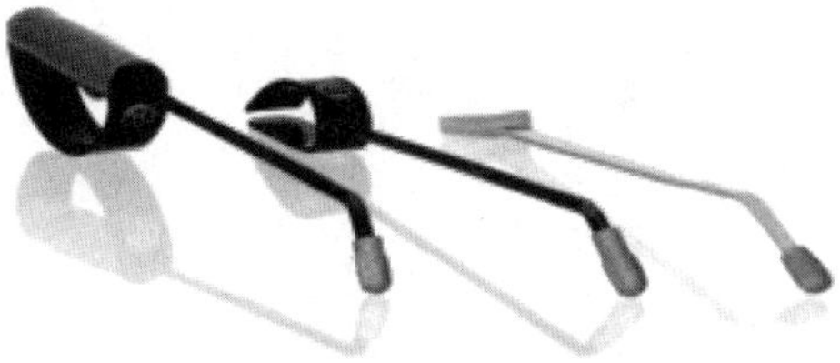

图 7-3-10

六、电子翻书机

自动翻书机（见图 7-3-11）有立式和台式。书架高度可以上下调节，也可以按照需求者的坐位姿势或卧位姿势左右调试，按动电钮可自动翻页，有向左向右翻页功能。电子翻书机适合双手功能障碍或长期卧床的老年人自行阅读时使用。

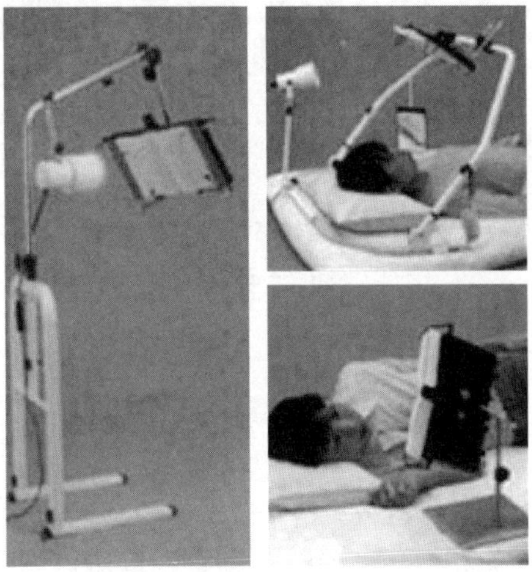

图 7-3-11

七、感应型门槛提示器

感应型门槛提示器（见图7－3－12）安装在大门口处，当出入踩踏门栏时，感应踏板与报警器系统自动语音提示或以灯光显示，防止磕绊，适合视力障碍、认知障碍及肢体障碍的老年人家庭备用。

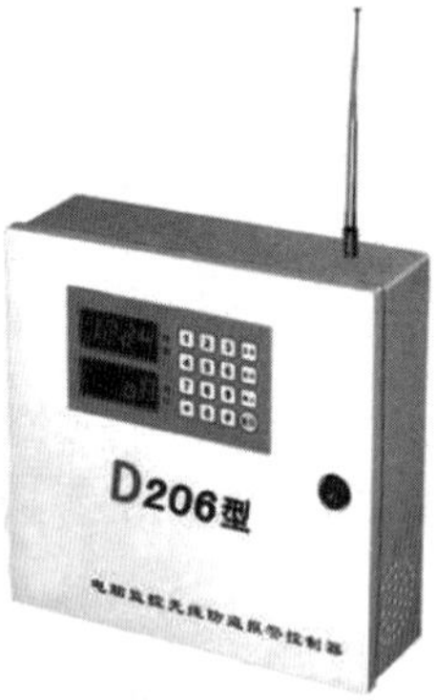

图7－3－12

八、电脑屏幕放大软件和虚拟键盘

电脑屏幕放大软件可随意调节屏幕倍数，适合视力障碍老年人使用。屏幕键盘软件在屏幕上显示虚拟的键盘（见图7－3－13），可使用专用的鼠标、游戏杆、大按键钮和相关设备输入数据。电脑屏幕放大软件和虚拟键盘适合肢体障碍的老年人使用。

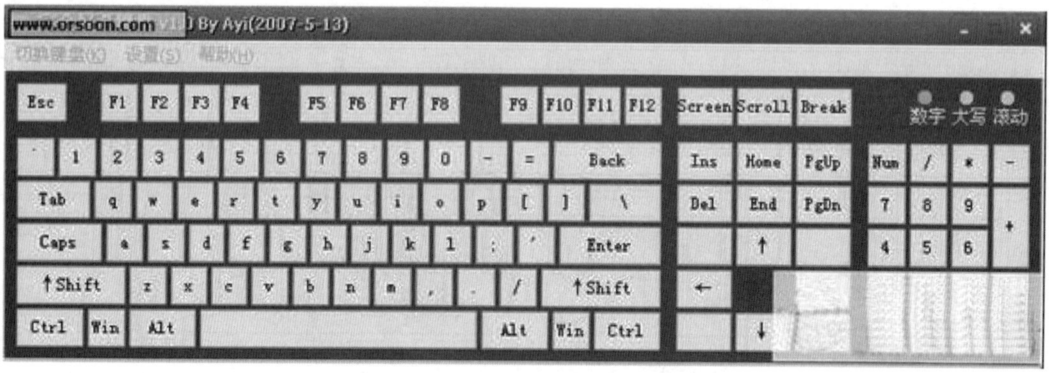

图7－3－13

九、特殊鼠标

（一）足控鼠标

足控鼠标（见图7－3－14和图7－3－15）依靠双足操作控制鼠标，适合双上肢功能障碍者使用。

（二）下颌控制器、气控鼠标

下颌控制器（见图 7-3-16）依靠下颌的摆动控制电脑操作。气控鼠标（见图 7-3-17）依靠头部的摆动和气声控制电脑操作。下颌控制器和气控鼠标适合四肢瘫痪者使用。

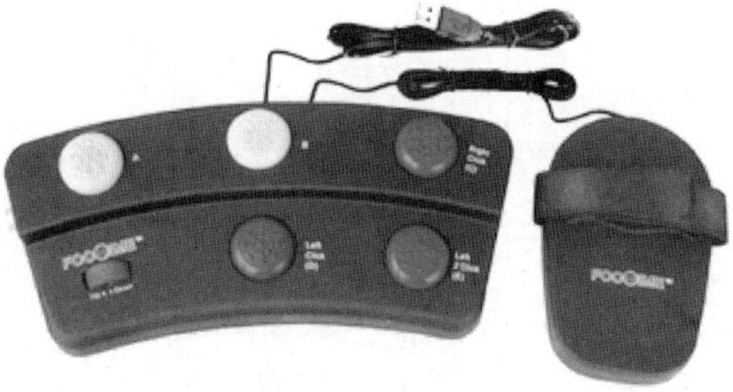

图 7-3-14

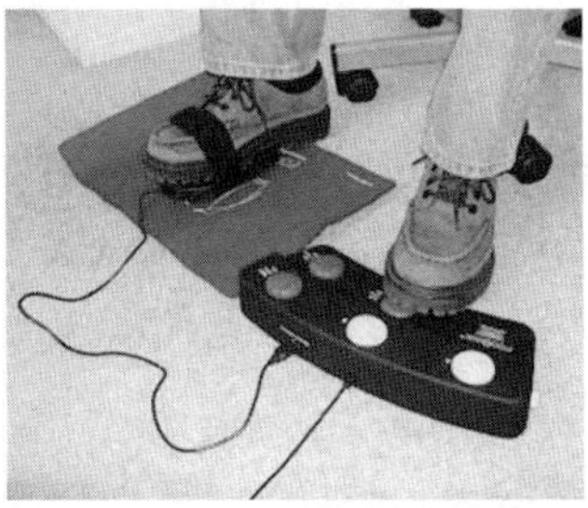

图 7-3-15

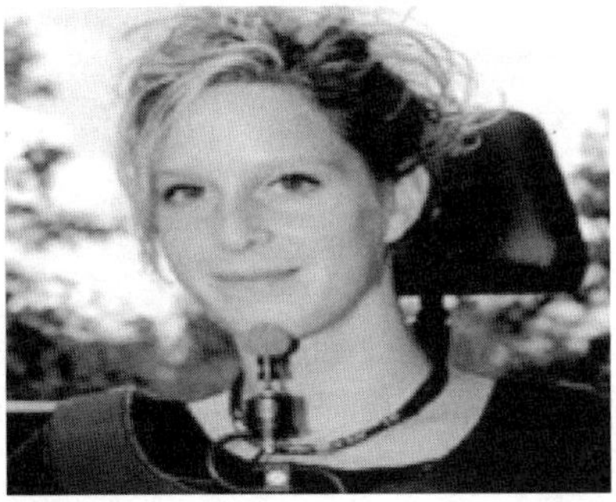

图 7-3-16

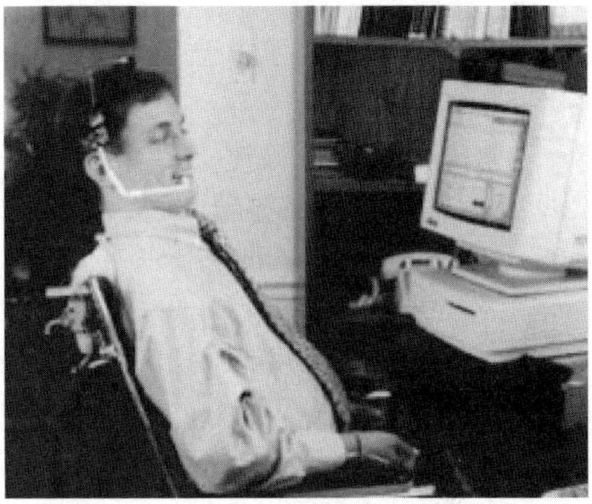

图 7-3-17

同步训练

李奶奶 61 岁，去年刚退休得了脑中风，目前右侧肢体活动不便，用电脑键盘、手机键盘等很困难，更无法写字，但是李奶奶喜欢做些研究工作，许多时候需要上网查阅资料等，请帮助她选择合适的信息交流类辅助器具。

项目小结

本项目对信息交流类辅助器具进行了介绍，包括视觉辅助器具、听觉辅助器具及其他信息交流类辅助器具。老年人遇到交流障碍，首先要弄清楚问题出在哪里，然后进行视力、听力、记忆力、认知力、心理，以及老年痴呆等相关专业测试评估，按照检查结果，适配相应的辅助器具，提高老年人的生活质量。

教学做一体化训练

一、填空题

1. 视力障碍可分为____________和____________。
2. 听力减退是指____________________。
3. 使用眼镜式助视器时应注意____________________。

二、不定项选择题

1. 引起语言障碍的主要原因包括（　　）。
   A. 老年痴呆　B. 脑血管意外后遗症
   C. 听力障碍　D. 心理障碍
   E. 移动障碍
2. 台式电子助视器的使用要求包括（　　）。
   A. 老年人能保持端坐位　B. 老年人双手稳定良好
   C. 老年人视力正常　D. 要用干布擦拭防止潮湿
   E. 使用前要看说明书
3. 下列属于气导助听器的是（　　）。
   A. 盒式助听器　B. 人工耳蜗
   C. 深耳道式助听器　D. 耳背式助听器
   E. 眼镜式助听器

三、简答题

1. 简述视觉辅助器具的分类。
2. 列举3种助听器，并描述其特点及适用人群。
3. 若老年人听力下降，可采用哪些辅具使得老年人在家庭中更加安全?
4. 若老年人双手无法活动，可采用哪些方法操控电脑?

四、个案分析

张大爷77岁，患高血压和糖尿病30年，骨关节病10余年，肢体动作逐渐缓慢，左膝关节有积水，步态跛行，上下台阶需要搀扶；视力、听力减退，语言交流困难，生活自理能力明显减弱。请你看看有什么能够促进沟通交流、使生活便利的小型辅助器具，可以帮助张大爷解决生活上的困难呢?

参考文献

1. 李倩钰. 北京市老年人使用辅具产品的现状及其影响因素研究［D］. 北京：首都经济贸易大学，2019.

2. 朱勇. 中国智能养老产业发展报告：2018［M］. 北京：社会科学文献出版社，2018.

3. 左美云. 智慧养老：内涵与模式［M］. 北京：清华大学出版社，2018.

4. 李高峰，朱图陵. 老年人辅助器具应用［M］. 北京：北京大学出版社，2013.

5. 于兑生，恽晓平. 运动疗法与作业疗法［M］. 2版. 北京：华夏出版社，2022.

6. 章冬瑛，陈雪萍. 老年慢性病康复护理［M］. 杭州：浙江大学出版社，2012.

7. 王玉龙. 康复评定技术［M］. 北京：人民卫生出版社，2010.

8. 邱志军，孟晓旭. 康复护理［M］. 3版. 北京：科学出版社，2017.

9. 黄永禧，王宁华. 康复护理学：2007年版［M］. 北京：北京大学医学出版社，2007.

10. 恽晓平. 康复疗法评定学［M］. 2版. 北京：华夏出版社，2014.

11. 燕铁斌，尹安春. 康复护理学［M］. 4版. 北京：人民卫生出版社，2017.